U0216402

《中国西北地区实用中医肿瘤内科学》编委会

国家科学技术学术著作出版基金资助出版

中国西北地区
实用中医肿瘤内科学

席時珞题

主 编 张洪亮 李清林

厦门大学出版社 国家一级出版社 全国百佳图书出版单位 XIAMEN UNIVERSITY PRESS

ZHEJIANG UNIVERSITY PRESS 浙江大学出版社

图书在版编目（CIP）数据

中国西北地区实用中医肿瘤内科学 / 张洪亮，李清林主编. -- 厦门：厦门大学出版社；杭州：浙江大学出版社，2022.7
ISBN 978-7-5615-8604-4

Ⅰ. ①中… Ⅱ. ①张… ②李… Ⅲ. ①肿瘤—内科—中医治疗法 Ⅳ. ①R273

中国版本图书馆CIP数据核字(2022)第081440号

出 版 人	郑文礼
责任编辑	李峰伟　金　蕾
出版发行	厦门大学出版社　浙江大学出版社
社　　址	厦门市软件园二期望海路 39 号
邮政编码	361008
总　　机	0592-2181111　0592-2181406(传真)
营销中心	0592-2184458　0592-2181365
网　　址	http://www.xmupress.com
邮　　箱	xmup@xmupress.com
印　　刷	厦门集大印刷有限公司

开本	787 mm×1 092 mm　1/16
印张	23
插页	2
字数	580 千字
版次	2022 年 7 月第 1 版
印次	2022 年 7 月第 1 次印刷
定价	88.00 元

厦门大学出版社　　　　厦门大学出版社
微信二维码　　　　　　微博二维码

他　序

　　张洪亮教授和李清林副教授主编的《中国西北地区实用中医肿瘤内科学》初稿告竣，持以索序。值仆小恙，搁置几三月。近日方得阅览，未及细读，已觉欣喜。滔滔数十万言，述肿瘤之沿革，举古今称谓之变，详中西认识之异，自大入细，由粗及精，剖析无遗，诚鸿篇巨著也。

　　张教授曾主编《简明中医肿瘤学》，仆尝序之。内中赞叹编者学力之深，知识更新之速，并就其书内容，提示中医防治肿瘤要点凡四：其一，指斥肿瘤防治中之谬误种种，以告诫中西医人员及病人。其二，肿瘤防治既难而繁，非综合多方诸法不办。其三，中西医结合防治肿瘤，宜用中医治未病、发于机先之预防思想，天地人合一、治神治人先于治病之整体观念，辨病辨证、治病求本、标本缓急之辨证论治法则。其四，着力于衷中参西，中西合璧，务求各尽其能，取长补短。彼书 2009 年出版，今又接此书稿，两书相隔十有二年，知其于中医肿瘤防治、拨乱反正、合力克艰、衷中参西等诸事，认识愈切，方略愈多，效验尤著矣。足见张教授术业专攻、锲而不舍之志，从未懈怠，愈久弥坚欤！

　　纵观是书，似可以四字概括之：全，特，新，实。

　　何以云全？服其纵言古今，包揽中西。举凡涉及中医肿瘤防治之事，诸如肿瘤之名实沿革、发病机理、临证思维、治疗模式、防于未病等，无不尚论；而于肿瘤各病之常见症状，诸如癌性疼痛，恶性胸腔、心包、腹腔积液，癌性出血，癌性发热、乏力，上腔静脉综合征，肿瘤代谢急症，恶病质，并肿瘤所致恶心呕吐、便秘、腹泻、肿瘤梗阻、黄疸、水肿、带状疱疹、喉返神经麻痹等，亦予详析；更于常见肿瘤如鼻咽癌、肺癌、食管癌、胃癌、肝癌、大肠癌、胰腺癌、肾癌、前列腺癌、乳腺癌、卵巢癌等，分别以概况、文献回顾、病因病机、分类、诊断、辨证论治、辨病论治为目，加以叙述。尤为可取者，书内专为癌前病变探索中医防治，诸如慢性萎缩性胃炎、胃溃疡、残胃炎、胃息肉、病毒性肝炎、肝硬化、乳腺癌前病变、宫颈癌前病变、肠息肉、黏膜白斑、甲状腺腺瘤、胆囊息肉样变等，解说原委，此正民众所担心而欲求中医调理者也。读者或阅览、或查找、或专摘、或参用，料可能左右逢源、信手可得矣，故谓之全。

　　何以云特？书名定语谓"中国西北地区"，自当有该区特点，而书中论述，实已副其名矣。西北地区之与国内比较，最显著不同者，殆气候环境之异，而西北燥证恰是气候环境之典型表征。是书专设"西北燥证与肿瘤"一章，并在其他章节亦多次提及之。西北燥证影响西北地区人体健康,影响其疾病发生与变化,其中于肿瘤病发生与防治固有密切关系。书内特就西北燥证与肺癌、胃癌、肠癌、肝癌等肿瘤之相关性提出线索,据以修订防治方案。同时,书内尚提示维吾尔医学、哈萨克医学防治肿瘤经验,读者可从中斑窥西北地区肿瘤发病规律与调治特色。

至于何以云新?何以云实?是书说理,俱有来历,不假臆说;所举古文,考证有自,力避讹舛;阐述理法,通俗易辨,朴真质直:其详不至冗,简不至略,殆即实之谓也。而所引文献,广收博采,务期新颖;所倡立论,反复推敲,不落俗套;辨证论治,必求切对,勿失泛泛:其恒而见奇,立异不乖,毋乃新之谓欤。

书见全、特、新、实,主编者必有求全、求特、求新、求实之心也。然徒有是心,而无是力,量必好大喜空者流;虽有实力,而无心进取,殆即气魄匮乏之辈。洪亮、清林则不然,既有其心,复具其力,志尚高远,脚踏实地,故能心欲事成,事必有成也。

为医者,本当存善心,多悯情;而其以肿瘤防治为业者,尤当如此。盖肿瘤之为病,害人尤深也。医家必以病人之心为心,设身处地,急病人所急,想病人所想,方能全力以赴,潜心于肿瘤防治。洪亮教授,即其人也。教授凤志高骞,才情颇赡,素尚心悟;学医后涉猎中西,博洽淹通;至其专攻肿瘤既久,研索益深,固于斯道三折肱,已然理明义举,洞彻无遗。深信此书面世,必受读者青睐。其罹患肿瘤者,购得此书,可查检之,以为防治指南;其为医者,备有此书,可供习学,以为治疾借鉴;即其非病非医者,家藏此书,可供涉猎中西医知识,亦不失增广见闻之用矣。爰述感想,序之篇端。

新疆中医药学会会长

新疆医科大学教授

谨识于乌鲁木齐

时 2021 年 12 月,岁次辛丑冬月

自序

心如止水

自从 1983 年走进新疆医科大学的大门,感受近四十年翻天覆地的变化,时光如梭,一路走来,岁月如歌。外面的世界很精彩,然而审视我们内心世界的时候:有过无奈,出过精彩,心如止水。

先说无奈。

1992 年之前,毕业、就业、结婚、生子,首先最大的无奈是生活拮据。收入低廉,敬老爱幼,友爱亲朋,捉襟见肘,医生这个职业就是一个奉献的岗位,医院、家庭两点一线,思考的是病人的疗效、科室的发展,从学校培养到个人精力所及,从未在"经营""经济"上下过功夫,从养成的思维方式上的直白陈述、不思变通,决定了医生从来不是一个"升官""发财"的职业,而是一个"发奋""奉献"的营生。一生努力,一生学习,皓首穷经,平其一生,聊以安慰的是,大多数医生赢得的是金钱换不来的"尊重"。这让我突然想起了梁漱溟先生《这个世界会好吗》中的一段话,梁老认为"人类面临有三大问题,顺序错不得,先要解决人和物之间的问题",这个问题当时解决得不好。其次进修无门,晋升无望。梁老所认为的第二个问题"要解决人和人之间的问题",仍让人有挫败感,一声叹息,无可奈何!

再说精彩。

曾经看到一则短文说:人出生的时候,自己哭着,周围的人笑着;人死亡的时候,自己笑着,周围的人哭着。在医院看多了这样阴阳两隔的场景,确实感觉到,只有能够学会真正放下,人生,才会带着希望和微笑安详往生。

放下无奈,轻装出发。1992 年到 2003 年,历时 7.5 年,在职取得 3 个学历;成功创建 2 个肿瘤内科;调动到省内三级甲等中医院成为学科带头人,硕士、博士研究生导师;中国中西医结合学会肿瘤专业委员会、中国临床肿瘤学会(China Society of Clinical Oncology,CSCO)中西医结合专业委员会副主任委员等诸多社会任职;登上 CSCO 学术讲坛;主持多项省部级课题,发表论文 180 篇;培养博士、硕士研究生 43 人,杏林春满;妻贤子孝。高调做事,低调做人,与时俱进,收获精彩。

最后心如止水。

2003 年之后,自己进入了一个"与他人合作,与自己竞争"的优良环境,心灵安静下来了。周国平说："一个人只要知道自己真正想要什么，找到了最适合于自己的生活，一切外界的诱惑与热闹对于他就的确都成了无关之物。""对于心的境界，我所能够给出的最高赞语就是：丰富的单纯。这大致上属于一种极其健康生长的情况：一方面，始终保持儿童般的天性，所以单纯；另一方面，天性中蕴涵的各种能力得到了充分的发展，所以丰富。""人身上最宝贵的价值是生命和精神，倘若这二者的状态是好的，即可称幸福。怎样才算好呢？我的看法是，生命若是单纯的，精神若是丰富的，便是好。所以，幸福在于生命的单纯和精神的丰富。"这就是梁漱溟先生所说的"最后一定要解决人和自己内心之间的问题"。

今生为医，以一片"丰富而单纯"的心境，凭着强大而丰富的情感、体验、思想，"任性"地执着于医，服务于民，谁能阻挡我心如止水般的幸福与快乐呢？六年前的软文，今天读来仍有价值，引为篇首，引为序言，以为共勉！

2021 年 6 月 1 日于鸿鹄斋

前　言

回想自 1983 年入门学医，加之毕业后在职学习，其间历经中医 7 年、西医 2 年、管理 2.5 年，由新疆医科大学中医学院转战西安交通大学研究生院，实现"中学西"理论积淀与蜕变，学海无涯，为伊憔悴；1987 年从医，事中医内科临床，1996 年转行肿瘤内科，先后拜师吴景一、王登正主任中医师及姜家豫教授，躬耕实践，甘苦自知；2003 年回到母校新疆医科大学，执掌新疆维吾尔自治区中医医院暨新疆医科大学第四临床医学院肿瘤学科，兼中西医结合内科教研室主任，教学相长，不亦乐乎！

曾拙主编专著 3 部，又参编 4 部含"十三五""十四五"统编教材，遂萌生撰著新疆地域特色中医肿瘤内科学之念，今又申请到"国家科学技术学术著作出版基金"而成全此梦想。

《黄帝内经》已倡异法方宜论，新疆地域疾病特色由新疆医科大学前副校长周铭心教授团队研究、探索"西北燥证"而建立，吾侪传承周师特色理论，体现在本书中，以"西北燥证"为主线，贯穿于中医治未病、重大疾病协同、康复全过程，试图构建"西北燥证"与肿瘤病机理论、治疗思路和方药，概览西北维吾尔、哈萨克医学等，兼顾学科中医肿瘤诊疗特色与点滴实践，展现文化底蕴、西域风土、人文情怀，贯彻文化润疆方略。肿瘤现代医学进展与中国临床肿瘤学会 2020—2021 年指南贴近，更具时代感、实用性。

恩新疆书法家协会副主席、新疆"德艺双馨"艺术家席时珞赐墨书名，请新疆医科大学周铭心教授指点江山，邀浙江省肿瘤医院李清林研究员出谋划策，凝团队同道激扬文字，率研究生披阅文献。历时半载，焚膏继晷，草创出炉。

思不过半，瑕不掩瑜，功在诸君，负荆吾身。

2021 年 6 月 1 日于鸿鹄斋

目　录

第1章　中医肿瘤学理论实践沿革与创新

1.1　中医肿瘤学科认识沿革

中医肿瘤学是以中医理论为指导,专门研究肿瘤病因、病机、预防、诊断、治疗、康复等相关领域的新兴学科。

明清以前的认识如下。

1.1.1　癌与瘤

"癌"字,最早见于宋代,约12世纪初东轩居士《卫济宝书》,他描述癌的特点,很可能是痈疽的一种,像炎症类疾病。用癌翻译cancer,大致是清末的事。光绪年间的《辞源》已收"癌"字,其意义已与今日所用一致。

"瘤"字,首见于殷墟甲骨文《黄帝内经》记"昔瘤"病名,隋《诸病源候论》记"瘿瘤"。唐《备急千金药方》《千金翼方》对其分类为"瘿瘤""骨瘤""脂瘤""石瘤""肉瘤""脓瘤""血瘤"7种。宋《圣济总录》认为"瘤之为义,留滞而不去也。气血流行不失其部,则形体和平,无或余赘及郁结壅塞,则乘虚投隙,病所以生"。《三因极一病证方论》及《外科精义》又提出了"气瘤""赤瘤""虫瘤""疮瘤""丹瘤"等。

1.1.2　病　名

除了上述癌与瘤字,在不同的历史时期,含义有所变化,历史上还出现过类似于癌或肿瘤的病症名。

1. 噎膈

《黄帝内经》:"膈塞闭绝,上下不通,则暴忧之病也。"李梃《医学入门》:"饮食不下,大便不通,名噎膈。"张石顽《备急千金要方衍义》:"噎之与膈,本同一气,膈证之始,靡不由噎而成。"类似于现代医学中的食管癌、贲门癌。《黄帝内经》"上膈""膈中""下膈"也是此类论述。

2. 石瘕

《黄帝内经》:"其始生也,大如鸡卵,稍以益大,至其成如怀子之状,久者离岁,按之则坚,推之则移。月事以时下,此其候也。""石瘕生于胞中,寒气客于子门,子门闭塞,气不得通,恶血当泻不泻,衃以留止,日以益大,状如怀子,月事不以时下,皆生于女子,可导而下。"类似于子宫内肿瘤。

3. 癥瘕

石瘕出自《黄帝内经》上已述及。血瘕出自《黄帝内经》"二阳三阴至阴皆在,阴不过阳,阳不能止阴,阴阳并施,浮为血瘕,沉为脓胕",即阴血瘀积所致之癥瘕。《诸病源候论》:"其病不动者名曰癥,若病虽有结而可推移者名曰瘕。"华佗《中藏经》:"积聚癥瘕杂虫者,皆五脏六腑真气失而邪气并,遂乃生焉,盖因内外相感,真邪相犯,气血熏搏,交合而成也,积者系于脏也。"现代医学腹腔内胃、肝胆、胰、子宫、卵巢、膈、肾脏等良、恶性肿瘤可归入之。

4. 伏梁

《黄帝内经》:"心脉……微缓为伏梁,在心下,上下一步行,时咳血。"《难经》:"心之积名曰伏梁,起脐上,大如臂,上至心下。久不愈,令人病烦心。"《三因极一病证方论》:"心积,名曰伏梁。""伏梁圆治心之积,起于脐下,上至心,大如臂。久久不已,病烦心,身体髀股皆肿,环脐而痛,其脉沉而芤。"类似于现代医学的胃、上腹部肿块,胰腺癌,横结肠癌。

5. 肥气

《黄帝内经》:"肝脉……微急为肥气,在胁下,若覆杯。"《难经》:"肝之积曰肥气,在左胁下,覆大如杯……"《济生方》:"肥气之状……诊其脉,弦而细,其色青,其病两胁下痛,牵引小腹,足寒转筋,男子为积疝,女子为瘕聚。"类似于现代肝脾肿大或肝肿瘤。

6. 息贲

《黄帝内经》:"肺脉……滑甚为息贲上气。"《难经》:"肺之积名曰息贲,在右胁下,覆大如杯久不已,令人洒淅寒热,喘咳,发肺壅。"《济生方》:"息贲之状,在右胁下,大如覆杯,喘息奔溢,是为肺积。"类似于现代肺、胸、纵隔肿瘤。

7. 脾积

《难经》:"脾之积名曰痞气,在胃脘,覆大如盘,久不愈,令人四肢不收,发黄疸,饮食不为肌肤。"《脉经》:"诊得脾积,脉浮大而长,饥则减,饱则见,膜起与谷争减,心下累累如桃李,起见于外,腹满呕泄,肠鸣,四肢重,足胫肿,厥不能卧,是主肌肉损,其色黄。"现代医学肝癌、胃癌、胰腺癌、慢性白血病、脾肿大等可归入其中。

8. 积聚

《难经》论积聚从阴、阳角度。《金匮要略》:"积者,脏病也终不移;聚者,脏病也,发作有时,辗转痛移,为可治。"《黄帝内经》:"内伤于忧怒则气上逆,气上逆则六输不通,凝血蕴里而不散,津液涩渗,著而不去,则积皆成矣。"类似现代医学肝癌、胃癌、肠癌、胰腺癌。

9. 肠覃

《黄帝内经》:"肠覃何如……寒气客于肠外,与卫气相搏,气不得荣,因有所系,癖而内著,恶气乃起,息肉乃生。"现代多为卵巢或膀胱肿瘤。

10. 脱营失精

自《黄帝内经》见营精大伤,形肉尽脱。《张氏医通》:"……初如痰核,久则渐大如石,破后无脓,难流血水,乃百死一生之证。"类似于现代恶病质。

11. 瘰疬

《金匮要略》:"人年五六十,其病脉大者,痹侠背行,若肠鸣,马刀侠瘿者,皆为劳得之。"类似于现代淋巴瘤及淋巴结转移的表现。

12. 胃反

《诸病源候论》:"朝食暮吐,暮食朝吐,心下牢大如杯……虚寒相搏,故食已即吐,名为胃反。"《金匮要略》:"发汗令阳微,膈气虚,脉乃数,数为客热,不能消谷,胃中虚冷,其气无余,朝食暮吐,变为胃反。""趺阳脉浮而涩,浮则为虚,涩则伤脾,脾伤则不磨,朝食暮吐,暮食朝吐,宿食不化,名曰胃反。"属现代胰、胃、食管、贲门癌。

13. 骨疽

《诸病源候论》:"骨疽瘘者……初肿,后乃破,破而还合,也旁再生,如是或六七度,内有脓血,至日西,病发如刺。"《黄帝内经》:"有所结,深中骨,气因于骨,骨与气并,日以益大,则为骨疽。"《外台秘要》:"久疮不差,差而复发,骨从孔中出,名为骨疽。"属现代骨的各种良恶性肿瘤等。

14. 舌菌

《纱科真诠》:"舌岩,舌根腐烂如岩。"《外科证治全书》:"初如豆,次如菌,头大蒂子,亦有如鸡冠样者,妨碍饮食语言……或舌本强鞭如缩,或兼项颔结核,外势颇类喉风……"舌癌也。

15. 锁肠痔

《外科大成》:"锁肠痔,肠内外如竹节锁紧,行如海蜇,里急后重,疼痛流血,与痔漏相似。"属现代直肠、肛管癌等。

16. 乳岩

宋代医家以"岩"论述乳癌。《疮疡经验全书》:"捻捻之内如山岩,故名之。早治得生,迟则内溃肉烂见五脏而死。"至明清多用"乳癌"论述,汪机《外科理例》、王肯堂《证治准绳》均有乳癌篇,西风东渐,开明医家已接受了中西病名统一观念并付诸行动。

17. 瘿瘤

《三因极一病证方论》:"瘿多着于肩项,瘤则随气凝结,此等皆年数深远……"陈实功曰:"瘿瘤非阴阳正气结肿,乃五脏瘀血,浊气痰滞而成也。瘿者,阳也。色红而高突,或蒂小而下垂。瘤者,阴也。色白而漫肿,亦无痒痛,人所不觉。"类似于今甲状腺肿瘤。

1.1.3　发病特点

《黄帝内经》:"东方之域,其病皆为痈疡……西方者,其病生于内……北方者,脏寒生满病……南方者,其病挛痹……中央者,故其病多痿厥寒热……",认识到地域与发病有着密切的关系。"皮肤薄而不泽,肉不坚而淖泽",则易生积聚,认识到体质是重要因素。

《吕氏春秋》:"轻水所、多秃与瘿人",认识到环境对肿瘤发生的影响。

《外科正宗》:"燥者,先得后失,始富终贫",认识到发病与社会地位、经济状况有关。

《医门法律》:"过饮滚酒,多成膈证。"类似于现代流行病学结论:长期进食温度较高的食物与食道癌有关。《吴鞠通医案》:"酒客不戒于怒,致成噎食。"

《外科启玄》:"癌发,四十岁以上",认识到癌症与发病年龄有关。《医贯》:"惟男子年高者,少无噎膈。"

发病过程缓慢,见《肘后备急方》:"凡癥坚之起,多以渐生……"

《医彻》论乳岩:"若男子则间有,不似妇人之习见也。"这说明男子也会患乳腺癌。

1.1.4　病因病机

外邪侵袭:《黄帝内经》:"四时八风之客于经络之中,为瘤者也。"

日晒：申斗垣"三伏炎热，勤苦之人，劳于工作，不惜生命，受酷日晒，先痛后破，而成疮疡"，说明日晒与皮肤病（癌）有关。

机械、高温灼伤：陈实功："唇岩……因食煎炒。"

地域特点：元虞裕《谈选》曰："西北之地，山广土厚，其俗所食黍麦粱肉，故其票若壮，而多风痹之疾；东南之地，土薄水深，其俗所食粳稻鱼虾，故其票受差弱，而多脾胃之病。"

饮食规律：《黄帝内经》："美其食……其病皆痈疡。"《景岳全书》："饮食无节以渐留滞者，多成痞积。"

脏腑蓄毒：《中藏经》："夫痈疽疮肿之所作也，皆五脏六腑蓄毒不流则生矣。非独因荣卫壅塞而发者也。"朱丹溪："人惟坐卧风湿、醉饱房劳，生冷停塞，酒曲积热以致荣血失道，渗入大肠，此肠风脏毒之所由作也。"

痰：朱丹溪："凡人身上中下有块者多是痰也。"

寒：《黄帝内经》："积之始生，得寒乃生，厥乃成积。"

气血郁滞：《圣济总录》："瘤之为义，留滞而不去也。气血流行不失其部，则形体和平，无或余赘及郁结壅塞……病所以生。"朱丹溪论奶岩是七情所伤。王肯堂认为乳癌由"忧怒郁遏"导致。

情志失常：《黄帝内经》："内伤于忧怒，则气上逆，气上逆则元输不通，温气不行，凝血蕴生而不散，津液涩渗，著而不去，而积皆成也。"张从正："积之成之，或因暴怒喜悲思恐之气也。"关于乳岩，朱丹溪论："若不得于夫，不得于舅姑，忧怒抑郁，朝夕积累，脾气消阻，肝气积逆，随成隐核。"《疡科心得集》肾岩："其人肝肾素亏，或又郁虑忧思，相火内灼，水不涵木，肝经血燥……阴精消涸，火邪郁结。"《医宗金鉴》失荣由："忧思恚怒，气郁血逆，与火凝结而成。"《景岳全书》："噎膈一证，必以忧怒思虑，积劳积郁……损伤而成。"

正气不足：《医宗必读》："积之成也，正气不足，而后邪气踞之。"《景岳全书》："脾胃不足及虚弱失调之人，多有积聚之病。"

1.1.5　治　疗

《黄帝内经》、《伤寒论》和"四诊八纲"是中医学诊断疾病的核心，也是中医对肿瘤病进行辨证论治的手段。

因地制宜：《中国医学源流论》中写道："地方病者，限于一方水土之病，而有一方治疗之法，不尽通行于各地者也。"《黄帝内经》："东方之域……其治宜砭石；而西方者……其治宜毒药；北方者……其治宜灸苗；南方者……其治宜微针；中央者……其治宜导引按路。"

治疗适度：《黄帝内经》："大积大聚，其可犯也，衰其大半而止，过者死。"

内外治相结合原则：《周礼》治疡，内治："以五毒攻之，以五气养之，以五药疗之，以五味调之。"外用："祝药……杀之齐。"粉药治"瘿瘤"出自《四部医典》。华佗以丹砂治噎膈反胃，对体表、黏膜肿瘤的外治颇具启发作用。商陆捣盐外敷治石疽，大蟾蜍敷贴治疗恶核。

局部与整体：《外科精要》治疮疡，不能仅局部攻毒，更从脏腑气血全局治疗。

治病求本：朱丹溪："治痰法，实脾土，燥脾湿，是治其本。""善治痰者，不治痰而治气，气顺则一身之津液随气而顺矣。"

调畅情志：朱丹溪治疗乳岩强调先使"心清神安"然后施治。丁甘仁癥瘕之类"非而图治，若能怡情，更以药石扶助，或可消散于无形"。

治法:张景岳:"凡积聚之治……不过四法,曰攻、曰消、曰散、曰补,四者而已。"

治热以寒:刘完素寒凉派治火热用清热解毒法对后世抗肿瘤以清热解毒类药物的运用具借鉴意义。

扶正固本:李东垣"养正积自消"对扶正治疗肿瘤指导作用大。"补命门之火,扶助脾土,则旺土自能消化,不必攻逐而癥瘕自开,更觉渐移默夺之为胜哉。"恽铁樵:"其病难治大法健脾补肾,功效以月计,绝没近功。"

引经药运用:朱丹溪:"二陈汤……一身之痰都管治,如要下行,加引下药,在上加引上药。"

方剂:历代名方如鳖甲煎丸、大黄䗪虫丸、犀黄丸、阳和汤、开关散、启膈散、醒消丸、海藻玉壶汤、小金丸、紫金锭、仙方活命饮均用于各种积聚等病变。

《备急千金要方》《外台秘要》治肿瘤以虫类药,如蜈蚣、全蝎、僵蚕。更以羊甲状腺治瘿瘤,对后世内分泌治疗肿瘤具指导意义。后世也用动物胎盘治乳癌。葛洪用海藻"疗颈下结囊……成瘿者"。《别录》论桃仁"破癥瘕"。《神农本草经》苦参主"心腹气结,癥瘕积聚"。

手术:《晋书》:"初,景帝目有瘤疾,使医割之。"申斗垣"用利刀割之,外以太乙膏贴敷"。陈实功烧灼止血治唇癌:"割治后,金银烙铁,在艾火内烧红,烫之。"灸刺法出自《四部医典》,药线结扎法也出现。

中医综合治疗:清张振钧《按摩要术》仅积聚之症:"其初由外感风寒,内伤气郁血瘀,食和痰滞,凝结于膏膜,久而盘踞坚牢,以致元气日衰,攻补为难,非药力所能猝及。"除中药治疗外,"宜薄贴以攻其外,针法以攻其内,艾条以消散固结,佐其所不逮也"。

1.1.6　预　后

《黄帝内经》:"若积引岁月,人即柴瘦,腹转大,遂致死。"《奇经直指》:"诸癌厥惟肝癌为最毒,其结果多致积水或大腹而死。"

膈证预后,古人常谓"百天一治""百无一生""从来医者病者群相畏惧,以为不治之症"。

《外科大成》提出"失荣""舌疳""乳岩""肾岩翻花"为疡科中的"四绝症",应早治。

中医临床经验有"五善七恶"之论,五善中见三善为预后较好,七恶中见二恶则预后不良,同样适于各种肿瘤的预后判断。

中医肿瘤学源于《黄帝内经》《难经》《神农本草经》《伤寒论》,融历代各家经验,奠定了以脏腑经络学说为核心的辨证论治原则,形成了日趋完善的学术体系,在综合治疗中日渐突显主角和参与度,中医肿瘤学是民族的,更是世界的。

1.2　中医肿瘤学的领先领域

董竞成教授在《中国传统医学比较研究》中指出,中国传统医学基本结构主要由以下三部分组成:已和现代医学形成共识的部分、不自觉地领先于现代医学的部分和需要重新认识或加以摒弃的部分。同时,董教授也指出传统医学由五个要素构成:临床经验、原始的基础医学知识——两者构成技术层面部分;群体信仰、古典哲学、区域性文化——三者又构成文化层面部分。这五要素中分别都有不自觉地领先于现代医学的部分。

整体而言,临床经验体现传统的医学思维,也是人类共有的较为感性的和主观的经验。尽管如此,董竞成教授也把辨证论治和复方药的配伍理念等列为不自觉地领先于现代医学的部分,下面分析一下辨证论治在中医肿瘤学中的价值。

1.2.1 辨证论治

1. 辨证

辨证论治是中医学的精髓,也是中医肿瘤学的核心内涵之一。

第一,辨证求因。任应秋指出:"要认识疾病,首先要善于辨证。因为一个疾病的存在,必然有许多症状出现作为它的证据,抓住了某些证据,才能证明它是某一疾病。疾病的症状虽然复杂,但是,它是有规律可循的,总不外六淫、七情、脏腑、经络、气血等方面的变化,根据这些变化,从而分辨其为在表、在里、为寒、为热、属虚属实、是真是假,证候的真象必然大白了。通过审证掌握病机和病因,即'治病必求其本'。"具体到肿瘤的辨证,目前最新进展为林洪生教授提出的"证候要素"辨证分型,以肺癌为例,分为气虚证、阴虚证、痰湿证、血瘀证、热毒证。根据不同的治疗阶段,由单证组合为复证,比如手术阶段,气血亏虚、脾胃虚弱为主证型;化疗阶段,脾胃不和、气血亏虚、肝肾阴虚为主证型;放疗阶段,气阴两虚、热毒瘀结为主证型;靶向治疗阶段,血热毒盛、脾虚湿盛;免疫治疗阶段,正待研究。

第二,辨证辨病。随着现代科学技术与现代医学的发展,辨病弥补了中医在诊断与治疗方面的不足,使中医在对疾病作出明确诊断、制订完善治疗方案方面,具备现代科学依据和条件。

肿瘤是一类常见、多发、疑难疾病,现代医学认为其均有一定的生物学特性,大致相同的发生发展规律,有其形态学变化的共同基础、病理生理、生化改变、分子生物学甚至基因改变的规律,这些构成了辨病的基础。当然不同类型、不同部位各自存在自身的特殊性,甚至同一器官不同的部位也存在时空异质性,辨病甚或从基因的分子层面精准辨病已构成了"精准医学"的重要内涵。仍以肺癌为例,肺癌从驱动基因视角分类,驱动基因阳性主要是 *EGFR*、*ALK*、*ROS1*、*MET*、*NTRAK* 等分类;驱动基因阴性要分析 *PD-L1*、*TMB*、*MSI-H* 等精准辨病。

辨病是对疾病全过程的把握,对治疗具有相对整体性与指导意义;而辨证是对疾病发展过程中不同病理阶段、不同病理反应类型的辨析,以便为治疗确立更有针对性的调整措施。辨证与辨病相结合,一方面可以纵观全局,诊断明确,以循证医学原则,遵循指南,更好把握治疗与预后;另一方面也理清患者的中医证型,了解体内气血、阴阳、脏腑、经络的情况,才能更好地指导治疗。辨病与辨证相结合,既着眼于矛盾的特殊性,又注重矛盾的普遍性;既有原则,又有灵活性,引领医学思维保持先进性与鲜活性。

第三,局部整体。局部与整体是对立统一的辨证关系。先看整体原理,一方面,自然界事物之间或事物内部存在着普遍性联系,这种联系造成了世界的整体性;另一方面,事物在复杂联系中形成系统和层次,从而变得有序,由此造成了包括生命在内的世界的复杂而有序状态。就中医学而言,物质的系统有气这个层次,精这个层次,神这个层次,古代描述物质变化的主要几个层次。当然还有五行这种系统性,阴阳也具有阴阳两大系统,以及它们之间的相互作用。

邓中申教授指出,在先秦时代的著作里,包括老子《道德经》里道和德,就是一种整体规律和局部的适应,这种整体观念就是道和德。德带有局部的特点,道带有整体的特点,即道和德的关系是整体与局部的关系。最早道德学说,实际上含有整体思想、整体局部的关系。同样天人学说是道德学说的进一步延伸,落实到人和天地相应,也涉及人和自然这个整体的相互关系。《黄帝内经》中有关天人相应的内容,内涵丰富,可以思考发掘。

癌症是以局部表现为显著特征的全身性疾病,其造成的影响,既在局部,又在全身。就癌症而言,治疗前必须理清患者的全身功能状况、精神状态、体质强弱、饮食好坏,各脏腑、气血的功能失调状态,是为整体考量的内容;而细致掌握肿瘤局部情况,大小、种类、发展浸润情况,肿瘤性质以及当代分子生物学信息等精准医学内涵,从而决策或者集体决策,即多学科诊疗(multi-disciplinary treatment,MDT)模式,是侧重局部肿瘤的清除还是侧重整体功能的维护。

第四,标本缓急。治疗肿瘤原发过程,消除内外致病因素,调整已失调的气血、脏腑功能,控制和消除肿瘤病变,属治其本;针对恶性肿瘤的各种并发症和治病过程中发生的一些急迫症状,甚至威胁患者生命的病变,都属于标证。"治病必求本",急则治其标、缓者治其本已成古训,标本兼治来应对恶性肿瘤复杂多变的病情演变。当代林洪生教授"固本清源"中医肿瘤创新理论与实践很好地诠释了这一原则。

2. 论治

同病异治、异病同治的思想已被现代肿瘤学反复印证。

中医视角:不同的疾病,有相同的病因、病机,无论是肺癌还是肝癌,都可以有气滞血瘀、湿热内蕴等病机变化,就可用相同的方法治疗,即异病同治;相同的疾病,由于病因、病机不同而用不同的方法治疗,同一种肿瘤甚至同一患者在不同阶段,反映出疾病性质不同,出现不同的证型,也要用不同的方法治疗,即同病异治。

第一,现代医学。尤其是免疫时代的到来,以帕博利珠单抗(俗称 K 药)为例,它可以用于肺、肾、结肠等二十余种的肿瘤,基于精准检测 PD-L1、MSI-H 等标志物高表达或表达,治疗有效的病人生存期大获延长,"超长待机"。另外,虽然生物标志物不十分明确,但临床试验结果证实卓有成效。以靶向治疗为例,胃肠间质瘤、白血病,由于发现了共同致病基因 C-Kit,格列卫成为首个印证"异病同治"先进理念的分子靶向药物。现代基于单靶点或多靶点药物,一种药物治疗多种肿瘤的案例层出不穷,如拉罗替尼治疗 NTRK 融合基因的成年和儿童局部晚期或转移性实体瘤患者。又如安罗替尼可抑制 VEGEF、PDGFR、FGFR、C-Kit 等激酶,肺癌、软组织肉瘤、小细胞肺癌多个癌种。具有相同作用靶点的不同肿瘤,使用同一个靶向或免疫药物是新时代异病同治的新发展。对于同病异治,如同样一个乳腺癌,目前初分为微管 A 型(Luminal A)、微管 B 型(Luminal B)、HER2 多表达、三阴型乳腺癌,治各不同。

第二,阴平阳秘。中医学"谨察阴阳所在而调之,以平为期"(《黄帝内经》)。调整阴阳,补偏救弊,恢复阴阳的相对平衡,促进机体阴平阳秘是中医肿瘤临床治疗的基本原则。同样现代肿瘤免疫学也以免疫平衡为目标。

1.2.2　复方药的配伍理念

《神农本草经》首先提出"药有单行者,有相须者,有相使者,有相畏者,有相恶者,有相反者,有相杀者,凡此七情,合和视之,当用相须、相使者良,勿用相恶、相反者。若有毒宜制,可用相畏、相杀者。不尔,勿合用也"。

概括言之,七情药物相互配合产生以下三种情况:其一,彼此增强药效,或使主要的药效更准确、更有力,所谓"帝道"之理想配伍,如相须、相使。其二,选用相互拮抗、相互制约的药物进行配伍,消除其不良作用,以利其治疗,即所谓"王道",如相畏、相杀配伍。其三,一般来讲,配伍后有可能出现毒害作用或对机体造成损伤,不能贸然使用,但如病情需要审慎抉择,不得已一用,也可能获得较好的、特殊的药效,即所谓"霸道",如相畏、相反配伍。

七情配伍,源于临床经验,是方剂组成原理、方药运用等理论的重要基础。

当代精准医学发展迅猛,即在大样本研究获得疾病分子机制的知识体系基础上,以生物医学为依据,根据患者个体基因型、表型、环境和生活方式等各方面的特异性,应用现代遗传学、分子影像学、生物信息学和临床医学等方法与手段,制订适用于个体的精准预防、精准诊断、精准治疗方案。精准治疗,包括精准药物治疗,是精准医学体系中与临床工作关系最密切、最有实际意义、最能落地的部分,即根据人体基因的特征和差异,确定患者对某种药物的适应证、适宜剂量、疗效差异、不良反应风险及干预措施,从而针对个体进行准确的药物治疗。

2018年,中国开启免疫治疗元年,药之间联合尤其是免疫加化疗、加抗血管生成、加放疗、加免疫治疗等研究众多,成功与失败并存。同时,化疗与靶向药物组合运用,七情理论仍具现实的意义,宏观上更具指导意义,微观上随着临床实践应不断深入发展。

当代何奇教授等《肿瘤复法大方论治心悟》一书中提出,复法大方是集数法于一方,熔调、攻、补等于一炉,一般由多种有效成分组成,具有多种药理作用,可同时用来治疗不同的复杂的病机与病证,是通过多途径治疗疾病的方法。这种全方位、多层次、多靶点、多途径、多机制综合治疗癌症的中医独特处方模式,被誉为中医辨证论治的高深境界,追求"非法为法,治法先机"的造诣。裘沛然教授评价其为:兼备法并不是一个杂凑的方法,其处方既富有巧思而配伍又极具精密,这是中医处方学上一个造诣很深的境界。

张仲景薯蓣丸治疗"虚劳诸不足,风气百疾",开了复法大方治疗疑难病的先河。复法大方也作为复方药的配伍理念之一,值得现代肿瘤学及中西医结合肿瘤学借鉴。

以"清肺排毒汤"快速有效治疗新冠肺炎的中医理论复方角度的融合创新运用为例:此方麻黄汤、五苓散祛寒闭又利小便祛湿,麻黄增五苓散祛湿,五苓散控制麻黄、桂枝发汗之峻,桂枝、甘草辛甘化阳扶正,茯苓、桂枝、白术、甘草,则又有健脾化饮之用;因新冠肺炎症状表现有胸憋气短,虽然无明显喘,其实肺闭不宣较有咳喘更为严重,又合用射干麻黄汤及橘枳姜汤;小柴胡汤为少阳病而设,半表半里,又可通利三焦,即防疫邪入里,又调肝和胃,顾护消化功能,加藿香为化湿,用石膏防郁化热。新运用、新疗效、新高度使复方配伍进入新时代。

中医药发展的历史长河中发明了"君、臣、佐、使"配伍的一般形式,尽管它的名字含有封建色彩,也没有更多地强调过程,但通过这个形式的配伍,增强药性、扩大治疗范围、减轻药物毒性是明确的。

从"道"的层次上,"君、臣、佐、使"有两层含义。第一,在修道修身逻辑内,按所含天地人气之多少而分君、臣、佐、使,如道家君、臣、佐、使最早见于《神农本草经》:"上药一百二十种为君,主养命以应天,无毒,多服久服不伤人,欲轻身益气不老延年者,本上经""中药一百二十种为臣,主养性以应人,无毒有毒斟酌其宜,欲遏病补虚羸者,本中经""下药一百二十五种为佐使,主治病以应地,多毒,不可久服,欲除寒热邪气,破积聚,愈疾者,本下经"。第二,在医道范围内,按照年月日时的五运六气结构,根据司天在泉、胜复郁发的时间、空间结构布局中药。《黄帝内经》之"主病之谓君,佐君之谓臣,应臣之谓使,非上中下三品之谓也",这里的主病,应当是主病机,而非主要病症。"君一臣二,奇之制也;君二臣四,偶之制也;君二臣三,奇之制也;君二臣六,偶之制也。故曰近者奇之,远者偶之,汗者不以奇,下者不以偶,补上治上制以缓,补下治下制以急,急则气味厚,缓则气味薄,适其至所此之谓也。"

《伤寒论》其方源于《汤液经法》,其中,五味经法图明确了五行五味体用的药理关系,体现在:着眼于寒热同治,用心于气机升降,留意于正邪强弱,落脚于阴阳自和。

源于《黄帝内经》的君臣佐使理论,由宋代成无己引入对《伤寒论》方药进行配伍解说,经后世不断发挥,逐渐成为认识、解说方剂的重要理论工具。

这一特色理论,在新时代背景下传承创新,任重道远。

让我们再回到传统医学五要素之原初的基础医学知识部分,董竞成教授归纳的不自觉领先于现代医学的部分,主要是整体观念、情志致病、三因制宜。

1.2.3　整体观念

中医认识疾病从多角度、全方位、整体地进行思考。从整体出发,把握事物之间以及事物内部复杂联系规律的认识原理,人和自然是统一的,人体内部是统一密不可分的。中医整体的观念是方法论和认识论。

中医既从全身各脏腑相互关系的视角分析病情,也从人体与时空、地域的关系来考虑治疗方药;既考虑病人的肿瘤,更注意患病的人;既看到生物的人,更看到自然的人、社会的人,以天地人三才一体的整体观念指导临床实践,探讨人的生命过程及防治肿瘤的规律。

整体观念与现代生物、心理、社会医学模式相一致,更具时代感,为相对建立在还原论基础上的西医认识疾病的研究模式提供系统论思路。

中医肿瘤学有对人体、人和自然社会统一性和整体性的认识高度,但在细节上尚缺乏深入、细致、精确、严格阐明人的整体性的根源、内部机制及规律,需要中西医结合或需要借鉴现代医学的精准阐释,用现代科技、现代医学发展和充实中医理论的整体观,这是中医人应持的开放态度。

当然中医学也有还原论,《黄帝内经》《难经》中:骨度、脉度、脏腑大小、坚脆高下、人体表面解剖等,中医学免疫学的人痘天花,传染病方面的肺结核杆菌的发现,中医外科手术、麻醉、手术器械,都曾是领先于世界水平的。它使用儒家理论来认识自然事物及规律,这就是"格物致知",即朱熹认为的穷理;"薄物征知",即荀子"心有征知。征知则缘耳而知声可也,缘目而知形可也,然而征知必将待天官之簿(薄)其类然后可也",薄即接触、接近。用耳、目等感官通过接触外界事物而感知其声音、颜色、形状、大小,然后心再加以综合、判断,从而达到对事物及其规律的认识。

1.2.4　情志致病

情志是中医学对现代心理学情绪包括情感的特有称谓,是人和高级动物共有的由机体内外环境变化引起的涉及心理、生理两大系统的复杂反应;它具有特有的情志体验、情志表情和相应的生理与行为的变化;它发生在一定的情景之中,其反应和表达方式与个体心理、生理状态有关。

宋陈无择《三因极一病证方论》分喜、怒、忧、思、悲、恐、惊七种情志,又称七情。机体内外各种刺激信息,经视觉、听觉、触觉等感官接受,沿经络,经肝条达的气传送于心,若机体身心状况不佳,如个体心境不良、意志薄弱、疲劳、睡眠不好,或妇女经前,"体内气血潜在不畅"等,心神"任物"失常,认知偏差,使情志反应过于剧烈或持续时间过长,超出机体适应和调节能力,从而形成情志刺激,情志刺激经气传至肝、心、脾等脏腑,致使脏腑功能失常,并进一步产生异常表情、行为及体内相应的病理变化,情志病证发生,包括癌症的发生。

七情与五脏的关系:暴怒伤肝、过喜伤心、忧思伤脾、过悲伤肺、大恐伤肾。古人把一些肿瘤的发生发展归于精神因素即情志不遂,《黄帝内经》认为噎膈为"暴忧之病",朱丹溪认为乳岩是"忧怒抑郁,昕夕积累,脾气消阻,肝气横逆"所致,更指出没有丈夫或失志于丈夫的女子较多发。

在预防方面,《黄帝内经》:"病虽未发,见赤色者刺之,名曰治未病""余知百病生于气也",保持肝气条达舒畅,以及保持机体阴阳平衡,乃预防之。

1.2.5 三因制宜

肿瘤的发生、发展、转归,不仅与个人体质和精神状态有关,也与时令、气候、地理环境相关,只有本着具体问题具体分析的原则,定制个体化的诊疗方法与方药,才能获得良好的效果。当然,三因制宜也是整体理念和辨证论治的内涵要素。

1. 因人制宜

因人制宜是指根据患者年龄、性别、体质、生活习惯、营养状态、情志状况等,制定治疗原则。

2. 因地制宜

因地制宜是指根据不同地区地理特点考虑治疗用药的原则,关注地区、气候的不同,环境与机体的动态平衡。

3. 因时制宜

因时制宜是指以人与自然界的密切联系为出发点,以四时气候为中心,把气候对人类健康的关系具体贯彻到生理、病理、诊断、预防、治疗各方面,形成的一套较为完整的医学气象学理论。

三因制宜,知常达变。现从三因制宜视角看一下本书"西北方域"的特点。

西北方域的地理位置在东经75°至110°、北纬35°至47°,域内面积260万平方千米左右,这是西北燥证易发地区,新疆的面积占六成余。其包括西北部沙区(北疆)、西部沙区(青海、青海湖以西部分和南疆)、中部沙区(甘肃武威以西部分和内蒙古吉兰泰以西部分)、东部沙区(内蒙古吉兰泰以东、包头以西部分和宁夏盐池以北部分)。

地形地势:地势高下悬殊,山脉环绕或分割,形成盆地、河谷、高原,沙漠遍布,戈壁连接,沙地荒滩成片。祁连山之西、阿尔金山以北便是新疆,天山以北为准噶尔盆地,天山以北环准噶尔盆地周围地区称北疆,以南者为塔里木盆地,天山以南环塔里木盆地周围的吐鲁番、哈密地区称南疆。新疆高山环绕,沙漠广布,陵谷悬殊,辽阔多样。

气候特征:气象资料和生活体验显示,干燥与寒冷是西北方域的气候特征。《黄帝内经》:"西方生燥""北方生寒"。降水稀少、蒸发强烈、干热风沙、寒热悬殊,大致也为西北方域的气候特征。

人本生态系统:干旱气候是太阳辐射、大气环流形成的气象要素与自然地理和绿洲地理环境因素相互作用的结果,它们直接或间接影响环境内的生物和人群的生存状态。同时,西北方域是多民族聚居之地,相互学习中融合、适应,养成当地的生活习惯。

特殊的自然与生态环境,可能导致燥淫致病,特发或高发。据新疆中西医结合医学工作者的临床与调研,以呼吸、消化、心脑血管、皮肤类疾病为主,如慢性支气管炎、口腔溃疡、萎缩性胃炎、冠心病、高血压、皮肤瘙痒、荨麻疹等。

1.2.6　药补不如食补

《黄帝内经》:"五谷为养,五果为助,五畜为益,五菜为充,气味合而服之,以补益精气。"五谷杂粮为主食,配合五畜肉类的补益,水果蔬菜辅助,才可以有健壮的体魄。

俗话说:"药补不如食补,药疗不如食疗。"食物防治疾病有以下作用。

1. 预防

大蒜预防癌症;苦瓜、芦笋、马齿苋防癌抗癌;缺碘引起甲状腺肿,有针对性地食用加碘盐,可以预防甲状腺肿的发生。

2. 滋养

《难经》:"人赖饮食以生,五谷之味,熏肤,充身,泽色。"补益药物常具滋补作用,如山药补脾肺、枸杞补肾阴、莲子聪耳、猪肝明目、芝麻润发、龙眼益智、枣仁安神。

3. 延寿

补益肺、脾、肾的食药,具延缓衰老、益寿延年之功。

4. 治疗

阳虚之人温补,羊肉、干姜,辛热助阳;而阴虚之人,百合、海参,甘寒养阴。食物和药物都有治疗疾病的作用。

截至 2020 年 1 月 2 日,国家卫健委公布既是食品又是药品的中药名录计 129 种,这些中药可用于保健食品。

就中医肿瘤辨证调养,目前大致形成了如下认识:一是根据肿瘤治疗法则配膳,如清热解毒法配苦瓜、绿豆、荷叶、西瓜、冬瓜、萝卜等偏寒凉药增效。二是根据病期配膳,如癌前期或诱导期,从食物致癌的角度常与嗜用烟酒、油炸、烟熏、火烤、盐腌、霉变等有关,用饮食调理,养生十分重要。三是根据病症配膳,如鼻咽癌放疗热毒伤阴,以清热生津、凉血解毒食物最宜。四是与手术、放疗、靶向、免疫等现代治疗结合增效减毒配膳,如化疗后气短自汗、怠倦便溏、舌苔白薄、舌质胖嫩齿印、脉细无力,脾肾不足,提升白细胞用黄芪、黄精、女贞子、枸杞子、菟丝子;提升红细胞用党参、当归、龙眼、阿胶、人参;提升血小板用山芋肉、大枣、龟板胶、黑豆。五是忌食"发物"。一般一切可能含有致癌物或促癌物的食物均在"发物"范畴,中医指辛辣热刺激、肥甘厚味以及低级海产生物等一类食物。

再看文化层面之古典哲学,其不自觉领先于现代医学的部分为天人合一、培土生金。

1.2.7　天人合一

中国古代哲学各学派关于"人"的解释较为统一,即现实社会的人类人群。天的含义可概括为自然之天和主宰之天。自然之天指作为物质存在的天或自然界,也指自然而然这样一种状态。主宰之天指宇宙万物的最高主宰者,人格之天、命运之天、义理之天等也是主宰之天的不同表达。自然之天从天的物质载体方面而言,主宰之天从天的精神内容方面而言。北宋张载明确提出了"天人合一"思想,天人合一在宋代之后就成为中国哲学处理天人关系的基本原则。

天人合一与中医理论构建的基本观点:一是天人同源是中医理论体系构建的基元;二是天人同物是中医理论体系构建的框架;三是天人同道是中医理论体系构建的理据。天人合一观从天、地、人一体,天人合德及天人合道的角度,规定着人生的价值取向和人生境界。人作为天地万物的一部分应该与其他物类一样,遵循天地之道。效法天地,从天地之道中引出立人之道,就成了中国哲学各流派共同的价值取向,这一价值观在中医学中的体现为中和,它是一切生命整体维持平衡稳定从而生存延续的必要条件,最终目的是达到人与自然及人体形与神的有机和谐。

1.2.8 培土生金

培土生金,来自中医学五行的基本规律。其一,比类取象暂且不说。其二,五行生克乘侮规律包括五行相生、母子学说、五行相克、乘侮规律、制化规律、太极圆周图式等。具体而言,中医的五脏病中,各脏疾病通治要法,包括本脏自病、相生关系失去平衡、相克关系失去平衡三方面。脾脏在相生关系失去平衡,土不生金,脏气不及所引起的病变,从母子关系言,叫母不顾子,土为金之母;从脏腑关系言,是脾虚肺病,即脾虚肺燥,虚则补其母,宜培土生金,用参苓白术散。

五脏治疗大法,皆本《黄帝内经》《难经》《金匮要略》和后世医家之论,主要有八点:本脏自病只治本脏;五脏母子关系破坏,虚则补其母,实则泻其子;五脏乘侮,从整体观念出发,调整五脏平衡;见肝之病,知肝传脾,当先实脾,先安未受邪之病,"实者传变,虚者受邪";脏病治腑,腑病治脏,勿犯虚虚实实,损不足而益有余之戒;五脏之气有太过不及,当辨寒热虚实,根据五脏苦欲,结合五味,以决定温凉补泻的治法;进行药性归经,才能使药物的作用各有专司,取引经报使,才能制方各有专主。

处理好脏与脏、脏与腑之间的关系,是传统医学领先现代医学的部分。

总之,中医学或中医肿瘤学在历史长河中形成的先进思想或技术,可能现代医学尚未认知或者无法用现代语言、技术、方法解读与阐释,但无论是中医还是西医都应以"言之有理,不妨并存"的态度对待,是非功过有待后人超越。

1.3 中医肿瘤学的文化江山

《文化的江山》一书指出,历史上其实有两种中国史观:一是二十五史里的中国,叫作王朝;一是贯穿了所有王朝的中国,叫作文化中国。

文化中国越千年、历百世,还在发展,凝然而成文化的江山,江山自然生成,人居其中,文而化之,人与山川相映发,而使文明开化。由此引发中医肿瘤学的文化视角的思考。

文化,汉语中实际是"人文教化","文"是不同人类群体活动的纹路与痕迹;"化"是对不同人类群体有教化作用,是不同国家、地域、民族所特有的习俗、行为方式、语言、文字、知识、认知、思维、审美、价值观和体制等要素,共同构成的人类智慧成果和实践的概括。文化即人化,是与自然相对的范畴,即凡人为的、非自然的东西就是"文化"。如果略加扩展,余秋雨给文化有学理的、生命的、大地的、古典的四种回答。

中医学,作为人们认识和改造自然的一种科学技术,本身就是一种文化,是文化的一种具体形态。

中医文化,是指这种科学技术所特有的社会形式、文化印记,是指形成有中医学自己特色的社会环境、文化氛围,也即中医学发展同整个社会文化背景的联系以及中医学体现的特有的文化特征。

讲好中医故事,传播核心文化。文化具有非自然性、非个体性、非统一性,现在从非统一性的时代性、地域性视角来看中医肿瘤学的文化发展。

1.3.1　时代文化对中医药学家的影响

1. 春秋战国秦汉

春秋战国时代,诸子峰起,百家争鸣,这一局面为中医药学的形成、发展提供了丰富的思想资料。对五行说、阴阳说、气一元论、无神论等加以改造、充实后,基本上全面吸收构造中国医学的理论体系;对八卦说,老子、庄子的"道德"论,则采取其思维方法,并未整体运用;对鬼神说、天命论则予以批判。

2. 魏晋南北朝隋唐

这一时期文化思想有两大特点:一是魏晋盛行玄学;二是东汉以来由天竺传入的佛教和本土产生的道教,于隋唐时期达到巅峰,形成儒、道、佛三足鼎立之势。

3. 宋金元

隋唐以后,儒、道、佛经相互排斥,又相互吸收,趋于合一。宋代产生的心理学,表面扬儒而抑佛、道,实者为三合一的产物。

(1)理学的思想争鸣引发中医学派的形成和发展。继春秋战国之后的又一次学术争鸣,程颢、程颐与张载,朱熹与陆九渊之间的争论,解放思想,活跃学术。儒争于前,医争于后,"金元四大家"形成,刘完素主寒凉,张从正主攻下,李东垣主补土,朱震亨主养阴,从不同方面深化了中医药学理论。

(2)理学的观点启发了医家。太极、理气、道器、本末、体用、动静、心性、理欲、先天后天等理学范畴被大量引入医学。

(3)理学的认识论、治学方法对医家的启发,如"格物致知",医学家强调广泛接触、研究客观事物以取得真正的知识。朱震亨《格致余论》、李时珍《本草纲目》都是借鉴理学认识论的医学成果。

4. 明清

明清时期,商业发展,中外交流,西学东渐,对中医药学产生了较大的影响。西医进入中国,中西汇通、全盘西化、坚决抵制,态度各异。

1.3.2　区域文化对中医药学家的熏陶

中国疆域辽阔,人口众多,自然条件互有差异,经济文化也不平衡,其对每个区域的医家的影响也属必然。

1. 中原

中原大致为黄河中游地区,包括现在的河南、山西、陕西等省的一部分,它是中华民族的发祥地,传说中先民的生产、战争、医事活动大都发生于此。伏羲画八卦、制九针,神农尝百草,黄帝论医药。

2. 三秦

三秦泛指陕西、甘肃一带,古代秦国,法家思想影响广泛,社会政治、经济文化快速发展,医学事业也随之进步。秦国医缓,晋皇甫谧,唐代孙思邈、王涛,为中医药事业都做出了贡献。

3. 三晋

三晋原指春秋晋国,战国时分韩、赵、魏三国称"三晋",后泛指今山西、河北一部分。中原文化与北方游牧民族文化在这里交流、整合。义姁、傅青主都活跃于此。

4. 齐鲁

齐鲁原指先秦齐国和鲁国,后泛指今山东省,属黄河下游孔子故里,受儒学影响大。战国时盛行阴阳、五行思想及黄老术。扁鹊、淳于意、王叔和、钱乙都是山东人。

5. 幽燕

今河北、辽宁省一带,古称幽燕,位处北方。刘完素、张元素、李东垣都居河北,疫疠流行,外族入侵,兵连祸接,环境与当时高发疾病的诊疗和成绩的取得相关。

6. 吴越

吴越原指先秦吴国和越国,后泛指苏南、皖南及浙江一带。濒临东海,雨量充足,气候温暖、潮湿,土地肥沃,河网纵横,人口密集,经济发达,也造就了一批卓越的医药专家,如葛洪、陶弘景、许叔微、宋慈、朱丹溪、杨继洲、张景岳、赵学敏、吴又可、叶天士、薛生白、吴鞠通、王士雄等。

7. 西域

新疆自西汉至清代光绪十年(1884年)一直称西域,属于中华大家庭的一员,同时它又是丝绸之路的重要门户和段落。从新疆出土涉及医文书看,一是多胡语文书,二是胡汉杂糅,三是多涉世俗文书。内容涉及医学理论、本草、医方、针灸、医事、兽医、其他等,虽不如内地名医辈出,但各民族交流是永恒的主题,世界四大文化体系汇流也是永恒的话题。

1.3.3　传统文化对中医药学家的感染

古代自然经济为中医的发展提供了巨大的发展空间:规定药物种类,提供外治器具。南朝全元起说,"砭石者,是古外治之法,有三名:一针石,二砭石,三镵石,其实一也。古来未能铸铁,故用石为针,故名之针石,言工必砥砺锋利,制其大小之形,与病相当,黄帝造九针以代镵石",可歌可泣,奠定医药职业化的物质基础。

再看古典中医之特征。曰:法于自然,整体(合)调节。古典中医是古代文化的重要载体,体现知识与智慧水平,反映大医精诚的道德风貌。古代文化的结晶体,哲学的升华,天文、历法,地理、农学等自然科学取得的成果,注入了中医药学的客观知识;处理好人与自然关系的同时,更重要的是处理好人与人的关系。为什么?"入国问俗,入家问讳,上堂问礼,临病人问所便。"思维之所胜,抽象与形象,就像《老子》所说"视之不见""听之不闻""博之不得"。

再说古典中医与哲学。天人合一。天人视野下的总病源,唯物辩证法曰:内因是根据,外因是条件,"正气存内,邪不可干""邪之所凑,其气必虚"。

"五行五行,不行不行,阴阳阴阳,荒唐荒唐",此言,谬也!

在哲学中,我们读过马克思的辩证唯物主义:阴阳对立,阴阳互根,同时,阴阳调和,以平为期,是符合辩证唯物论的。

气之一元论,所谓气也,只在鲜活的生命之中存在,这是一元论之精髓,更是匠心独具之处。许倬云在《九堂中国文化课》中说:"我希望大家能恢复一些知识分子的基本关怀,不要做一个只汲汲于追求一点点学问进展的专家,或者是成为一个追求功名利禄的专家。知识没有边际,累积再多,已知和未知还是零,因为未知无限,任何数目字碰到它还是等于零。"关怀或者说情怀,也如许先生所说,从关怀下手,"如何先约束自己,不侵犯别人,不侵犯规律,不侵犯天地之和气,人间之和谐",深得吾心。

形与神,追求《庄子》"形体保神"之境界!养形也养神,心有远虑,必无近忧。活得长是硬道理,活得好是珍惜当下,活得人文就如春暖花开,自由绽放!

古代把"道"之内得于己,外得于人,称为"德"。我们听从"大医精诚",完善"医德修养"。仁爱救人,精益求精,不谋私利,不贪美色,方能长久。医者之间,奉行"与他人合作,与自己竞争"。

说古代科技,"上知天文、中知人事、下知地理"。《黄帝内经》是什么?百川之源,至高无上,如同"万般皆下品,唯有读书高"。《黄帝内经》认为,人体本身是一整体,同时这个整体又与自然环境密切相关,它将阴阳的对立平衡视为天地间万物生长演变发展的普遍规律,阴阳平衡则人体处于正常情况,疾病则是失衡的结果。其理论体系的主要内容有九:①阴阳五行;②藏象;③经络;④病因;⑤病证;⑥诊法;⑦论治;⑧养生;⑨运气。此运气非彼运气,以五行、六气、三阴三阳等为理论基础,演绎推测气候变化规律与疾病流行情况。"尽信书不如无书",对于病友而言,听医生的话,医者会"尽人力",患者有时该"听天命"矣,生老病死,规律德行也。

还论古代逻辑学。墨家当时是"显学",《墨子》有"以名举实,以辞抒意,以说出故",吸取了《周易》《老子》的辩证逻辑思想。比如《周易》的医学观:医易同源,医易共同出自始祖古圣。《黄帝内经》:"伏羲、神农、黄帝之书,谓之三坟,言大道也。"《易经》成书于公元前12—前8世纪,《易传》成书于战国时代,《黄帝内经》是战国先秦至西汉的医学总汇,但最后的成书在西汉,誉之"钻石很完满,一颗永流传"不为过。《周易》尚有三才论:"有天道焉,有地道焉,有人道焉,兼三才而两之……"三才封髓丹、交泰丸、清震汤,三个代表方。

道家思想如是说,它的宇宙观与中医整体观异曲同工,气之聚散与中医关系十分密切,阴阳之道与道统万物,道家和谐与中医调养,"道"与"德"合,形与神俱,道之"唯道集虚,虚空近道",与中医清心养神,如敬茶、敬上茶,可以清心也;道家宽让,中医顺应,识时者为俊杰也!凡此种种,如同庄子《逍遥游》,摆脱拘碍,造就逍遥丸与逍遥散。

元气,成就中医的物质基础。元气说与万物生成有关,虽然现代医学有分子生物学,但中医一元气,可与之共鸣;元气说与天人相应有关;元气说解读中医生理;元气说成就中医病因病机;元气说关于诊治,还关于药理。

儒者,在中国传统文化里说:"不为良相,但为儒医。""中庸""中和"是儒家道统之重要内容。儒家孝道,成就中医传统老年医学;儒家"仁"学,造就中医伦理;道家音乐,促成中医音疗;太极图说,引领中医"命门学说";"气化理论",启发"运气学说"。

佛者,九华山上铭《醒世咏》。佛教世界观用于中医认识论,大慈大悲与救死扶伤;佛之三学——戒、定、慧,借为中医养生;四谛五蕴与中医之恬淡虚无,多行仁爱,反对贪财枉法,利欲熏心;三学与中医养阴,"人之情欲无涯,此难成易亏之阴气";佛之素食,启迪中医饮食观,科学饮食观。

语言阐释中医,"东边日出西边雨,道是无晴却有晴""文章千古事,得失寸心知""立德、立功、立言""道生一,一生二,二生三,三生万物""万物负阴而抱阳,冲气以为和"。美哉!《黄帝内经》:"带下有三门:一曰胞门,二曰龙门,三曰玉门。"

古代文学玉成中医的一些部分:《文心雕龙》:"夫缀文者,情动而辞发,观文者披文以入情。"歌曰,李时珍之《濒湖脉学》;赋曰,《药性赋》。再看《标幽赋》中的"春夏瘦而刺浅,秋冬肥而刺深"。《淡泊明志》中的"淡竹环篱境绝尘,藏书百部未全贫,生平五味都尝遍,且嚼干姜伴细辛",竹叶、百部、五味、干姜、细辛五个中药,自然天成!又有散文《钱本草》:"钱,味甘,大热,有毒。偏能驻颜,采泽流润,善疗饥,解困厄之患立验……以此七术精炼,方可久而服之,令人长寿。若服之非理,则弱志伤神,切须忌之。"

性情合成中医,在传统性命关与天人观的基础上,继魏晋玄学与隋唐三教合一之后,有程颐的《遗书》"养气则志有所帅也"。

饮食文化与中医精粹。当代药食同源,给中医同道们开启了一扇窗。从《黄帝内经》看饮食:主副食合理搭配的膳食结构,可能超越西方饮食金字塔。顺天合宜有节的饮食心态,民以食为天,体恤天下,《礼记》中说"饮食男女,人之大欲存焉",此处无言。食疗,可能是"治未病"的内涵之一:饮食健身;食物入药;饮食助药;饮食制宜;有节有忌;先食后药;守中养生。

气功,自不必多言,本前已述:言之有理,不妨并存。今天不以科学与否论断,后人自有评判。

1.3.4 中医文化的复兴

2020年,清华大学国际传播研究中心课题组将中医药文化的内涵总结为"一种生活方式",认为中医药文化是"属于人民的文化",认为中医药文化与中华文化拥有共同的精神密码,"中医药是打开中华文化宝库的钥匙"。

其创新性定义:中医药文化是中华民族几千年来追求幸福生活的体现,人们通过对健康的关注,不断学习如何与自身相处、与自然相处。中医药是一种人们利用自然界中的事物与规律对身心进行培育和调节的文化与科学,也是处理自己与自己、自己与他人、人类与自然关系的捷径;中医药文化的地位在中医药之上,是一种超越中医药本身的活着并不断发展的文化形态与生活方式,而非一种死去的传统。

中医药文化不是死去的古典书籍等,而是活着且发展的社会现实。

20世纪伴随着中医发展的历史,中医文化也经历了20世纪上半叶从"中西汇通"转向"废止旧医",20世纪下半叶从"排斥中医"转向"振兴中医"的跌宕起伏。

近六十年来,中医学术的开拓与创新体现在:①中医现代化研究如经络本质、阴阳本质、证本质、方剂功效原理等研究,促进了中医的理论创新、方法创新、文化创新;②中医国际化研究,首先是中医文化的国际化,只有接受和理解中医文化,才能真正理解和接受中医学术;③中西医结合研究,目前已经从"结合点"入手寻求统一,到从"差异点"入手寻求突破的阶段,要探讨和回答中医那些无法由西医解释和理解的问题,就不能不按中医理论和思想进行研究,这可能会带来中医文化的突破;④中医多学科研究,尤其是系统科学在中医中的应用研究,回答了一些理论难题,带来了一些新概念、观点、理论,揭示了背后的中医文化。

进入 21 世纪,国家强调"中医药作为中华民族的瑰宝,蕴含着丰富的哲学思想和人文精神,是我国文化软实力的重要体现"。中医药文化的核心价值主要是以人为本、医乃仁术、天人合一、调和致中、大医精诚等理念,用仁、和、精、诚概括。

中医现代化是中医学术与学术文化水平同时现代化,在文化研究上,一是整体对中医学术进行文化研究,分析中医学在医学科学中的地位和作用,认清中西医学差异,揭示发扬中医特色与优势,阐明中医学的发明和创造;二是在具体学术内容方面进行文化研究,用现代科学的知识、方法,探讨、揭示和阐述其科学原理,对医学和现代科学做出积极贡献。

中医实验研究、辨证论治规范探索、中医药国家标准陆续颁布、中医药非物质文化遗产保护等都构成了中医现代化的丰富内涵。

2008 年,第二批国家级非物质文化遗产名录列入传统中医药文化(鹤年堂中医药养生文化、九芝堂传统中药文化、潘高寿传统中药文化、陈李济传统中药文化、同济堂传统中药文化),体现中医药文化深厚的历史、民间、实用基础。

中西结合,在学术思想、医疗观念、科研思路和方法、临床防治模式等方面,交汇沟通,产生了一系列新观念、新思路、新方法、新模式,形成一种新文化。

中医与西医差异较大,原因一是历史时代,二是经济政治,三是科学技术,四是思想文化。前三者是外因,而思想文化从内部起支配作用。一个国家或民族的思想文化内化为医学的学术思想、理论观点,形成特定的思维方式,决定医学研究的立场、观点、方法,关注的焦点、研究的视野,形成不同的医学文化,促成学术内容的不同。

针灸引领中医国际化。2010 年 11 月 16 日,联合国教科文组织保护非物质文化遗产政府间委员会第五次会议将"中医针灸"列入人类非物质文化遗产代表作名录。

20 世纪 70 年代末,世界各国对中医基础理论的研究遍及气、阴阳、藏象、经络、辨证论治等方面,中医药的产品和服务遍布世界 160 个国家和地区。世界中医药学会联合会于 2003 年成立,推动中医药与世界各国医药学的交流与合作,为人类健康做出更大贡献,促进中医药文化的传播。中医药国际化,中医文化为学术铺轨,扭转以往的"接轨"进程中"中医之学""中医之术"被阻拒、异化、西化的被动局面。以美国补充与替代医学(complementary and alternative medicine,CAM)为例,它是除美国常规医疗保健体系外的医疗保健和治疗体系,中医学(包括针灸、中草药)位列其中。一项登记在册的含近 2000 名肿瘤患者的随机调查发现,约 75% 的患者已经至少使用了一种 CAM 形式,营养疗法占 63%,按摩占 53%,草药疗法占 44%。尽管如此,中医的角色与地位依然是补充与替代。铺轨就是把中医药规范和标准传播和推广到世界各国,让各国按中医的规范和标准来接受和发展中医,其中更重要的是帮助西方人接受、理解蕴含于中医学术中的中医文化和中华文化,特别是其与西方文化迥异的世界观和方法论。

1. 中西医结合

"西学中"是有组织、有领导、有计划的自觉努力。中西结合研究立足临床防治,"辨证与辨病相结合""宏观与微观辨证相结合",成果丰富。我国在世界领先的五个医学项目中,骨折、急腹症、针灸术三项属于中西医结合范畴。当然,诊治手段、基础理论、研究机构、人才培养均有建树。但目前的结合存在学术上的差异与不可通约,是思想文化的差异,是中国与西方两种不同思想文化,它内化到医学中,形成中医与西医的两种医学文化,造成在医学的研究和认识上的差异,其核心是元气论、系统论与原子论、还原论的差异。中西医结合研究正在从单纯的学术文化研究深化发展到医学文化研究,从中西医的学术差异与统一深化到中西医的文化差异与统一。

中医多学科研究,汲取了社会自然科学的知识,哲学、天文学、数学、物理学、化学、儒学、道学、佛学、地理学、法学等各门学科的有用内容,借鉴和吸收进来,成为多学科知识的结晶。现代科学提高中医的科学水平,自然科学领域各门学科共同适用的方法,如观察、实验、类比、分析、综合、归纳、演绎、逻辑、假设等方法,在中医学中广泛运用;新技术与新方法,如计算机技术、大数据、人工智能、蛋白质组学技术、基因芯片技术、队列研究方法、均匀设计方法等,进一步激活了中医学习智慧,推动中医基础理论、临床诊治的研发等。随着研究能力和水平的提高,创造新的中医文化可以期待。

2. 中医文化的未来

先说未来医学发展的理念,董竞成教授提出"三融合"。一是中国各民族传统医学之间的融合,建立一种基于中华民族共同体之上的中国传统医学新体系;二是世界各民族传统医学之间的融合,建立一种基于人类命运共同体之上的世界传统医学新体系;三是传统医学和现代医学的融合,利用现代科学和现代医学的技术、理论、方法挖掘和阐释传统医学的精华,丰富现代医学的内涵,提升现代医学的发展水平和服务能力。

马伯英给中医学的定义为:"是以自然和社会生态状况及个体自身的心理变化影响人体健康和疾病的规律为研究对象,并从中指导临床诊断、治疗及预防的科学。"而天人相应的认识论既是使生态医学构成一个完整整体的纽带,也是揭示中医生态医学构成原理的钥匙。

中西结合与天人相应的认识论可能是中医文化发展的重要源泉。

1.4　中医肿瘤学临床诊疗思维

李致重在《中医临床辨惑》一书中将临床辨证论治逻辑思维的全过程简单归纳为先后联系的十二个环节:三道合一之人(含三十余项要素)—藏象学说系统—望、闻、问、切四诊及合参—初步病机—临床病机—病机诊断—确定治疗原则—选择基本方剂—合理使用药物—形成临床处方—复诊评估判断疗效—新一轮辨证论治。

依此辨证论治的思维程式修炼,期望达到"个体化的具体治疗是中医临床治疗的最高标准"。四诊是中医临床辨证论治的基本功,之后初步病机、临床病机、病机诊断是中医临床辨证论治的核心中的核心。

本节依然延续中医文化的江山之思路行进。李致重在《中西医比较:形上、形下、并重、互补》中说:"中医学是根植于中国传统文化之中的医学科学。"从其知识结构整体上看,中医学分了三个层次:一即文史哲,尤其是哲学;二即中医基础理论;三是临床医学。而西医学的知识结构体系三层次：一是数学、物理、化学；二是基础理论部分；三是临床应用的技术学科部分。两者的第一、二层次知识结构的本质不同，决定了第三层次的很大差异。

同样，李致重在《中医复兴论》中提到人的"七种不同属性"：自然属性的人、社会属性的人、精神情志（心理）属性的人、证候（活的整体状态）属性的人、器官与组织结构形式的人、细胞属性的人、生物大分子属性的人。中医着重研究前四种属性，即原形的人；西医着重研究后三种属性，即结构、功能的人。

按照亚里士多德的形质论，中医的立足点是人的原形或原形的人；西医的立足点是人的原质或原质的人。《周易》中"形而上者谓之道，形而下者谓之器"论述中医立足形而上的人或形上属性的人，西医立足形而下的人或形下属性的人。中医面对的是整体前提下的、生命过程中运动变化着的证候的人，即原形的人、形而上的人、信息状态的人、生命过程中的人，是中医所面对的群体之人的全部特性；而西医面对的是将把整体生命解剖之后的局部结构与功能的人，亦即原质的人，形而下的人，非信息、非证候、非生命状态的人，是西医所面对的局部结构、功能之全部特性。

现在让我们回到临床诊疗思维中常用到的中医证有关名词的概念上来。

中华中医药学会中医诊断学分会于2007年8月审定了"中医'证'有关名词概念"，现将约定摘录如下：

病（disease）：与健康相对应的概念。是对疾病全过程的特点与规律所作的病理概括。

证（syndrome）：中医诊断的一个特有概念。是对疾病某阶段机体整体反应状态所作的病理概括。

证候（manifestating of syndrome）：证的外候。指特定证所表现的、具有内在联系的症状、体征等全部证据，是辨证的依据。

证素（syndrome element）：证的要素。指辨证所要辨别的脾、肾、肝、胃等病位和气虚、血瘀、痰、寒等病性。证素是通过对证候的辨识而确定的病理本质，是构成证名的基本要素。

证名（name of syndrome）：证的名称。由病位、病性等证素所构成的诊断名称，如风寒束表证、肝胆湿热证、脾肾阳虚证等。

证型（type of syndrome）：证的类型。临床常用而规范的标准证名，如肝胆湿热型、心血虚型。

症（symptoms and signs）：症状和体征的统称。狭义的症即"症状"，指病人主观感觉到的痛苦或不适，如疼痛、耳鸣、恶心、胸闷、烦躁等。

征（signs）：即"体征"。指通过客观检查到的身体异常改变，如面色苍白、舌苔黄、脉浮紧等。

辨证（differentiation of syndrome）：根据中医学理论，对证候（症状、体征等）及相关资料进行分析，辨别病位、病性等证素，并作出证名诊断的思维认识过程。

证的诊断标准：某证名或证素的诊断标准。不能称证候诊断标准。

证候规范：对症状、体征等的名称、概念、具体表现及其程度等所作的规范、约定。不包括对证名、证素的规范。

根据现有文献归纳,病机:为疾病发生、发展、变化与转归的内在机制和过程中的病态体现。

总而言之,证是病机某阶段的、主体对客观的反应,辨证就是医者对瞬时病机的捕捉活动,并将这一"诊时"写照暂时定格,变成证名,以指导后续的治疗活动。

1.4.1　中医临床思维源于中国传统文化

纵观中医产生发展的历史,可以认为中医学直接脱胎于中国传统文化,中医理论、临床无不渗透着中国传统文化的思维方法,中医学所探讨的阴阳理论、天人关系本来就是中国哲学问题,中医学基本理论框架的整体观念、藏象学说、三因制宜的法则无不深深地打着"天人合一"的烙印。中国古代的认识方法是从外在表现来推测内部变化,从客观现象来认识宏观世界,"有诸内必形诸外"等都反映在中医认识思维方法中。中国古代科学技术有着与西方科学不完全相同的存在环境和发展历史,影响了古代中国科学思维方法,表现出明显的实用倾向、技术倾向、经验倾向。指南针、火药、造纸、活字印刷技术与人类自身需要密切结合,技术更多地表示在作为物化的知识方面,而经验则作为精神思维的方面,基本要素是实践、观察及此两者在时间意义上的累积,经验类型的活动思维特征即直觉、类比和归纳,是中国古代科学活动的基本思维活动,同时辨证方法、宜物方法、逻辑方法也是常用思维。辨证方法是科学与哲学所共同使用的方法;宜物即因物而宜,以对事物多样性的观察为认识前提,具唯物论性质,具清晰的分析色彩,应用于军事、政治、经济、教育、医学多个范畴;逻辑思维也有发展,如名、辞、说、辩、推等方法形式在先秦已在多领域广泛应用。

1.4.2　唯象思维

"象"属中国古典哲学的范畴,国粹京剧、书法、武术、中医无不讲求意象。《周易》的思维方式就是"取象比类",达到"以象寓意""以象尽意"。到医学中,唐王冰《黄帝内经素问注》:"象,谓所见于外,可阅者也。"《黄帝内经》:"五藏之象,可以类推。"中医的"象"既有现象、形象的含义,又有象征的含义;既有感性成分,又有理性成分,是一种超越于具体物质形式的对事物的内涵、相互关系,特别是运动变化有充分理解之后所产生的对事物的一种综合把握。

中医诊断是以象为对象、内容、结论的,中医的各种辨证方法包括六经、八纲、卫气营血、三焦辨证等,所得之"证"均是对病人疾病深刻了解之后得出的综合的"象";对疾病的治疗也充满了以象为对象的思维过程,"阴平阳密,精神乃治""寒者热之,热者寒之,微者逆之,甚则从之,坚者削之……"其寒、热、微、逆、甚者是象。药学理论四气五味,配伍君臣佐使都是象思维运用范例。《黄帝内经》:"日与月焉,水与镜焉,鼓与响焉。夫日月之明,不失其影,水镜之察,不失其形,鼓响之应,不后其声,动摇则应和,尽得其情。""昭昭之明不可蔽。其不可蔽,不失阴阳也。合而察之,切而验之,见而得之,若清水明镜之不失其形也。五音不彰,五色不明,五脏波荡,若是则内外相袭,若鼓之应桴,响之应声,影之似形。故远者司外揣内,近者司内揣外,是谓阴阳之极,天地之盖。"唯象思维,"喻深以浅""喻难以易",是中医思维方法的精华,贯穿中医诊疗思维的全过程。

1.4.3　诊断中的中医思维

望闻问切:观神志、颜色、形志及分泌物、排泄物色质变化;闻语言、呼吸变化,嗅分泌物、排泄物气味改变;十问歌——一问寒热二问汗,三问头身四问便,五问饮食六胸腹,七聋八渴俱当辨,九问旧病十问因,再兼服药参机变,妇女尤问经带产,小儿当问麻疹斑;切脉及对病人体表触摸按压了解病位和病变,获得感性认识,再以中医理论为指导,综合分析,由表及里,由此及彼,去粗取精,去伪存真,达到对疾病本质的理论认识。

由表及里:由事物的外部现象认识事物的内部本质。举卫气营血辨证,明症状、体证之详,悉相互关系之切,由表及里认识疾病的根本。

由此及彼:关注事物之间、过程之间的互相联系,四诊合参,用多种症状、体征、疾病前后的发展过程,甚至精神意志、地域气候、病史与诊疗经过等认识疾病,作出诊断,"见肝之病,知肝传脾,当先实脾",是对疾病过程发展规律的认识,预知传变,防患未然。

去粗取精:抓主要矛盾及矛盾的主要方面。如太阳病抓住"太阳之为病,脉浮,头项强痛而恶寒",于众多症状中,取脉浮、头项强痛、恶寒三个主症而确诊。

去伪存真:疾病过程中反映出来的症状体征,常常真假并呈,尤其阴阳胜复、寒热错杂时更是考验医者智慧,真寒假热,温热回阳,阳病转阴,回阳救逆。

四诊合参:中医基本功,当温故知新。

1.4.4　辨证中的主要中医思维

1. 二向辨识思维法

阴阳学说是中国古代基本的宇宙观和方法论,中医学理论和临床一直遵循这一基本指导思想。八纲辨证,表里、虚实、寒热、阴阳,以阴阳二向辨识为纲,明确病位、病性与正邪盛衰。邪盛正强为阳证,正虚无力为阴证;正虚分阴阳,病邪也分阴阳;病位在表属阳、在内属阴,气机上升属阳、下降属阴;寒热错杂,治则阴阳兼顾,阴阳互求。总以"谨察阴阳所在而调之,以平为期"(《黄帝内经》)。

2. 多端性思维法

多端性思维法指从不同角度、不同层次揭示事物内在有机联系,同时朝数个方面思考分析所面对的事物和情况。如用五行生克制化的规律说明人体脏腑生理病理变化,即是此思维在中医临床上的运用。多维思维也是把时、空、运动、周围事物的作用等因素综合思考的思维模式。

3. 层次分析思维法

层次分析思维法指根据要分析对象的内在规律,由浅入深,层层深入,直至揭示事物内在本质。脏腑辨证是典型的层次分析思维方法。据脉证,首辨识出病位,再识气血阴阳盛衰,后分寒热属性,确立辨证、立法、处方、用药,是分析综合抽象思维在中医中的具体应用。

4. 类比思维法

对于取象比类,由一事物推及另一事物的思维方法,将两个或两个类似事物相比较,根据两者某些相同的属性,推论两者在另外一些特点或规律上也是相同的。

中医用阴阳五行之"象",将"天"(自然)与人统一起来,无论阐发医学基础理论,还是认识具体病证或使用汤方药物,历代医家每借助类比。《黄帝内经》:"一日而主外,平旦人气生,日中而阳气隆,日西而阳气已虚,气门乃闭。""提壶揭盖""增水行舟"等就是取象比类推导出来的。

康德指出:每当理智缺乏可靠论证的思路时,类比这个方法往往能指引我们前进。这些是类比推导,当然还有类比说理、论证解释的手段。刘完素借自然界水能濡养、火易焦焚以阐发他的扶阴抑阳观点,张景岳通过指出万物离不开阳光,"天之大宝,只此一息真阳",阐发阳本无余的见解。

当然对待类比,应持客观态度,肯定其历史现实价值,认知其局限性,为中医学术发展用好这一思维方法。

5. 排他思维法

排他思维法指当病证用一般辨证思维方法无法明确时,则在所可能出现的证候中一一排除,其最后不能被排除的,则可能是辨证的结果,更接近病情的本质,临床中不断验证,反复判断,方达本真。

6. 顿悟思维

《黄帝内经》与《希波克拉底文集》分别是中、西医的奠基之作,其方法论上相通、相同处:一是走出了巫术桎梏,唯物辩证地对待人体与疾病;二是确立整体观;三是孕育动态平衡思想;四是引入细致的临床观察与哲学。其分水岭是"医圣"张仲景和"医王"盖伦两位医家及其学术思想。盖伦注重实验、疾病局部定位思想,重视形式逻辑,强调演绎法,受欧几里得几何学体系影响,推崇演绎公理化方法,构筑医学的完美体系。张仲景按照《黄帝内经》传统,从整体上对人体的生理、病理、药物功效进行了动态的宏观研究,在临床实践的基础上对经典著作的心悟和体会完成六经的演变及其辨证论证,生动地体现了对立统一、邪正斗争和消长,疾病传变、发展、转归一般规律。

顿悟是直觉思维,是一种认识方式,它不依靠逻辑推理,而是对事物的突然领悟与较本质的把握。

顿悟只有以反复的实践为依据,以广博的知识积累为基础,以丰富的临床经验为条件,才能迸发出直觉思维的火花。顿悟灵感来自实践加勤奋的本原。《文心雕龙》中有"积学以储宝,酌理以富才,研阅以穷照",揭示了"人神之能通应"的实质,所谓厚积薄发也。它具有整体性、创造性的优点,也存在模糊性、不确定性的不足,与实验方法互补,推动中医药学术前进。

1.4.5 治疗中的中医思维治法

连接诊断辨证与处方用药的重要环节,是针对疾病的认识,制订处治方案,指导应用中药与非中药治疗的法则。

1. 治法思维原则

治法思维原则分三个层次:一是指导思想。《金匮要略》:"上工治未病。"《黄帝内经》:"治病必求于本。"急则治其标,缓者治其本。二是纲要治法。清代程钟龄治病不越"八法",即汗、和、下、消、吐、清、温、补。一法为纲,一法独进或多法并行,相互交融。三是具体治法。针对具体病证,如秦伯未治疗心绞痛,治本轻者为养心血、扶心阳,重者行心血、通心阳,治标止痛、宽胸,兼顾外因与其他内脏等关系,如舒肺气、调胃气、益肾气、疏肝气、祛寒等。

2. 经典治法思维

(1)反治法:是指和常规相反的治法,是当疾病出现假象时的治法。因治疗与疾病的假象相从,故亦称"从治法"。《黄帝内经》:"从者反治。"反治法有寒热与补泻之分,其基本内容包括热因热用、寒因寒用、塞因塞用、通因通用。

①热因热用:是以热药治疗"真寒假热"之法。"真寒假热"是阴证似阳的证候,因阴寒内盛,阳气骤虚,阳气不得安守于内,反被寒邪格拒于外;或因久病体虚,气血耗损,虚阳无所归附,浮越于外,出现真寒假热的现象。症见身热,但喜衣被,口渴而不多饮,手足躁,但神情萎疲,苔黑但润滑,脉洪大而无力等。治当急救回阳、温阳、潜阳,可选四逆汤、通脉四逆汤、回阳救急汤、潜阳丹等治疗。

②寒因寒用:是以寒药治疗"真热假寒"之法。"真热假寒"是阳证似阴的证候,因邪热炽盛,或暑邪内闭,郁遏阳气,阳气不得外出,肌表失于真阳温煦,出现一派真热假寒的现象,症见恶寒,但不欲盖衣被;手足冰冷,但胸腹灼热;下利纯水,但夹燥粪或失气极臭,脉沉,但重按弦滑有力,并见烦渴、咽干、口臭、舌苔白干、小溲黄赤等。治当辛凉疏泄,泄热除积,可选用白虎汤、大承气汤等治疗。

③塞因塞用:是指用塞法治疗"塞"证。闭塞不通之证,一般应采用通利的治法,但对某些现象表现为"塞",而本质是虚的病症,则运用培补之法。此多因脏腑经络气血阴阳不足,以致气化不利,流通不畅,故虽见不利,然治疗之法,不但不能通泄,反而要用补法,以达到通的治疗目的,故实属反治之法,如中阳不足、脾运不健所致的脘腹胀满,命门火衰、气化不及所致的尿闭,阴血亏虚、冲任不充所致的闭经等,分别采用补脾、培肾、养血等方法治疗。

④通因通用:是指用通利的方法治疗"通"的病证。对通泄病症的治疗,一般应采用固涩的治法,但对某些病象是"通",而本质是瘀滞的病证,则不但不能补益固涩,反而要用通利之法,故亦属反治法,如对湿热所致的小便频数、瘀血阻络所致的崩漏等应分别采用清利湿热、活血行瘀法治疗。

(2)特殊治法:由于部分疾病的特殊性,先辈们常用一些特殊的治法来进行治疗,并借象示喻,运用一些生动的形象比喻来说明这些中医治法,以便传承。这些治法已被烙上特殊的印记,成为中医治法的经典,承载着中医传统文化,如增水行舟法、提壶揭盖法、逆流挽舟法、釜底抽薪法、宣通玄府法等。

①增水行舟法:出自《温病条辨》,为生津润肠以行燥结大便之法。因温病热邪伤津,肠腑失润而致大便燥结,犹如河水减少而船舶搁浅,增水则船浮,自能运行,故用生津润肠以行大便,方如增液汤,药用生地黄、元参、麦冬之类。

②提壶揭盖法:是指用宣肺或升提的方法实现小便通利的一种治法。肺主气,为水道上源,当肺气闭阻、肃降失职之际,可影响膀胱,以致气化失司,出现喘促胸满、小便不利、浮肿等症,治疗宜宣发肺气,肺气得宣,小便得利,故喻为提壶揭盖,茶水自出。

③逆流挽舟法:痢疾初起,兼有恶寒、发热、头痛、身痛、无汗等表证,用人参败毒散。该方疏表祛邪,寓散于通,使表解而里滞得除,即前人所谓从表陷侵入者,仍当由表而出,犹如逆水挽船上行之意,故称逆流挽舟法。喻昌用人参败毒散治疗外邪陷里之痢疾初起,意即疏散表邪,使初入里之邪从表而解,里滞得除,其痢自止。

④釜底抽薪法:相当于中医"通腑泄热法""以下为清法",即用苦寒通便的药物来达到退热之治疗目的,主要适用于高热而兼有便秘者。此刻高热,犹如锅下柴多火旺,抽去柴薪则火熄热退。故常用大黄、芒硝等药,或将其配入清热方剂中,通利大便,泻下热结,使邪热从下而去,以达到以下为清目的。此外,通便去火,又可顾护阴液,防大火而蒸干水液,更利于退热。

⑤宣通玄府法:开玄府法,从调节机体升降出入着手,使清者自升,浊者自降,不强责求

汗而使汗出于自然。其临床治疗部分内科疾患时,常用生麻黄、桔梗等,轻而扬之,开达上焦肺卫气机,使水道通调,邪气外发。如《金匮要略》所谓"大气一转,其气乃散",即运用此法来宣散水气。

3."三辨论治"的处方思维

当代中医面对中西结合的临床实际,处方策略应兼顾证、病、症。

辨证是以中医学四诊八纲为主要手段,综合临床各种证候表现,研究疾病的病因、病机、发生、发展的规律,认识和辨别疾病的部位、寒热、虚实以及转归。辨证抓住症,确立核心处方,扭转病机,拨乱反正,回归机体正常生理状态。

辨病是应用现代科学的理论、工具、方法、技术,通过理化等方面检查,作出相对准确的诊断,并从病因学的角度确定治疗原则,消除致病因素,促进机体修复。广义而言,只有把握"病",才能掌握疾病发生发展变化规律。具体到肿瘤,不同的病种,不同的病名,其辨病实质包括辨病因,辨内、外因;辨病位,包括肿瘤原发灶、转移灶及脏腑经络病位;辨病性,包括辨肿瘤病理、分子分型、疾病分期、邪正盛衰、核心病机;辨病势,包括标本缓急、传变趋势、转归预后。辨病因、病位、病性、病势,同时蕴含着对于现代医学发病、病理、分子生物学的理解。辨病有助于总览疾病的全局,合理预判疾病的发展趋向,加强治疗的针对性。辨病,以肿瘤为例,小细胞肺癌症情演变快,生存期短,预后相对差,处方兼顾使用现代研究具有抗癌作用的药物,如白花蛇舌草、七叶一枝花、全蝎蜈蚣等。

辨证反映中医治疗肿瘤的共性,体现个体化治疗的原则;辨病则反映中医治疗肿瘤的个性,体现不同肿瘤的用药特色,相得益彰。

辨(对)症,缓解病人相对明显,或对生活质量影响较大,当下比较严重的症状,加用药物,作为辨证、辨病的补充。

通过动态地辨证、辨病、辨症,调整、控制病机的不利变化,稳定、改善疾病状态,减轻、消除症状,构建三辨论治的处方思维与艺术。

举多端性思维,辨证处方的细节思考。秦伯未治疗心绞痛选药:①养心血。常用药如人参、当归、麦冬、龙眼、大枣、丹参等。②扶兴阳。常用药如人参、肉桂、远志等。③行心血。血液循环障碍引起剧痛或发作频繁时应协助行血,常用药如藏红花、丹参、三七等。④通心阳。本病多心阳不振,阴天、夜间易发,宜用桂枝、细辛温经通阳,不可用一般的辛温发散。⑤舒肺气。血液循环与肺脏呼吸有密切关系,古人以君相比心肺。本病最易胸闷,甚至有窒息现象,应舒肺气,药如旋覆花、檀香。⑥和胃。本病因过饱作胀而引起疼痛频发,应佐以和胃,药如枳壳、砂仁、陈皮;因胃寒气滞而胸膈痞闷,可用宣通胃气药,如薤白、瓜蒌。⑦滋肾。本病在巩固阶段需滋肾,药如熟地黄、山茱萸、天冬。⑧疏肝。心痛在情志怫郁、气恼时极易发作,治疗时宜佐以疏肝,药如香附、郁金。⑨祛寒。因受寒引起心绞痛复发,以通阳为主,药如桂枝、细辛,慎用疏散发汗。⑩安神。伴有心悸、失眠时,可佐以安神,药如枣仁、远志、茯神、龙齿。⑪止汗。心虚不能敛汗,最易汗出,治以养心为主,药如浮小麦、枣仁,不必固涩。⑫和络。本病常引起肩胛、手臂疼痛,此与手少阴脉有关,药如红花、橘络,不宜使用辛温祛风湿药。

1.5　中医在肿瘤综合治疗中的作用

1.5.1　中医治疗肿瘤

中医肿瘤学是在中医理论指导下,研究各种肿瘤性疾病的病因病机、临床特点、辨证论治规律及预防康复保健的一门临床学科。

2014 年中国中医科学院广安门医院林洪生教授主编的《恶性肿瘤中医诊疗指南》发布,这一最具时代感的中医指南阐述的重点是如何根据患者的不同分期、不同治疗情况,进行科学、规范的中医辨证治疗,最大的特点是形成基于现有证据的中医肿瘤辨证分型标准、治疗原则及治疗途径,根据国际循证医学证据分级标准推荐诊疗方案。它回答了中医药如何唱好主角,演好配角,如何全程参与的"五治"原则。

当代肿瘤多学科综合治疗的理念深入人心,MDT 正在发挥愈来愈重要的作用。患者在治疗前,由多学科资深专业组成的专家团队共同分析患者的临床表现、影像、病理和分子生物学资料,对患者的一般状况、基础疾病、病理诊断、分期/侵犯范围、发展趋势和预后作出全面的评估,并根据当前的国内外诊疗规范、指南或循证医学证据,结合现有的治疗手段,共同制定科学合理规范的整体治疗策略;在治疗中根据患者机体状况的变化、肿瘤的反应而适时调整治疗方案,减少误诊误治,缩短治疗时间,增加治疗方案可选择性,制定最佳治疗策略,改善预后和生活质量。

我们欣喜地看到,中西结合科或中医科已经被写入《中国临床肿瘤学会常见恶性肿瘤诊疗指南(肝癌)》的 MDT 团队中。中西医结合或者中医医师参与到 MDT 团队中,是对现代中医肿瘤医生专业化水准的考验,更是对中医肿瘤学工作者的肯定,中医肿瘤学已构成肿瘤综合治疗的一个有机部分。当然从狭义上讲,中医药综合治疗肿瘤在历史上对应的名词曰"杂合以治",根据肿瘤不同治疗阶段的特点,合理地利用现有一切中医治疗手段,包括口服、静点、灌肠、外敷、针灸、音疗、食疗、介入等,有机地将内外治相结合,达到最好的治疗效果,取得较好的生活质量,具有较长的生存期,无不良反应。

1.5.2　中医药在现代医学不同治疗阶段的治疗模式

林洪生教授在指南中首次提出中医药分阶段、规范化贯穿现代医学治疗始终的恶性肿瘤治疗理念,基于不同中西医结合治疗阶段,形成五种中医治疗模式(五治),并对适应人群、治疗原则、治疗目的、治疗手段、治疗周期进行了界定。

1. 中医防护治疗

适应人群:围手术期,放化疗、靶向治疗期间的患者。

治疗原则:以扶正为主。

治疗目的:减轻手术、放化疗、靶向治疗等治疗手段引起的不良反应,促进机体功能恢复,改善症状,提高生存质量。

治疗手段:辨证汤药＋口服中成药＋中药注射剂＋其他中医治法。

治疗周期:围手术期,或与放疗、化疗、靶向治疗等治疗手段同步。

2. 中医加载治疗

适应人群:有合并症,老年功能状态(performance status,PS)评分 2 分,不能耐受多药化疗而选择单药化疗的患者。

治疗原则:以祛邪为主。

治疗目的:提高上述治疗手段的疗效。

治疗手段:中药注射剂＋辨证汤药＋口服中成药＋其他中医治法。

治疗周期:与化疗同步。

3. 中医巩固治疗

适应人群:手术后无须辅助治疗或已完成辅助治疗的患者。

治疗原则:扶正祛邪。

治疗目的:防止复发转移,改善症状,提高生存质量。

治疗手段:辨证汤药＋口服中成药＋中药注射剂＋其他中医治法。

治疗周期:三个月为一个治疗周期。

4. 中医维持治疗

适应人群:放化疗后疾病稳定的带瘤患者。

治疗原则:扶正祛邪。

治疗目的:控制肿瘤生长,延缓疾病进展或下一阶段放化疗时间,提高生存质量,延长生存时间。

治疗手段:中药注射剂＋辨证汤药＋口服中成药＋其他中医治法。

治疗周期:两个月为一个治疗周期。

5. 单纯中医治疗

适应人群:不适合或不接受手术、放疗、化疗、分子靶向治疗的患者。

治疗原则:扶正祛邪。

治疗目的:控制肿瘤生长,减轻症状,提高生存质量,延长生存时间。

治疗手段:中药注射剂＋口服中成药＋辨证汤药＋中医其他疗法。

治疗周期:两个月为一个治疗周期。

该治疗模式的提出不仅利于恶性肿瘤中医治疗规范化标准的实现,而且能够最大程度突出中医肿瘤辨病与辨证相结合的个体化辨治的优势,并易于临床医师掌握操作。

6. 其他中医治法

中医外治法、中药外治法是指将药物配制加工成散剂(外用散剂)、膏药剂(又称硬膏)、油膏(又称软膏)、药捻、洗剂、栓剂、灌肠剂、雾剂、糊剂、滴剂等剂型,涂敷、粘贴、撒布、点滴、灌导、洗拭于体表穴位或病灶局部。选用外治法时,应在辨证施治原则指导下,根据病证不同而使用不同方药加以配制,包括中药灌肠疗法、中药贴敷疗法、中药泡洗疗法;非药物疗法如针灸,针对不同肿瘤还可选用推拿、心理治疗等。

第 2 章　西北燥证与肿瘤

2.1　西北燥证简介

西北燥证是周铭心教授经过 15 年的历程,从概念的提出到大样本流行病学调查,结合传统文献研究与西北燥证流行病学研究,同时开展并取得预期的结果。西北燥证不是一种独立疾病,而是一组以口、鼻、咽喉、肌肤干燥和干咳、烦躁等不适症状为特征的中医证候。因其发生于西北地区,且以干燥症状为主,所以称为西北燥证。

2.1.1　西北燥证理论源流

新疆地处祖国西部边陲,气候干燥少雨,地理位置特殊,是典型的干旱地区。干旱最重要的标志是降水稀少,计算表明,一年中流入新疆上空的水汽仅有 11540 亿吨,以夏季为最多,冬季为最少。这就为新疆地区干燥的气候形成奠定了基础。周铭心教授据临证经验,发现很多人在新疆出现的诸多不适症状与病证,如口干、过敏性鼻炎、烦躁、干咳、便秘等,去内地则消失,或罹患心脑血管疾病、呼吸系统疾病,到内地即缓解,并立论"西北多燥说",建立并应用中医计量辨证法,证实"沙漠燥证"(西北燥证特殊类型)客观存在,推断该证源于地域条件和个体体质差异,提出西北地区存在地域性证候表现。

2.1.2　西北燥证病因

1. 环境特征

西北燥证的主要病因是气候干燥。已经完成的流行病学研究证实,西北燥证的病因是由气温、空气湿度、气压、空气质量等综合性环境因素构成的。通过对全国各地区气象台站 30 年内 26 项气候指标数据的分析比较,显示气候干旱、降水稀少、沙尘肆虐等是西北地区的环境特征,也正是西北燥证形成的主要因素。这些研究已经与中医外感病因理论取得一致,印证了西北燥证的主要病因是六淫(风、火、暑、湿、燥、寒)中的燥邪,其次与火、风、寒邪关系也很密切。金刘完素引用《黄帝内经》中"厥阴所至,为风府,为瘟启",说明厥阴风木气盛之时,风气集中,容易出现土地开裂的自然现象,在于人体,则会出现皮肤紧敛燥涩,皆由风能胜湿而为燥。另外,刘完素认为,无论筋急还是筋缓,都与风能致燥有关。前者风木为病反见燥金之化,由亢则害、承乃制之故,后者为风热熏灼水湿而化为燥,以致燥盛伤筋。寒能致燥与寒邪的致病特点有关,因寒能收敛,致腠理闭密,汗液不能外达滋润体表皮肤,无汗而燥。"外冒于寒,而腠理闭塞,阳气郁结,佛热内作,热燥于筋"(刘完素《素问玄机原病式》),可致转筋一证。又如便秘一证,为"热耗其液,则粪坚结,而大肠燥涩紧敛故也"。因此,总结西北燥证特点有"燥发无时,非独秋有""外燥内湿""凉燥多于温燥""外燥多于内燥""外燥寒,内燥热",这些特点无不与燥、风、寒、热等邪气密切相关。

2. 其他因素

西北燥证的发生也与人体防护失宜、饮食偏嗜、体质异禀等因素有关。居住条件不能抵御干燥环境,饮食习惯偏颇,与干燥环境不相适应,或体质对干燥环境敏感等,如长期在新疆特殊干燥气候下生活的维吾尔族居民与哈萨克族、锡伯族、汉族等民族相比在饮食习惯和庭院设计方面有自己独特的习惯,维吾尔族居民喜食水果、蔬菜,爱喝熬煮的奶茶,辅以蜂蜜、果酱;维吾尔族居民的住宅多自成院落,一般包括庭院和住房两部分,房前屋后几乎都有果树或葡萄架,屋前多种葡萄,搭成凉棚,院外则多种植高大的乔木,如杨树等。而汉族、哈萨克族、锡伯族人则不同,其中哈萨克族居民的日常食品主要是面食、牛羊马肉和奶制品,很少食用蔬菜;因游牧生活所限,常食熏烤肉类。锡伯族居民饮食烹调方法多为煎、腌、烤,口味偏好咸辣,吃鱼多为腊腌,喜食"哈特混素吉"(胳咸菜)。汉族居民在与少数民族长期生产生活的交融过程中,互相学习,有的饮食习惯已与维吾尔族接近,逐渐形成适应在新疆特殊气候环境下的生活习惯,有的则仍保留在内地的饮食、居处习惯,如由四川等地来疆的汉族人,仍嗜食辛辣,多椒姜之属,性偏于热,多食则耗津伤液,而生内燥,均会引发或加重西北燥证。

2.1.3　西北燥证的罹患特点

据流行病学调查结果,西北燥证在新疆各地的罹患率为 4.61%~39.52%,南疆高于北疆,其中和田 39.52%(最高),哈密 34.11%,吐鲁番 23.51%,乌鲁木齐 9.44%,伊犁 4.61%(最低)。而作为对比组,上海仅 0.51%,四川乐山只有 0.48%,同时发现,西北燥证罹患率具有汉族高于维吾尔族、城市高于农村的特点。

2.1.4　西北燥证的证候类型

西北燥证证候类型研究包括证候类型判定研究、证候类型的构成与分布研究,以及证候类型与疾病的相关性研究。周铭心等率先采用计量辨证法分析样本症状信息,对西北燥证进行主兼分证辨证,判定西北燥证的证候类型,即西北燥证证候包括主证和兼证两部分,主证为肺卫孔窍皮肤燥证,兼证包括肝肾精血不足证、肺心脾风火燥证、心肾阴虚证、脾胃阴虚证和脾胃蕴湿证,即一组主证和五组兼证,分述如下。

1. 主证(肺卫孔窍皮肤燥证)

证候由口唇干燥、口舌干燥、咽喉干燥、鼻孔干燥、目睛干涩、皮肤干燥以及咽喉疼痛、咽喉不畅、咽如物塞、咽喉痒、皮肤脱屑等症状组成。相关性疾病有口腔溃疡、口唇皲裂、慢性鼻炎、慢性咽炎、结膜炎、舌唇口角炎症、皮肤瘙痒、银屑病、神经性皮炎等。

2. 兼证1(肝肾精血不足证)

证候由目羞明、目多眵、目眩视弱、腰酸、胫酸、易疲乏、肢困、性欲减退、健忘、头晕、耳鸣、手足麻木,以及冲任血虚证(女)之月经量少、闭经、乳汁稀少等症状组成。相关性疾病有劳损性腰背痛、前列腺炎、前列腺肥大、高血压、糖尿病、颈腰椎骨质增生、膝关节骨质增生、颈椎病等。

3. 兼证 2(肺心脾风火燥证)

证候由口唇疮疡、舌痛、鼻衄、鼻出血、鼻痒、鼻塞、鼻痂、喷嚏、皮肤瘙痒、风疹痒疮、皮肤皱裂、肤失润泽、面生褐斑、咳嗽、气喘等症状组成。相关性疾病有口腔炎、口腔溃疡、口唇皲裂、过敏性鼻炎、支气管炎、哮喘、慢性鼻炎、黄褐斑、皮肤瘙痒症、荨麻疹、过敏性皮炎、银屑病、神经性皮炎、痤疮、湿疹等。

4. 兼证 3(心肾阴虚证)

证候由心烦、急躁、易怒、不耐思虑、失眠、多梦、睡不解乏、健忘、手足心热等症状组成。相关性疾病有神经症、失眠、慢性前列腺炎、高血压、高脂血症、脑动脉硬化症、更年期综合征等。

5. 兼证 4(脾胃阴虚证)

证候由胃中嘈杂、干哕、呃逆、纳少、便秘等症状组成。相关性疾病有慢性胃炎、便秘、胃十二指肠溃疡等。

6. 兼证 5(脾胃蕴湿证)

证候由胸闷、腹胀、头身困重、纳少、便溏、舌苔白腻等症状组成。相关性疾病有慢性胃炎、慢性结肠炎、糖尿病、高脂血症等。

临床观察和流行病学调查结果揭示了西北燥证的罹患趋势和预后情况。西北燥证的发生与环境气候密切相关。西北地区,尤其是新疆地区多发。初到新疆的人最易发生,即使久居或常住新疆的人,其中部分敏感者亦可发生。

初发 1~3 周内,主要表现为口鼻干燥等主证症状;其后,部分人的症状逐渐缓解或消失,而另一部分人则难以缓解,并发展为更多症状。症状的多少、性质、程度各不相同,常随人体体质特点和其他条件的不同而有所变化,于是便出现在主证论基础上合并有不同兼证的情况,时间越久,兼证越多且越重,有的便会引发或加重相关性疾病,有的则长期处于以西北燥证症状为特征的亚健康状态之中。另外,有些罹患者常随病程延长而对燥邪的耐受性有所增强,其主证症状反而减轻,但兼证则有增无减。

总之,在新疆地区人群中,患西北燥证者普遍易感新疆常见病,患有恶性肿瘤、脂肪肝、高血压、慢阻肺、冠心病、糖尿病、慢性鼻炎、荨麻疹等疾病的患者多合并有西北燥证,且合并西北燥证者病情较无西北燥证者严重。因此,西北燥证是影响新疆等地居民健康的共同病证状态,在新疆和西北地区开展西北燥证病因和防治相关疾病研究更具有重要意义。

2.2 西北燥证之燥证

燥证是指各种原因导致人体阴津不足或阴津输布异常而出现干燥症状的临床证候。关于燥的论述,历代医家医著多有阐发,如《黄帝内经》认为,燥邪为病的病变特点是"燥胜则干";王冰注《黄帝内经》中《五常政大论》从地势方域的角度提出"地高处则燥,下处则湿";金刘完素从燥邪致病的病机角度指出"诸涩枯涸,干劲皱揭,皆属于燥",而明喻昌则提出"火热胜则金衰,则风炽,风能胜湿,热能耗液,转令阳实阴虚,故风火热之气,胜于水土而为燥"。至清代,随着温病理论的日益完善,对燥证的认识也不断深化,特别是温病大家叶桂(天士)、吴瑭(鞠通)集前贤之理训,发后学之未发,对燥证进行详尽的阐述。由于历代医家对燥气(含燥邪、燥淫)概念的认识极不统一,直接影响燥证的理论研究和辨证论治实践,在论述燥证内涵、范围及其与燥邪的关系等方面多有歧义。本节将进一步厘定燥证的概念,详明解说西北燥证之燥证。

2.2.1 燥证的概念

燥邪所致病证即为燥证,殆无疑义。正如风证为风邪所致病证,寒证为寒邪所致病证一样。然而,这是以病因表述病证的定义方法,倘若认为燥证之中尚存非由燥邪所致者时,如此定义便失之严谨。中医学最根本的特征和优势是辨证,无论是病因学,还是病理学,抑或证候学、治疗学,甚至是生理学,都毫无例外地运用辨证的思维方法,在病因学可称辨证求因,在病理学可称辨证析理,在证候学可称辨证类候,在治疗学可称辨证论治,在生理学可称辨证揣藏等。辨证无疑是中医学的灵魂,离开辨证,将无从探讨任何学术问题。燥证属于证候学概念,理应从辨证的角度加以定义,于是可说,燥证是一组以燥性为特征表现的病证。然则何谓燥性? 燥性即燥气的气化属性。燥气的气化属性凡八,即干燥、清冷、收敛、滞涩、外坚、急切、肃杀、皴揭。这是古代医家运用比类取象方法归纳获得的关于燥气的标志象征。依据八性,便可认识和辨别燥证。

《黄帝内经》已将燥证的病变部位和症状表现进行了概括描述,同时也划分出燥证的多发地域和好发时间。如《黄帝内经》:"西方生燥""在体为皮毛,在脏为肺""在变动为咳""在窍为鼻""秋者金始治,肺将收杀""秋气在皮肤""秋者大气始收,腠埋闭塞,皮肤引急""阳明司天,其化以燥""岁阳明在泉,燥淫所胜""民病喜呕,呕有苦,善太息,心胁痛不能反侧,甚则嗌干面尘,身无膏泽,足外反热""阳明司天,燥淫所胜""民病左肤胁痛""咳,腹中鸣,注泄鹜溏""心胁暴痛,不可反侧,嗌干,面尘,腰痛,丈夫疝,妇人少腹痛,目昧眦,疡疮痤痈""木不及……秋有雾露清凉之政""金不及……则秋有冰雹霜雪之复""其脏肺,其病内舍膺胁肩背,外在皮毛""岁金太过,燥气流行,肝木受邪。民病两胁下少腹痛,目赤痛眦疡,耳无所闻。肃杀而甚,则体重烦冤,胸痛引背,两胁满且痛引少腹""甚则喘咳逆气,肩背痛,尻阴股膝髀腨骬足皆病""肤胁不可反侧,咳逆甚而血溢""岁木不及,燥乃大行""民病中清,肤胁痛,少腹痛,肠鸣溏泄""病寒热疮疡,痱疹痈痤""咳而鼽""岁土不及气""复则收政严峻""胸胁暴痛,下引少腹,善太息""气客于脾""民食少,失味""岁金不及""燥铄以行""民病肩背瞀重,鼽嚏,血便注下""阴厥且格,阳反上行,头脑户痛延及囟顶,发热""口疮,甚则心痛""金郁之发""燥气以行""故民病咳逆,心胁满,引少腹善暴痛,不可反侧,嗌干,面尘色恶"。

由此可知,燥证的多发地域为西北方域;其好发时间多在秋时,并且在岁金太过之年、岁金不及之秋、岁木不及上临阳明、岁土不及金气来复、岁金不及燥从火化、阳明司天岁前半年,阳明在泉岁后半年等时间内亦多见之;燥证的病变部位,在脏为肺,又可累及胃、大肠甚至脾、肾、肝、心,在孔窍为鼻,又可累及口、咽喉、目,在形体组织为皮肤,又可累及腠理、头面、肩背、胸胁、腰腹。当其时,或践其地,而遇其人,即可发生这些易患部位上的各种燥证症状。

综上所述,可为燥证定义如下:燥证是多见于西部方域,好发于秋季等燥气旺盛或变异之时,以感受燥邪和(或)变生燥邪以及津液伤耗涩滞而内生燥邪为病因,以肺、孔窍和皮肤病变为主,并累及胃、大肠甚至其他脏腑,以咳嗽气逆、鼻燥咽干、目涩肤皴等干燥症状为主要表现的一组特定证候。

2.2.2　燥证的分类

燥证理论诞生后,直至明清,基本形成了在中医内容中占一定位置的燥证理论体系。新中国成立后,各地医家在已有的理论基础上,又从不同角度丰富和发展了燥证理论。不少医家结合现代医学观点,对燥证的病因病机、证候特点、辨证分型、具体治法等又作了进一步阐释归纳。其中阐述较有特色的有,秦长林认为燥证表现更多的是一种病理结果,在病理机制中多体现为继发性表现,而不是一种致病原因。"燥多挟虚,其虚为本,其燥为标,外燥者,其燥为病因,内燥者,其燥为病果",对于燥证的病因,本书分外燥气化致燥和内生燥邪致燥两类,在治疗上,遵从叶天士的治燥理论"上燥治气,中燥增液,下燥治血"。

1. 燥证之外燥

外燥的临床表现以皮肤不泽、皮毛拂抑、皮肤飞屑等为主。外燥主要有以下三种:①肺燥。主要表现为咳嗽咳痰,痰量少,动则气喘,皮肤失于润泽。《黄帝内经》:"夏伤于暑,秋必痎疟。"陈士铎认为夏伤于热耗伤肺金,治疗之时不必大补肾水,当以润脾来解肺燥,稍予补肾之剂;强调脾为肺之母,肾为肺之子,补脾可益肺气,补肾可润肺金,子母相治而相济,肺气更能润泽。②肝燥。因肝藏血,肝得血润而气舒,若肝中无血,则肝燥而气郁,肝气郁滞,犯逆脾胃,脾胃既伤,不可化精微传输于肺,则肺气不生。以两胁胀满、皮肤如虫咬、干呕不吐酸为主要临床表现。③脾燥。脾主四肢肌肉,脾燥的表现以肌肉消瘦、四肢如削、皮肤飞屑、口渴喜饮水等类风消之证候为特征。脾燥的根本原因是胃热,胃热导致胃燥,同时胃热又移热于脾,脾热日久而成脾燥;或是胃热的同时,肝风内动,肝怒挟胃火走窜,胃火入脾,木能克土,风火相合,脾燥乃成。

2. 燥证之内燥

内燥隶属于"内生五邪",被视为内生之致病因素,故在《中医学基础》中明确指出"燥邪为病,有外燥、内燥之分"。诚然,五志过极,郁而化火,肝阳上亢,热极生风,脾失健运,水湿内潴;阳气衰怯,寒从中生,皆可产生内风、内寒、内火、内湿等继发性致病因子,而内燥虽有在机体阴津亏虚的基础上产生之说,但古有"阴虚生内热"之称,罕有"阴虚生内燥"之说。

内燥何以产生?石芾南谓:"阴血虚则荣养无资而成内燥""气结则血亦结,血结则营运不周而成内燥"。印会河谓:"因久病伤阴耗液,或大汗、大吐、大下,或亡血、失精导致阴亏液少,以及某些热性病过程中的热邪伤阴或湿邪化燥等所致。"(《中医基础理论》)可见内燥之形成不外热病、久病、误治大汗吐下,或亡血、失精、阴虚、气结等因素,这些众多之因素,本身均是发病之病因,故可以认为内燥实是发病因素致病之结果,而非致病之病因,内燥实非病邪也。内燥并非病邪也可从其并不具备外燥之致病特点而言,印氏论外燥之特点是"燥性干涩易伤津液"及"燥易伤肺"两大特征,观内燥之证,其不具备叶天士所云"燥自上伤,均是肺先受病"之特点,并非仅肺脏受累,相反的是以肝肾之病多见;至于干涩伤津恰是燥象之表现,而非内燥之病理反应结果,由此也足见其有异于病邪之属性;且外燥有明显之季节性,以秋令当道,肃杀之性而致燥邪为害,而内燥则一年四季可长年累月催疾,与节令没有明显之关系,也可见非同外燥一般。

然而,医家对外燥证虽无争议,但对内燥证的认识并未统一,在理论研究和临床辨证论治实践中往往未将内燥证视为独立证候,而是分散于津液亏乏、阴虚血燥等证候之中。近年来渐有人注重内燥证研究,如有研究者认为大抵内燥以虚为本,寒与热为标,证候多见皮肤憔悴、毛发枯焦、爪甲脆裂、口唇燥裂、舌上无津、口渴咽燥、目涩鼻干、大便秘结、小便短少等表现,并随所伤脏腑不同而有所差异。另有人认为内燥证候特点有三:一为燥盛则干,所见一派干燥之象,如目、口、鼻干等;二是燥易干裂,伤阴动血,为干甚开裂,络伤出血之见症;三为燥易化热生火,而成燥热之象,如面红烧热、目赤涩痛等。周铭心教授在西北燥证研究之初亦曾试图对燥证类型予以分析,提出多视角燥证划分:从来源而论,有正化之燥、从化之燥和兼并转化燥邪;从性质而论,有凉燥、温燥、温凉相兼之燥;从深浅而论,有在表之燥、在里之燥、表里均及之燥;从部位而论,有上焦之燥、中焦之燥、下焦之燥。他进而提出从病机三分燥证:一曰营卫之燥,二曰津液之燥,三曰精血之燥。由上述分析可知,燥证证候繁复,从症状中很难区分外燥证与内燥证,必须结合发病时间、病程、病变部位、兼夹邪气以及人体正气状态等综合因素,方可作出判断。兹据既往文献,结合临床经验,特厘定内外燥证分类简况列具表 2.1。

表 2.1　外燥证、内燥证证候类型分析

内外分证		好发时令	主要病位	病　因	病　机	主要症状
外燥证	温燥	初秋	孔窍	风邪与热邪	劫烁津液	发热、微恶风寒、头痛少汗、干咳或痰黏量少、咳而不爽、胸胁疼痛、皮肤及鼻咽干燥、口渴心烦、舌质红
	凉燥	发于深秋	肺卫孔窍	燥邪为主,兼风邪与寒邪	燥夹风寒束表,肺卫宣肃失职,津气不布	发热、恶寒、头痛无汗、口干咽燥、皮肤干燥、咳嗽少痰或无痰、舌苔薄白而干
	肺胃燥证	发于秋时	肺胃气分	燥邪为主,兼化热之邪	燥邪夹化热之邪由卫传气分,肺胃热结津伤	干咳胸痛、口干苦渴、咽干而痛、发热、烦躁、干啰音、呕吐、脘腹胀满、大便秘结
	营卫燥证	春秋易发	肌肤营卫	燥邪	燥邪侵袭肌表,营卫涩滞,津液不布,肌肤失润	皮肤皲裂、干燥不泽、瘙痒、脱屑、面生褐斑、风疹痒疮、白疕干癣、咳嗽喉痒、鼻塞头痛
内燥证	津液燥证	春秋加重	肺脾胃肠	内传之燥邪,内生类燥之邪	燥邪内传,津液伤耗;或内热郁火之体,"类燥"内生,津液伤耗	干咳少痰、胸胁隐痛、口咽干燥、喉干鼻鸣、目干执峋、心烦不寐、口渴欲饮、便秘痔疮、舌红苔燥

内外分证		好发时令	主要病位	病　因	病　机	主要症状
内燥证	精血燥证	春秋加重	肾肝心肺	内传之燥邪,内生类燥之邪	燥邪内传,津燥及血,液燥伤精;或素体阴血不足,"类燥"内生,精血亏耗	咳喘胁痛、痰少夹血、额红颊削、舌红苔少,或肤燥瘙痒、血痂,或膝软胫酸、肌肤麻木、肢体抽动、目干视弱,或咽干而痛、不寐烦心、手足心热,或经少经闭、乳汁不足、便秘阴痒
	壅滞燥证	不拘于时	壅滞所及	内生类燥之邪	寒凝血瘀湿阻痰结,气机壅滞,"类燥"内生,津液不布	头痛、身痛、胸胁痛、肩背腰痛、腿足痛、肢体麻木、厥逆、疝气、肌肤甲错

2.2.3　上焦之燥

上焦之燥,在西北燥证中尤为多见,多为外感,亦可内生。燥气伤人,多由口鼻肌表而入,或由津液不足而燥气内生。喻昌《秋燥论》:"试观草木菁英可掬,一乘金气,忽焉改容,焦其上首,而燥气先伤上焦华盖,岂不明耶。"故燥气初感,肺卫首当其冲。上焦之燥若论外感内伤,可分为燥伤肺卫和燥伤肺气。法用调营达卫,滋阴润燥,注重调畅上焦气机,药以辛苦酸温为主,此遵《黄帝内经》"燥淫所胜,平以苦温,佐以酸辛",其佐以或酸或辛之法,临病制宜,宜补则佐酸,宜泻则佐辛。据计量分析结果结合西北燥证的特点,药物达卫选择麻黄、防风、苍术、苏叶、杏仁、陈皮、荆芥、桂枝、生姜,合营选择当归、白芍、生地黄、元参等辛苦温之品,并入沙参、麦冬、玉竹、石斛等以滋阴润燥,佐以白芍、五味子之酸,在此基础上根据燥伤肺卫与燥伤肺气不同而作增损。

2.2.4　中焦之燥

中焦之燥可由上焦之燥下移,即上焦之燥治不如法,延及中焦,可由中焦自生,即燥邪久羁中焦,势必劫伤津液。临证或由胃津亏耗而成津伤胃燥或由肠液受劫,肠道失于濡润而成津枯肠燥。中焦之燥在西北地区,多发于夏秋二季,表现较为复杂,与内地秋燥明显不同。东南地区温热而湿润,夏季无燥气,多为暑湿相混而致病,仅秋现燥证。西北地区则燥令四布,夏季干热少雨,亦可形成燥证。西北地区夏季之燥多偏温,表现近于东南地区的秋季温燥,可择叶天士"辛凉甘润"之法,鉴其用药清灵而不重浊,柔润而不滋腻之灵性,达甘凉润沃以泽枯涸之效。秋季本为燥气所令,又合西北燥气之盛,则中焦之燥在秋季成时行之势,多呈凉温相兼之象,比之东南秋季温燥自有不同,其相应制方选药当有差别。

2.2.5　下焦之燥

燥伤于下,虽可由中焦之燥迁延,渐伤阴血,害至肝肾,但临证多由内生,或由吐利津液内亡,或由房劳伤精至虚,或食阳燥剂辛热太过,皆能偏助阳火而损真阴,阴中伏火,日渐煎熬,精血衰耗,使燥热转甚,终致下焦精血匮乏,或肝虚血燥,或肾液内枯,而燥象群起。下焦之燥属于内燥证,在西北地区,四季皆有,却以冬季多发。西北地区冬季寒冷时长,天阳不足,屋外寒燥外迫,室内炉火取暖,温燥多侵。而居民至冬,尤喜食辛辣之品与牛羊肉等厚味,以致内热暗生,阴精内耗而成阴虚之质,更易感召外邪,以燥感燥,同气相求,则下焦精血之燥常有之。故诸家治内燥之方少,且多用养血填精之品。叶天士也在《临证指南医案》中指出"内伤者……其法以纯阴静药,柔养肝肾为宜,精血竭而为患者,必藉血肉之滋填",此法于东南内燥颇为适宜,此类成方有当归润燥汤(《医醇賸义》)之类养血润燥,苁蓉汤(《医醇賸义》)等辈益肾填精,但于西北之燥则未必尽宜,须另作化裁。喻昌曰:"燥金所伤,一本摧肝木,甚则自戕肺金",且《黄帝内经》治燥法则中,尤重辛味,这与分析西北燥证用药重辛味的特点吻合,提示西北燥证的下焦精血之燥亦应重视肝脏的调理。辛味在内燥中重用,是取其能开脏腑之腠理,宣通津液,促津环流之功。

燥证是多见于西北方域、好发于秋季等燥气旺盛或变异之时,以感受燥邪和(或)变生燥邪以及津液伤耗涩滞之内生燥邪为病因。燥证证候,所涉及的症状和疾病驳杂,尤以孔窍、皮肤和肺系病症最为多见;病变脏腑以肺为主,其次是心、肝、脾、胃,再次为肾、大肠;病变部位由表及里,传遍卫气营血,自上而下,蔓延上中下三焦,其为患所累,由津液而阴血,由形体而组织,由经筋而皮部,囊括颇广。

2.3　西北维吾尔医学

《中华人民共和国中医药法》(2016)总则第二条:"本法所称中医药,是包括汉族和少数民族医药在内的我国各民族医药的统称,是反映中华民族对生命、健康和疾病的认识,具有悠久历史传统和独特理论及技术方法的医药学体系。"

在"西北方域"的语境下,"维吾尔医学(维医学)成医时间不长,除了深受中(汉)医学的影响,也借鉴了古印度医学的部分精华,在后续的发展过程中也将古希腊哲学中的气质论、体液论乃至阿拉伯医学的部分成果作为自身发展的重要知识来源予以吸收、改造、利用""虽然维医学等经过长期的发展形成了自己的理论体系,但中(汉)医学和维医学等依然具有源头上、理论上、诊断和治疗上的可通约性"。

正如季羡林指出,新疆是唯一的一个世界四大文化体系汇流的地方,全世界再没有一个这样的地方。四大文化体系指中国、印度、希腊、伊斯兰文化体系,其文化的多元性,是其他省份所不具有的,其中带有西域特色的音乐、舞蹈、美玉、饮食、瓜果、调味品、马匹等都给中原带来过前所未有的影响,包括生活方式、科学技术,当然也有医学的影响。

2.3.1　从新疆出土涉医文书看医学交流

吐鲁番出土《耆婆五藏论》与敦煌藏经室出土《明堂五藏论》《张仲景五藏论》,三者在行文结构、内容上具相关性。

新疆出土医药文书多胡语文书,计有梵语、于阗语、龟兹语、粟特语、犍陀罗语、叙利亚语、回鹘语、藏语八种。保存较完整、内容价值较高者有梵语《鲍威尔写本》,成书于6世纪初或中期,近年有汉文本行世,王兴伊教授探讨了它与中国传统医学的关系。回鹘语《医理精华》，成书于公元 7—8 世纪，存医方 780 个，药 686 味，其中油剂、酥剂等各具特色，兼述印度传统医学理论，此书流传于古印度、中亚、西域、阿拉伯世界。中国吐鲁番发现三件梵文抄本，说明以此书为代表的印度阿轮吠陀传统医学理论与方药已融入高昌回鹘医学。回鹘语《杂病医疗百方》，该书残卷 21 页 201 行，但内容丰富，存医方 84 个，涉病症 60 余，动植物及矿物与加工药 92 种。

《隋书》载医等共 256 部，三部冠地名，《西域诸仙所说药方》二十三卷、《西域婆罗仙人方》三卷和《西域名医所集要方》四卷，说明在南北朝到隋代医药文化繁荣而传入中原。

英国收藏龟兹语医学残片，学者陈明提示其内容为描述肿瘤几个类型的症状与应对方药。

综上所述，中（汉）医学与西域医学或维医学，乃至古印度医学的交流颇广。

2.3.2　维吾尔医学体系简介

维吾尔医学等中国少数民族传统医学具有各自鲜明特色，但究其根本，绝大部分都是植根于汉族传统医药文化的土壤演变发展而来，是中国传统医学与其民族优秀传统文化相结合的产物，与中（汉）医学是同宗同源，血脉相连。当然，波斯医学、古印度医学，乃至后来阿拉伯医学经由丝绸之路等途径，与之交流，也成为维吾尔医学发展过程中的重要知识来源。

维吾尔医学体系以四大物质学说为基础，与气质学说、体液学说、器官学说、力学说、素质学说、形与神学说、健康学说、病危学说等构成解释人体与外界的相互辩证关系，创立了一套诊治疾病的治疗学说和药物学说等完整的理论体系和治疗体系、防治体系、保健体系等，形成了符合现代化逻辑和哲学规律的比较完善的维医药体系。

维吾尔医学认为人体的病灶主要由气质失调、异常黑胆质所致，要治病，首先要清除异常黑胆质，对预防肿瘤有一定效果。对肿瘤的康复，内服为主，非体液型气质失调疾病采用调正法，体液型气质失调疾病首先采用致病体液成热法，然后用致病体液排泄法，最后应用主药根治法。维医药外治经验丰富，如熏药、坐药、放血、冷热敷、日光浴、温泉浴、埋热沙等多种疗法。干热法用埋沙、发汗、日光浴、多活动、少睡等干热性治疗，湿热法一般用热水浴、蒸汽浴、温泉浴等湿热性治疗措施。

食疗于热性肿瘤，凉饮大麦煎汁、酸奶、葫芦饭；干性肿瘤患者，食用稀饭、大麦饭等。

据记载，维药有 1000 多种，常用 400 多种，方剂 5000 多首，常用 400 多首，常用制剂 100 多种。制剂剂型分为膏状制剂（糖膏、蜜膏、苦膏、解毒膏、消食膏、仁膏、爽心膏、花膏、含膏、软膏、敷膏）11 种，硬状制剂（片剂、小丸、肛门栓剂、耳鼻栓剂、阴道栓）5 种，散剂（内服散、牙粉、眼粉、吹粉、口服粉、冲剂）6 种，液状制剂（糖浆、蒸露、果浆、煎汤、浸泡液、黏液、鼻闻液、洗脚液、油剂、灌肠剂、滴液、酸液、注射液、口服液）等 20 多种。各种制剂均有属性（干、湿、寒、热、干热、湿热、湿寒、干寒），属性有特殊方法计算的性级，如一、二、三、四级。

验方也有特色，土盐热疗法治疗疼痛类疾病；裹兽皮疗法治疗虚寒体质；乳鸽血疗法用于寒性体质过剩；烟熏疗法用于治疗皮肤病及妇科病；日光浴用于治疗白癜风。

2.4 中医肿瘤学与西北哈萨克医学

哈萨克族医药(哈医)是哈萨克族人们在长期的游牧生产与医疗实践中积累经验而形成的,具有独特的医疗方法和用药特点的智慧结晶,是我国传统医药和优秀传统文化的重要组成部分。在与自然环境及疾病的长期斗争中,哈萨克族人们依靠生活习性与劳动智慧成果的结合,逐渐建立起完善且凸显民族自身特色、包含丰富内容的医学理论体系,在疾病预防、治疗过程用药等多个层面取得丰厚的发展成果,其理论体系及治病用药方面与传统中医存在诸多的相似,包含传统医学的较多特色。

2.4.1 哈萨克医学与传统中医学

中医学是以天人合一的哲学观和整体观念为主导思想,以辨证论治为诊疗特点的医学理论体系。中医理论学说主要包括阴阳五行学说、藏象学说、五运六气学说、气血精津液神学说、体质学说、病因学说、病机学说及养生学说、经络学说等,其中以藏象学说为核心,全面系统地阐述人体的生理、病理现象,并用于指导临床诊疗活动。哈萨克医学(哈医学)是哈萨克族在几千年日积月累的生活经验中,发现世界万物的互生共存关系,演绎出六元学说,并用之解释生命的起源,宇宙万物,疾病的变化、转归和人体生理解剖,形成了自己独特的医药理论体系。其具体包括六元学说:万物由天、地、明、暗、寒、热六种元素组成,六元是万物的归属、基础、本源立足点,哈医学的六元学说与中医学的五行学说相类似。哈医学以天人相对的观念,对人体生理、解剖进行解释,并认为治疗、养生和世间的气候、季节相关。阴阳学说:宇宙由阴阳结合,且阴阳是对自然界对立现象的一种概括。它们既是对立的,又是共生的,同一事物的内部也存在着相互对立统一的两面。哈医学的阴阳学,它对人和万物的关系也进行了解释,并指导着临床诊断和药物治疗。其阴阳学说与中医的阴阳学说如出一辙,可以看出古代人们对事物的对立与结合都有着共同的认识。气候学说:哈医学非常重视气候与人的关系,认为构成人体的每个脏器与气候变化属性有密切关系,自然界气候条件的变化,随时随地都在影响着人,哈医学常根据季节致病的特点,预防、诊断和治疗各种疾病。其气候学说与中医理论五运六气学说较为相似,都阐述着一年四季气候的改变对人体五脏六腑的影响。体液与气学说:哈医学从大局观出发,对人体的病理进行剖析,相当于中医学的气、血、津液学说。病因学说:哈医学理论把导致人体疾病的原因和致病条件统称为病因。哈医学在病因探究中非常重视不正常的气候因素、生肖纪年与人的关系,注意传染病流行与毒物的致病作用,相当于中医学的病因学说。脏器学说:哈医学认为,人的外在器官和内脏通过经络紧密结合在一起。哈医学理论收集了 500 余种解剖名称,要求医生熟悉这些脏器名称及功能,其与中医学藏象学说较为一致,都阐述了有表于外,必形于内的思想。

2.4.2 哈萨克医学的体系特色

哈萨克族医药的理论体系具有独特的特点。第一,阴阳学说同时兼具中医学和西医学有关理论的精髓,诊断和治疗更为科学和有效。例如,阴阳定性理论与解剖定位理论结合进行诊治,根据阴阳属性用药,使得临床上辨病精确,诊断胜过"五脏阴阳",治疗优于西医的单纯辨病。第二,体液学说弥补了中医学和西医学的某些不足。例如,"虚弱型""稀薄型""黏稠型""内向型"等体质类型的提出,既是对西医学理论空白的补充又是对中医学单提血虚不分精、气、阴、阳的弥补。第三,气学说认为人体先天的自身免疫力很重要,而在后天中,人体的终身免疫力也发挥着重要作用,人体潜在体能之气,是在研究西医学理论基础之上的进步。第四,三代近亲不可结婚、七代以外方能婚嫁、反对随便接吻、饭前便后流水洗手、每日冲洗七窍及二阴等约定俗成的习俗,有益于一些传染病、遗传病的预防。第五,哈医理论要求诊察疾病时,"明察暗访",值得中医学习。

2.4.3　哈萨克医学治疗特色

哈萨克医学本着其独特的客观环境、民族习惯、宗教信仰等因素,形成了其独特的特点,具有浓郁的理论、诊断、治疗体系特色。其诊断包括曼斯尔格(问、触、切)和加尼思尔格(望、嗅、听);其治疗包括食疗法,手法正骨,布拉吾(药浴、熏蒸洗治疗),放血疗法,挑治,割治,按摩,推拿,以毒攻毒治疗,冻伤特殊疗法,烫伤特殊疗法,精神病的特殊疗法,疥疮特殊疗法等;其疾病预防方面,哈医强调对病状需要进行积极的预防,并且积累了很多有效的预防措施,如进行患者隔离、衣物隔离等,使用板蓝根进行感冒的预防,使用藜芦煎汁洗衣服,在水中放银饰来防止消化道疾病。此外,在《哈萨克医药志》中,还记载着预防天花的牛痘接种法,比英国的预防方法早了近 350 年。

哈萨克医学受本民族习惯、信仰伊斯兰教的宗教信仰等因素影响,赋予了其非药物性、群体性、民族性和地域性的特色。其治疗方法非药物性,体现在他们经常使用食疗、布拉吾(药浴)、手法正骨等非药物性的治疗方法和手段,完全不用借助任何药物,就可以治疗或者预防某些疾病。群体性则是体现在它是由一个或者多个部落共同摸索、一起总结经验形成的。可以说,它的形成是整个哈萨克族集体智慧的结晶。哈萨克族的医药与当地的气候和地理位置等有着紧密的联系,显著的民族性在民间谚语"除骨折病以外的病均可传染"中得到了充分的体现。哈萨克族医药还具有鲜明的地域性。常年骑马,容易造成摔伤和骨折,因此对这方面的重视程度更高。通过长期的医疗实践,哈医学掌握了正骨、冻伤、推拿疗法、以毒攻毒疗法、放血疗法等疾病的特殊疗法。例如,对骨折后畸形愈合的骨头,哈医采用马驹油与药物进行融合,使原骨折处的骨头分离,重新复位。同时,哈萨克族医药具有自己鲜明的资源特色,喜用阿勒泰柴胡、新疆赤芍、阿里红、瑞香、大芸、红景天、阿魏、阿勒泰虫草、骆驼蓬、一枝蒿、青兰、鹿草等阿勒泰地区常见的药材。

2.4.4　哈萨克医学用药特色

哈萨克族使用药物的历史悠久,有文字记载,最早可追溯到 500 多年前。500 多年前,著名哈萨克族医学家乌太·波依达克编写的《奇帕格尔巴彦》记载了植物药 728 种、动物药 318 种、矿物药 52 种、珍贵药材 8 种、处方 4577 张等。以动物药利用为例,哈萨克族用肉食治病的记载最早出现在 3000 多年前。《神农本草经》是我国最早的本草,其中就有对羚羊角的记载,称其性味咸、寒,有平肝熄风、清热解毒的功效。此后,历代本草对羚羊角的药效和用法都有记载。哈萨克族将羚羊角作为名贵药材送往历代朝廷的记载很多,如回鹘对五代、北宋的贡品中和药材贸易中基本都有羚羊角。羚羊角是我国新疆特有的,可见,包括哈萨克族在内的原西域的各少数民族应该是开发利用羚羊角的功臣。明代,李时珍在《本草纲目》中记载了很多西北地区的动物药品种。清代,新疆动物药在赵学敏所著的《本草纲目拾遗》中记载很多,如七葛(马奶子)、雪鸡等。可见,哈萨克族自古以来就有用动物药的传统,丰富了祖国的医学宝库。

研究表明,哈萨克族利用动物药治疗的疾病主要有烧烫伤、风湿、胃肠炎、关节炎、高血压、尿结石、肺结核、咳嗽、糖尿病、月经不调等30余种。

哈萨克族利用动物药的主要特点有:第一,药材使用的炮制方法简单易行。常根据患者的病情或者疾病的种类决定使用何种药材,药材可以生用也可以阴干使用。第二,动物的乳、油、肉、胆等也是治病的良药。哈萨克族常用动物的乳、油、肉、胆等治疗疾病,常用的乳类和油类有骆驼初乳、羊乳、马乳、熊油、狮子油、狼油、鸡油、全蝎油、酥油等;哈萨克族使用飞禽肉入药非常常见,雪鸡、野雏鸽、呱呱鸡、库达禽、鹅、斑鸡、鸵鸟、鹊雀、麻雀等飞禽,都是哈萨克族喜用的动物药材。第三,鞭类药物在哈萨克族常用动物药中占有一定比例,常用的有鹿鞭、牛鞭、水獭睾丸等。

食疗是哈萨克族动物药利用的一大特色。受生产和生活方式的影响,哈萨克族善于利用牛羊、骆驼等动物的奶、肉治疗各种疾病,总结出了简单易行、保健效果好的使用方法。

哈萨克族利用奶和奶制品具有独到之处,鲜奶直接饮用,增强体质,补充营养,还可以用来缓解硫酸铜及其他有毒物质造成的中毒。酸奶可以促消化,适合消化不良的患者服用,同时可以治疗失眠多梦,还能降低血压和血黏度。酸奶加工成的酸奶酪更是治疗蜂、蛇毒的良药,解酒毒的效果相当不错。加入马钱子后发酵的骆驼奶,不仅能强阳壮体,还有助于食道炎、肿瘤化疗患者的恢复。发酵后的马奶子(禾木孜)治疗贫血、肺痨、虚损效果显著。

哈萨克族善于利用羊肉、马肉治病。羊肉可补中益气,暖胃补脾,祛风寒,治疗产后诸虚,是大补之品。马肉可用来治疗风寒湿邪气引起的痹证、痿证、高血压、血液黏稠度高等病。马驹油和其他药物配成药膏,可以软化畸形关节的骨痂。哈萨克族还用鲜羊血、刚剥离的羊皮治疗痹证。

据调查,哈萨克族对药用植物的利用主要集中在疾病治疗和预防上。在农牧区,农牧民们可能不知道西药的名字,但金莲花、芍药、瑞香、一枝蒿等药用植物,他们不仅认识还知道利用很多草药防病治病。哈萨克族针对不同的疾病采用不同的药用植物的方式也会有所不同,一般都是自采自用的本地野生草药,也有从内地购进的药材,如土茯苓、朱砂和马钱子、丁香等,并进行加工炮制。经过长期实践,哈萨克族民间保留了很多的药用植物利用偏方,常用的偏方有:用肉汤与阿尔□□□□煎煮,可治疗风湿、咳嗽、感冒;一枝蒿煎水口服治疗腹胀、消化不良;驼奶中加□□□□□治疗腰腿酸软、虚软病和壮阳;丁香、黑花椒等和奶同煎制成的丁香□□□□□□的功效。

2.4.5　哈萨克医学与中医

哈萨克医学作为中医学分支□□科,具有独具特色的理论体系。中医肿瘤学其基本理论也依据于中医基本思想,其思想、治疗及用药特色都有着一些相同点。而哈医学地处中国西北地区,其发生发展以及其治病的特色,从某种角度都对西北燥证有着一定的防治作用,比如哈医学善于应用动物的乳、油、肉、胆,以及生活中多饮用奶和奶制品。同时哈萨克医学一些特色的药物,现在的研究也发现其对肿瘤的治疗有着一定的作用,如研究发现新疆传统药骆驼蓬中的提取物 β-咔啉类生物碱可以通过抑制瘤体的生长,发挥抗胃癌作用,以及骆驼蓬碱通过 LOXL1-AS1 影响卵巢癌细胞 CAOV3 增殖、凋亡、迁移侵袭。由此可以看出,哈医学从治病思想、用药依据及特点与肿瘤的治疗都有着一定的联系,特别是在西北地区肿瘤防治方面,其有着独特的治疗特色。

2.5　西北燥证与新疆多发疾病

西北燥证在新疆人群中发病率较高,且与多种新疆常见病的发生、发展过程相关。研究发现,西北燥证在不同地区、不同人群中罹患率不同,且呈现不同区域的患病率不同,同地区不同种族、城乡差异明显。这与西北燥证中外燥与内燥的研究相一致,提示地域性为西北燥证罹患率的主要因素。吕光耀等研究也证实了作为西北燥证的主要致病因素的燥邪在不同地域的强度不同,影响了不同区域人群的生存质量。而对燥邪的耐受性研究表明,不同区域的环境对西北燥证患病率有重要影响。西北燥证与各种疾病有着众多的联系,如心血管系统方面,高血压西北燥证的罹患率远远高于正常人群,而且具有西北燥证症状特征的高血压患者在西医症状积分和中医症状积分方面也高于非西北燥证患者,同时西北燥证的高血压患者病情与西北燥证病情有着相应的发展趋势,西北燥证兼证中肺卫孔窍皮肤燥证、心肾阴虚证及脾胃蕴湿证,以上证候中以心肾阴虚证更高。皮肤病方面,燥邪对慢性荨麻疹来说是非常重要的影响因素,同时也是导致慢性荨麻疹的诱因,特别是肺心脾风火燥证对慢性荨麻疹有着重要的影响。消化系统方面,慢性胃炎西北燥证患者较非西北燥证患者的罹患率高,病情也相对较重。孔窍类疾病方面,如慢性结膜炎患者西北燥证的罹患率高于非西北燥证组的罹患率,其中医症状积分也高于非西北燥证组。呼吸系统方面,慢性咽炎患者的西北燥证罹患率亦高于非西北燥证组,西北燥证与该病亦有着非常密切的关系;慢性鼻炎患者西北燥证的罹患率高于非西北燥证组的罹患率,其中医症状积分也高于非西北燥证组,同时研究表明,西北燥证与肺系疾病关系密切。

周铭心教授在西北燥证早期研究中,已经借鉴诸多中医和中西医结合专家的临床经验,获得了关于西北燥证与新疆多发疾病相关性的许多线索。在进行西北燥证流行病学研究中,调查量表内专门设计有所患现代医学疾病栏目。其调查时要求被调查者将自己经过县级以上(含县级)医疗机构检查确诊的现代医学疾病填入表中,于是通过调查量表可以获取大量现代医学疾病与西北燥证罹患关系的信息,为分析西北燥证与新疆多发疾病的相关性提供可靠数据。通过对调查资料进行统计分析,揭示西北燥证与新疆多发疾病的关联性情况,建立西北燥证相关性疾病谱系。具体见表 2.2 和表 2.3。

表 2.2　新疆五地区各系统疾病与西北燥证罹患关系 OR 值分析

分　类	总例数 4730 例		非西北燥证 3818 例		西北燥证 912 例		95% 可信区间			
	病例数	患病率/%	病例数	患病率/%	病例数	患病率/%	OR 值	下限	上限	p 值
口鼻咽病	480	10.15	297	7.78	183	20.07	2.98	2.44	3.64	0.0000

续表

分　类	总例数 4730 例		非西北燥证 3818 例		西北燥证 912 例		95％可信区间			
	病例数	患病率/％	病例数	患病率/％	病例数	患病率/％	OR 值	下限	上限	p 值
心血管病	520	10.99	381	9.98	139	15.24	1.62	1.32	2.00	0.0000
呼吸系病	474	10.02	303	7.94	171	18.75	2.68	2.19	3.28	0.0000
皮肤类病	184	3.89	118	3.09	66	7.24	2.45	1.80	3.34	0.0000
神经系病	132	2.79	89	2.33	43	4.71	2.08	1.43	3.01	0.0001
消化系病	550	11.63	390	10.21	160	17.54	1.87	1.53	2.29	0.0000
泌尿系病	291	6.15	188	4.92	103	11.29	2.46	1.91	3.17	0.0000
肿瘤类病	31	0.66	20	0.52	11	1.21	2.32	1.11	4.86	0.0256
代谢类病	175	3.70	126	3.30	49	5.37	1.67	1.19	2.34	0.0031
血液类病	135	2.85	85	2.23	50	5.48	2.55	1.78	3.64	0.0000
关节类病	351	7.42	239	6.26	112	12.28	2.10	1.66	2.66	0.0000
合计	1754	37.08	1294	33.89	460	50.44	1.99	1.72	2.30	0.0000

表 2.3　西北燥证主兼证与各系统疾病罹患关系 OR 值分析

分　类	肺卫孔窍皮肤燥证	肝肾精血不足证	肺心脾风火燥证	心肾阴虚证	脾胃阴虚证	脾胃蕴湿证
口鼻咽病	2.7647	1.7229	4.0702	2.2217	2.2361	2.0505
心血管病	1.3089	2.0673	1.6197	1.8164	1.7176	2.2277
呼吸病	2.7098	2.2400	3.4144	2.6971	2.4483	2.8270
皮肤病	3.0092	2.1196	4.4718	2.1764	2.7039	2.2693
神经系病	2.1264	2.4761	2.0217	2.3709	1.8660	3.0141
消化病	1.6184	1.8624	1.9604	1.8927	2.0381	1.7593
泌尿病	1.8533	2.7309	2.2407	2.6641	2.6113	2.1634
肿瘤病	4.0362	1.6185	2.9707	2.7972	1.6361	1.8662
代谢病	2.1055	2.0712	2.0087	2.0731	2.0383	2.0961
血液病	2.7214	2.1263	3.3814	2.4004	2.8913	2.2189
关节病	1.7505	2.3273	2.5631	2.1662	2.0721	1.8713

注：表中除肿瘤与肝肾精血不足证 OR 值无统计学意义（$p > 0.05$）外，其余 QR 值均及显著水平（$p < 0.01$）。

通过表 2.2 和表 2.3 可以分析西北燥证与许多新疆多发疾病存在罹患关联性，而关联性的强弱各不相同，有些疾病与西北燥证罹患关系密切，有的则关系不大。同时，西北燥证的主证和各兼证与不同类别疾病之间罹患关系也存在差异。分析西北燥证及其主兼证与各类疾病之间罹患关系的亲疏度，建立西北燥证相关性疾病谱系，对新疆多发疾病的异病同治研究具有现实指导意义。

2.5.1　西北燥证与呼吸系统疾病

新疆地处中国西北,远离海洋,地势高峻,寒而多燥。秋月一过,气温逐渐转寒,是燥气偏盛之时,斯时寒燥之气正盛。寒燥之气伤人,一为寒邪从外而受,束闭皮毛,而邪气内舍于肺;一为寒燥之邪从口鼻而入,直伤于肺。肺为娇脏,既易伤于热,也易伤于寒,更易病于燥,特别是新疆天气时寒时热、寒热剧变,则肺极易感受寒燥之邪而发病。"凉极而万物反燥""寒能收敛,腠理密闭,无汗而燥""寒搏则燥生",所以"寒"与"燥"不仅可单独作用,更可以协同为害。故而其病既有寒束皮毛之表证,又有燥伤肺津之里证,更有寒燥协同为害独特之反应。前期调查表明西北寒燥证是新疆慢性阻塞性肺疾病(chronic obstructive pulmonary disease,COPD)的多发证型之一,在多年临床实践和流调的基础上,将其特点总结为"局部燥、全身寒""内燥外寒",并研究发现环境温度降低会削弱气道防御能力,致气道反应性增高,容易诱发慢性支气管炎。冷空气刺激是慢性气道炎症性疾病如COPD、哮喘等的一个重要急性加重因素。如果寒冷和干燥相配合,那么人体的呼吸道黏膜干燥、弹性减少、免疫力下降,排泄异物的功能减退,会导致细菌及病毒在呼吸道生长,而后续细菌感染、炎性因子浸润、黏液分泌等一系列事件则使疾病呈现出更复杂的病理改变。世界卫生组织(World Health Organization,WHO)对疾病的环境负担的评估报告中估计全球疾病负担的24%和全部死亡的23%可归因于环境因素,尤其是与大气直接相通的呼吸系统,关系更加密切。流行病学调查显示,新疆农村地区50岁以上人群的COPD检出率>10%(94/743),新疆和田农村地区60岁以上维吾尔族人群COPD患病率达到了22.8%,而中国七省市(北京、上海、广东、辽宁、天津、重庆和陕西)40岁以上群体COPD患病率为8.2%,男、女患病率分别为12.4%、5.1%。由此可以看出,西北燥证对西北地区呼吸系统有着非常大的影响,其患病率明显高于内地,并为新疆地区指导呼吸系统疾病有着重要的意义。

2.5.2　西北燥证与心血管系统疾病

西北燥证与心血管系统密切相关,具体表现在与冠心病、高血压疾病方面。西北燥证流行病学调查提示,在心血管疾病中,西北燥证冠心病罹患率为31.48%,高血压罹患率为31.37%。由于燥邪侵袭为新疆方域性病证的重要病因之一,经过长期的理论实践形成了燥邪导致心痛之说,其最早见于《黄帝内经》:"岁金太过,燥气流行……胸痛引背""岁金不及,炎火乃行……民病口疮,甚则心痛"。燥热气盛则肺金伤,津气伤则大肠津枯燥结传导失职,则邪气上干心肺而诱发心痛,甚至因便秘诱发心肌梗死。西北燥证常多导致肝肾精血阴虚。肝血虚,血不荣络,心失所养或心肝血虚,筋脉挛急,也可诱致心痛。继往在新疆地区高血压流行病学调查已发现新疆地区哈萨克族是我国高血压患病率较高的民族之一,而在1999年Hiroshi等报道了新疆南部和田地区和北部巴里坤地区老年人(65~70岁)高血压流行病情况,结果显示:和田地区高血压患病率维吾尔族27.0%,汉族27%,而巴里坤地区汉族42%,哈萨克族50%。这为西北燥证与高血压的关联性研究提供了线索。在2004年流行病学调查中发现,西北燥证罹患率也存在地域差异(南疆高于北疆)、民族差异(汉族高于维吾尔族、哈萨克族,哈萨克族高于维吾尔族)、性别差异(女性高于男性),尤其是西北燥证罹患民族分布特点,与高血压在民族分布中有较大的相似性。提示西北燥证罹患可能是高血压病罹患的一个危险因素或是加重因素。

其原因是西北燥证主证系外燥,初始主要表现为口鼻干燥等症状。随着病程进展,出现在主证基础上合并有不同兼证的情况,如头晕、耳鸣、手麻木、足麻木、目眩视弱等肝肾精血不足证,心烦、急躁、易怒、寐艰、多梦等心肾阴虚证表现。西北燥证前期流行病学调查结果显示,西北燥证罹患情况与兼证肝肾精血不足证、心肾阴虚证罹患情况存在正相关,即西北燥证重,则兼证肝肾精血不足、心肾阴虚证也重。而西北民众,喜食椒姜之属,性偏于热,辣在肠胃,多食则耗液夺津,而生内燥;又多食肉酪浓厚之味,阳气内盛,必耗阴精,易劫阴血,平添燥热,凡此皆燥邪内生之由。人体最终形成阴亏于下,阳亢于上,火越于外,风动于内,瘀阻于脉,痰淫于络,全身上下内外,无处不至的病理状态,从而气血失和,气血运行逆乱,导致血压增高。以上证明西北燥证是冠心病、高血压等新疆特高发心血管疾病的危险因素及临床伴随证候。

2.5.3 西北燥证与皮肤类疾病

西北燥证,其因不一,其候复杂。燥邪外束,风寒交侵,最易使营卫凝滞,皮毛首当其冲,皮毛失润,一者伤津,再者伤营,营卫凝滞,进而气血失和,络脉失充,属营卫之燥。临证多见皮肤皲裂、干燥不泽、瘙痒脱屑、面生褐斑、风疹痒疮、白疕干癣等,正是皮肤瘙痒症、神经性皮炎等疾病的重要临床表现。久居西北之人,即使无此诸症,亦常显面苍肤糙,既乏中州之红腴,更少吴越之柔润。西北燥证前期流行病学资料调查显示,肌肤疾病与西北燥证主证及兼证肺心脾风火燥证密切相关。这些疾病的发病过程、病机传变更与西北燥证有着千丝万缕的联系。

西北燥证肺心脾风火燥证与慢性荨麻疹中医证候的关联性最强,这一结果与古代医家文献研究相近。明王肯堂《疡医大全》:"阳明胃与大肠之风热亢盛已极,内不得疏泄,外不得透达,怫郁于皮毛腠理之间,轻则疹,重则为斑。二阳合明,其火自盛,兼有食积……或热极反兼风化,或客风鼓动内火,其病发于心肺二经,所谓阳斑阴疹。"元朱丹溪《丹溪心法》:"瘾疹多属脾,隐隐然在皮肤之间,故言瘾疹也。"清许克昌《外科证治全书》认为瘾疹:"红色小点,有窠粒隐行于皮肤之中而不出者是也。属心火伤血,血不散传于皮肤。"清叶天士指出:"外感者,由于天时风热过胜,使营卫之气郁结不散,而出现瘾疹。"金元戴思恭《证治要诀发丹》:"瘾疹……病此者,有人一生不可食肉及鱼鳎动风之物,才食则丹随发,以此得见系是脾风。"西北燥证肺心脾风火燥证为外燥证候,可以推断燥邪对慢性荨麻疹的影响是至关重要的。脾胃阴虚证、脾胃蕴湿证聚为一类,说明燥邪、阴虚证候、蕴湿证候之间有着密切的关系。《医宗金鉴》中明确提出:"痒属风。"《外科大成》:"风盛则痒。"风为百病之长,易与他邪相合,如风寒、风热、风燥、风湿。风性开泄为阳邪,易搏于肌表,故瘙痒多发生在头面部,甚者延及全身。风性善行,侵袭肌表,或往来穿行于脉络之间,或郁于皮肤腠理,皆令气血不和而发生皮疹、瘙痒。或由外感火热之邪致痒,每随心绪烦躁或食入辛辣则瘙痒加剧;或外感燥邪兼而化热,致皮肤干燥瘙痒脱屑,伴见口唇干燥、咽喉干燥、鼻孔干燥等孔窍燥证,也说明了西北燥证肺卫孔窍皮肤燥证或肺心脾风火燥证。而在皮肤瘙痒症中,《杂病源流犀烛》记载:"血虚之痒,虫行皮中,皮虚之痒,淫淫不已。"《景岳全书》说:"故凡为七窍之灵,为四肢之用,为筋骨之和柔,为肌肉之丰盛,以至滋脏腑,安神魂,润颜色,充营卫,津液得以运行,二阴得以调畅,凡形质所在,无非血之用也。"在新疆则四季无时不燥,以秋季为高发季节。症见皮肤瘙痒、抓痕遍体、皮肤肥厚、迭起细薄鳞屑或苔藓样变,伴有面色无华、头昏目眩、心悸失眠、舌质淡、苔薄、脉细或弱。此病机为肝肾精血不足,肝阴和肝阳根于肾阴和肾阳,肾阴具有促进机体的滋润、宁静、形成和制约阳热的作用。肝肾阴血亏虚,阴不能制约阳气则会出现虚热之证。症见皮肤干燥、瘙痒抓之脱屑、肌肤甲错,伴有头晕耳鸣、五心烦热、盗汗、腰酸膝软、舌质红少津、苔少而薄、脉细数或弦细。此为西北燥证兼证中肝肾精血不足证。

周铭心教授提出,燥在皮肤,邪伤卫气,营不自全,卫郁营滞。见证或为肤燥干痒,黄褐斑疹。《黄帝内经》有言:"肾苦燥,急食辛以润之,开腠理,致津液,通气也。"治疗当辛开达卫,甘酸和营制方。达卫选麻黄、防风、苍术;和营选当归、川芎、白芍、元参。用药借重辛温,以通达郁滞为关键,郁滞一散,营卫和调,津液自致,不必拳拳于润。这也从侧面证实了新疆地区皮肤瘙痒症、痤疮等肌肤疾病与感受燥邪有关。

2.5.4　西北燥证与消化系统疾病

脾胃为水谷之海,六腑之大源。脾胃同居中焦,职司运化,为后天之本、气血生化之源,是气机升降出入的枢纽。脾与胃纳运协调、升降相因、燥湿相济,以维持人体食物的消化、吸收和输布的功能活动。因此,脾胃功能的正常运行,必须保证其特有的条件,而新疆地处西北,燥邪偏盛,再加上西北地区气候寒冷,饮酒过度,嗜肥甘厚味,从而使慢性胃炎的罹患率大大升高。

慢性胃炎属中医学的"痞满""胃脘痛"等范畴。痞满是由表邪内陷、饮食不节、痰湿阻滞、情志失调、脾胃虚弱等原因导致脾胃功能失调、升降失司、胃气壅塞而成的胸脘痞塞满闷不舒,按之柔软,压之不痛,视之无胀大之形为主要临床特征的一种脾胃病证。痞满的病因有如下几类:外邪侵犯、饮食不节、情志不舒、误治失治等。如饮食不洁易损伤脾胃,脾胃不健又易为饮食所伤。多食肥甘厚味或膏粱之品容易酿湿生热,湿热内聚即易转化为痰浊,而痰浊最能阻滞气机等。痞满有虚实之分。实痞以邪实为主,多由外感六淫,或因食、气、痰、湿等所致;虚痞以正虚为主,常常可由实痞转化而来。《黄帝内经》有"燥胜则干",至金元时期,刘完素《素问玄机原病式》补充了燥邪致病的病机:"诸涩枯涸,干劲皴揭,皆属于燥。"清喻昌认为"燥属火热",而沈目南却认为"燥属次寒"。叶天士《临证指南医案》中称胃为阳明燥土,其性喜润恶燥。而饮食不节和情志失调是脾胃疾病的两大主要诱因。醇酒辛辣,肥甘厚味过度,均能生热化燥伤胃。过量饮酒(烈酒)、浓茶、咖啡或进食不容易消化的食物等,会损伤、刺激胃黏膜,破坏胃黏膜的屏障,导致慢性萎缩性胃炎的发生。

新疆慢性胃炎患者多是以胃脘灼热、口干、口苦、纳少、口臭、尿黄、大便不畅、胸痞满闷、大便干燥等症状为主,且部分患者是以脾胃湿热、胃阴不足证等为首要证型,这与西北燥证脾胃阴虚和脾胃蕴湿兼证的主要症状有相同之处,说明新疆慢性胃炎的发生与西北燥证有着相同的病因病机。在西北燥证病因病机的研究过程中,燥邪为西北燥证的主要因素,燥邪先从皮毛、口鼻而入,久则伤气耗津,伤及阴血,传变至脾胃,导致脾胃阴阳两虚;也可由于气虚无力,津停生湿,湿郁化热,导致湿热中阻脾胃。可见,西北燥证成为新疆地区慢性胃炎的诱发和加重因素之一,成为新疆慢性胃炎不同于其他地区的主要病因。

2.5.5　西北燥证与代谢性病

西北燥证对代谢病的影响主要体现在 2 型糖尿病。据新疆卫健委提供的信息:目前新疆地区 18 岁以上人群糖尿病发病率达 6.8%,高出我国平均水平近两个百分点,部分地区糖尿病发病率接近 8%。新疆地区为何糖尿病发病率高于平均水平？研究证明，其与新疆地区的地域环境、气候特点密切相关。

《黄帝内经》早有"二阳结谓之消"之说，强调了阴虚热结是消渴病的基本病机，治法以"治之以兰，除陈气也"为总则。当今一些医家也多认为 2 型糖尿病的产生，外因责之于六淫之邪，内因责之于情志失和、气机郁滞，不内外因责之于饮食不节、劳逸不适等，与年龄、地域环境、生活习惯等因素有关。成无几《注解伤寒论》曰："医之治病，当审其土地所宜。"祖国医学早在《黄帝内经》中指出我国五方气候的基本特点为"东方生风，南方生热，西方生燥，北方生寒，中央生湿""地有高下，气有温凉，地高处则燥，下处则湿，高者气寒，下者气热"，指出方域地势不同，对人体的影响也各不相同；"西方者，金玉之域，沙石之处，天地之所收引也。其民陵居而多风，水土刚强……其病生于内，其治宜毒药""北方者，天地所闭藏之域也。其地高陵居，风寒冰冽。其民乐野处而乳食，脏寒生满病，其治宜灸焫"，指出辨证论治中地理环境和季节气候因素不容忽视。周铭心教授潜心研究燥证多年，尤其对西北燥证从理论、流行病学到治法及与亚健康的关系等进行了探讨，为燥证理论的研究增添了新的内容。周铭心等据西北之方域、地势、气候、民俗等特点，认为燥邪为其地主要致病因素，而居民阴虚内热之体质，又成为燥邪为病的内在依据，提出西北多燥说，其临证多见干咳少痰、胸胁引痛、烦渴引饮、便秘痔疮等，其烦渴引饮就是 2 型糖尿病的主要症状之一。他们将西北燥证初步分为营卫之燥、津液之燥及精血之燥，并分别立法进行调治。从而看出，新疆特殊的地理气候等因素，使新疆 2 型糖尿病人群具有西北燥证的特点。

以上可以看出，西北燥证与新疆多种疾病有着密切的关系，探求防治西北燥证、减少以西北燥证为共同病症状态的新疆常见病的发生，对于提高新疆各族居民的健康水平具有重要意义，并为拓宽新疆多发病防治途径、改善各族民众健康状态提供科学依据。

2.6 西北燥证与肿瘤渊源

西北燥证是新疆人群亚健康状态的主要地域性表现，其证候与现代医学的干燥综合征不同，它可以是一系列症状而不涉及现代医学既定疾病，也可以影响诸如过敏性鼻炎、支气管炎、哮喘、荨麻疹、高血压、糖尿病、肿瘤、失眠、便秘等多种新疆多发疾病的发病和病变过程，成为这些疾病的诱因和临床表现之一。而在流调特征 6238 份调查显示，西北燥证在新疆地区罹患情况：南疆高于北疆，其中和田最高，伊犁最低；秋季高于春季；相对而论，居民之中，其 39～49 岁年龄者，居住在城市者，汉族者、女性者，分别比 30 岁以下、50 岁以上、居住农村者，维吾尔族者、男性者更容易罹患西北燥证。

而在新疆和田、吐鲁番、哈密、伊犁、乌鲁木齐五地调查 4730 例样本中，统计五地各民族患病率，分别也统计西北燥证与非西北燥证患病率。同时，作病例对照危险度 OR 值分析，OR 值是 1.99，$p < 0.01$，危险度是非西北燥证的 1.99 倍，其中，从每类疾病 OR 值的 95% 可信区间下限来看，最小者是肿瘤疾病，并大于 1，为 1.21，证明西北燥证与肿瘤患病也具有关联性。《难经》："肺之积，名曰息贲……令人洒淅寒热，喘咳，发肺壅。"清喻昌认为《黄帝内

经》之"诸气䐜郁""膈消""风消""息贲"等皆属于燥证。《医门法律》："……详此则病机之,诸气䐜郁皆属于肺,诸痿喘呕皆属于上。"刘完素："诸涩枯涸,干劲皴揭,皆属于燥",使燥证研究进入新阶段。《黄帝内经》："秋伤于燥,上逆而咳,发为痿厥。燥病之要,一言而终,与其病机相吻合。只以误传伤燥为伤湿,解者竟指燥病为湿病,遂至经旨不明。今一论之,而燥病之机,了无余义矣。"息贲为燥邪所致,同时燥邪也导致其他肿瘤的发生。

2.6.1　西北燥证与肺癌

肺癌古籍命之"肺积""息贲""息积""肺痈""劳嗽"。《难经》："肺之积,名曰息贲……令人洒淅寒热,喘咳,发肺壅。"清喻昌认为《黄帝内经》之"诸气䐜郁""膈消""风消""息贲"等皆属于燥症。清石寿棠《医原》："燥变多端,或燥于外而皮肤皴裂,或燥于内而精血枯涸,燥于上则咽鼻干痛,燥于下则便溺闭结,燥中夹湿而为噎膈。燥邪犯肺,肺失肃降,失肺之布化津液。""若雾露之灌"之象也就成为"荒漠甘泉"。由此看出,肺癌与燥关系密切。临床多表现为干咳少痰,或痰中带血、口鼻干燥、咽干口渴,甚咽喉肿痛、口舌生疮、皮肤干涩、毛发不荣,重则肾阴受损、潮热盗汗、手足心热、大便干涩不畅、小便短赤、舌红苔黄干,可有裂纹、脉细数略涩。

2.6.2　西北燥证与胃癌

胃癌古籍命之"痞满""胃脘痛""反胃""噎膈"等。首先胃的主要生理功能是受纳和腐熟水谷,胃的运动特点是主通降,胃的特性是喜润恶燥。胃主受纳腐熟水谷,《黄帝内经》有"胃受水谷"。以"脾喜刚燥,胃喜柔润也",指出"胃喜润恶燥"的特性。胃主受纳腐熟水谷的生理功能,除胃气的推动、温煦作用外,还需要胃液(阴)的濡润滋养,其功能才能正常。《黄帝内经》说:"中焦如沤。"沤者,久渍也,长时间浸泡之义。饮食入胃,必赖胃液浸渍和腐熟;若胃液不足,沤腐难成,而致消化不良诸症。李东垣《脾胃论》:"肠胃为市,无物不受,无物不入,若风、寒、暑、湿、燥一气偏胜,亦能伤脾损胃。"燥邪伤肺,易传于胃,导致胃阴耗伤,或外感温热之邪,入阳明胃腑,化燥伤阴。《黄帝内经》:"岁阳明在泉,燥淫所胜,则霿雾清瞑。民病喜呕,呕有苦,善太息,心胁痛不能反侧,甚则嗌干面尘,身无膏泽,足外反热。"《黄帝内经》有"燥胜则干",而西北地区地处严寒,再加饮食性质偏热易致火热偏盛,因此胃癌患者易致胃阴不足,出现纳少、便秘、胃中嘈杂、干哕、呃逆、五脏及脾胃失调之表现,其他症状如舌红、瘦、苔少、脉细、涩、濡等。

2.6.3　西北燥证与肠癌

肠癌古籍命之"肠风下血"与结肠癌、"脏毒"与直肠癌、"结阴"与肛管癌有相似性,还类似于"肠覃""锁肛痔""滞下"等。首先小肠的功能为主受盛化物,泌别清浊,张景岳有云"小肠居胃之下,受盛胃中水谷而分清浊,水液由此而渗入前,糟粕由此而归于后,脾气化而上升,小肠化而下降,故曰化物出焉"。小肠分清别浊的功能正常,则水液和糟粕各走其道而二便正常。若小肠功能失调,清浊不分,水液归于糟粕,即可出现水谷混杂、便溏泄泻等。因"小肠主液",故小肠分清别浊功能失常不仅影响大便,而且也影响小便,表现为小便短少。大肠具有传导糟粕的功能,大肠重新吸收水分,参与调节体内水液代谢的功能,称为"大肠主津"。机体所需之水,绝大部分是在小肠或大肠被吸收的,故"大肠主津,小肠主液,大肠、小肠受胃之荣气,乃能行津液于上焦,灌溉皮肤,充实腠理"。

因西北多燥证,燥性干涩,易伤津液,而大肠小肠喜润,才能保证肠道的功能,燥耗津液,最易耗伤人体的津液,造成阴津亏虚的病变,常见大便干结、小便短少、咽干口渴、皮肤干涩,甚皲裂、毛发不荣等。因此,肺与大肠在发生病变时可相互影响,燥邪伤肺,肺失清肃,气不下行,津不下达,可引起腑气不通,肠燥便秘;若大肠传导不畅,腑气阻滞,亦可影响肺的肃降,出现咳嗽、咳痰、气喘、胸闷、难以平卧等肺系症状。

2.6.4 西北燥证与肝癌

肝癌古籍中类似于"黄疸""臌胀""积聚""癥瘕"等。《黄帝内经》:"若内伤于忧怒,则气上逆,气上逆则六输不通,温气不行,凝血蕴里而不散,津液涩渗,著而不去,而积皆成矣。"《奇效良方》:"气上逆,则六腑不通,但气不行,凝血蕴里不散,津液凝涩不去而成积矣。"门脉高压致消化道出血与之相似。由此可以看出,肝癌患者本身病机多有肝气郁结、肝火亢盛为基础,而西北燥证加重体内的燥,促使肝火更旺,肝失疏泄。因此,肝癌患者抑郁或者狂躁症状比其他疾病要重,肝主谋虑就是肝辅佐心神参与调节思维、情绪等神经精神活动的作用。在正常生理情况下,肝的疏泄功能正常,肝气升发,既不亢奋,也不抑郁,舒畅条达,则人就能较好地协调自身的精神情志活动,表现为精神愉快、心情舒畅、理智清朗、思维灵敏、气和志达、血气和平。若肝失疏泄,则易于引起人的精神情志活动异常。疏泄不及,则表现为郁郁寡欢、多愁善虑等;疏泄太过,则表现为烦躁易怒、头胀头痛、面红耳赤等。故曰:"七情之病,必由肝起。"(《柳州医话》)"神者气之子,气者神之母,形者神之室。气清则神畅,气浊则神昏,气乱则神去。"胃主受纳,脾主运化,肝主疏泄是保持脾胃正常消化吸收的重要条件;肝对脾胃消化吸收功能的促进作用,是通过协调脾胃的气机升降,促进分泌、排泄胆汁而实现的;往往燥邪加重肝火,致肝木克脾土,胸胁胃脘胀满疼痛、呃逆嗳气、呕吐,或见嘈杂吐酸、烦躁易怒、舌苔薄黄、脉弦或数。

2.6.5 西北燥证与其他肿瘤

因西北燥证,燥发无时,非独秋也,西北长期干旱,正践此说,唯少暑气而易。故春夹风寒,夏夹温热,秋夹肃凉,冬夹严寒,或发风燥,或发温燥,或发凉燥,或发寒燥,四时之病,无不兼燥。因此,西北燥证可殃及人体各个系统的疾病,对肿瘤疾病的病因病机也有同样的影响。西北燥证浅伤营卫,深及精血。西北燥证,其证候复杂,网织交互,不胜枚举,犯及营卫之时,多是肿瘤疾病的早期,临床可见一定的西北燥证的相应症状。风燥内侵,耗夺津液,虚热之体,邪从燥化,病及太阳阳明、太阴少阴,上无宣肃通调之权,又失舟楫传导之职。精血之燥,津燥既久,灾必及血,液亏日深,害常至精,况有精血内夺之人,复蒙燥邪,受如持虚,其精血更乏,而至乙癸之燥,此属各种肿瘤疾病的晚期,耗伤人体精血,而多出现失眠多梦、耳鸣、口干舌燥、腰膝酸软、五心烦热、颧红盗汗、舌红少苔、脉细数等。

由此可以看出,西北燥证对新疆地区肿瘤的罹患有着一定的关系,其在病因病机方面都有着密不可分的联系,并对各种肿瘤并发症及相关症状的产生有着一定的影响。研究西北燥证,减少以西北燥证相关肿瘤病症状态的发生,充分发挥中医学整体观念、三因制宜、辨证施治的优势,尤其要注重因人、因地、因时制宜,结合西北燥证相关研究成果,进行西北燥证与新疆不同民族肿瘤患者及肿瘤相关症状证型及体质相关性研究,提出符合新疆地区肿瘤治疗及预防的防治策略,对提高新疆各族居民的健康水平具有重要意义。

2.7　西北燥证与肿瘤病机理论构建

中医强调因地制宜治疗疾病,根据不同的地域环境、气候条件以及人们的生活习惯之差异来制定适宜的治法和方药。不同的地域,地势有高低,土质、气候、水质有差异,而人们生活与工作环境、生活习惯与方式各不相同,其生理活动与病理变化也各有特点,所以在治疗疾病时应因地制宜。《大戴礼记》有"坚土之人肥,虚土之人大"等,指出由于土质的不同,地域与疾病的发生具有一定的规律。地域与人体体质也有密切的关系。《黄帝内经》:"故东方之域,天地之所始生也,鱼盐之地,海滨傍水;西方者,金玉之域,沙石之处,天地之所收引也,其民陵居而多风,水土刚强;北方者,天地所闭藏之域也,其地高陵居,风寒冰冽;南方者,天地所长养,阳之所盛处也,其地下,水土弱,雾露之所聚也;中央者,其地平以湿,天地所以生万物也众。"其具体阐述了地域与气候的关系,不同地域特点会产生多样的气候环境。俗话说"一方水土,养一方人"。正如《黄帝内经》所说,居于东方之人,气候温和,临近海滨,多产鱼和盐,故当地之人食鱼而嗜咸,所以大都面色黑,肌理疏松;居于西方之人,依山而住,气候多风,多"不衣而褐荐",嗜肉,故体肥质强;居于南方之人,阳气最盛,因地势最下又多雾露,嗜酸食腐,皮肤腠理致密而带红色。《伤寒杂病论》:"土地温凉高下不同,物性刚柔,餐居各异。"后世医家在《医学源流论》中有云:"西北之人气深而厚……东南之人,气浮而薄。"故而可知,由于受当地水土、气候等因素的影响,人们养成了具有地方特色的生活习惯,因而体质也有着地域性的差异。

2.7.1　西北地域特征

西北地域,相当于西北沙区的北疆,加西部沙区的青海青海湖以西部分和南疆,加中部沙区的甘肃武威以西部分和内蒙古吉兰泰以西部分,加东部沙区以西局部的内蒙古吉兰泰以东,包头以西部分和宁夏盐湖以北部分,并加相应沙区周边的绿洲地带;其地理位置在东经75°至110°、北纬35°至47°;域内面积在260万平方千米左右,新疆占西北方域的六成有余。

西北地域特征地形,具有高山环绕、沙漠广布、陵谷悬殊、辽阔多样的特点。新疆气候以干旱为核心,降水稀少、蒸发强烈、干热风沙、寒热悬殊,这大致构成了西北方域的气候特征。

西北地域特征性的干旱气候,是太阳辐射、大气环流形成的气象因素与自然地理和绿洲地理环境因素相互作用的结果。这些特殊气候又直接或间接地影响着环境内的生物和人群的生存状态,形成颇具特征的西北方域(新疆)"人本生态系统"。

2.7.2　西北地域与病邪、病证

不同地域的病邪、病证也有着非常显著的特点。明吴有性《温疫论》:"西北高厚之地,风高气燥,湿证希有;南方卑湿之地,更遇久雨淋漓,时有感湿者。"南方地区地势低下,居处卑湿多雨、露、雾,故病邪以风、热、暑、湿之邪居多,加之地域性体质特点,多见湿证、风湿证、暑湿证、湿热证;而西北地区多是高山峻岭,地势高,气候干燥寒冷,鲜少有湿邪,故病邪多为风、寒、燥邪,加之地域性体质特点,多燥证、风寒证等。故西北地域以燥邪致病为主,其证候首先具有燥证的特性,因其兼有他邪,故又可见非燥证候。而南北疆各具特点,南疆燥而兼火,北疆燥而兼寒。燥发无时,非独秋有:燥盛于秋,故燥证习称秋燥,此时令之燥,若在西北,则燥证通见于四时,非独秋有。而肺为娇脏,其位最高,不耐寒热,喜润而恶燥,则燥邪最易伤肺。因此,西北燥证罹患者,五脏虚证程度高于非西北燥证罹患者,其中,肺脏影响最大,其次是心、肝、肾,与肺恶燥、燥邪伤肺、肺虚则燥侵的理论相吻合。

2.7.3　西北地域与发病特征

不同地域与发病特征也有着密切的关系,自《黄帝内经》开始就有关于地理环境直接影响发病的论述。《黄帝内经》:"东方之域,其病皆为痈疡……西方者,其病生于内……北方者,脏寒生满病……南方者,其病挛痹……中央者,故其病多疫厥寒热……"东方之人嗜食鱼盐,因"鱼者使人热中,盐者胜血",故多发痈疡之病;西方之人多食鲜肉筋骨,"邪不能伤其形体",故"病生于内";北方之人,久居寒风凛冽之地,故易"脏寒生满病";南方之人,居处阳盛而多雨露,故易受湿热之邪,而"病挛痹";中原之人,物产丰富,多不劳作,故"病多疫厥寒热"。《黄帝内经》:"邪之所凑,其气必虚。内伤者极多,外感问或有之。有感冒等轻症,不可便认为伤寒妄治……西北二方,极寒肃杀之地,故外伤甚多;东南二方,外伤极少,所谓千百而一二者也。"故西北地域其独特的气候地域特点,以燥邪致病为主,临床上发病特征多表现以下主要症状:鼻孔、口唇、口舌、咽喉、目睛、皮肤干燥。变异主症为孔窍、皮肤干燥,变异症状如咽喉疼痛,不畅,咽如物塞,咽喉觉痒;内脏症状如干咳,喘逆,气短,心烦,急躁,易怒;腰酸、胫酸、健忘、性欲减退;失眠,多梦,睡不解乏,疲乏身困,不耐思虑,纳少,便秘;胃中嘈杂、干哕、呃逆;五脏之胃失调之表现;其他症状如舌红、瘦、苔少、脉毛、细、涩、濡等。

2.7.4　因地制宜对治病的影响

地域对治则治法的影响,对于因地制宜,选择不同的治疗方法与法则,早在《黄帝内经》时代就有较深刻的认识。张景岳阐释《黄帝内经》"西北之气散而寒之,东南之气收而温之"的因地制宜策略,指出:"西北气寒,气固于外,则热郁于内,故宜散其外寒,清其内热。东南气热,气泄于外,则寒生于中,故宜收其外泄,温其中寒。此其为病则同,而治则有异也。"《黄帝内经》:"吾国地大物博,跨有寒温热三带,面积之广。是以水土气候,人民体质,各地不同,而全国医家之用药,遂亦各适其宜,而多殊异。"故戴双明医师在治疗 IgA 肾病时主张西北地区以辛温解表为主,选用羌、防、麻、桂等。

2.7.5　地域对用药的影响

由于地理环境的改变,气候、患者生活习惯及体质亦各有所异,故而遣方用药亦应注意"因地制宜"。《备急千金要方》:"凡用药皆随土地所宜。江南岭表,其地暑湿,其人皮肤薄脆,腠理开疏,用药轻省;关中河北,土地刚燥,其人皮肤坚硬,腠理闭塞,用药重复。"由此说明,中医学"因地制宜"用药的理论基础源于人体气血阴阳运行与天时地利相关的自然规律,即"天人相应"的基本理论。正如《医学源流论》:"人禀天地之气以生,故其气随地不同。西北之人,气深而厚,凡受风寒,难于透出,宜用疏通重剂;东南之人,气浮而薄,凡遇风寒,易于疏泄,宜用疏通轻剂;又西北地寒,当用温药,然或有邪蕴于中,而内反甚热,则辛寒为宜;东南为温,当用清凉之品,然或有气随邪散,则易于亡阳,又当用辛温为宜;至交广之地,则汗出无度,亡阳尤易,附、桂常用之品;若中州之卑湿,山峡之高燥,皆当随地制宜。"李俊莲等通过人工模拟寒湿环境对上呼吸道感染小鼠一般情况影响的分析研究,也说明环境影响疾病,影响治疗方法的选择和运用。正如《医存》:"四方风土各异,人禀受亦殊。西北方人,冬月表邪无汗之证,须羌活、麻黄、荆芥、防风、葱、姜之类,乃能发汗;若自汗之证,须白芍、桂枝、黄芪等药止之;若有积滞、内热、便闭等证,须芒硝、大黄、枳实、厚朴等乃能下之。东南方人,冬月表证无汗,但用紫苏、薄荷,足以发汗,仍加白芍、乌梅、北沙参、甘草等味固其本;自汗之证,须白芍、北沙参、麦冬、浮小麦、生牡蛎、甘草等药,止汗而兼固体;若内热,但宜白芍、黄芩、麦冬、生地黄、知母、石斛等药;若大便闭,但宜当归、麻仁、蜂蜜、栝楼皮、山楂等药;小便结宜车前、萹蓄等药;有积滞,宜枳、朴、楂、曲等药。"易望丰在分析风寒湿痹的治疗中就指出,在湖南多使用荆芥、防风、苍术等温和辛散之品,在新疆则多用附子、桂枝、麻黄等大辛大热之品。

近现代医家中出现过很多具有地域性用药特点的医家。西南地区火神派善于运用大剂量附子、干姜、乌头等温热药物;而江南地区医家则用药清轻上扬,以民国大家丁甘仁为代表,如治疗脾胃不和的绿萼梅(亦称白梅花)为南方医生常用之药物。又如周铭心教授论西北燥证的治疗应突出辛味,并且五味中唯有辛能散能行,可散西北之风、寒、燥邪,可疏利凉燥所致的郁滞敛涩。辛味药能通过其宣通气机、开腠散郁作用而疏通津液运行的道路,致津以润泽,间接产生润养效果,正如《黄帝内经》所言"辛以润之,开腠理,致津液,通气也"。另外,酸味药在西北燥证的治疗中也有其不可替代的作用。一则由于西北多风,风可耗散津液而致干燥,而酸能收敛,可从内里收敛津液,防止津液流失,从而起到固护未伤之津液的作用。二则治疗燥证甘味药居多,酸与甘相配,可有酸甘化阴之效,可弥补机体津液之不足。据此,《黄帝内经》中有"燥淫所胜,平以苦温,佐以酸辛,以苦下之""燥化于天,热反胜之,治以辛寒,佐以苦甘",这两条性味治则尤适宜于西北燥证。酸辛法在治疗燥证中的运用,既遵从《黄帝内经》原则,又符合西北燥证的特点,如此将普遍性与特殊性有机结合,则调理西北燥证并非难事。当下中医药越来越受到国际社会的关注与欢迎,很多国家和地区开始运用中药,中医药走向世界将有力地促进中医药的发展。但是必须提醒的是,要注意所处的地域环境,合理使用中药和中药制品,不能生搬硬套,影响疗效。

2.7.6 因地制宜与西北燥证

现代学者在临床研究中亦十分关注疾病发生的地域性特征,多重视疾病的因地制宜。张彦峰等通过调查新疆伊犁牧区膝骨关节炎的患病状况,发现该地区发病率较高。分析其原因提出,伊犁地区位于中国西北,为温带大陆性气候,温差较大,而且干燥,冬季牧区活动所处的生存条件差,饮食习惯多肉而少蔬菜。因此,导致地理位置处在北纬 33°的伊犁牧区膝骨关节炎的患病率偏高。王燕等也对新疆地区皮肤瘙痒症与西北燥证病症相关性进行了分析。萧建中等对以秦岭、黄河为界的南北两个地区分析比较糖尿病发病的地域差异,发现北方糖尿病患病率为 10.9%,南方则为 8.7%,南北地区糖尿病发病率有显著差异,且北方地区所有年龄组糖尿病发病率均高于南方地区。而西北燥证多发生于西北地区,是以干燥症状为主要表现的一组中医综合证候。因气候干旱、降水稀少、沙尘暴肆虐等是西北地区的环境特征,也正是西北燥证形成的主要因素,也印证了西北燥证的主要病因是六淫(风、火、暑、湿、燥、寒)中的燥邪。因此,在治疗过程中,应根据西北地区因地制宜,其临床治则多遵循逆治、从治、旁治三原则。逆治即正治,燥者润之,寒燥温润,热燥凉润。从治主要针对燥湿相互转化而设,以燥治燥,以健脾燥湿,湿去脾和而健,气血自生,燥象自去。旁治即从旁而治,有旁位、旁性、旁时而治:旁位者,不治本位而治他位,如岁金太过,燥气流行,肝木受邪,燥金所伤,治肝;旁性见虚不治虚,见实不治实,血瘀而新血不生,先化瘀而生新血,风自去;旁时即不即时而治,在证发前后施治。临证又不囿常法,依外、内、寒、温、上、下、脏腑燥而施宣、散、通、达、温、清、升、降、柔、润等,并非一味滋润填塞,颇具地域特色。上述研究都表明地区不同发病也各有差异,因此在诊断与治疗过程中必须考虑地域与环境因素随症加减。正如《中医病因病机学》所言:"从现代流行病学和地质学研究得知,地壳表面元素分布的不均一性,在一定程度上影响着世界各地区人类乃至所有生物的生长发育和生理、病理,使得一些疾病带有强烈的地区性和地方性。"

2.7.7　西北燥证与肿瘤病机新探

对于肿瘤的病因病机,中医不外乎六淫外袭、七情内伤、饮食劳伤等病因和正虚邪实、脏腑失调、气滞血瘀、痰湿内阻、毒热内结等基本病机。风、寒、暑、湿、燥、火,此六气在非其时而有其气,或太过、不及,或来之太猛,则易侵犯人体,客于经络,扰其气血,使阴阳失调,气血逆乱,气滞血瘀,痰湿凝聚,日久成积,积久不消而为肿瘤。而七情内伤导致的气机逆乱与肿瘤的形成也是密不可分的,"气为血之帅,血为气之母,气行则血行,气滞则血凝"。《黄帝内经》:"喜怒不适……积聚以留",阐述了肿瘤的形成与七情内伤的密切关系。脏腑失调在肿瘤的发生发展中具有重要意义,如脾失健运,津液输布障碍,水液停聚而致鼓胀;脾虚生痰而致瘰疬瘿瘤;肝气郁结而致乳癖等;饮食不洁,过食辛辣寒凉,或过度劳伤,损伤脏腑功能,使其功能失调都可影响机体的津液运化功能,对肿瘤的发生发展都有一定的影响。

1. 燥火相攻,积毒致癌

(1)燥火相攻的形成及其致癌机制:

燥邪犯肺,肺失肃降,失肺之布化津液,"若雾露之灌"之象也就成为"荒漠甘泉"。火热为阳邪,最易耗气伤津。故易导致胃、肠津液不足,而致肠道受阻;而肺气膹郁,若情志过激,心、肝火起而炎上,肝火挟心刑金则伤肺,呈现木侮金、火乘金之情形。燥得火而津愈伤,火得燥则焰愈炎,燥火相攻,积聚成毒,并可灼伤血络,致血行受阻,久而久之最易导致肺癌、肝癌、胃癌、肠癌的发生。

(2)燥火相攻,积毒致癌的症状特点:

燥邪的性质及致病特点有易伤津液,易伤肺;火热邪气的性质和致病特点有易耗气伤津,易生风动血,易致肿疡。临床上燥火相攻,易造成阴津亏虚的病变,易出现合并与加重症状,临床多表现口鼻干燥、咽干口渴、皮肤干涩,甚则皲裂、毛发不荣、小便短少、大便干结;燥邪伤人,多从口鼻而入,故易伤损肺津,影响肺的宣发肃降功能,从而出现干咳少痰,或痰液胶黏难咳,或痰中带血,以及喘息胸痛;火热为阳盛所生,也有内外之分,《黄帝内经》有"阳盛则热"一说。阳主躁动而向上,火热之性,燔灼焚焰,亦升腾上炎。因此,火热伤人,多见高热、恶热、烦渴、汗出、脉洪数等症。因其炎上,故火热阳邪常可上炎扰乱神明,出现心烦失眠、狂躁妄动、神昏谵语等症。"诸燥狂越,皆属于火"(《黄帝内经》),临床所见火热病证,也多表现在人体的上部,如头面部位。临床也常伴有口渴喜饮、咽干舌燥、小便短赤、大便秘结等津伤液耗之症。《黄帝内经》有"壮火食气"一说,壮火,就是指阳热亢盛的实火,能耗伤人体的正气,而使全身性的津、气衰脱。燥火之邪侵袭人体,往往燔灼肝经,劫耗阴液,使经脉失其滋养濡润,而致肝风内动,称为"热极生风",表现为高热、神昏谵语、四肢抽搐、目睛上视、颈项强直、角弓反张等。同时,火热之邪可以加速血行,灼伤脉络,甚则迫血妄行,而致各种出血;邪入于血分,可聚于局部,腐蚀血肉发为痈肿疮疡。"大热不止,热胜则肉腐,肉腐则为脓,故名曰痈。"(《黄帝内经》)临床辨证,即以疮疡局部红肿高突灼热者,为属阳属火。

2. 燥湿交混,胶凝成癌

(1)燥湿交混的形成及其致癌机制:

《黄帝内经》:"饮入于胃,游溢精气,上输于脾,脾气散精,上归于肺,通调水道,下输膀胱,水精四布,五经并行,合于四时五脏阴阳,揆度以为常也。"由此可见,脾主转输津液、运化水湿,具有吸收、输布水液之功,而肺主宣发肃降、通调水道,乃水之上源,故人之津液转输布散必依肺脾健运方能正常。燥邪内犯,而致肺失清肃,津液代谢障碍,再加上北疆燥而兼寒,多食肥甘厚味、饮酒以增加热量,而至脾胃运化功能受损,脾失健运,津液输布障碍,则聚而生湿生痰成饮。燥与湿相混就如同水与泥沙相混胶凝在一起,阻止体内津液输布,从而影响脏腑功能,阻碍血液运行,日久成块而致淤积形成,临床上对导致肺癌、脑胶质瘤、肠癌、膀胱癌、肾癌、输尿管癌、宫颈癌、卵巢癌、前列腺癌、胰腺癌、胆囊癌的形成有一定的影响。

(2)燥湿交混,胶凝成癌的症状特点:

《金匮要略》:"寸口脉数,其人咳,目中反有浊唾涎沫者何? 师曰:为肺痿之病。若口中辟辟燥,咳即胸中隐隐痛,脉反滑数,此为肺痈,咳唾脓血。脉数虚者为肺痿,数实者为肺痈。"提示在肺癌患者中,一方面痰浊上泛、痰中带血、胸闷胸痛且往往胸腔积液,舌苔厚腻或为花剥;阴虚燥热、口干咽燥、声音嘶哑、舌红少津。食管癌则往往食道乃至胃肠津亏血燥,哽咽难咽,甚至胸骨后干痛、口干唇燥、大便干如羊屎、一周甚至半个月大便一次、舌暗乏津。另一方面痰浊白沫上泛,胸脘憋闷,舌苔厚腻。而正是由于气血津液不能循经运行供养全身才导致津液上泛为痰。明方隅《医林绳墨》之所以把"凡见粪如羊屎,有颗粒者,或见口中白沫,不时吐出者",作为食管癌预后极差的重要指标,就是因为这两个指标的出现,标志着食管癌患者燥湿交混的程度特甚,很难治疗。肝癌、胆囊癌等导致的恶性腹水,一方面利水效果太差,需要加大剂量;另一方面利水药容易伤阴,又不能大量应用,患者面色黑青、形体消瘦、唇舌色暗、舌上少津、裂纹深陷,甚至舌红光如镜面、如猪腰,这是燥湿交混的晚期阶段,肝肾枯竭的危重局面。在脑胶质瘤、肠癌、膀胱癌、肾癌、输尿管癌、宫颈癌、卵巢癌等恶性肿瘤中,燥湿交混导致的临床表现往往是复杂的、多样的,而且不是一成不变的。有的症状以湿痰为主,舌脉上却以阴虚津亏为主,也有的正好相反。此外,燥湿交混,易阻遏气机,损伤阳气:湿滞脏腑经络,阻遏气机,升降失常,常可见胸闷脘痞、小便短涩、大便不爽;湿留体内,常先困脾,致使脾阳不振,运化无权,水湿停聚,则可见腹泻、尿少、水肿、腹水等症。

3. 燥瘀互结,成积生癌

(1)燥瘀互结的形成及其致癌机制:

肺气以肃降为顺,肝气以升为宜,肺藏于右,肝藏于左,肺主肃降,肝主升发,肝气从左升发,肺气由右肃降,肝升肺降,升降协调,对全身气机的调畅、气血的调和起着重要的作用,古人称为"龙虎回环"。肺气充足,肃降正常,有利于肝气的升发;肝气疏泄,升发调达,有利于肺气的肃降,肺降与肝升,相互制约,又相互为用,才能保证全身的气机正常运行。而病理状态下,肺肝病变可相互影响。燥邪犯肺,肺失清肃,肺气膹郁,宣降失司,而致气机不畅,肺气升降失司,肝气不升而致郁结,则气滞血瘀,亦可致津液输布不利,瘀血内阻与燥邪互结,气机不畅而新血不生,久之聚积成块而致肿瘤发生。

(2)燥瘀互结,成积生癌的症状特点:

燥瘀互结,极易阻遏气机的运行,瘀血为有形之邪,易阻滞气机,气机郁滞又进一步加重瘀血,从而形成气滞与血瘀相互影响的恶性循环,瘀血停留于脉内或脉外,可致局部或全身的血液运行失常。燥瘀互结多伴有热症,有面红耳赤、舌色红绛等。若瘀血在心,可见心悸气短、胸闷心痛,甚则唇舌青紫、汗出肢冷;瘀血在肺,则宣降失调,可见胸痛、气促、咯血;瘀阻于肝,可见胁肋刺痛、腹胀纳呆、渐成癥积肿块;瘀阻胞宫,经行不畅,可见痛经、闭经、经色紫暗有块,或崩漏下血;瘀阻于肢体肌肤,可见肿痛青紫;瘀阻于脑,脑络不通,可致头痛、头晕;瘀血阻滞于经脉,气血运行不利,形体官窍脉络瘀阻,可见口唇、爪甲青紫,皮肤瘀斑,舌有瘀点、瘀斑等。而其在肿瘤患者中,最易表现为疼痛,加重癌痛的等级,一般表现为刺痛、部位固定、拒按、昼轻夜重,在体表可见局部青紫,肿胀隆起;在体腔内则可扪及质硬、坚固不移的肿块。或临床出血,一般出血量少而不畅,血色紫暗,或夹有血块。脉象多表现为涩或结代。

综上所述,西北地区正是由于其特殊的地理环境与气候,结合周铭心教授提出的西北多燥学说,其影响着新疆较多多发疾病的发病和病变过程,成为多种疾病的诱因和临床表现之一,也为研究新疆地域肿瘤疾病的病因病机研究提供线索,为肿瘤疾病相关多发症状提供地域治疗及预防依据。临床中经过多年对肿瘤患者的诊治,以及对西北燥证学说的研究,验证了西北燥证对新疆地域疾病肿瘤的发生、发展也有着一定的联系,并形成了独特的西北燥证致癌论的思想,其病因病机及相关临床症状,在临床治疗中息息相关。此理论的构建,对新疆地域疾病肿瘤的预防及治疗提供依据及思路,为指导临床中药的治疗提供一定的方向,也能改善肿瘤相关症状的治疗及护理,并结合新疆地域特色,为肿瘤患者制订燥证病因防护方案,综合指导相关肿瘤的病因病机、临证特点、治则治法、选方用药,并为研制开发中药及保健饮食,以适应当前卫生保健的需要提供条件,更好地服务于肿瘤患者。

2.8 西北燥证肿瘤治疗思路探索

西北燥证与肿瘤无论是从病因病机,还是中医对肿瘤患者治疗疗效的影响上都有着密切的联系。因此,从西北燥证角度对西北地区肿瘤疾病的治疗方面也有着重要的诊疗思路,结合周铭心教授西北燥证诊治研究,探索西北燥证诊疗思路也有着非常重要的意义。笔者结合周铭心教授西北燥证思路并进行探索与创新,现将西北燥证肿瘤诊疗思路探索论述如下。其延续西北燥证基本治法,即用于治疗单元证候或简单组合证候的治法。所谓单元证候,是指单一病机所呈现的证候,而简单组合证候则是由少数几个单一病机所呈现的组合证候。例如,气虚、阴虚、气滞、血瘀等属单元证候,而气阴两虚、气滞血瘀等则为简单组合证候,与之相对应的补气、养阴、行气、活血,以及益气养阴、行气活血等治法便为基本治法。如果临床遇到单元证候或简单组合证候,自然可以根据基本治法选择相应方药治疗。只是临床中遇见最多者是复杂证候,即由多个单元证候或简单组合证候共同组成的证候。当此之时,就应斟酌论治,拟定多种基本治法构成适宜于该复杂证候的复合治法,选择与各基本治法相应的方药合为复方加以治疗。西北燥证及其主兼各证均为复杂证候,其治疗方法也相当繁复,内中涉及多种基本治法。所以,在讨论西北燥证治疗时,首先将各种基本治法加以分析。兹以外因与内因两类施治单元分别介绍。

2.8.1　外因施治

治疗西北燥证,当以治燥为首务,而兼以治火、治风、治寒。概括治燥大则,不外三条:其一,燥之初袭,宜御宜发;其二,燥之已侵,宜散宜宣;其三,燥之所伤,宜润宜滋。

1. 治燥

燥气气化分析为八种属性,即干燥、清冷、收敛、滞涩、外坚、急切、肃杀、皱揭,此八性可以作为治燥立法选药的根据。《黄帝内经》提示的治燥方法为"燥者濡之""结者散之";而用药性味组合原则是"燥淫于内,治以苦温,佐以甘辛,以苦下之""燥淫所胜,平以苦温,佐以酸辛,以苦下之"。其中濡之、散之为治燥方略,濡之专以应对燥之主要特性干燥,亦可应对滞涩与皱揭,而散之则可应对收敛、涩滞、外坚、皱揭。用药五味能散之者乃辛味,能濡之者则为甘、酸二味。至于苦味,王冰释为"下谓利之,使不得燥结也"(王冰《补注黄帝内经素问》),其实苦味是针对燥伤肺而设,因"肺苦气上逆,急食苦以泄之"。燥气八性中之急切,甘味药可以应对,而其清冷、肃杀二性,则由温性药应对。

2. 治火

治火与治热大同而小异,所同者,均见热象,俱伤津液;所异者,火易结、易灼、易急、易燥、易致疮疡。《黄帝内经》之"热者寒之""结者散之""急者缓之""燥者濡之"无非治火法则。

3. 治风

风性善行易动,走窜泄越,故治风当逆其性而逐之防之,制其动,应其变。《黄帝内经》之"风淫于内,治以辛凉,佐以苦,以甘缓之,以辛散之"与"风淫所胜,平以辛凉,佐以苦甘,以甘缓之,以酸泻之"等论述,可作为选择用药参考。

4. 治寒

寒性清冷凝滞,拘急收引,易伤阳气,故治寒宜施温热以祛之,壮阳以防之,并宜散之、缓之、弛之。《黄帝内经》之"寒淫于内,治以甘热,佐以苦辛,以咸泻之,以辛润之,以苦坚之"与"寒淫所胜,平以辛热,佐以甘苦,以咸泻之"等药物性味运用原则,可供参考。

2.8.2　内因施治

西北燥证虽以感受外邪为主要病因,而人体防护失宜、饮食偏嗜、体质异禀等亦为不可忽视的因素。居住条件不能抵御干燥环境,饮食习惯偏颇,与干燥环境不相适应,此两者属于预防西北燥证的根据;而体质对干燥环境敏感,则是西北燥证发生的内因,应当作为内因施治的目标。"邪之所凑,其气必虚",凡罹患西北燥证之人,必然有体质的变异失常,导致对干燥环境敏感,即对以燥为主的自然环境致病邪气反应太过,这种不正常的机体状态,又称作"燥敏状态"。人体燥敏状态大致可分为营卫不和、宗气郁滞、肺失宣肃、肝失敷和、津液不足、阴血匮乏、血瘀气壅、痰结湿阻等类型,而与之对应的治法方药可以作为内因施治单元。

1. 调营卫

调营卫为营卫不和而设。在西北燥证罹患者所见营卫不和中,其卫气失常在于合而少开,营气失常责之润养不及,故燥邪夹风火或风寒外袭,易于罹患西北燥证,主要表现为肌肤皮毛病症。故其治疗应当以调营达卫布津为法。

2. 助宗气

宗阳外司呼吸而通气于天,中受水谷而取气于地,内贯心脉为人神机关;宗阳一有郁滞,则内外失和,天地之气不得贯通,心肺两伤,斯时易感燥火等邪。故欲免受外邪之侵,当立畅疏胸膛、振奋宗气之法,启天气于肺系,引中气于脾胃,和血分于心营,使宗气充而顺,谓之"排阙宗阳"治法。

3. 理肺气

燥易伤肺,言燥邪袭人,肺家首当其冲;而遇肺气本违于和,宣肃失宜之际,则更易遭受邪害,发为西北燥证。故理肺实为治疗西北燥证要务,而理肺治法,必以顺其性为本,或用宣达开启,或用肃清降抑,均属常设方略。

4. 养胃气

燥邪伤人,以津液耗夺为最,而津液所主者,肺与胃尔;胃喜润而恶燥,尤畏燥邪侵犯,是以养胃气即所以御燥邪,治燥证莫外乎和中焦。然治燥而养胃之法,非只滋阴生津一途,若降之、承之、行之、益之,皆所宜用,故统称调适胃气。

5. 和肝家

肝藏血,营血相通而生于津液,血虚营弱,或津液不足者,易感燥邪,故肝阴血虚,最能致燥,而肝火、肝阳之亢亦常引发燥证。所以,调理肝家,有助于防治西北燥证,而调肝之法,或滋阴,或养血,或和其气,或潜其阳,均能治燥防燥。其中滋阴与养血将另辟滋阴血治法,此处只置调治肝气为基本治法。《黄帝内经》言肝木之平气为敷和,其太过者为发生,不及者为委和。故调治肝气之根本,乃使其气无太过亦无不及,令发生者屈之,委和者伸之,终至敷和。然则敷和即调肝气之基本治法,其下可分出疏和、平和、潜和、抑和、化合、柔和、清和、利和等法。

6. 养心阴

大凡阴虚,均能致燥,心阴虚者如此,其他脏之阴虚者亦无不如此。肺、肝、肾及脾胃之阴虚,将置于滋阴养血之中论治,此处独将养心阴立法者,盖以心烦、不寐为西北燥证特征症状,其病机当责心阴不足,心神失养,故心阴亏虚实为燥敏状态之特殊证候,不可不专设治法。

7. 生津液

津少液亏,最是燥敏状态之特征证候。津液匮乏,有在肺者,有在胃者,亦有在脾者;或有称作心液、肾液伤损,而只云液却不谓津;然从不见言肝津肝液不足者,后人不便妄作增减。所以,此处所谓生津液者,盖指肺胃,兼及心脾,或稍及肾,却与肝经无涉。

8. 滋阴血

津液之于阴血,相互滋生,通盈亏而共虚实,却有浅深之别。津液多在气分,阴血只处阴分,故其伤损也自有先后,多见津液先伤,然后累及阴血。阴血亏虚亦属燥敏状态之一,因而滋阴养血乃西北燥证内因调治之基本治法。

9. 解壅滞

西北燥证内证中,本有壅滞燥证之辨,其病机为寒凝、血瘀、湿阻、痰结等内生有形之邪,壅滞气机,产生"类燥",致使津液不布,遂成燥证。其寒凝之治,已见于治寒法中,湿阻、痰结另立治法,此处所称解壅滞者,专指化瘀活血而言。瘀血在则燥结遂生,血瘀解则燥证可除,是则此非治燥正剂。

10. 除痰湿

除痰湿治法乃为湿痰内结而设。湿之与燥,本相斥反,而恰于西北燥证中同时见之。盖虽燥湿同见,却不同位,即外燥内湿。其病机为燥邪外结,营卫气滞,津液阻滞,不得宣化,蕴积而成内湿之候。反之,有内湿之人,其气血运行不畅,营卫易于窒碍,亦常感受燥邪侵害。故湿痰内结亦为燥敏状态,而疏化痰湿便是西北燥证基本治法之一。

2.8.3　辨证施治

1. 即时即证施治

即时即证施治是最常用的论治策略。临床中接诊病人,当时辨为何证,便针对此证确立治法,选定方药,即时实施治疗,便是即时即证施治。这一论治策略的特点是,见一病治一病,见一证治一证;见多病治多病,见多证治多证;见何病证治何病证,治法与病证一一对应,只要辨病辨证结果已定,就采取与之相应的治法施加即时治疗,无须他顾。对于西北燥证肿瘤疾病患者,诊断属于西北燥证,可采取西北燥证内外分证论治或主兼分证论治的方法治疗。例如,辨证为主证肺卫孔窍皮肤燥证而不兼其他证候,则当采取宣卫利窍、调营润燥法,疏以主证基本方药桑叶、薄荷、麦冬、白芷、桔梗、五味子、白芥子、蝉蜕、沙参、玄参等治疗;如果辨证为主证兼有脾胃蕴湿证,则治法再加健脾化湿、和中醒胃,而以主证基本方药与兼证五方药的主要部分相合开具桑叶、薄荷、麦冬、白芷、桔梗、五味子、苍术、白术、茯苓、白豆蔻、砂仁、藿香等药治疗。

若遇西北燥证罹患者兼患相关性疾病,则可依据病证相兼治法,采取相应方药施治。例如,患者属肺卫孔窍皮肤燥证而兼患皮肤瘙痒症,则当确立宣达润燥、兼治其病的治法,施用证治主方桑叶、薄荷、麦冬、白芷、桔梗、五味子,加首选药浮萍、白鲜皮、地肤子、荆芥、蝉蜕化裁治疗;如果患者属慢性咽炎携有心肾阴虚证,则当确立清热散结、养阴润燥治法,施用治病主方玄参、麦冬、半夏、桔梗、蝉蜕、黄芩合以治燥辅方生地黄、五味子、知母、地骨皮、合欢皮化裁治疗。

2. 斟酌病证权衡论治

《黄帝内经》:"病之中外何如?岐伯曰:从内之外者,调其内;从外之内者,治其外;从内之外而盛于外者,先调其内而后治其外;从外之内而盛于内者,先治其外而后调其内;中外不相及,则治主病。"这是以疾病病变部位为例,说明辨证论治过程中,不但要识别证候的内外、主次、先后,更要提炼论治功夫,不能见一证治一证,见两证治两证,而是要斟酌病证情势和趋向,采取先治后治、治此治彼以及有所治有所不治的策略,权衡变化地施以治疗。在许多情况下,如病人同时患有多种疾病、多种证候,即时即证施治难以进行,便当斟酌病情证情,采取权衡论治策略。所谓权衡论治,是指治非即时或非全即时,或治非即证或非全即证之论治策略,包括主次论治、先后论治、偏全论治和正旁论治等。

(1)主次论治:

当遇病人罹患两种西北燥证证候,或同时患有两种西北燥证相关性疾病,用前述诊断和辨证方法尚不能分辨伯仲,很难对全部病证加以即时即证治疗,此时便根据医家自身经验,斟酌何病何证为主,何病何证为次,采取以主要病证为主、次要病证为辅的治法方药施以治疗。例如,病人罹患肺心脾风火燥证和心肾阴虚证,两证证情轻重相当,经分析,前者较后者容易见效,应当作为首要治疗对象,故宜采取肃肺清火、疏风润燥为主,养心交肾、滋阴润燥为辅的治法,用黄芩、黄连、金银花、白鲜皮、桑白皮、防风和麦冬、生地黄、五味子、西洋参组方施治。

(2)先后论治:

与上述情况相仿,当遇病人罹患两种西北燥证证候,或同时患有两种西北燥证相关性疾病,诊断和辨证尚难分辨轻重次第,不便对全部病证加以即时即证治疗,此时需要医家根据经验,斟酌病证之情,判断何病何证较急,何病何证较缓,采取急者先治、缓者后治的原则选取治法,组织相应方药施以治。

(3)偏全论治:

当遇病人罹患两种以上西北燥证证候,或同时患有两种以上西北燥证相关性疾病,诊断和辨证尚难分辨主次轻重关系,即时即证治疗不能实施,此时需要医家根据经验,对病情和证情作出标本缓急主次的综合判断,然后进行权衡取舍,取急而为主者为目标,选择治法、组织方药先行进行治疗,却将缓而为次者舍去不治,或留待以后相机施治。例如,病人同时患有失眠、便秘、哮喘等多种西北燥证相关性疾病,辨证又见肺心脾风火燥证、肝肾精血不足证、脾胃阴虚证等多种证候,难以病病兼顾、证证俱治。依据《黄帝内经》标本论治原则,有"小大不利治其标,小大利治其本"之训,明示诸病兼见二便不利者先通二便,今病人大便秘结,应当优先考虑治疗。同时,三类燥证中以脾胃阴虚与便秘关系最近,故立定承气润肠、增液滋燥之法,取便秘主方与治脾胃阴虚证辅方组方,用熟大黄、厚朴、黑芝麻、肉苁蓉、当归、何首乌、石斛、麦冬、沙参、柏子仁、枳壳等药施以治疗,其他病证则舍去勿论。

(4)正旁论治:

正旁论治,是指如何运用正治法和旁治法的论治策略。旁治既不同于正治的逆证而治,也不同于反治的从证而治,而是"旁敲侧击",采取与证呈间接关系的治法施治。证是由证位、证性和证时三要素确定的。证位即病证的病机部位,用以指示证候发生处所在脏在腑在某经络等;证性即证的病机属性,用以判别证候之属寒属热属虚属实等;证时即证的病机时间,用以说明证的时态相位之当春当夏及昼夜晨昏等。证分解为三要素之后,治法也随之可从三方面认识其特点,对于正治,其特点是当位、逆性、即时而治;反治为当位、从性、即时而治;对旁治而言,则属旁位、旁性、旁时而治。旁治法的运用时机有五:①正治不宜,姑施旁治;②正治未应,改从旁治;③正治不逮,求之旁治;④正治之末,继以旁治;⑤料证将发,先行旁治。因此,在西北燥证治疗中,应当灵活运用正治与旁治。例如,病人多,病情复杂,西北燥证见证繁复,首先采取正治法即时即证治疗,其多效果不大,甚至出现了副作用。想前贤有"诸病不愈,必寻到脾胃之中,方无一失""治病不愈,寻到脾而愈者甚多"(《慎斋遗书》)等论述,此时正可仿效斯论,改弦易辙,从旁论治,舍却诸法,只取治脾调中。

2.8.4 治法思路

1. 壮水固肺金

燥邪犯肺而夹火,特别是南疆肺癌患者更加燥而兼火,燥性干涩且易伤肺,火热更易伤津耗气,日久燥火相攻,积毒致癌。根据"阴阳互资,金水相生"之理论,其肾阴为诸阴之本,肾阴充盛,上资于肺,源源不断补充肺阴,其燥火自灭,故临床上多遣方百合固金汤合左归饮加减以壮水养阴、润肺止咳。

2. 培土养五脏

《黄帝内经》:"脾为孤脏,中央土以灌四傍。"脾的功能正常,才能保证五脏六腑的气血津液正常运行,燥邪内犯而夹湿,特别是北疆肺癌患者由于燥而兼寒,饮食肥甘厚味、饮酒较多,致使脾胃运化功能受损,聚而为痰湿,久之燥湿交混,胶凝成癌。患者多表现为咳嗽、痰多而黏稠或喉中哮鸣、喘息胸痛、神疲乏力、眼睑浮肿、腹胀纳呆、大便黏滞、舌质淡胖或有齿痕、苔厚腻、脉濡缓或滑。根据"肺为贮痰之器,脾为生痰之源"之说,且子病犯母、母病及子之理论,培土生金,从而保证肺脾两脏相互为用,促使体内津液正常输布与排泄,健脾以化湿,消痰理气,肿块以分解。故临床上多遣方参苓白术散合二陈汤加减以培土生金、燥湿化痰。

3. 化瘀清内积

肺气以肃降为顺,肝气以升为宜,燥邪犯肺,肺气膹郁,升降失调,气机紊乱,久之血行不畅,则气滞血瘀,或素体血瘀体质,血行不畅,瘀血内阻与燥邪互结,久之堆积生癌。患者多表现为咳嗽、低热、胸痛、精神差、情绪低落、颜面晦暗无华,或见肌肤甲错、食欲欠佳、口干乏力、舌质偏暗或有瘀斑、苔白或剥落、脉弦涩。根据"气为血之帅,血为气之母"之理,且根据《血证论》之"运血者,即是气"之说,说明气机调畅,气行则血行,血液的正常运行才能得以保证,反之气机不畅,则血液运行不畅,而致血瘀病变。故临床上多遣方膈下逐瘀汤加减以理气化痰、祛瘀蠲毒。

4. 通便畅肺气

"肺与大肠相表里"始见于《黄帝内经》,记载"肺合大肠,大肠者,传道之府""肺合大肠,大肠者,皮其应";肺气清肃下降,气机调畅,并布散津液,促进大肠的传导;大肠传导正常,糟粕下行,亦有利于肺气的肃降。临床中张师根据患者便秘及肺部症状,慎审其因,详辨其病,权衡主次,灵活变通遣方。若燥而兼火,而至阴津不足,肠失濡润,多遣方增液汤加减治疗;若热势较盛,或痞满,或燥实坚者,可选调胃承气汤、小承气汤、大承气汤对症施治;若兼气滞者,则以行气导滞之法,方以六磨汤加减;若兼有血瘀,则以养血润燥为主,临床多用当归、肉苁蓉、桃仁、红花之品。同时,根据《金匮要略》"直肠结,即燥屎巨硬,结在肛门,难出之燥也,从导法治之"的思路,便难者,可加火麻仁、柏子仁、郁李仁、黑芝麻、杏仁、蜂蜜等润肠之品。对于难治性便秘患者,可采用灌肠法而保持大便通畅。大便得畅,肺气宣发肃降功能得以正常,咳嗽、气喘等症自解。

5. 引经载药以靶向

靶向治疗,是在细胞分子水平上,针对已经明确的致癌位点的治疗方法,是针对癌细胞的治疗。其实中医引经佐使,可与当代"靶向治疗"相参阅。清吴鞠通《医医病书》:"药之有引经,如人之不识路径者用向导也。"这与西医的靶向治疗有异曲同工之妙。引经药是指能导引诸药直达病所,增强疗效的药物,亦可理解为对机体某一部位有特殊作用的药物,这也是有别于西医用药的观点。清著名医家尤在泾说:"药无引使,则不通病所。"而张元素在《洁古珍珠囊》中明确提出药物引经报使的部位,认为取各药性之成长,使之各归其经,则力专效宏,病有病所,药有药位,因此辨证上加入引经药可以提高疗效。故在临床上治疗肿瘤多通过引经药,使其他药物也到达病处。例如,在治疗肺癌患者燥兼火时则常加入"桑白皮、麦冬、百合、五味子、蜂房"以引入肺经达到润肺平喘的效果;在治疗燥兼湿的肺癌患者时多加入"桔梗、鱼腥草、瓜蒌、浙贝母"等引入肺经的药物,且桔梗更具有载药上行的作用,正如《本草求真》有云"桔梗系开提肺气之品,可为诸药舟楫,载之上浮",通过其归入肺经而使祛痰止咳效果更佳;治疗燥兼瘀的患者时多加入一些引入肝经的药物,如"八月札、猫爪草、柴胡、川芎"等引入肝经的药物,以达到疏肝解郁理气活血。

6. 临床辨证重苔象

根据新疆地区独特的地理环境及气候特点,且西北燥证是新疆多发疾病的重要诱发因素和临床伴随症状、体征,而燥邪犯肺易伤津耗液,其表现特点极易在舌苔上反应,舌苔干燥,望之干枯,扪之无津,甚者干裂者,为燥苔;苔质颗粒粗糙如砂石,扪之糙手,为之糙苔。因此,舌苔的变化易反映出体内津液的变化及津伤程度。燥兼火者,患者舌苔多出现舌苔少或有裂纹,燥火伤津耗液,导致肺肾阴虚,而至舌质偏红或红绛,故当以滋养肺肾,壮水固肺金;燥兼湿者,舌苔多出现白腻而燥,甚或厚腻,或有花剥苔,临床遣药应以固护脾胃运化功能,以达到培土生金的目的;燥兼瘀者,舌苔多出现干燥无津,而舌质色暗,或舌下络脉青紫或紫黑,其多为瘀血内阻而致津液输布障碍不能上承舌面而致。故观其舌苔可查感邪之性质、津液之亏盈以及疾病之变化,为临床辨证遣方用药提供依据。

7. 西为中用,未病先防

随着科学的发展,越来越先进的检查设备,其对肺癌的筛查指标也越来越多,诸如肿瘤标志物等,以及电子计算机断层扫描(computed tomography,CT)、磁共振成像(magnetic resonance imaging,MRI)检查等,能尽早地发现肿瘤的萌动。较多患者在体检时发现一些相关肿瘤标志物的升高,但相关脏器无明显病变,或发现异常结节,但综合判断或者无法判断其良恶性时,应嘱患者定期复查,关注其相关指标的动态变化,西为中用,未病先防。正常人体内肿瘤标志物应处于正常水平,其升高者,乃阴阳失衡偏于一侧,正如《黄帝内经》:"阴平阳秘,精神乃治。"故笔者根据"热者寒之,寒者热之。虚则补之,实则泄之"以及"木得金而伐,火得水而灭,土得木而达,金得火而缺,水得土而绝,万物尽然,不可胜竭"的理论,临床辨证调整机体阴阳,从而达到阴平阳秘,使肿瘤标志物恢复正常。

西北燥证肿瘤治疗思路的总结与发展,为西北地区肿瘤及其肿瘤相关症状的治疗带来一些独特的理论与经验,其学术风格突出,独具特色,仍需要我们不断地学习、总结,并将其发扬光大。

第3章 中医肿瘤治未病思想

20 世纪下半叶,随着社会经济的发展,人民生活水平的提高,医疗卫生服务的改善,科学技术的进步,居民期望寿命的增加,人类疾病模式发生了很大的改变,过去危害人类生命最严重的传染病、营养不良性疾病得到较有效控制,尽管当下"新型冠状病毒肺炎""埃博拉病毒"等有所传播,但癌症、心脑血管病、糖尿病等慢性非传染性疾病日渐增多。健康问题已成为关系每个人切身利益及千家万户安康幸福的重大民生问题,《"健康中国 2030"规划纲要》将推进"健康中国"建设提到前所未有高度。2019 年 7 月,《健康中国行动(2019—2030年)》围绕疾病预防和健康促进两大核心,开展 15 个重大专项行动,促进"以治病为中心"向"以人民健康为中心"转变,努力使人民群众不生病、少生病。

尽管现代肿瘤学在临床基础尤其是在预防肿瘤学上建树颇多,癌症人群分布规律和时间变动趋势已逐步掌握,造成癌症发生和流行的危险因素和潜在的社会因素已初步确定;癌症的遗传、表观遗传、环境致癌机制逐渐明确;循证三级预防以及控制策略和措施日趋成熟,综合癌症预防和控制行动计划的制定和推广取得了巨大进展。但是中医"治未病"思想体系与预防肿瘤学依然有很大差异,中医在治未病中的主导作用、在重大疾病治疗中的协同作用、在疾病康复中的核心作用一起列为中医三大作用。

3.1 中医治未病的思想内涵

治未病首次语出《黄帝内经》:"圣人不治已病治未病,不治已乱治未乱,此之谓也。"

3.1.1 健　康

1982 年 WHO 对健康的定义,在人的心理、生理、社会的三要素中加进了"道德健康",形成了人的生理、心理、道德和人与社会、人与环境相适应的整体观念。健康新概念中的人,已经不仅仅是生物意义上的人,而是社会的人了。

中医健康的内涵:健,最早指形体健壮、强盛;康,指心态坦荡、宁静,即身心两方面康宁。健康是人体形神的统一,人体的生命活动与社会、自然环境维持在一种动态的相对平衡的状态中,健康是动态的、可调的,本质是人与自然、心与身、气与血的和谐。《黄帝内经》提出一个"和"字,"血和""卫气和""志意和""寒温和",一是人体功能活动正常以血气运行和畅为标志;二是人的精神活动正常,即"志意和";三是机体能适应外界的环境,即"寒温和"。一个"和"字充分凸显了中国传统文化的深刻、丰富和积淀。

3.1.2 疾 病

病就是疾病的简称。《说文解字》:"疾者病也,病,疾加也。"《康熙字典》:"疾,一日急也。"这可以释为:病是比较慢、比较重,疾是相对急、不重的,合称疾病。治未病的病,代表了一切机体失常的状态。对医学理解和要求,大多体现在对治"病"、对机体异常状态的治疗的需求上。21世纪,预防关口前移,WHO预防策略为"少发易治",医学不仅是关于疾病的科学,更是关于健康的科学,预防、治未病、追求健康成为医者新时代的新担当。

3.1.3 未 病

第一是无病,"五脏元真通畅,人即安和"(语出张仲景),要求气的充实;"正气存内,邪不可干",更要求气的顺畅,即五脏气的升降出入通畅。

第二是未成之病,机体已有不适感存在,但并没有形成病态。

第三是未发之病,即"欲病"。扁鹊见齐桓公提出"君有疾在腠理,不治将恐深",疾病已存在,当事人不知觉,医者已看出异常,即"未发之病"。

第四是未传之病,已经生病了,预测到疾病可能的发展方向,以防其进展。《金匮要略》:"夫治未病者,见肝之病,知肝传脾,当先实脾……中工不晓相传,见肝之病,不解实脾,惟治肝也。"

第五是未复治病,反复发作如哮喘、情志类疾病,"瘥后防复",防止复发。

综上所述,"未病"包含无病状态、未成之病、病而未发、病而未传、愈治未发五层含义,包括了从无病到已病,从未形成到已形成,从非器质转成器质病变的阶段和过程,未病是已病的基础,已病是未病由量变到质变的结果。当前,关于未病病症命名,一般欲病阶段疾病尚未形成,以症状、感觉、病位等命名为主,如脘腹胀满、头重胀;已病、瘥后阶段以西医学现有病名命名为主,具体诊疗多采用中医辨证分型进行调治。

3.1.4 治未病之"治"

深层次理解"治",涵盖了"养、调、防、治"四重境界。

"养"就是养生,养正气,保持正常的生长发育、功能状态。《黄帝内经》:"恬淡虚无,真气从之,精神内守,病安从来?""若人能养慎,不令邪风干忤经络,适中经络,未流传藏府,即医治之,四肢才觉重滞,即导引、吐纳、针灸、膏摩,勿令九窍闭塞;更能无犯王法、禽兽灾伤,房事勿令竭乏,服食节其冷、热、苦、酸、辛、甘,不遗形体有衰,病则无由入其腠理。"

"调"就是调理。调和阴阳、调畅情志,调节不合理生活、饮食、作息方式,使机体与自然界、社会达成和谐状态。

"防"即提前干预。防止疾病的发生、传变,是治未病的核心。

"治"即纠偏,达到新的平衡状态。举外感疾病例,《黄帝内经》:"邪风之至,疾如风雨。故善治者治皮毛,其次治肌肤,其次治筋脉,其次治六腑,其次治五脏,治五脏者,半生半死也。"当代三早策略即早发现、早诊断、早治疗,也是这个道理。

治未病,即以医学理论为指导,根据疾病发展规律,采取适当的"辨识、评估、干预"方法,将"养、调、防、治"手段相结合,对机体的正常或失衡状态进行综合治理,包括未病先防、将病防发、瘥后防复有机联系的三阶段。

在大健康时代开启之际,《"健康中国 2030"规划纲要》突出"大健康"的发展理念,确定了"以促进健康为中心"的"大健康观""大卫生观"。WHO 在《迎接 21 世纪的挑战》中指出,21 世纪的医学正在从"疾病医学"向"健康医学"发展,从重治疗向重预防发展;从生物治疗向身心综合治疗发展;从强调医生作用向重视患者的自我保健作用发展;医疗服务方面则从以疾病为中心向以患者为中心发展。治未病,作为一个既古老又新兴的学科,采用中医中药方法,对疾病的预防和已病防变方面将能发挥中国智慧、中国文化的优势。

3.2 中医治未病的源流发展

"治未病"是中医学的一大特色和优势,植根于中国传统文化,历经几千年发展,概括为萌芽、形成、发展、成熟四个阶段。

3.2.1 萌 芽

治未病的防患于未然的预防医学思想同阴阳五行学说一样,源于古代哲学思想。殷商《商书》:"惟事事,乃其有备,有备无患。"

春秋战国《管子》:"惟有道者,能备患于未形也,故祸不萌。"避祸防患观念影响到医学界,启发有病早发现、早治疗。在《史记》中,扁鹊对齐桓公望色诊病,反复叮嘱"君有疾在腠理,不治将深""君有疾在血脉,不治恐深""君有疾在肠胃间,不治将深"。《易经》:"既济:亨,小利贞,初吉终乱。"孔子解释"水在火上,既济。君子以思患而预防之"。防在于预,预在于思,目标在患。《道德经》:"以其病病,是以不病",害怕生病先作预防,避免病害。《淮南子》:"良医者,常治无病之病,故无病。圣人者,常治无患之患,故无患也。"综上所述,为治未病思想奠基。

3.2.2 形 成

《黄帝内经》的学术思想:①未病先防。"圣人不治已病治未病",顺应四时,形神共养。②治病萌芽。"病虽未发,见赤色者刺之,名曰治未病""上工救其萌芽……下工救其已成,救其已败"。③待衰而刺。"方其盛也,勿敢毁伤,刺其已衰,事必大昌。故曰:上工治未病,不治已病,此之谓也。"④既病防变。"五脏有病,各传其所胜。"

3.2.3 发 展

汉张仲景的贡献在于内养正气,外慎风邪,疾病可预防,无病重防;在"既病防变"上遵《难经》"夫治未病者,见肝之病,知肝传脾,当先实脾",创"四季脾旺不受邪,既勿补之",灵活处之;在"病后防复"上,伤寒新愈,若起居作劳,饮食不节,会发生劳复、食复,注意善后调理。

华佗创"五禽戏"强身健体,"调神气""慎酒色""节起居""省思虑""荣滋味"都是未病先防的创意。

葛洪倡"养生以不伤为本""夫善养生者,先除六害然后可延驻千百年",六害:一曰薄名利,二曰禁声色,三曰廉财物,四曰损滋味,五曰除佞妄,六曰去沮嫉,注重精神保健与心理卫生。

3.2.4 成 熟

唐孙思邈《备急千金要方》："上医医未病之病,中医医欲病之病,下医医已病之病。"疾病分为"未病""欲病""已病",医者"消未起之患,治未病之疾,医之于无事之前"。延年益寿与养生有关,"养生有五难:名利不去为一难,喜怒不除为二难,声色不去为三难,滋味不绝为四难,神虑精散为五难"。倡养生功法,食养疗疾;创"苏酒方",以"辟疫气"。

宋王执中用针灸强身健体,窦材肯定灸法为养生保健首选,张杲灸足三里防中风,钱乙重视健中气治未病;金李东垣重脾胃调养,朱丹溪强调独重阴精,刘完素倡"养、治、保、延"养生观,张从正倡养生"君子贵流不贵滞""无病不可药补"。

明清李梴强调治未病须精神内守,以理求静,寡欲养心;张景岳强调气血对健康的重要性;徐大椿"治病从浅";吴有性主张"逐邪宜早""下不厌迟";《张氏医通》发展了"冬病夏治"防病复发;叶天士强调"务在先安未受邪之地"。防变于先,吴鞠通的保津液、防伤阴是叶天士思想的发挥。

新中国成立后,预防为主是卫生工作的方针,国家疾病防控体系日趋完善,科技水平稳步提高,人民健康状况显著提升,工作生活环境明显改观,传染病与非传染病防治效果显著。21世纪,医学发展的趋势已由"以治病为目的的对高科技的无限追求"转向"预防疾病与损伤,维持和提高健康水平",给"治未病"的发展带来了新机遇。中医肿瘤治未病也已成为中医肿瘤的工作重心之一。

3.3 防治原则

中医治未病,创未病先防、欲病防发、已病防变、病后防复之策略,以病因预防为前提,以气血阴阳平衡为目的,以扶正祛邪为原则,以综合防治为手段,实现治未病的总目标。现阶段"治未病"坚持以下原则。

3.3.1 整体观念

整体观念是中医学最精华的部分之一,是关于人体自身、人与环境、人与社会之间统一性、联系性的认识,是中医治未病的根本立足点和出发点。

1. 天人合一

简而言之,古代医家通过长期的临床实践发现,人体的阴阳与自然界的阴阳,人体的五行生克与自然界的五行生克,人体的六气与自然界的六气,人体的昼夜变化和自然界的昼夜变化,人体的脏腑组织形式与自然界的组成形式等,都存在着一个极其相似的规律,所以他们常常利用这一规律去研究发现生理、病理,以及辨证论治中的问题。例如,李东垣通过土为万物之母的启发提出了脾胃学说;朱丹溪通过日月变化的研究,提出了"阴常不足,阳常有余"学说;张景岳通过太阳对植物生长发育影响的研究,提出了火为生命之本的学说。

古代医家在研究相似的规律时发现:人体的阴阳、五行、风寒暑湿燥火等与自然界的阴阳、五行、风寒暑湿燥火不但存在着一个相似的规律。而且存在着一个相似而相应的规律。例如,《黄帝内经》:"热则滋雨而在上,根茎少汁,人气在外,皮肤缓,腠理开,血气减,汗大泄,皮淖泽。寒则地冻水冰,人气在中,皮肤致,腠理闭,汗不出,血气强,肉坚涩。"所以古今一些著名医家在临床过程中都把掌握相似而相应的规律,顺应相似而相应的规律,作为进行辨证论治的重要内容,作为养生的重要法规,作为区别上工、中工、下工的重要标志。

2. 形神合一

人除了各脏腑统一、经络相关,更重要的还在于其形神统一,以此区别于动物。所谓"形",指形体,即肌肉、血脉、筋骨、脏腑等组织器官,是物质基础;所谓"神",指情志、意识、思维为特点的心理活动现象,以及生命活动的全部外在表现,是功能作用。两者的辩证关系是相互依存、相互影响、密不可分的整体。神本于形而生,依附于形而存,形为神之基,神为形之主。

形神统一的理论在防治疾病上则强调形神共养,即不仅要注意形体保养,而且要注意精神的摄养,使得形体健壮,精力充沛,两者相辅相成,相得益彰,从而身体和精神都得到均衡统一的发展。中医养生学的养生方法从本质上看,归纳起来,不外"养神"与"养形"两大部分,即所谓"守神全形"和"保形全神"。中医养生观是以"调神"为第一要义,养生必须充分重视"神"的调养。

守神全形和保形全神是在"形神合一"论推导下,对立统一规律在养生学中的运用,达到"形与神俱,而尽终其天年"。

3.3.2　四辨调治

辨证论治是中医学的基本特点之一,也是中医对疾病进行诊断、治疗有别于其他医学且最具特色的重要环节。由此也让许多人产生了一种误解,认为中医只讲"辨证",不讲"辨症"和"辨病",这实际上是不符合中医学发展客观情况的,是对中医学的片面理解。实际上,"辨症""辨病"同样也是"治未病"中不可或缺的重要原则,而且"治未病"还强调体质的概念,所以辨证、辨病、辨症、辨质为治未病的四大基本调治原则。

对于"治未病"而言,不管"未病"状态的西医学诊断能否成立,中医总能将四诊(望、闻、问、切)所收集的资料、症状和体征,通过分析、综合进行辨证,然后根据辨证的结果采取相应的调制方法。因此,中医能动态地研究"未病"状态的各个不同阶段,作为诊断并"对症下药"。

三辨论治前已述及,这里重点谈一下辨质。

辨质:"质"即体质,指机体在遗传背景条件下及后天环境影响因素下而呈现的状态信息。辨体质论治就是以不同体质类型为研究对象,对体质特征、发病倾向等加以辨识,并通过辨质用药达到改善体质偏颇、治疗疾病的目的。辨体质主要对阴虚之体、阳虚之体、气虚之体、痰湿之体等不同体质的区别,或补阴、温阳、益气、利湿等,以恢复其阴阳平衡。辨体质的优势是在注重调节人体整体功能的基础上,更加重视个体体质及个体之间的差异性,可从患者体质特征的基础上,寻找发病规律。

3.3.3　三因制宜

三因制宜,是因时制宜、因地制宜、因人制宜的统称,是指根据时间(时)、空间(地)、个体的特殊性(人)的差异,采用不同的治疗方法治疗疾病。由于疾病的发生、发展与转归,受到多方面因素的影响,如时令气候节律、地理环境差异,以及人的年龄、性别、体质的差异等,三因制宜强调治疗疾病不可孤立地看待病证,在临床辨证时,除应掌握疾病的一般规律外,还应知常达变,全面考虑时、地、人的特性和差异对疾病的影响,从而制订出最适宜的治疗方案,这也是治疗疾病所必须遵循的指导思想。

三因制宜前也已论及,这里重点谈一下因时制宜的顺应四时。

四时阴阳的生、长、化、收、藏规律是自然界的周期变化规律,对人体影响最为重要。阴阳的平衡是动态的平衡,首先体现在四时动态变化中的平衡,作为"天人合一"及"阴阳平衡"最重要的一环,是阴阳与人体相互关系的年节律。这是最主要的节律,也是对人体来说最重要的节律。因此,养生顺应四时就成为顺应自然的主要内容。

各季有鲜明的物候特点、气候变化规律,也是人比较容易认识与把握的规律,如春季阳气生发,风气当令,气候寒热多变,应适当增加活动,以助阳气生发,避免感受风邪;夏季阳气盛长,暑湿当令,应防止中暑、伤湿困阳,另外夏天阳气在外,纳食生冷过度极易伤阳;秋季阳气收敛,燥气当令,气温由热变凉,行收之道,阳气应当渐入于阴分之位,应防止温燥致阳气外越而不能收藏;冬季阳气潜藏,寒气当令,应适当减少户外活动,防止受寒和保暖过度而生病。

总而言之,人体顺应四时,就是要利用自然阴阳生、长、化、收、藏的规律,借力养生,使人身之阴阳变化顺势而为,主动契合自然界阴阳变化规律,内外阴阳协调,抗御外邪,防病延年。这就是处无为之事。

如果逆自然规律而行,长期生活起居不遵从自然规律,必然使阴阳失和,气血不调,"半百而衰",人体元气虚衰,抗邪能力下降,易罹患各种疾病。养生就是养成顺势而为,守四时之法,从阴阳之道的生活习惯。

3.3.4 综合防治

"未病"状态的产生与先天不足、劳逸失度、起居失常、饮食不当、情志不遂、居处不适、年老体弱等相关,历史上中医治疗已形成了多种有效的方法,综合运用,实现治未病的多种目标。

3.4 法术大观

3.4.1 内 治

清吴师机《理论骈文》:"外治之理,即内治之理;外治之药,即内治之药,所异者法耳。"内治此处暂且分内服法、食疗法、情志治疗。

1. 内服法

中药内服是一种或多种药物的配伍成方或加水煎煮,或浸酒炮制,或与食物同烹,或制成膏、丹、丸、散等剂型吞服,从而达到调治身体的治疗方法。《金匮要略》之"肝病实脾",温病"截断疗法"都体现已病防变。中医常用八种剂型,丸、散、膏、丹、汤、酒、露、锭之多数均可内服。

(1)汤剂。金元医家李东垣:"汤者,荡也,去大病用之。"汤剂是将中药饮片混合加水浸泡,再适当煎煮,去渣取汁而成的液体剂型。当代免煎剂正在满足科学、有效、安全、便捷性要素,将中药饮片原味提取有效成分,低温浓缩,瞬间干燥制成颗粒,真空包装供配方使用,保持了中医辨证论治之药,具中成药携带方便之美,顺应中医学术发展之势,满足人民群众提高生活品质之需。

(2)药茶。孙思邈《备急千金要方》有"竹茹芦根茶"等 10 首药茶方,用原植物的叶、花、实、根等切制净选后直接泡用,或取单味或小复方中药材为原料配用茶叶,采用不同工艺制成粗末茶、块状、袋泡等茶剂,以沸水冲泡或加水稍煎后饮用的一种中药传统剂型,是中医防病治疗、养生保健的一大特色。

(3)膏方。《五十二病方》记录膏方 30 余种,是在一味单方或大型复方汤剂的基础上,根据人们不同体质、不同临床表现而确立不同处方,经浓煎后掺入某些辅料而制成一种稠厚状半流质或冻状剂型,是一种具营养滋补和治疗预防等综合作用的中药内服制剂,具药物浓度高、体积小、药效稳定、服用方便、口感好,便于携带和长期服用等优点,适用于肿瘤等慢性病患者,少年助长发育,中青年增强体质,老年推迟衰老,在强身防病、疏解压力、改善睡眠都有应用。

(4)药酒。《千金翼方》载酒方 20 首,将药物按比例用白酒或黄酒浸泡,去渣取液供内服或外用。酒为"百药之长",性温,辛甘苦、活血通络、宣散药力、温暖肠胃、祛散风寒、振奋阳气、消肿止痛、消除疲劳、肿瘤疾病治疗、养生保健、病后滋养可用。

(5)丸剂。李东垣:"丸者,缓也,舒缓而治之也。"丸剂指将药物研细粉或提取物,加适宜的黏合剂制成圆形固体剂型。其吸收较慢,药效较持久,具节省药材、体积较小、便捷使用之特点。慢性、虚弱性疾病常用之。

(6)散剂。李东垣:"散者,散也,去急病用之。"散剂指将药物粉碎,混合均匀而制成的粉末状制剂,可内服和外用。

(7)丹剂。起源于道家炼丹术,主要是指用汞、铅、砷等多种重金属与其他药物混合后,经过升华炼制而成的剂型。目前使用较少,仅有以药品贵重或药效显著而著名的"丹",如至宝丹。

2. 食疗法

食疗法是在中医理论和烹饪、营养理论指导下,将食物和药物相配合而做成的美食,具有保养正气、抵御外邪、提高抗病能力的作用,尤以慢性虚损性疾病见长,在"治未病"不同阶段发挥着极其重要的作用。

3. 情志治疗

情志治疗是在中医理论指导下,通过颐养精神、调摄情志、改善意识思维状态等方法,保护并增强人的心理健康,达到形神统一,提高愉悦感受,防治疾病,促进疾病康复的传统养生手段。《周易》有"君子以思患而预防之"。

4. 情志相关病症的预防

①保持肝气条达舒畅,调摄情志,达到预防疾病发生的目的。《碣塘医话》:"肝为五脏之长。而属木,一有病则……易惊易怒,烦躁不寐……而一一皆系肝气之所变也。"②保持机体

阴阳平衡,个体对情志刺激的耐受力取决于性别、年龄、体质、性格、文化修养、勇怯、工作、生活环境、家庭社会关系等,调节人体内在阴阳偏性,是减少七情过激致病的重要条件。采取的相应措施,一是养性调神,心静神安;二是体魄锻炼。《吕氏春秋》:"形气亦然,行不动则精不流,精不流则气郁",形动神静,身心健康。

情志病证的治疗,心身兼治是中医特色。①心理治疗。中医情志相胜疗法,源自《黄帝内经》五行相克、五脏藏五志理论,五脏"肝、心、脾、肺、肾",五志"怒、喜、思、悲、恐",五行"木、火、土、金、水",木克土,土克水,水克火,火克金,金克木。因而恐胜喜,过喜则嬉笑不止或疯癫之症,治以让其产生恐惧心理而平;悲胜怒,怒则肢体拘急握持失常、高声呼吸,诱之以悲伤情绪,悲则气消而愈;怒胜思,过思神倦、胸闷、纳呆,激怒病人冲破郁思而治;喜胜忧,忧则肺气过耗,咳喘短气,意志消沉,神呆痴癫,破涕而喜之法治之;思胜恐,过度惊恐,惶不终日,神气涣散,意志不定,引导思考制约恐惧。上述也属于现代医学认知疗法的一部分。②认知疗法。一是开导劝慰,《黄帝内经》:"告之以其败,语之以其善,导之以其便,开之以其所苦,虽有无道之人,恶有不听者乎?"二是顺志从欲,人心私爱,必有所钟,一心钟爱之人,可以当药。③修身养性。修养身心,陶冶性情,适应社会,防范疾病;兴趣爱好,克服枯燥,益处多多。④暗示疗法。用语言、刺激物以含蓄、间接方式对病人的心理状况施加影响,诱导接受某种信念,重建自信或改变情绪、行为,朝特定的方式反应,迸发正能量。

3.4.2 外治

《黄帝内经》理论上创制了针、灸、熏、贴、蒸、洗、熨等外治方法。

1. 针灸

针灸是用毫针、艾条等工具加上一定操作法,通过经络、腧穴的传导,起到温阳祛寒、活血散瘀、疏通经络、拔引蓄毒、调和气血等作用,治疗多种疾病。针刺用于疼痛性病症、功能失调及某些急性病症,癌痛、癌性肠梗阻,化疗所致骨髓抑制、恶心、呕吐等。

灸法,《医学入门》有"药之不及,针之不到,必须灸之"。对癌性疼痛、肿瘤并发咳喘、胃痛、腰痛可以辨证使用。

2. 推拿

推拿又称按摩,医者以双手为工具,在患者体表施以特定手法,调和阴阳、行气活血、疏通经络,达到防病治病目的。注意恶性肿瘤的局部不宜推拿,其并发的呕吐、消化不良、便秘、失眠等均可用而改善症状,让病人获得舒适的感受。

3. 拔罐

拔罐指借助热力或其他方法排除罐内空气,产生负压,使罐具吸着于皮肤,造成瘀血现象,达到治病、防病目的,镇痛效果尤佳。

4. 刮痧

刮痧是以中医理论为指导,用特制的刮痧器具和相应的手法,蘸取一定的介质,在体表进行反复刮动、摩擦,使皮肤局部出现红色粟粒状,或暗红色出血点等"出痧"变化,达到活血透瘀作用。体内有恶性肿瘤的部位,应避开之,在周边刮拭。肿瘤并发的疼痛、发热、咳嗽、气喘、食欲不振等可以辨证施用。

5. 贴敷

贴敷是以中医理论为指导,应用中草药制剂,施于皮肤、孔窍、腧穴及病变局部的治法,用于疾病预防治疗。

(1)直接贴敷:生药捣泥,外敷于肌表等病变部位。适于体表肿瘤,癌痛、肿瘤的一些并发症及化疗药物对局部组织和血管的刺激。

(2)膏药外敷:薄贴法,薄贴又称硬膏,用膏药外贴穴位或患部以治疗疾病的方法,现已少用。软膏外敷:有油膏和水煎膏。油膏是将药物与油类基质如麻油、白矾、凡士林煎熬或捣匀成膏的制剂,用于病灶的凹陷褶缝处或大面积溃疡。水煎膏是将药物水煎后加入赋形剂而成。膏药用于体表肿瘤、癌性疼痛、恶性胸腹水等并发症,在肿瘤治疗的全过程均可配合使用。

(3)散剂外敷:将药物粉碎,均匀混合而制成干燥粉末制剂,加水、酒、醋、蜂蜜、猪胆汁、麻油调和,直接敷于皮肤局部。

(4)耳穴压丸:在耳穴表面贴敷压丸的一种简易疗法,如以王不留行子、白芥子、磁珠刺激穴位,安全无痛,无副作用。

6. 中药熏洗

中药熏洗是以中医药基本理论为指导,利用中药煎汤或煮沸之后产生的蒸汽在皮肤或患处进行熏蒸、淋洗的治疗方法,以药和热通过皮肤、黏膜作用于机体,祛邪止痛、疏通腠理、流畅气血、调和血脉,预防治疗疾病,如肛周病变、妇科肿瘤并发症。

(1)渍:能浸泡的病变部位浸于药液中。

(2)塌:不能浸泡的部位以药液浸泡纱布湿敷。元齐德之著《外科精义》专论。塌渍用于化疗引起的周围神经毒性、手足综合征、手术并发症如乳腺癌术后上肢水肿等。

(3)足浴:中药煎汤浸泡足部,通过对足部经络穴位的刺激,达到防病、治病目的的方法。《肘后备急方》有"足是人之根,足疗治全身"。

上述渍、塌、足浴均属中药重洗的组成部分。

7. 香薰

香薰是药物气味经皮肤、呼吸系统传达药用功效的疗法,具芳香辟秽、解表、化湿、温通开窍等作用,如新疆伊犁特产"薰衣草"系列产品。现代研究芳香气味兴奋神经系统,刺激鼻黏膜,分泌免疫球蛋白,调节免疫系统;促进消化腺分泌,增强食欲,用于缓解应激、镇静、缓解疼痛、消除疲劳、改善睡眠。

8. 灌肠

灌肠指用导管自肛门经直肠插入结肠灌注液体,在肠道内发挥作用,也可供给药物、营养、水分,治疗放射性肠炎、不完全肠梗阻等。张仲景《伤寒论》中用猪胆汁灌肠治便秘。

9. 其他

作用于各孔窍的塞法:药物制栓,塞于阴道、肛门,治疗阴道癌、宫颈癌、直肠癌等有局部病灶者;药捻法,将腐蚀药加赋形剂制成线香状药捻,插入细小的疮口中、瘘管、窦道等,引流祛腐,促进疮口愈合的方法,用于肿瘤术后并发瘘管或窦道者;含漱法,将药物煎汁让患者漱口,治疗口腔、咽喉肿瘤及并发症的方法。

用于肿瘤表面局部的腐蚀法、箍围消散法,用于肿瘤溃后余肿未消,截其余毒,也可消瘤祛腐生肌。

现代外治如雾化吸入,用于肺部、咽部肿瘤;如中药离子透入,超声药物透入,中药介入,腔内注药等方法可直接抑杀肿瘤。

另外,中医穴位埋线、割治疗法也值得在肿瘤防治领域探讨。

3.4.3 运 动

《黄帝内经》提出运动的原则、治疗原理和应用。法于阴阳;精气神与形体统一;骨正筋柔,形劳而不倦是主要体现。

1. 八段锦

八段锦一般认为起于南宋初年,锦为上等丝织品,将该功法的八节动作比喻为上等的丝织品,显其珍贵,颂其完美的编排和良好的祛病保健作用,是一套形体活动与呼吸运动相结合的养生保健功法,健身祛病。其分为坐式八段锦与站式八段锦。现代研究证明其对肿瘤患者运动系统、心血管系统、消化系统均有正向调节作用;对妇科术后加速康复,乳腺癌术后放疗期间生活质量提高,肿瘤化疗后食欲改善、癌因性疲乏均有作用。

2. 太极拳

太极拳是中国传统辨证的理论与武术、艺术、导引术、中医的完美结合,基于《周易》"易有太极,是生两仪"之说。用意念统领全身,通过入静放松、以意导气、以气催形的反复练习,以进入妙手一运一太极,太极一运化为乌有的境界,达到修身养性、陶冶情操、强身健体、益寿延年的目的。正所谓:有病治病,无病健身。太极拳已走入中医药大学校园,成为学生的必修课,但更应走入肿瘤病房,太极拳动作柔和,非常适合肿瘤患者,劳而不累,长期训练,提高免疫力、助益身心放松、防止复发。

另外,气功、五禽戏、六字诀、易筋经、八卦掌等都有助于肿瘤的预防、恢复,可自主学习运用,当然舶来品"瑜伽"也可参考,更有生活中的散步、跑步、登山、游泳等户外运动,是现代人防病、治病的有益方式。

3.4.4 音 乐

音乐是由外在事物激发人的内在情感而发出或演奏出能表达人的情感的具有一定旋律、节奏或和声的人声或乐器音响等配合所构成的一种艺术。

在中医理论指导下,通过角、徵、宫、商、羽五种调试的音乐对人体气机的影响分别顺应木气的展放、火气的上升、土气的平稳、金气的内收、水气的下降的特性,根据五行之间的生克制化规律来确定治则,应用五行音乐作用于肝、心、脾、肺、肾五脏系统,以对人体气机和脏腑功能产生影响,达到促进人类心理状态、生理状态的康复或治愈目的。

自 1997 年中国中医科学院西苑医院杨宇飞团队将"中国传统五行音乐"用于晚期恶性肿瘤的综合治疗,重庆市肿瘤医院中西医科王维主任团队对肿瘤患者整合运用音乐疗法。音乐疗法在改善恶性肿瘤患者的抑郁状态、失眠、焦虑、疼痛、癌因性疲乏等症状,改善晚期肿瘤患者的生活质量,均取得较好的临床疗效。

在临床应用中,中医五行音乐疗法多应用五音的五行分类与五脏系统对应,并根据五行生克制化关系确定治疗方案。目前依据心理、生理状态,对人的体质、病理状态进行分类,按五行理论把人分为木型人、火型人、土型人、金型人、水型人。以木型人为例,患者病理上出现中医"肝"系统的症状,心理上烦躁、愤怒等属于"木"的情绪为主要表现的一类患者,采用主动或被动或综合方法,如综合物理疗法即音乐电针疗法等、结合导引养生即八段锦等。①同质相应选曲,"角动肝"选《江南好》生机勃发的角调试乐曲鼓动肝气,改善病人郁闷之心情,不安之精神。

②五行相克选曲,病人体见面色无华、头晕耳鸣、肢体麻木等肝血亏虚,或胆怯易惊等胆气亏虚时,依"水生木"原则,选羽调式如《梁祝》等轴乐曲滋水涵木。③五行相胜选曲,肝气过旺,犯胃乘脾,纳呆暖气、泛酸、腹痛、肝火上炎、口苦、头痛、目赤,依"金克木"原则,选商调式乐曲佐金平木《黄河》《春节序曲》。

随着医学模式、健康观念、经济发展等多因素的变化,音乐治疗愈受重视,中医音乐疗法理论丰富、实践有效,不断发掘提高,对肿瘤患者生活质量的提高一定会发挥更大的作用。

3.4.5　其　他

1. 睡眠

睡里乾坤大,梦中日月长。

中医睡眠学是在中医理论指导下,结合现代睡眠学的基本原理,研究睡眠生理、病理、诊断、治疗以及养生保健的科学。其中中医睡眠养生是重要内容之一,它关注光线、声音、温度、床具、习惯、情绪、房室、居室、时间的调整、宜忌等对睡眠的影响,研究适合人体的睡眠养生环境等。

《黄帝内经》:"食饮有节,起居有常……而尽终其天年,度百岁乃去。"睡眠好坏影响人的寿命,人的起卧休息只有与自然界阴阳消长的变化规律相适应,才能有益于健康。孙思邈说:"善摄生者卧起有四时之早晚,兴居有至和之常制。"起居有常,睡眠养生真谛。

中医有一系列的睡眠促进方法,简介如下:药枕,春天气升,人气也升,桑叶青蒿枕舒肝;夏季炎热,菊花蚕砂枕,清热除烦;秋以绿豆清凉泻火;冬选灯芯枕,透郁热而利尿。

外用耳豆压、敷脐、艾灸、热敷、穴位、注射、足浴等,辨证施治,内外兼顾,中西结合,安然入眠。当然,推拿也对因疲劳而产生的入睡困难有较好疗效。

食疗,人在进食某些饮食后有思睡现象,用酸枣仁、磁石、莲子、糯米、龙眼肉等组方煮粥;以莲子、百合、绞股蓝代茶;用枸杞、大枣、五味何首乌、郁枣仁、琥珀粉加减配酒也常用常效。

英国尼克·利特尔墨尔斯是首屈一指的睡眠教练,现在让我们分享一下他的专著《睡眠革命》之高效睡眠方案。

高质量睡眠的关键,从浅睡眠、深睡眠到快速眼动睡眠,以 90 min 为一个连贯的睡眠周期的相继出现,一个晚上共出现 4～5 次,从而感觉到自己美美地睡了一觉。

假设起床时间为早上 7 点半,午夜 12 点入睡,你就经历了 5 个 90 min 的周期,那么上床的时间大约在 10:30,即 90 min 的缓冲时间。

睡前准备:①关闭电子产品,否则它会让自己暴露在压力环境之中;②从温暖到凉爽,比如冬天冲一个温水澡,再进入凉爽的被窝,夏天睡前开一段空调降温,适应从白天到夜间的变化;③从明亮到黑暗,关掉卧室中的主光源,打开暖色的灯具;④让一切各得其所,为明天的出行准备好行装,整理生活环境,放空你的大脑,为入眠作好准备;⑤"下载"你的一天,拿出笔记本,列一份"我在想什么"清单,把今天所有的想法、明天的打算全部写下来,没有负担地上床休息;⑥安全保证,关好门窗,清除无益于睡眠的想法;⑦睡前运动,应当是轻微的,小区附近散步、瑜伽、伸展练习等;⑧用"鼻"呼吸,可以贴上鼻舒乐鼻贴,避免睡眠呼吸暂停,避免用口呼吸带来的口干舌燥,以免夜间醒来。

睡醒之后:完成从睡眠状态到清醒状态的过渡,这个 90 min 其实也包括在上班路上的时间。①电子产品的回归,让闹钟唤醒你,拉开窗帘,接受日光,实现从分泌褪黑素到分泌血清素的转变,比较理智、从容处理信息;②丰盛的早餐,不仅带来一天的能量,也能减少在不合适的时间吃零食,咖啡尽管是效果极佳的表现增强剂,但每天 400 mg 的上限务必不能突破;③锻炼,户外锻炼更好,步行或骑车上班都是好的选择;④适度的脑力挑战,听广播,做一些家务,听新闻、播客开启新一天、融入新世界;⑤睡眠类型,如果是喜欢晚睡的人,睡眠后的上述例行程序更加重要,在办公桌上放一盏日光灯可以略加补救;⑥偷懒假,经历了繁忙的一周,准备休一个懒散的周末,一般也不要牺牲了固定的起床时间,设好闹钟,固定起床时间,沐浴阳光,享用早餐,再回归床上休息,省去体育锻炼。

这样能让我们在新的一天更有效率,更加清醒,更加从容。总之,养成规律的生活习惯,能助你美梦成真!

当然,还想了解午间小憩、寝具套装、睡眠环境、性生活、伴侣以及各种睡眠问题的解决方案,可以去读一读这本由王敏翻译的《睡眠革命》吧!

2. 房事

《黄帝内经》重视固精,张仲景嘱房事不可过多,陶弘景从精、神、形关系强调固精的重要性,刘完素、朱丹溪则主张防病治病中强化固精。关于房事养生,古代有文献,有专著,总的要求是:欲不可绝,欲不可早,欲不可纵,欲不可强,欲有所忌,欲有所避。

3. 环境

环境是人类和生物的生存空间。人类环境包括自然环境、生活环境、社会环境。自然环境中的气象要素如气温、气湿、气流、气压、太阳辐射、空气离子影响着代谢,也成为致病因素,中医称之外因、六气、六淫。"西北燥证"与自然生活环境关系就十分密切,顺应自然界生、长、化、收、藏规律,保养人体阳气是重要方面。

社会环境与健康疾病关系密切,大健康观念有利于统筹"把健康融入所有政策"。十八大以来中国的社会环境日趋向好,人民获得感日趋增高,环境防病愈加改善,当然居住小环境关系到千家万户,更应注重从个人做起,从利于健康做起。

3.5　特殊人群治未病

与肿瘤相关的特殊人群有中年人群、老年人群、职业易感人群、肿瘤易感人群等。

3.5.1　中年人群

WHO 确定的中年健康十大标准:

(1)有充沛的精力,能从容不迫地负担生活和繁重的劳动,而且不感到过分的疲劳和紧张。

(2)处世乐观,态度积极,乐于承担责任。

(3)善于休息,睡眠好。

(4)应变能力强,能适应外界环境的各种变化。

(5)能够抵抗一般性感冒和传染病。

(6)体重适当,身体均匀,站立时头、肩、臀位置协调。

(7)眼睛明亮,反应敏捷,眼睑不发炎。

(8)牙齿清洁,无龋齿,不疼痛,牙龈颜色正常,无出血现象。

(9)头发有光泽,无头屑。

(10)肌肉丰满,皮肤有弹性。

人至中年,体魄健全、精力充沛、知识渊博、经验丰富,但也面临着工作负担繁重、人际关系复杂、上要赡养父母、下要培育子女、体质由盛趋衰、生理机能江河日下、精力日渐减退,同时社会义务与角色不断转换、适应与调整难度增大,疾病包括肿瘤发病、心理问题接踵而至。

中医施策:辨证施养,因人而异。总的原则:饮食有节,起居有常,不妄作劳。《黄帝内经》:女子"七七,任脉虚,太冲脉衰少,天癸竭,地道不通,故形坏而无子也"。男子"七八,肝气衰,筋不能动,天癸竭,精少,肾脏衰,形体皆极"。

女子七七,男子七八,还会面临"更年期"的问题。1994 年 WHO 提出了"围绝经期的新定义:40 岁以后任何时期开始出现月经不规律,体内生殖激素浓度出现相应的改变,直至月经停止后一年"。这也就是家喻户晓、耳熟能详的"更年期",值得注意的是女性更年期综合征和男性更年期综合征同样困扰着中年女性和男性,如神经系统失调的表现,忧虑、烦躁、失眠;血管运动性症状,潮热;莫名的头痛、心悸;血压波动;女性停经,男性淡漠;等等,在医生帮助下用药物、心理疏导、运动训练、针灸治疗,学会自我调整、自我认同,养成规律的生活习惯。"解铃还须系铃人",自我内心强大,才能度过快乐的更年期。当然年度定期体检也是重要的,中年多事之秋,尤其是乳腺癌在中国发病年龄偏轻,在 50～60 岁高发,早发现,早诊断,早治疗。

3.5.2　老年人群

WHO 近年来通过对全球人体素质和平均寿命的测定,将年龄段划分标准规定为:老年人指 60 岁以上的人群,60～74 岁为年轻老年人,75～89 岁为老老年人,90 岁以上为长寿老人。

1982 年中华医学会老年医学分会制定了我国健康老年人的标准,1995 年依据医学模式从生物医学模式向生物—心理—社会医学模式转变的要求,又对这一标准进行了补充修订。具体标准如下:

- 躯干无明显畸形,无明显驼背等不良体型,骨关节活动基本正常。
- 神经系统无病变,如偏瘫、老年痴呆及其他神经疾患,系统检查基本正常。
- 心脏基本正常,无高血压、冠心病(心绞痛、冠脑动脉供血不足、陈旧性心肌梗死等)及其他器质性心脏病。
- 无明显肺部疾病,无明显肺功能不全。
- 无肝肾疾病,无内分泌代谢疾病、恶性肿瘤及影响生活功能的严重器质性疾病。
- 有一定的视听功能。
- 无精神障碍,性格健全,情绪稳定。
- 能恰当地对待家庭和社会人际关系。
- 能适应环境,具有一定的社会交往能力。
- 具有一定的学习、记忆力。

从上面的标准不难看出,一位健康的老人不仅要有健康的躯体,而且要有健康的心理。《黄帝内经》:"年四十而阴气自半也,起居衰矣。"养生应从中年做起,延缓衰老。

养生保健的目标是健康长寿,基本思想是强身防病,防微杜渐治未病,关注社会心理因素,把人体、社会、环境联系起来看问题,实现益寿延年。

养生保健治未病方法前已述及,这里提示一些善记的养生谚语、口诀以及禁忌或不提倡的问题与视角。

1. 心理平衡

(1)养心七法:静心、善心、热心、乐心、宽心、忘心、童心,保持对生活的热情,才能人老心不老。

(2)娱乐八法:垂钓、下棋、养花、旅游、跳舞、音乐、书法、绘画,看似平常的文娱活动,在潜移默化中修身养性,预防疾病,展现健康生活正能量。

(3)快乐"二十六法":耕耘之乐、把帚之乐、教子之乐、畅谈之乐、漫步之乐、沐浴之乐、高卧之乐、曝背之乐、知足之乐、运动之乐、助人之乐、忘年之乐、忍让之乐、宽容之乐、读书之乐、想象之乐、平静之乐、寻乐之乐、自慰之乐、顺应之乐、宽恕之乐、交心之乐、理解之乐、转移之乐、修心之乐、幽默之乐。

(4)"七淡养心":淡泊人生、淡泊荣辱、淡忘年龄、淡忘形体、淡化衣食、淡泊情怀、淡水交友。

(5)"十忘法":忘名利、忘后代、忘死亡、忘年龄、忘仇恨、忘悲痛、忘气愤、忘忧愁、忘悔恨、忘疾病。

(6)"十三戒":疑、妒、卑、傲、躁、惧、戒忧之过度、高兴过度、悲伤过度、愤怒过度、消极过度、焦躁过度、操心过度。

(7)"十一放":放手施财、放身求乐、放生济世、放眼天下、放开心胸、放下身价、放声大笑、放气通畅、放屁开胃、放尿舒肾、放松解痉。

上述内容可能交叉,相互参看即可,有些需要相对看,比如忘记年龄、忘记疾病,一定是在量力而行、科学论治、按时服药、定期随访之前提下的忘与放,从而实现自处超然、处人蔼然、得意淡然、失意泰然、无事悠然的境界。

2. 科学饮食

(1)合理膳食"八字诀":早、少、淡、洁、缓、暖、软、杂。

"三高三低":高蛋白、高纤维素、高食物纤维,低油、低盐、低糖。

"五种颜色":一黑(黑木耳),二黄(玉米、南瓜),三绿(绿茶、绿色蔬菜、新鲜水果),四红(红葡萄酒、胡萝卜、西红柿、红肉),五白(牛奶、燕麦、蛋类、豆腐、白肉)。

"食物多样化":类别多样、品种多样、荤素搭配、形式多样(蒸、煮、烙面食,炖、炒、蒸、氽肉食)、颜色多样、口味多样。

这里提示的是宜。

(2)"越吃越老"的食物,当有所禁忌:霉变食物、腌制食品、含铅食材、水垢;过氧脂质,如炸过鱼虾肉的食用油,久置后生成该物质;日晒的鱼干、腌肉;放久的饼干、糕点、油茶面、油脂等;酒精饮料。

食物禁忌:忌暴饮暴食、忌过食、忌随意饱食、忌冷食冷饮、忌偏食、忌口味太重、忌食物过烫、忌饮浓茶。

这里指出的是忌,老年人把握好宜忌,防微杜渐,从细节处入手、点滴处做起,收获健康、长寿、安宁。

（3）根据体质的特点合理选择食物。

针对有些老年人皮肤经常生疮疖、口干心烦、尿色黄赤、大便秘结、痔疮出血等"热象"比较明显的情况，可选择偏寒凉性食物，同时平性食物可酌情选用。有些人经常喜暖怕冷、四肢不温、面色无华、口淡无味、夜尿次数较多、早晨腹泻、腹瘤喜按等，这些属于"寒象"比较明显，可选择偏温热性食物，不宜吃偏寒凉性食物，其他平性食物可酌情选用。

下面是一些比较常用的偏寒凉、偏温热的食物介绍，可作参考。

偏寒凉的食物：小米、小麦、大麦、荞麦、兔肉、鸭肉、鸭蛋、蟹、蛤蜊肉、蚌肉、茄子、茭白、竹笋、芦笋、苦瓜、萝卜、西红柿、菠菜、空心菜、苋菜、水芹菜、豆腐、丝瓜、冬瓜、黄瓜、绿豆、海带、紫菜、荸荠、香蕉、莲藕、甘蔗、梨、苹果、猕猴桃、西瓜、芦柑、柚子等。

偏温热性食物：糯米、高粱、燕麦、南瓜、狗肉、羊肉、火腿、鸡肉、带鱼、鳝鱼、草鱼、河虾、海虾、海鳗、海参、韭菜、洋葱、刀豆、辣椒、葱、蒜、香菜、生姜、荔枝、桃子、杨梅、核桃仁、茴香、胡椒、桂皮等。

3. 职业接触与癌

世界公认的职业致癌物有 19 种：焦炉逸散物、温石棉、联苯胺、苯及含苯溶剂、氯甲醚、无机砷、铬酸盐、聚氯乙烯、镍和镍化合物、页岩油、煤油、煤焦油类、煤焦油沥青、1-(2-氯乙基)-3-(4-甲基环己基)-1-亚硝基脲、2-萘胺、4-氨基联苯、未处理或轻度处理矿物油、含石棉纤维的滑石、氯萘丫嗪。

不同的报告还有五种职业致癌物：镉及镉化合物、铍及铍化合物、芥子气、石英、甲醛及放射性物质（镭、二氧化钛、X 射线、γ 射线）。

常见的职业性呼吸道肿瘤以肺癌最为常见，职业性皮肤癌发生在最易接触致癌物的暴露部位如颈部、手背，发病前常有前驱性皮损，如接触部位煤焦油黑变病、痤疮、乳火状病，另如炎症、红斑、指甲变形症、溃疡等，均可视作皮肤癌的癌前病变。职业性膀胱癌，有 20%～30%与职业因素相关，发病前有膀胱炎症状，如尿频、尿急，或突然的无痛血尿。其他还有如淋巴系统、骨骼系统、造血系统及肝脏肿瘤。

职业肿瘤防控：一是依《职业病防治法》《国家职业病防治规划》开展职业健康风险评估和预警；二是加强企业工业卫生管理与预防职业病的技术措施；三是加强高危人群教育；四是二级预防，对接触职业性致癌因素的人群定期进行体格检查，对因施策，早期发现。

3.5.3 肿瘤高危人群

"高危"人群是指社会上的一些人，发生某种癌症的危险性高，但不是所有的高危人群都会患癌。在这群人中，某种癌的发病率比普通人群高几倍至几十倍，因此这一人群便成为预防某种癌症的重点对象。建议癌症高危人群的人们，要多了解一些防癌知识，从自己的饮食上、生活习惯上、生活和工作环境上，尽可能远离致癌因素，注意自己身体上有无新发生的症状或体征，如有发生及早到医院检查治疗；如有条件，每年参加一次健康体检，做到无病防病，有病早治。

1. 四类癌症的高危人群

（1）有癌症家族史的人和现有癌前期疾病的人。

（2）长期吸烟或重度吸烟者、被动吸烟者、嗜酒者以及有其他特殊嗜好者。

（3）长期从事下列工作或经常与其接触者：石棉、苯、镉、铬、镍、砷、木屑、放射线、氡及氡子体、紫外线、烷化剂、芳香胺、多环芳烃、己烯雌酚、氯乙烯、4-氨基联苯、双氯甲基醚、煤油和焦油、杀虫剂、橡胶、冶炼业、家具制造等。

(4)其他情况:如患有乙型、丙型慢性肝炎,肝硬化,艾滋病患者,肥胖,不育,未曾哺乳,性交年龄过早,多个性伴侣,同性恋者及慢性血吸虫病患者等。

2. 六个常见癌症的高危人群

(1)肺癌的高危人群:①40 岁以上的长期吸烟者;②经常接触煤烟或油烟者;③体内外接受过量放射线照射者;④职业上接触无机砷、石棉、铬、镍等的人;⑤慢性肺部疾病患者,如慢性支气管炎、肺结核等;⑥慢性咳嗽,痰中带血,或痰中隐血阳性者。

(2)胃癌和食管癌的高危人群:①40 岁以上,有长期慢性上消化道疾病,疼痛不适者;②常吃被霉菌污染的粮食,常吃腌制、烟熏、火烤、腐烂变质食品者,吸烟嗜酒者,被胃幽门螺杆菌(*Helicobacter pylori*,Hp)感染者;③有食管癌、胃癌家族史者;④残胃患者;⑤在普查时发现的食管上皮重度增生和慢性萎缩性胃炎、胃溃疡、胃息肉患者;⑥原因不清的呕血、便血,或胃液、粪便中隐血测定阳性者。

(3)肝癌的高危人群:①有慢性肝炎病史,有乙肝或丙肝病毒感染证据者;②较长期进食霉变粮食者,如发霉的玉米、花生等;③较长期饮用受污染水的人;④40 岁以上,有肝癌家族史者;⑤初筛普查时血清中甲胎蛋白含量偏高者。

(4)宫颈癌的高危人群:①性生活过早(指 18 岁前有性生活)、早婚早育、多孕早产的妇女;②患有生殖道人乳头瘤病毒(human papilloma virus,HPV)、单纯疱疹病毒、艾滋病病毒(human immunodeficiency virus,HIV)感染,或其他性传播疾病的妇女;③本人或丈夫有性混乱者,有多个性伴侣者;④患有宫颈慢性疾病者,如宫颈炎、宫颈糜烂、白斑、宫颈撕裂等;⑤在体检时,宫颈涂片发现可疑细胞及病理学检查发现细胞不典型增生者;⑥吸烟、吸毒、营养不良的妇女;⑦免疫功能低下者,HIV 阳性、器官移植、化学药物治疗者。

(5)乳腺癌的高危人群:①月经初潮年龄早于 13 岁者,绝经年龄大于 55 岁者,行经 40 年以上者;②年龄超过 40 岁,未婚未孕未授乳(喂奶)者;③有乳腺癌家族史者,一侧乳腺患过癌症者;④患良性乳腺疾病者,乳腺囊性增生病和乳腺导管内单发或多发性乳头瘤属于癌前期疾病;⑤长期进食高脂肪饮食者。

(6)大肠癌的高危人群:①有大肠癌家族史者;②免疫法检测粪便潜血阳性者;③患多发性家族性腺瘤病者;④慢性溃疡性结肠炎、结肠息肉、溃疡者;⑤长期吃高脂肪、低纤维素膳食的人群;⑥经常慢性腹泻、黏液性血便,或慢性便秘者;⑦盆腔接受过放射治疗者。

3. 筛查

筛查目的:一般是把受检查的人群经初筛检查后分为两部分,第一部分是患癌症的概率高的,在这个人群中可能有 90% 以上的人患有癌症;第二部分是患癌概率低的,在这个人群中可能 90% 以上的人没有患癌症。由此可见,对第一部分人需要用比较精密的仪器设备做进一步检查,作出正确的诊断;对第二部分人在 1～2 年内,有条件应进行随访,了解他们之中 1～2 年内可能会有几个人患上癌症。

(1)宫颈癌筛查。

筛查对象:任何有三年以上性行为或 21 岁以上有性行为的女性。筛查最佳起始和终止年龄:一般人群,在我国经济发达的大中城市,筛查起始年龄可考虑为 25～30 岁;经济欠发达地区,筛查起始年龄应放在 35～40 岁。对于高危妇女人群,筛查起始年龄应相应提前。

一般不主张对 65 岁以上的妇女进行宫颈癌筛查。

筛查间隔：每年一次，连续两次细胞学筛查均为正常者，可适当延长筛查间隔时间至三年。若连续两次 HPV 和细胞学筛查均为正常者，可延长筛查间隔时间至 5～8 年。免疫功能低下者筛查间隔时间应较短，最好每年筛查一次。

宫颈癌筛查方案，可根据当地具体情况，选择以下一种筛查方案：

①液基细胞学＋HPV DNA 检测：此方案技术先进，漏诊率较低（2％），但成本较高，适宜于经济状况较好的妇女或地区筛查。

②传统巴氏涂片＋HPV DNA 检测：适宜已经建立细胞学筛查系统的地区，经济状况一般的妇女筛查。

③醋酸或碘染色后，肉眼观察：虽然肉眼观察的灵敏度和特异度均较低，但不需要特殊的设备，费用低廉，而且当时就可以知道检查结果，适宜于卫生资源缺乏的地区。如在质量上加以控制，通过筛查至少可以发现 2/3 以上的病人。

（2）胃癌筛查。

早期胃癌检出率相对较低，对以下人群，开展以下方案的筛查仍有必要。

筛查对象：在我国胃癌高发区选择 35～70 岁人群实施筛查，这部分人群约占总人群的 1/3，但可囊括 96％左右的胃癌症例。

筛查方案：推荐在以下五种方案中选择，也可自行优化组合。

①计算机筛选—X 线检查—胃镜检查。

②胃癌危险因素概率模型筛选—超微量胃液系列分析—胃镜检查。

③胃癌危险因素问卷—血清生物标志物分析—胃镜检查。

④X 线检查车—胃镜检查。

⑤高危人群直接胃镜检查。

一般高危人群三年一次，有癌前病变者，一年复查一次。

（3）肝癌筛查。

一般甲胎蛋白（alpha fetal protein，AFP）加超声显像，95％的早期肝癌可能被筛出，CT、MRI 可用于确诊，一般不用于筛查。

（4）大肠癌筛查。

筛查方法：问卷调查、粪便隐血检测，对高危对象及隐血阳性者做纤维结肠镜检查。对 40 岁以上成人，具有以下一项者可作为高危对象：①免疫法粪便隐血试验（fecal occult blood，FOB）阳性；②一级亲属患大肠癌史；③本人有癌症史或肠息肉史；④同时具有下列两项及两项以上者，慢性便秘、慢性腹泻、黏液血便、不良生活事件史（如离婚、一级亲属死亡等）、慢性阑尾炎史。

筛查间隔：FOB 可每年查一次，对 FOB 检查连续三次阴性者可适当延长筛查间隔，但不应超过三年。肠镜筛查可每 3～5 年一次。有条件的地区，应避免采取单一的 FOB 方案。

（5）肺癌筛查。

对高危人群，推荐以低剂量 CT 扫描为主的方法，可提供初步的诊断。

4. 预防调护

（1）肺癌的预防：

①禁止和控制吸烟。自己不吸烟，也尽量不吸"二手烟"。

②减少工业污染的危害。应从以下几个方面着手:在粉尘污染环境中的工作者,应戴好口罩或其他防护面具以减少有害物质的吸入;改善工作场所的通风环境,减少空气中的有害物质浓度。

③减少环境污染。这需要社会共同努力才能完成。对老年人而言,注意不在交通繁忙和浓雾、沙尘天气时出行,改进室内厨房通风设备也是重要的一环。

④精神方面。要保持精神愉快向上,不要为一些小事闷闷不乐。

⑤饮食应富于营养。特别要多吃富含维生素 A、D 的新鲜蔬菜和水果。

(2)原发性肝癌的预防:

①讲究卫生。注意饮食卫生,避免感染乙肝和丙肝。

②避免过度劳累。过度的脑力或体力劳动可使机体的抵抗力降低,造成肝功能损害,导致癌症发生。老年人应该注意劳逸结合,勿使过劳。

③戒除不良的生活方式。忌烟忌酒,不吃霉变的粮食,少吃腌制肉制品等。

④生活规律。日常起居、身体锻炼都要规律化,保持充足睡眠。

⑤保持乐观的精神状态。"怒伤肝",平时应尽量避免或减少引起情绪波动的各种负面心理,保持乐观情绪。

(3)大肠癌的预防:

①饮食调整。对饮食干预,可以降低大肠癌的发病率,包括减少能量的摄入;减少食物中脂肪的含量,特别是尽量少吃煎烤后的棕色肉类;补充维生素 A、C、E 和叶酸;尽量多摄入新鲜蔬菜、水果和富含纤维素的食物,特别是有抗癌作用的大蒜、洋葱、韭菜、葱、柑橘类、葡萄、草莓、苹果、胡萝卜、薯蓣类等。

②养成良好的生活习惯。包括经常运动、减少酒精摄入量、睡眠充足、不久坐等。

③治疗癌前病变。大肠腺瘤、肠息肉、溃疡性结肠炎患者,应尽早治疗,可降低大肠癌的发病率、死亡率。

④肛门指检。肛门指检是一种有效的检查大肠癌的方法,在肛肠疾病诊治过程中具有十分重要的作用。如果触到肠内有菜花状的硬块,或边缘隆起、中央凹陷的溃疡,检查后指套上沾有血液、脓液,最好请经验丰富的肛肠科医生进一步检查。

(4)胃癌的预防:

①饮食合理。平时的饮食应以新鲜的瓜果蔬菜、粗粮为主,少吃肉类,做到荤素搭配。提倡经常食用大蒜、洋葱、菌菇类、番茄、绿茶,减少食盐摄入量,少食或不食熏腌食品,避免食用霉变食物,减少亚硝胺前身物质的摄入。

②改变不良习惯。避免暴饮暴食、三餐不定,进食不宜过快、过烫、过硬,戒烟,限制饮酒等。

③心理平和。现在社会人们的压力普遍过大,当这种压力得不到释放的时候,便会对身体造成伤害。所以,平时要保持乐观情绪,心态平和,可以减少罹患胃癌的概率。

④积极治疗癌前病变,根除胃内隐患。有慢性胃病的患者要及时治疗,定期观察。对长期治疗无效的重症胃溃疡或大于 2 cm 的胃息肉均应及时手术治疗,萎缩性胃炎的患者应定期随访,进行胃镜检查。

(5)乳腺癌的预防:

①避免吸烟和过量饮酒。

②每月自我触摸乳房一次,在每个月月经结束后的第五天进行自我检查,如有异常及时就诊。

③避免过量服用和长期服用一些可能造成致癌危险的药,如抗抑郁药、抗组胺药、利尿剂、止吐药和安眠药等。服用雌激素要遵医嘱。

④经常进行身体锻炼。每周坚持四次体育锻炼,患乳腺癌的危险可减少50%。体育锻炼还可以避免免疫功能下降、肥胖、激素失衡等。

⑤女性在40岁以后,或有高危因素(如乳腺癌家族史、乳腺原位癌等),应每年定期进行相关检查。

⑥注意饮食,多食用植物油,最好不食动物油和人造奶油;多吃新鲜水果和蔬菜,经常喝茶,少量饮红酒。

⑦保持心情愉快,不被一些琐事烦忧。

3.6　中医治未病常用技术操作规程

中医治未病常用技术操作规程可见于各种专著、文献,此处仅列目录如下:
- 针刺技术操作规程。
- 熏洗疗法技术操作规程。
- 艾灸技术操作规程。
- 拔火罐技术操作规程。
- 推拿技术操作规程。
- 耳穴埋子技术操作规程。
- 刮痧技术操作规程。
- 红外线治疗仪操作规程。
- 温针灸技术操作规程。
- 水针技术操作规程。
- 牵引治疗技术操作规程。
- 穴位敷贴技术操作规程。
- 膏方技术操作规程。
- 药酒技术操作规程。
- 穴位埋线技术操作规程。
- 割治技术操作规程。

第4章　中医在重大癌症诊疗中的协同作用

4.1　癌前病变

目前,癌症的高发病率、高死亡率严重危害人类的身心健康,其复发及转移的不可治愈性让我们对癌症的认识和研究提升到对癌前病变的研究。

癌前疾病是指有可能转变为癌但不一定转变为癌的疾病,似鸡蛋和小鸡的关系,鸡蛋会成为小鸡吗? 没有孵化条件鸡蛋是不能成为小鸡的。癌前病变是一个病理性概念,指一些可能癌变的病理情况。癌前疾病常合并癌前病变。按世界卫生组织标准,只有将恶性病变的危险性大于 20%的病变,划归于癌前期病变的范畴。目前被公认为癌前疾病的有着色性干皮病、家族性直肠腺瘤病、大肠绒毛状腺瘤、鼻腔内翻性乳头状瘤、慢性萎缩性胃炎、鼻息肉病、慢性胃溃疡、胃大部切除后的残胃、胃巨皱襞症、慢性溃疡型结肠炎、皮肤慢性溃疡、血吸虫病、慢性结肠炎及乙型肝炎和丙型肝炎病毒感染引起的肝硬化等。各种器官的上皮不典型增生或特异性增生,如宫颈炎的宫颈上皮重度不典型增生、胆囊炎伴有的胆囊上皮不典型增生、乳腺导管各上皮不典型增生、华支睾吸虫所致的小胆管上皮增生伴异型及子宫内膜不典型增生等器质癌前病变。

世界卫生组织提出:1/3 的癌症完全可以预防;1/3 的癌症可以通过早期发现得到根治;1/3 的癌症可以运用现有的医疗措施延长生命、减轻痛苦、改善生活质量。至于各种病因所起作用之大小轻重以及其间的先后因果关系我们可以通过三级预防来进行癌症的防控。一级预防是病因预防,减少外界不良因素的损害;二级预防是早期发现、早期诊断、早期治疗;三级预防是改善生活质量,延长生存时间。国际先进经验表明,采取积极预防(如健康教育、控烟限酒、早期筛查、防治癌前病变等)、规范治疗等措施,对于降低癌症的发病和死亡具有显著效果。中医"治未病"理论中"未病先防,已病防变"思想在此将有所体现。中医强调"上医治未病",主张未病先防,既病防变,防患于未然,救弊于萌。"夫病已成而后药之,乱已成而后治之,譬犹渴而穿井,斗而铸锥,不亦晚乎?"中医中药对癌前病变调控正是基于这种防患于未然的思索,防微杜渐,提前干预、提早诊治、扭转截断,采用因人因时因地整体调节、辨证论治的调控方法。

徐大椿《医学源流论》:"人禀天地之气以生,故其气体随地不同。西北之人,气深而厚,凡受风寒,难于透出……"《黄帝内经》:"西北高厚之地,风高气躁,湿证少有……西方之人其病生于内……""五谷为养,五果为助,五畜为益,五菜为充,气味合而服之,以补益精气"。新疆地处西北边陲,沙漠广博,风沙弥漫,植被稀疏,降水稀少,蒸发强烈,气候以干燥为核心,干热风沙,寒热悬殊,新疆人为抵御寒冬腊月,喜食肥甘厚味之品,吃烤肉饮烈酒,内环境稳定受到一定程度的影响,这些特殊气候及饮食习惯直接或间接地影响环境内的生物和人群的生存状态,形成颇具特征的西北方域(新疆)"人本生态系统"西北燥证。根据新疆中医同道们长期临床经验所提供的线索,新疆医科大学周铭心教授引领的团队对西北燥证的病因病机及辨证论治进行了深入研究提出,其一,西北燥证的病因并非单一的,而是综合性的,外感燥邪虽然是主要的决定性的病因,但还有其他六淫邪气,如风邪、寒邪、火邪等,同时生活起居、饮食习惯、体质异禀等影响因素对其也有影响;其二,西北燥证的病机相当复杂,在各种致病因素的作用下,人体五脏六腑或先或后地受到侵害和影响,发生不同程度的病理变化,表现出不同的证候特征;其三,西北燥证与新疆地区的多发病关系密切,往往伴随发生,这就是新疆地区多发疾病特点不同于其他地区的临床特征;其四,研究表明西北燥证是新疆地区居民亚健康状态的主要表现,在新疆乃至西北地区讨论亚健康问题,首先须关注西北燥证;其五,西北燥证有新感和迁宿的过程与阶段,新感者其来势急而去也速,新感不去则羁留迁延,长期不得痊愈;其六,不同民族的居民对西北燥证的易感性、耐受性均不同,少数民族居民较汉族居民对燥邪的耐受性强而易感性弱;其七,居民对西北燥证的易感性、耐受性可能还受到生活习惯、年龄、性别、居住条件等因素的影响。

燥证一般分为外燥和内燥,外燥证为感受六淫之燥邪所致,仅有秋燥见证;内燥证则是因外感热病化燥伤津,或久病津血内耗,或脏腑功能失调瘀血内阻等,导致全身或局部津血不足、脏腑组织失于濡润滋养而引起的一系列以干燥症状为主要表现的证候。西北燥证则是一组复合性证候,其病因病机变化是由地域性发病因素所致,既有与其他地区形成鲜明对照的燥邪,还有与燥邪相伴的风、火、寒等六淫外邪,且其燥邪充斥于春、夏、秋、冬四时,故其所见外燥证远较一般外燥证复杂,具有"燥发无时、非独秋有、兼风火寒"的证候特点。西北燥证之内燥证也并非单一燥证,尚有湿热证、郁火证、蕴湿证、阴虚证、血虚证等非燥证候。调查结果显示,西北燥证是新疆人群亚健康状态的主要地域性表现,也是新疆多种多发疾病的重要诱发因素和临床伴随症状、体征。西北燥证的研究因其研究内容的特殊而得以相应发展,成为从"治未病"和"异病同治"角度防治新疆多发疾病的重要途径。

流行病学调查结果显示,西北燥证在新疆普遍存在,它是一组中医综合证候,与中医寻常病证不尽相同,但中医学是一门实践医学,其突出特点即是辨证论治,其中的"证"就是病人所表现出的各种主观和客观的症状与体征。西北燥证属于中医复合证候,在其理论中包含有西北燥证内、外证辨证及兼证辨证,其主证只有一组,即以口、咽、目、鼻、喉、皮肤等肺卫和孔窍肌表症状组成的肺卫孔窍皮肤燥证。西北燥证兼证共有五组,即肝肾精血不足证、肺心脾风火燥证、心肾阴虚证、脾胃阴虚证和脾胃蕴湿证。

将具有双目干涩,目眩视弱,肢困疲乏,腰膝酸软,性欲减退,健忘,头晕耳鸣,手足麻木,冲任血虚证(女:月经量少,闭经,乳汁稀少),舌淡红,苔薄少,脉细而弦这组证候特点的归类为肝肾精血不足证。它并非时令发病,常作为兼证出现;其病因主要为内传之燥邪,并有内生类燥之邪;其病机为燥邪内传,津燥及血,液燥伤精,遇素有肝肾阴分不足之体,"类燥"内生,精血亏耗,本脏亏损,累及属经,而成内燥,遂成此证。

将具有口唇生疮,舌痛,鼻凯,鼻出血,鼻塞,鼻痒,鼻痂,喷嚏,咳嗽,气喘,皮肤瘙痒,风疹痒疮,肤失润泽,皮肤皴裂,面生褐斑或瘰疮,舌暗红,苔黄欠津,脉细弦或细数这组证候特点的归类为肺心脾风火燥证。它属西北燥证的特有证候,四季皆可发生,而春秋可增多或加重;其病位在于肺心脾气分与血分,并累及所主外窍肌肤;其病因主要为外感燥邪,并兼夹风火之邪;其病机为燥邪夹风火之邪侵袭,适逢对燥火敏感体质之人,邪气羁留肺心脾所主外窍、所部肌肤,肆虐于气分血分之间,津液不布,肌肤失养,孔窍失润,郁毒外发,遂成此证。

将具有心烦,急躁,易怒,失眠,多梦,睡不解乏,不耐思虑,健忘,手心热,足心热,舌红苔少,脉细而弦这组证候特点的归类为心肾阴虚证。此证亦非西北燥证特有证候,多作为兼证出现,无明显发生时令;其病位主要在于心肾阴分;其病因主要为内传之燥邪和内生类燥之邪;其病机为燥邪内传,适遇心肾阴分不足之体,肾水再伤,心液更耗,"类燥"内生,心肾阴虚,心神不宁,遂成此证。

将具有胃中嘈杂,脘腹燥热,纳少,干哕,呃逆,大便秘结,舌红苔少,脉细小弦这组证候特点的归类为脾胃阴虚证。本证亦不属于西北燥证特有证候,亦无明显发生时令;其病位主要累及脾胃阴分;其病因为内传之燥邪和内生类燥之邪;其病机为燥邪内传,恰遇脾胃阴分不足之体,脾津暗耗,胃液烁伤,"类燥"内生,脾胃阴虚,升降失宜,遂成此证。

将具有胸闷,腹胀,食少,便溏,四肢倦怠,头重身困,舌苔白腻,脉细软这组证候特点的归类为脾胃蕴湿证。本证的发生亦无明显时令,亦非西北燥证特有证候;其病位在于脾胃气分,累及中焦与下焦;其病因为燥邪结滞于外,而湿邪变生于内;其病机为燥邪外结,营卫气滞,适逢脾胃不健或湿盛之体,运化失司,津液异化,湿邪内生,湿阻不化,蓄积于内,遂成此证。

西北燥证与新疆多疾病罹患关系密切,临床中两者往往相互兼夹,现在诸癌前疾病论述中逐点展开。

4.1.1 慢性萎缩性胃炎

1. 概述

慢性萎缩性胃炎(chronic atrophic gastritis,CAG)是以胃黏膜上皮和腺体萎缩、黏膜变薄、黏膜肌层增厚或伴有肠上皮化生、不典型增生为特征的慢性疾病,在其基础上伴发的肠上皮化生和不典型增生,与胃癌的发生关系密切。萎缩性胃炎约15%发生胃癌,因此使CAG得到有效治疗和控制被认为是胃癌早期预防的重点阶段。其作为胃癌的癌前阶段,在组织病理学上由以下病变组成:慢性胃炎、萎缩、肠化生、异型增生。根据其临床证候,可将其归属于中医学中痞满、嘈杂、呕吐、胃脘痛、吞酸、嗳气等范畴,本病因脾胃功能失和导致中焦气机不畅,见上腹痛、腹胀、嗳气、吐酸、胃灼热等不适。中医药以其辨证论治、个体化治疗、多靶点干预、毒副作用小等特点,成为治疗CAG及胃癌前病变的重要手段。运用中医药防治胃癌前病变,阻断其向胃癌发展是防治胃癌、减少胃癌发病的重要措施和手段。中医药治疗慢性萎缩性胃炎及胃癌前病变强调辨证论治,因时因地因人治疗,首辨虚实主次,临床抓住主要矛盾,随证选方用药,分而治之。

2. 文献回顾

(1)病名

古典医籍中对本病的论述较多,《金匮要略》将胃脘部称为心下、心中,将胃病分为痞证、胀证、满证、痛症。

(2)病因病机:

《黄帝内经》:"饮食不节,起居不时者,阴受之……入五脏则瞋满闭塞。""脏寒生满病",

认为痞满的发生与饮食不当、脏腑气机失常有关。"胃受水谷。""中焦如沤。"沤者,久渍也,长时间浸泡之义。"燥胜则干。"

《兰室秘藏》:"脾湿有余,腹满食不化",并提出"亦有膏粱之人,湿热郁于内而成胀满者"。

《难经》:"中焦者,在胃中脘,不上不下,主腐熟水谷。"

《临证指南医案》:"太阴湿土,得阳始运;阳明阳(燥)土,得阴自安。以脾喜刚燥,胃喜柔润也",指出"胃喜润恶燥"的特性。

(3)治疗:

《景岳全书》:"凡有邪有滞而痞者,实痞也;无邪无滞而痞者,虚痞也;有胀有痛而满者,实满也;无胀无痛而满者,虚满也。实痞、实满者,可散可消;虚痞、虚满者,非大加温补不可。"

3.诊断要点及鉴别诊断

诊断要点有四:①临床表现上腹胃脘部痞满、堵闷不舒、痛或不痛、食后加重为主症。②胃镜与病理,以病理诊断属慢性萎缩性胃炎伴中、重度异型增生和/或不完全型肠上皮化生。③发病特点为反复发作或进行性加重。④其他如胃液分析、血清胃泌素、免疫功能、血常规检查等。

凡具备上述①、②项,参考③、④及其他症状、舌脉即可诊断。

鉴别的重点是病理水平与癌鉴别,其次与消化性溃疡、慢性浅表性胃炎鉴别。

4.病因病机

明张景岳将其分为虚实,有邪有滞而痞为实,无邪无滞而痞为虚。实者多为实邪内阻,如外邪由表入里,食滞中阻,痰湿内蕴,影响中焦气机升降;虚者为脾胃虚弱,升降乏力,气机不畅,虚实之间可相互转化,如实邪内阻可损伤脾胃转为虚痞。中医认识"痞满",因于外感之淫、饮食不节、情志所伤、气滞血瘀、痰聚湿阻、脾胃虚弱等。西北之人素喜辛辣之食,膏粱炙煿,阴津内耗常存,加之气候寒热之极,阳气郁内,暗伤阴液,易致燥邪淫盛于内,复因脾胃功能失调,中焦气机壅滞,升降失常而变生诸证。其病位主要在胃脘,但与肝脾密切相关。脾胃虚弱运化失职可致痰湿内蕴、气滞血瘀而成虚实夹杂之证。各种病邪相互兼杂影响,致使病机复杂,日久不愈,形成正虚邪实、虚实夹杂的格局,若痰湿瘀滞胶结日久,搏结于胃,阻碍气血运行,则可变生他病。治从攻补兼施、益气养阴、宣畅气机、活血化瘀。

5.辨证论治

(1)胃阴不足:

主症:胃脘痞满,时轻时重,饥不欲食,咽干唇燥,舌红苔少,脉细。

病机分析:西北地域,降水稀少,蒸发强烈,干热风沙,气候干燥,其人饮食多以辛辣烧烤为主,易致燥邪盛淫,燥邪内传,恰遇脾胃阴分不足之体,脾津暗耗,胃液烁伤,"类燥"内生,燥邪伤津,津液不能上承,则见咽干唇燥,饥不欲食,胃失濡养,脾胃升降失常,则见胃脘痞满。舌红苔少,脉细乃胃阴不足之象。

治法:滋阴养胃,润燥生津。

方药:沙参麦冬汤加减(沙参、麦冬、玉竹、桑叶、生甘草、花粉、生扁豆)。

(2)肝胃不和:

主症:脘腹痞塞满闷,连及两胁,嗳气则舒,舌红苔薄白,脉弦。

病机分析:西北之人,喜食辛辣炙煿之品,加之地域气候干燥,易致胃阴不足,虚火内生,津虚不能化气,气虚不能生津,胃虚津伤,气机阻滞,则见脘腹痞塞满闷,虚火内灼,肝少滋润,肝气不舒,横逆犯胃,则见痞塞连及两胁,嗳气则舒,舌红苔薄白,脉弦乃肝胃不和之象。

治法:疏肝理气,和胃解郁。

方药:柴胡疏肝散加减(柴胡、香附、白芍、川芎、茯苓、枳壳、陈皮)。

(3)脾胃湿热:

主症:脘腹痞塞满闷,食后加重,纳呆,嗳腐呃逆,舌淡红,苔黄腻,脉滑。

病机分析:脾胃不健或湿盛之人,恰遇燥邪结滞于外,而湿邪变生于内,脾胃运化失司,湿阻不化,蕴积于内,则见脘腹痞塞满闷,食后加重,纳呆,湿蕴化热,中焦壅塞,升降失常,则见嗳腐呃逆,舌淡红,苔黄腻,脉滑乃脾胃湿热之象。

治法:清热利湿,开郁醒脾。

方药:藿朴夏苓汤合三仁汤(藿香、厚朴、茯苓、泽泻、猪苓、蔻仁、薏苡仁、半夏、杏仁、淡豆豉、滑石、莱菔子、木通)。

(4)瘀血阻滞:

主症:胃脘疼痛,状如针刺或刀割,痛有定处,舌暗有瘀斑,脉涩。

病机分析:胃乃多气多血之腑,燥邪淫内,津枯血涩,气为血之帅,气行则血行,气滞则血瘀,瘀血阻滞,停积于胃,胃络不通,故胃脘疼痛,状如针刺或刀割,痛有定处,舌暗有瘀斑,脉涩乃血脉瘀阻之象。

治法:活血化瘀,祛腐生新。

方药:桃红四物汤合失笑散加减(桃仁、红花、当归、川芎、熟地黄、白芍、蒲黄、五灵脂)。

(5)脾胃虚寒:

主症:脘腹痞塞胀满,口淡不渴,喜温喜按,时缓时急,舌淡苔白,脉沉细。

治法:温中益气,健脾和胃。

方药:黄芪建中汤合良附丸加减(黄芪、白芍、桂枝、炙甘草、生姜、大枣、高良姜、香附)。

随症加减:

- 嗳气泛酸:旋覆花、代赭石、瓦楞、海螵蛸。
- 腹胀明显:枳实、木香、厚朴、八月札。
- 出血倾向:白及、三七粉、仙鹤草、血涂炭。
- 大便干燥:火麻仁、郁李仁、当归、肉苁蓉。
- 大便溏泄:炒扁豆、薏苡仁、莲子肉、诃子。
- 胃痛剧烈:白檀香、沉香粉、八月札、延胡索。
- 胃阴不足:甘凉濡润:沙参、石斛、麦冬、玉竹。
- 甘缓益胃:扁豆、山药、薏仁、茯苓。

辨病加减:

- 清养悦胃:荷叶、香豉、陈皮。
- 胃黏膜充血明显:公英、地丁、败酱草、红藤、白花蛇舌草。
- 胃黏膜水肿明显:猪茯苓、薏苡仁。
- 胃黏膜异型增生:九香虫、土鳖虫、丹参、赤芍、乳香、薏苡仁、白花蛇舌草、荜茇、半枝莲。

- 胃幽门螺杆菌阳性:公英、白花蛇舌草、半枝莲、连翘、徐长卿、莪术、大黄、黄连、乌梅、丹参。
- 促胃酸分泌:温补法健脾益气;清补法酸甘化阴;甘寒生津养胃肠。选药沙参、麦冬、枸杞、玉竹、石斛、生地黄、山楂、黄连、佛手、甘草。
- 调胃肠运动:疏肝和胃法有效。
- 制酸解痉:海螵蛸、贝母、白及、瓦楞、延胡索制酸止痛,川朴、台乌、延胡索、枳壳、槟榔、陈皮、法半夏解痉。
- 免疫调节:黄芪、党参、白术、山药、公英、白花蛇舌草、甘草。

结合其他中医疗法:穴位埋线联合温针灸不仅能改善慢性萎缩性胃炎的临床症状,而且可有效修复胃黏膜。

与现代西医疗法相结合:消除患者的病因,强化胃黏膜的防御能力,调节和改善患者的胃动力,阻止胆汁反流,加强饮食调节,防止病情发展。

6. 预防调摄

一般认为幽门螺杆菌感染、烟熏腊制品摄入量、年龄、水果蔬菜摄入量、饮酒、情志失调、服用强力制酸药为 CAG 相关发病因素。其中,胃的消化、排空功能会在精神心理的异常变化下受到抑制,内脏感觉阈值降低,从而导致 CAG 的发生或加重临床症状,反过来又使患者的不良情绪滋生蔓延,形成恶性循环,CAG 的严重程度与情志因素成正相关。

中医药治疗 CAG 及胃癌前病变突出健脾导滞,把握疾病本质即脾胃虚弱在胃黏膜病变发生、发展至癌前病变过程中起着重要作用。从局部与微观来看,脾胃虚弱,气血不能滋养胃黏膜。胃黏膜受损,萎缩见肠上皮化生或异型增生,常伴黏膜苍白、变薄,胃壁蠕动慢等胃之局部征象。研究证明,健脾益气法在提高胃壁屏障防御功能的同时,能有效逆转黏膜的萎缩、轻中度肠化与异型增生,常选用黄芪、党参、白术、炒薏苡仁、太子参等。脾虚多与积滞并见,健脾勿忘通降和胃、化湿理气,治疗应以通为补,以化为用。健脾益气,以滋气血生化之源提高机体的抗病能力,恢复胃肠功能。降低人群中盐的摄入量,增加新鲜蔬菜水果摄入,控制幽门螺杆菌感染等均有助于预防癌变。而西北地区燥淫于内,其人多有饮茶习俗,宜常服养阴润燥之茶饮,如乌梅、桑葚、麦冬、石斛等。

4.1.2　胃溃疡

1. 概述

胃溃疡(gastric ulcer)是胃黏膜的保护因素与损害因素的失衡导致,以保护因素减弱为主,攻击因子增强,而胃酸分泌过多起主要作用,遗传等其他疾病也对发病有影响。常发生在胃角、胃窦、贲门等部位,上腹部疼痛是本病的主要症状,多位于上腹部,也可出现在左上腹部或胸骨、剑突后,常呈隐痛、钝痛、胀痛、烧灼样痛,多伴有反酸嗳气。胃溃疡的疼痛多在餐后 1 h 内出现,服用碱性药物可缓解或经 1～2 h 后逐渐缓解,直至下餐进食后再复现上述节律。部分患者可无症状,或以出血、穿孔等并发症作为首发症状,初冬多见,可有食欲不振、消瘦、反酸等,严重时可见出血、穿孔、幽门梗阻。常见病因有胃幽门螺杆菌感染、药物、饮食等。中医学认为,胃溃疡多由风、寒、湿邪作用于胃或情志不畅、肝气郁结导致气滞血瘀,胃络受阻所致,依据证候特点该病属于中医"胃脘痛""嘈杂""反胃""纳呆""痞满"等范畴。其癌变率估计在 1%～7%,胃溃疡癌变常发生于溃疡边缘,故积极防治胃溃疡是预防胃癌发生的重要环节。

2. 文献回顾

(1)症状：

古代中医文献多将胃痛与真心痛混称。

朱丹溪《丹溪心法》："心痛，即胃脘痛，虽日数多，不吃食，不死。"

《症因脉治》："胃脘痛在胸之下，脐之上，两肋中间，但心胞络痛，同在心下脐上，极难分别。大抵痛而能饮食者，心胞络痛也。痛而不能饮食者，胃脘痛也。二经之痛，俗名心头痛，此症内伤者多，外感者间或有之。"

《医学正传》："古方九种心痛……详其所由，皆在胃脘，而实不在于心也""真心痛，手足青至节，心痛甚，且发夕死，夕发旦死"。

(2)病因病机：

《黄帝内经》："寒气客于肠胃之间，膜原之下，血不得散，小络急引故痛""木郁之发，民病胃脘当心而痛""岁金不及，炎火乃行，复则民病口疮，甚者心痛""少阳之胜，热客于胃"。

《丹溪医集》："劳役太甚，饮食失节……停结于胃而痛。"

《医学正传》："初致病之由，多因纵恣口腹，喜好辛酸，恣饮热酒……复餐寒冻生冷，朝伤暮损，日积月深……故胃脘疼痛。"

《景岳全书》："胃脘痛证，多有因食、因寒、因气不顺者，然因食、因寒，亦无不皆关于气，盖食停则气滞，寒留则气凝……"

《医原》："六气伤人，因人而化，阴虚体质，最易化燥……阳虚体质，最易化湿。"

(3)治疗：

《景岳全书》："所以治痛之要，但察其果属实邪，皆当以理气为主……食滞者兼乎消导，寒滞者兼乎温中。"

《丹溪心法》："大凡心膈之痛，须分新久，若明知身受寒气，口吃寒物而得病者，于初得之时，当与温散或温利之药；若病之稍久则成郁，久郁则蒸热，热久必生火……"

3. 诊断要点及鉴别诊断

诊断要点：

(1)长期反复发生的局限性、节律性的慢性上腹部疼痛，应用碱性药物可缓解。

(2)上腹部有局限性深在压痛、钝痛、隐痛或灼痛且多伴有反酸嗳气。

(3)X线钡餐造影可见溃疡龛影以及黏膜皱襞集中征象。

(4)内镜检查可见到活动期溃疡。

(5)运动过多可引起大便隐血，基础泌酸量以及最大泌酸量检查正常或略低于正常，不会产生游离酸缺乏。

胃镜检查并病理可确诊，胃液分析、幽门螺杆菌检测有助诊断。

鉴别诊断：需与慢性胃炎、胃神经官能症、慢性胆囊炎、胆石症等鉴别。

4. 病因病机

本病与胃、肝、脾关系最为密切，初起病位主要在胃，间可及肝；病久主要在脾，或脾胃同病，或肝脾同病。其病因多由外邪犯胃：外感寒热湿邪，内客于胃，导致气机阻滞，不通则痛。素体脾虚：脾胃为仓廪之官，主受纳及运化水谷，若素体脾胃虚弱，运化失职，气机不畅，或中阳不足，中焦虚寒，失其温养而发生疼痛。情志不畅：忧思恼怒伤肝脾，肝失疏泄犯胃，脾失健运，胃气阻滞致胃失和降所致。西北之人,嗜食肥甘烧烤,湿热或燥热内生,胃腑伤津耗液为先,久则损脾,由于脾胃气阴两虚,兼有气滞、血瘀、热毒蕴胃等,所以气机痞塞为本病变之根本。脾胃气虚、中虚气滞是主要病机,且多兼有气滞血瘀或湿瘀互结之症。或在疾病的某阶段表现为肝胃不和,湿热中阻或胃阴亏虚,或是肾气虚弱、脾肾不足,邪气久羁,入络及血,胃络瘀阻。

5. 辨证论治

(1)肝胃不和:

主症:胃脘胀痛,连及两胁,痛无定处,攻撑走窜,每因情志不遂而加重,舌淡苔薄脉弦滑。

病机分析:肝体阴而用阳,地处西北之域,易发内生之燥邪及内传之类燥,耗伤肝阴,肝气郁结,横逆犯胃,肝胃气滞,经络不通,不通则痛,肝经布胁肋,故胃痛连胁,攻撑走窜,情绪不畅则气机不畅加重,故病情有加,舌淡苔薄,脉弦滑乃肝胃不和之象。

治法:疏肝理气,和胃止痛。

方药:柴胡疏肝散加减(柴胡、香附、白芍、川芎、沙参、茯苓、枳壳、陈皮)。

(2)胃阴亏虚:

主症:胃脘隐痛或隐隐灼痛,时痛时止,饥不欲食,口干不欲饮,舌红苔少,脉细。

病机分析:胃为阳土,喜润恶燥,燥邪外侵,脾津暗耗,"类燥"内生,胃液烁伤,脾胃阴虚,升降失宜故见胃痛隐隐,胃津亏虚则胃纳失常,故见饥不欲食,胃阴亏乏,津不上承,故口干不欲饮,舌红苔少,脉细为胃阴不足之象。

治法:养阴益胃。

方药:一贯煎加减(沙参、麦冬、当归、生地黄、枸杞子、川楝子)。

(3)脾胃虚寒:

主症:胃痛迁延日久,呕吐恶心,嗳气反酸,胃脘隐痛,遇寒或饥饿时痛剧,喜温喜按得食痛减,口干不欲饮,食少便溏,或大便黏滞不爽,舌淡苔薄,脉细无力。

治法:温中健脾,和胃止痛。

方药:黄芪建中汤合良附丸加减(黄芪、白芍、桂枝、炙甘草、生姜、大枣、高良姜、香附)。

(4)瘀血停滞:

主症:胃脘疼痛,状如针刺或刀割,痛有定处,食后加剧,入夜尤甚,或见呕血黑便,舌暗有瘀斑,脉涩。

治法:活血化瘀,通络止痛。

方药:失笑散合丹参饮加减(蒲黄、五灵脂、丹参、檀香、砂仁)。

6. 现代西医治疗

(1)保护胃黏膜:

①铋剂。如胶体果胶铋等阻断胃酸、胃蛋白酶对黏膜的自身消化。

②弱碱性抗酸剂。常见的有磷酸铝、铝碳酸镁等药物可中和胃酸及促进胃黏膜保护从而达到对胃溃疡患者的保护作用。

(2)抗幽门螺杆菌感染治疗:

常规的胃溃疡多由幽门螺杆菌感染引起的,并且在胃溃疡的复发及癌变中的作用已经证实,所以根除幽门螺杆菌感染是治疗胃溃疡的关键。单用一种药物均不能有效根除幽门螺杆菌感染,传统上常用的联合方案为一种质子泵抑制剂＋两种抗生素的三联疗法,但根据调查随着抗生素的耐药增加,现在三联根除率小于等于80％,幽门螺杆菌感染复发率与根除率与抗生素耐药性相关,故于2008年我国提出了四联用药作为根除幽门螺杆菌感染的一线治疗手段,即增加了一种铋剂(胃黏膜保护剂)。胃黏膜保护剂可增加胃黏膜屏障作用,形成凝胶保护受损黏膜,并促进溃疡修复。

(3)促进胃动力:

如多巴胺受体拮抗剂及5-羟色胺受体激动剂等促进胃动力。

(4)抑酸:

①H2受体拮抗剂,是治疗胃溃疡的主要药物之一,可抑制组胺发挥作用及对胃壁细胞上的H2受体发挥作用,可抑制胃酸分泌,并且疗效好,不良反应少。代表药物有西咪替丁、雷尼替丁等。

②质子泵抑制剂,使H^+-K^+-ATP酶失去活性,抑酸作用强,使胃内达到无酸水平,可在2～3天内控制症状。同时,质子泵抑制剂可增强抗幽门螺杆菌抗生素的杀菌作用。

(5)维持治疗:

胃溃疡愈合者,大多数患者可以停药,但溃疡反复发作者可给予维持,短者3～6个月,长者1～2年。

(6)外科手术治疗:

大多数溃疡不考虑手术治疗,但下列情况需要外科手术干预:胃溃疡大出血经药物、胃镜及介入无效时,穿孔性溃疡,瘢痕性幽门梗阻,疑似癌变等。

7. 预防调摄

幽门螺杆菌致病也应属于中医"湿热邪毒",故早期应祛除邪毒。本病久多由慢性浅表性胃炎或者其他慢性胃病发展而来,病程漫长,病情迁延,反复难愈。久病入络成瘀,活血化瘀法有利于逆转癌前病变,中医采用整体调理与个体化用药相结合不仅能显著改善症状,而且对部分患者的肠上皮化生及不典型增生有逆转作用。近几年,中医治未病日益受到重视,所谓"三分治疗,七分养护"。沈汉澄认为胃贵在养,养包含几个重要方面,第一是行为,克服不良行为,如过于冲动、暴怒、暴饮、暴食、吸烟、饮酒(特别是烈性酒),克服食不定时、过饥、过饱、过冷、过热、过快、过硬、过甜、高盐饮食、浓茶、咖啡等习惯和服用对胃黏膜有损害的药物;第二是膳食,吃好喝好养好胃,多吃富含维生素的新鲜蔬菜、水果,胃酸过多禁用肉汤,可喝牛奶、豆浆和吃馒头或面包以中和胃酸;第三是体育锻炼,慢性胃炎就有运动疗法,从事器械运动、球类运动对胃酸过多有益。

4.1.3 残胃炎

1. 概述

残胃炎(the residual gastritis)常见于食管癌、胃癌、贲门癌,或胃、十二指肠溃疡合并上消化道出血、穿孔等疾病的胃大部切除术后。Billroth Ⅱ式手术者比Ⅰ式手术者易发生残胃炎。手术导致壁细胞数量减少,黏膜营养因子胃泌素降低;残留Hp感染和吻合口黏膜脱垂造成的物理损伤;及肠液反流使胃中pH值升高,增强了致癌物质的活性,易诱发残胃黏膜过度增生而发生癌变。多数无症状,部分患者有上腹部症状,主要表现为"心窝部"烧灼感,通常在进食后加重,可伴有恶心、呕吐,呕吐物中可见胆汁,吐后症状并不完全消失。临床可见胃脘疼痛、胀满、呃逆、泛酸、吐酸、吞咽困难或疼痛等症状。残胃炎为西医学概念,在中医范围内属"胃脘痛""嘈杂""痞证""呕吐"范畴。

2. 文献回顾

(1)症状：

《黄帝内经》："饮食自倍,肠胃乃伤""胃病者,腹䐜胀,胃脘当心而痛"。

《景岳全书》："嘈杂一证,或作或止,其为病也,则腹中空空,若无一物,似饥非饥,似辣非辣,似痛非痛,而胸膈懊恼,莫可名状,或得食而暂止,或食已而复嘈,或兼恶心,而渐见胃脘作痛。"

(2)病因病机：

《黄帝内经》："厥阴司天,风淫所胜……民病胃脘当心而痛""太阳之胜,凝溧且至……寒厥入胃,则内生心痛"。

《景岳全书》："胃脘痛证,多有因食、因寒、因气不顺者……因虫、因火、因痰、因血者……皆能作痛。"

(3)治疗：

《丹溪心法》："嘈杂,是痰因火动,治痰为先。"

《景岳全书》："呕吐一证,最当详辨虚实。实者有邪,去其邪则愈;虚者无邪,则全由胃气之虚也。所谓邪者,或暴伤寒凉,或暴伤饮食,或因胃火上冲,或因肝气内逆,或以痰饮水气聚于胸中,或以表邪传里,聚于少阳、阳明之间,皆有呕证,此皆呕之实邪也。所谓虚者,或其本无内伤,又无外感……必胃虚也。或遇微寒,或遇微劳,或遇饮食少有不调,或肝气微逆,即为呕吐者,总胃虚也。"

《证治汇补》："治当降气化痰和胃为主,随其所感而用药。气逆者,疏导之;食停者,消化之;痰滞者,涌吐之;热郁者,清下之;血瘀者,破导之;若汗吐下后,服凉药过多者,当温补;阴火上冲者,当平补;虚而挟热者,当凉补。"

3. 诊断要点

(1)临床表现:既往胃大部切除史,中上腹部持续性烧灼痛、隐痛,通常在进餐后加重,少数患者有胸骨后痛、腹胀、消瘦、营养不良及腹泻,有时可呕吐胆汁。呕吐多在晚间或半夜发生,呕吐后症状并不完全消失。

(2)内镜检查可见残胃黏膜充血、水肿,以吻合口附近显著,常见胆汁反流和/或胃底黏液湖中大量黄色胆汁潴留;严重时吻合口黏膜糜烂或溃疡。常因水肿、胃小凹上皮增生或缝合时的黏膜聚集,吻合口黏膜呈现"息肉状"隆起,有时难与肿瘤鉴别。

4. 病因病机

手术使脾胃功能受损,气血生化不足,故脾胃虚弱是残胃炎的基本病机,中焦气机不畅,肝失疏泄,横逆犯胃,胆汁逆流入胃;手术亦致脉络受损,则气滞血瘀;手术致气血亏虚,津液不足,则胃阴不足,肝胃不和,与肝胆湿热相交,使该病病情更加复杂,故气阴不足是导致本病迁延反复的重要因素。其病位累及脾胃阴分时,内传之燥邪和内生类燥之邪致脾津暗耗,胃液烁伤,"类燥"内生,致脾胃阴虚,升降失宜。病位在于脾胃气分,累及中焦与下焦,燥邪结滞于外,而湿邪变生于内。病程迁延,郁而化热,湿热内阻,热毒蕴结致血行不畅导致胃络郁阻,如清叶天士云:"初病气结在经,久则血伤入络。"所谓"久病必瘀""久痛入络"。因此,本病病位在胃,与肝脾关系密切。本虚标实贯穿于本病始终,本虚主要与脾胃虚弱、中气不足有关,标实以湿热内蕴、热毒血瘀为主。这是本病的中医病机关键所在。总之,残胃炎的基本病位在胃,与肝、脾关系密切,脾胃虚弱为该病病机关键。病理性质虚实夹杂或两者兼而有之,实即实邪(气滞、血瘀、湿热等)内阻,虚则脾胃虚弱(气虚、血虚等)。

5. 辨证论治

(1)饮食停滞:

主症:脘腹痞满,嗳腐吞酸,恶心呕吐,不思饮食,舌苔厚腻,脉弦滑。

病机分析:饮食不节,嗜食肥甘厚味,烧烤炙煿,贪饮酒浆,越脾胃运化之权,饮食化积,类燥内生,遇脾胃阴分不足之体则脾阴不足,升降失常,则见脘腹痞满,不思饮食;遇湿盛之体则燥邪结滞于外,而湿邪变生于内,燥邪外结,营卫气滞,运化失司,津液异化,湿邪遂生,湿阻不化,蓄积于内则嗳腐吞酸,恶心呕吐,舌苔厚腻,脉弦滑乃饮食停滞之象。

治法:消食化滞。

方药:保和丸加减(神曲、山楂、麦芽、茯苓、半夏、陈皮、连翘、莱菔子)。

(2)胃阴不足:

主症:胃脘隐痛或隐隐灼痛,饥不欲食,口干不欲饮,舌红苔少,脉细。

病机分析:西北之人素体"类燥"内生,又逢脾胃阴分不足之体,燥邪伤津,脾津亏虚,津液暗耗,胃失濡养则胃脘隐痛或隐隐灼痛,饥不欲食,胃阴亏虚,津不上承则口干不欲饮,舌红苔少,脉细乃胃阴不足之象。

治则:滋阴和胃。

方药:沙参麦冬汤加减(沙参、麦冬、玉竹、桑叶、生甘草、花粉、生扁豆)。

(3)瘀血阻滞:

主症:胃脘疼痛,状如针刺或刀割,痛有定处,舌暗有瘀斑,脉涩。

病机分析:久病入络,胃乃多气多血之腑,燥邪淫内,津枯血涩,气为血之帅,气行则血行,气滞则血瘀,瘀血阻滞,停积于胃,胃络不通,故胃脘疼痛,状如针刺或刀割,痛有定处,舌暗有瘀斑,脉涩乃血脉瘀阻之象。

治法:化瘀和胃。

方药:血府逐瘀汤加减(当归、生地黄、桃仁、红花、枳壳、赤芍、柴胡、甘草、桔梗、川芎、牛膝)。

(4)痰饮内阻:

主症:胸脘痞满,恶心欲吐,头重如裹,身重肢倦,舌胖大有齿痕,苔白厚腻,脉沉滑。

治法:涤痰止呃。

方药:二陈汤加减(半夏、陈皮、茯苓、炙甘草)。

(5)肝胃不和:

主症:胃脘胀痛,连及两胁,攻撑走窜,每因情志不遂而加重,舌淡苔薄,脉弦滑。

治法:疏肝和胃。

方药:柴胡疏肝散加减(柴胡、香附、白芍、川芎、茯苓、枳壳、陈皮)。

(6)脾胃虚寒:

主症:胃脘隐痛,遇寒或饥饿时痛剧,得温或进食后痛减,舌淡苔薄,脉细无力。

治法:健脾温中。

方药:附子理中丸加减(附子、人参、白术、炙甘草、炮姜)。

6. 预防调摄

(1)调整饮食,宜进较软、易消化食物,避免食入过硬、过酸、过热食物及浓茶、咖啡等,戒烟酒。

(2)避免服用某些药物,如水杨酸盐、保泰松、消炎痛(吲哚美辛)等。还可应用胃黏膜保护剂、中和胆酸的药物(如铝碳酸镁)、促动力药(如莫沙必利、伊托必利)。

(3)胃部分切除后需要定期复查。手术后胃炎的高发病率与胆汁、肠液反流,血清胃泌素减少,残胃黏膜缺乏营养因子,手术损伤,残胃内环境适合细菌的生长等多方面因素有关,其治疗以黏膜保护剂(如铝碳酸镁)、促动力药(莫沙必利、伊托必利)为主。

(4)调节情绪,保持良好心态。

(5)中药膏方或水煎剂对术后的康复、护养有优势。西北患者在治疗的同时尤需兼顾内外之燥邪,因人、因时、因地制宜。

残胃炎的发病率相对较高,病因机制尚未完全研究清楚,西医没有固定、统一的治疗方案,患者患病后生活质量受到严重影响。目前残胃炎的治疗以采用对症及辨证论治的方式缓解患者不适症状为主。因此,中西医结合治疗残胃炎可以有效促进胃黏膜炎症的修复,降低胃癌发病率,提高患者生活质量。

4.1.4　胃息肉

1. 概述

胃息肉(gastric polyps)主要是由胃黏膜受到各种因素的影响导致表层组织增生,一般都是在胃肠钡餐造影、胃镜检查或其他原因手术时偶然发现。"息肉"这一名称通常只表示肉眼所观察到的隆起物,在组织分类方面,国内外比较认同的是 Morson 的组织分类,即分为肿瘤性息肉(如乳头状腺瘤、管状腺瘤、腺管乳头状腺瘤)和非肿瘤性息肉(如炎性息肉、良性淋巴滤泡性息肉、错构瘤性息肉)。增生息肉为非肿瘤性息肉,一般不会发生恶性病变,经内科对症处理之后效果较好;腺瘤性息肉癌变率可达30.0%～58.3%,有症状时常表现为上腹隐痛、腹胀、不适,少数可出现恶心、呕吐,合并糜烂或溃疡者可有上消化道出血,多表现为粪潜血试验阳性或黑便,呕血较为少见,位于幽门部的带蒂息肉,可脱入幽门管或十二指肠而出现幽门梗阻,生长于贲门附近的息肉可有吞咽困难。近年有研究表明,幽门螺杆菌(Hp)感染与增生性息肉的发生密切相关,Hp 阳性的增生性息肉患者在成功去除 Hp感染后,其中约 40%患者息肉完全消退。现代医学对于胃息肉的治疗多为手术治疗,或抗幽门螺杆菌治疗,或观察姑息治疗。引起胃息肉的原因很多,具体的原因至今尚未明确,但与下面几个原因息息相关:①胃黏膜上皮细胞分化异常是最主要的原因。②不良的生活习惯:患者长期饮浓茶和咖啡,食用过热、过冷、过于粗糙的食物,或者患者有长期抽烟酗酒的恶习,患上胃息肉的概率比一般患者高几倍。依临床表现,其应属中医"胃脘痛""痞满"范畴。

2. 文献回顾

(1)病名

《黄帝内经》:"肠覃何如? 岐伯曰:寒气客于肠外,与卫气相搏,气不得荣,因有所系,癖而内著,恶气乃起,息肉乃生。"这是古籍对息肉的最早认识和描述。

《丹溪心法》:"痞者与否同,不通泰也。"

（2）病因病机：

《黄帝内经》："饮食不节，起居不时者，阴受之，阴受之则入五脏，入五脏则瞋满闭塞""太阳之复，厥气上行……心胃生寒，胸膈不利，心痛痞满""浊气在上，则生膜胀"。

《兰室秘藏》："或多食寒凉，及脾胃久虚之人，胃中寒则瞋满，或脏寒生满病""亦有膏粱之人，湿热郁于内而成胀满者"。

《景岳全书》："怒气暴伤，肝气未平而痞。"

《普济方》："夫虚劳之人，气弱血虚，荣卫不足，复为寒邪所乘，食饮入胃，不能传化，停积于内，故中气痞塞，胃胀不通，故心腹痞满也。"

（3）治疗：

《临证指南医案》："总之脾胃之病，虚实寒热，宜燥宜润，固当详辨，其于升降二字，尤为紧要。"

3. 诊断要点

（1）胃镜检查可直接观察息肉大小、部位并取活检。

（2）对不能耐受或抗拒胃镜检查者，上消化道钡餐造影可发现较大息肉，但仅为间接影像诊断，作用有限。

（3）组织活检可明确诊断。

4. 病因病机

本病的病因多为禀赋不足、劳倦过度；或饮食不节，损及脾胃；或用药不当，伤及胃腑；或情志内伤，肝失疏泄，气机失调。久致中气受损，脾胃虚弱，湿热内阻，气滞血瘀，日久成积。本病脾胃气虚是其根本，气滞血瘀胃热是发展的病理关键，脾虚血瘀、虚实夹杂是本病的病机。

5. 辨证论治

（1）气阴两虚：

主症：胃脘隐痛或隐隐灼痛，乏力，饥不欲食，口干不欲饮，舌红苔少，脉细。

病机分析：素体脾胃阴分不足，再遇燥邪内传或类燥内生，致燥邪伤津，脾津亏虚，津液暗耗，胃失濡养则胃脘隐痛或隐隐灼痛，饥不欲食，气随液耗，中气不足者乏力，胃阴亏虚，津不上承则口干不欲饮，舌红苔少，脉细乃气阴两虚之象。

治法：健脾益气，养阴和胃。

方药：六君子汤合一贯煎加减（人参、炙甘草、茯苓、白术、陈皮、半夏、生姜、大枣、沙参、麦冬、当归、生地黄、枸杞子、川楝子）。

（2）气滞血瘀：

主症：胃脘疼痛，状如针刺或刀割，痛有定处，舌暗有瘀斑，脉涩。

病机分析：胃乃多气多血之腑，燥邪淫内，津枯血涩，气为血之帅，气行则血行，气滞则血瘀，瘀血阻滞，停积于胃，久病入络，胃络不通，故胃脘疼痛，状如针刺或刀割，痛有定处，舌暗有瘀斑，脉涩乃气滞血瘀之象。

治则：活血化瘀，通络止痛。

方药：失笑散合丹参饮加减（蒲黄、五灵脂、丹参、檀香、砂仁）。

（3）肝气犯胃：

主症：胃脘胀痛，连及两胁，攻撑走窜，每因情志不遂而加重，舌淡苔薄，脉弦滑。

病机分析：情志不畅，抑郁恼怒，肝气郁滞，失于疏泄，横逆犯脾，脾胃升降运化失常，胃腑失和,故见胃脘胀痛,每因情志不遂而加重,胁肋为肝之分野,故胃痛连及胁肋,舌淡苔薄,脉弦滑乃肝气犯胃之象。

治法:疏肝理气,和胃理中。

方药:柴胡疏肝散加减(柴胡、香附、白芍、川芎、茯苓、枳壳、陈皮)。

6. 预防调摄

胃是重要的消化器官,胃息肉影响着患者消化系统的正常运行,患者在进行息肉手术后,胃部消化能力就更差,在饮食方面尤其要注意:要有良好的饮食规律,坚持少吃多餐,定时定量进食;进食易消化食物为主,多吃新鲜蔬菜水果或者保护胃黏膜的食物,避免刺激性食物如咖啡、浓茶、辛辣酸冷等;戒烟酒。另外,对有幽门螺杆菌感染和慢性胃炎的患者要积极治疗胃炎,根除幽门螺杆菌。

中医对于胃息肉的预防有着良好的作用,包括内治法、外治法、针灸治疗等。例如,张月涛等认为采用"疏理法、祛湿法、消散法、理中法"四法治疗胃息肉,效果明显。长期间断针灸对于胃息肉的预防也有很好的临床疗效。

患者证候的异质性决定了治疗的个体化,个体化治疗应根据患者"正虚邪实"的程度决定"扶正祛邪"治疗的主、次、轻、重。掌握扶正与祛邪的力度比例,扶正的同时可适当增加抗癌之药,选清热解毒、软坚散结、活血化瘀之品,并根据患者的不同症状,进行对症治疗,达到邪去正自复之效。中医讲究"天人合一,以人为本",中医药作为我国治疗癌前病变及肿瘤的特色手段运用于胃癌的预防、治疗,在提高生存率、延长生存期等方面发挥着积极的作用。

中医药治疗癌前病变疗程:正常胃黏膜腺体的重建需要 3～5 个月,因此本病的治疗,一般需三个月以上,同时积极配合饮食调理、心理调摄、运动康复等综合措施,根据疾病特点采取多靶点、多环节综合治疗,方可取得满意疗效。

4.1.5 病毒性肝炎和肝硬化

1. 概述

肝癌是全球较常见的肿瘤,病毒性肝炎(viral hepatitis)和肝硬化(cirrhosis of the liver)是最常见的危险因素。乙型肝炎的慢性感染约占全部肝癌的 52%,丙型肝炎病毒性慢性感染为第二位病因,约占全部肝癌的 20%。肝脏的增生性病变包括肝硬化、局灶异型增生、异型结节被称作癌前病变,表现多为乏力、全身不适、体重减轻、食欲不振、恶心、腹胀腹泻、上腹隐痛、头晕、失眠,查见皮肤巩膜黄染、肝掌、蜘蛛痣、肝脾大。肝硬化后期可见腹水、出血。早期舌脉见苔白厚或黄腻、脉沉细弦滑,后期多舌紫黯,有瘀斑点。检肝功能异常,B 超、CT等有助诊断。甲胎蛋白阳性者应重视可能癌变,必要时行肝穿明确病理诊断。有关肝癌前病变,古代中医尚无特异性病名相对应,根据其发病特征多归于中医的"胁痛""痞满""黄疸""积聚""鼓胀""肝着"等范畴。

2. 文献回顾

(1)症状:

《黄帝内经》:"肝病者,两胁下痛引少腹。"

《济生方》:"夫胁痛之病……多因疲极嗔怒,悲哀烦恼,谋虑惊扰,致伤肝脏,肝脏既伤,积气攻注,攻于左,则左胁痛;攻于右,则右胁痛;移逆两胁,则两胁俱痛。"

(2)病因病机：

《金匮翼》："肝郁胁痛者,悲哀恼怒,郁伤肝气。""积聚之病,非独痰、食、气、血,即风寒外感,亦能成之。然痰、食、气、血,非得风寒,未必成积,风寒之邪,不遇痰、食、气、血,亦未必成积。"

《临证指南医案》："久病在络,气血皆窒。"

《医宗必读》："积之成也,正气不足,而后邪气踞之。"机体禀赋不足,或后天失养,或久病体虚,导致正气亏虚,脏腑功能失调,且本病的发生与肝、脾两脏关系密切。

《诸病源候论》："人之积聚癥瘕,皆由饮食不节,脏腑虚弱而生,久则成形。""虚劳之人,阴阳伤损,血气凝涩,不能宣通经络,故积聚于内也。"

《景岳全书》："积聚之病,凡饮食、血气、风寒之属,皆能致之。"

(3)治疗：

《黄帝内经》："大积大聚,其可犯也,衰其大半而止。"

《医宗必读》指出："屡攻屡补,以平为期。"

3. 诊断要点

(1)患者有慢性肝病病史,如慢性乙肝、慢性丙肝。

(2)有无危险因素,如是否长期大量饮酒,患者是否病程较长、年龄较大,有没有体重指数增加、胰岛素抵抗等,肝细胞有无脂肪变性,以及是否使用了免疫抑制剂,这些在肝硬化的诊断中必须注意。

(3)临床早期肝硬化,可无特异性症状,除了原发病的一些表现,部分患者可有疲倦、乏力、肝区不适或胀痛、食欲不振、腹泻、便秘等。

(4)影像学诊断:B超可发现肝包膜粗糙,肝实质回声增粗、增强,分布不均匀,血管走向不清,可见门静脉增宽,脾脏增厚、增大等。

腹部CT、MRI也可以用于肝纤维化严重程度分析,但其对早期肝纤维化的诊断不敏感,因此不推荐作为常规检查,而主要用于B型超声的补充。

瞬时弹性成像系统(FibroScan,FS)目前在临床上较普及应用于肝纤维化与肝硬化诊断评估、抗纤维化疗效动态监测以及肝硬化并发症的预测。

(5)实验室检查,血清肝纤维化标志物如透明质酸、层黏蛋白、Ⅲ型前胶原肽、Ⅳ型胶原肽结果异常,血清 AST/ALT 比值增高以及 γ-GT 升高等。

(6)肝组织穿刺活检可见肝纤维组织增生。

4. 病因病机

情志不畅,肝气郁结,气机阻滞,血行不畅;饮食不节,痰阻气滞,痰浊与气血相搏结,初病在气,气滞日久,血行不畅,气滞血瘀;肝郁化火,耗伤肝阴,或内生"类燥",耗伤阴津,或瘀血不去,新血不生,致精虚血少;脾失健运,湿浊内生,郁久化热,湿热蕴结中焦;气机阻滞,瘀血内结而成积聚证。病程迁延日久,肺脾肾受损,气血水停聚而成本虚标实之臌胀。在整个发病过程中,脾虚作为病理基础之一始终存在。肝脾不调,气机阻滞,痰、瘀、毒互结则为其主要病机。

5. 辨证论治

(1)肝肾阴虚

主症:胁肋隐痛,悠悠不休,口干咽燥,双目干涩,腰膝酸软,舌红苔少,脉弦细。

病机分析:久病入肾,肝肾同居下焦,肾精匮乏,伤及肝阴,加之内生燥邪或燥邪内传,耗伤津液,津不上承故见口干咽燥、双目干涩,肝体阴而用阳,腰为肾府,肝肾阴虚故见胁肋隐痛、腰膝酸软,舌红苔少,脉弦细乃肝肾阴虚之象。

治法:滋补肝肾。

方药:六味地黄丸加减(熟地黄、山药、山茱萸、茯苓、泽泻、丹皮)。

(2)湿热蕴结:

主症:胁痛口苦,脘腹痞闷,胁肋灼热疼痛,或见黄疸或伴发热,舌红黄,脉弦滑数。

病机分析:西北之人嗜食辛辣炙煿、膏粱厚味,损伤脾胃,津液不布,湿浊内停,故见脘腹痞闷,内生燥热与湿浊搏结,湿郁热蒸,不得泄越,气机阻滞,故见胁痛口苦,胁肋灼热疼痛,或见黄疸或伴发热,舌红苔黄,脉弦滑数乃湿热蕴结之象。

治法:清热利湿。

方药:茵陈汤合藿香正气丸加减(茵陈、栀子、大黄、藿香、紫苏、白芷、桔梗、厚朴、半夏、大腹皮、茯苓、陈皮、生姜、大枣、甘草)。

(3)肝胃不和:

主症:胁肋胀痛,走窜不定,每因情志喜怒而增减,胸闷脘痞,嗳气频作,苔薄,脉弦。

治法:调和肝胃。

方药:逍遥散加减(柴胡、白术、白芍、当归、茯苓、炙甘草、薄荷、生姜)。

(4)气滞血瘀:

主症:胁肋刺痛,痛有定处,入夜尤甚,面色晦暗或胁下有癥块,舌质暗,脉沉涩。

治法:行气活血。

方药:膈下逐瘀汤加减(五灵脂、当归、川芎、桃仁、丹皮、赤芍、乌药、延胡索、甘草香附、红花、枳壳)。

(5)脾湿不运:

主症:脘腹痞满,头身困重,食欲减退,或身目俱黄,呕恶,便溏,舌淡苔厚腻,脉濡缓。

治法:健脾化湿。

方药:三仁汤加减(杏仁、蔻仁、薏苡仁、厚朴、木通、滑石、半夏、竹叶)。

(6)痰瘀互结:

主症:面色晦暗或胁下有癥块,刺痛部位固定,食欲不振,胸脘痞满,舌胖大瘀暗,苔厚腻,脉弦滑。

治法:行气活血、化瘀健脾。

方药:鳖甲煎丸加减(鳖甲、射干、黄芩、柴胡、鼠妇、干姜、大黄、芍药、桂枝、葶苈子、石苇、厚朴、丹皮、瞿麦、半夏、人参、蟅虫、阿胶、蜂房、桃仁、赤芍)。

随证加减:

- 纳食减少:焦三仙、鸡内金、玫瑰花。
- 恶心呕吐:清半夏、藿香、竹茹、代赭石。
- 腹泻:山药、炒扁豆、薏苡仁、莲子肉、诃子。
- 出血:血余炭、三七炭、仙鹤草、侧柏炭。
- 腹胀腹水:水红花子、半边莲、龙葵、大腹皮。
- 腹胀肝脾肿大:大黄蟅虫丸或桃仁赤芍鳖甲丸。

● 腹痛：川楝子、延胡索、丹参、九香虫。

● 潮热：银柴胡、地骨皮、白薇、丹皮、秦艽。

6. 现代中医学研究进展

中医药以整体观为指导思想，治疗方式具有多途径、多靶点的优势，在抑制病毒、调节免疫、抗纤维化、护肝降酶、缓解症状等方面具有一定的优势，治疗过程中不良反应少，弥补了单纯使用西医治疗的不足，具有临床效果好、不良反应较低等明显优势。

郑民实等人通过筛选、体外试验等方式对 3000 多种中草药进行研究，发现了 30 余种对 HBsAg 具有高效抑制作用的中药，其中包括青蒿、大黄、白花蛇舌草、山楂叶、黄连、虎杖、夏枯草、吴茱萸、贯众、天花粉、香薷、淡竹叶、两面针、旋覆花、酸浆、过路黄、桑寄生、巴戟天、豨莶草等；对 HbeAg 具有高效抑制作用的有丹参、皂荚、黄连、杜仲等。

中成药方面也有可喜的进展，如肝胆湿热证者可选择当飞利肝宁胶囊、熊胆胶囊，瘀血阻络者可选择扶正化瘀胶囊、鳖甲煎丸、复方丹参滴丸等，脾虚肝郁者可选择肝苏胶囊、逍遥丸，肝肾阴虚者可选择六味地黄丸、杞菊地黄丸。此外，还有很多新的研究发现一些中成药也具有很好的临床疗效，为临床治疗提供了更多选择。例如，肝爽颗粒、疏肝健脾颗粒、健肝降脂丸经实验证明都有很好的抗病毒、降血脂、改善肝功能的作用。

中医外治治疗慢乙肝主要有针灸、艾灸、穴位贴敷、穴位注射、穴位埋线、耳穴埋豆、中药封包烫疗、足浴和外洗等治疗方式，临床上均取得了一定疗效，其中针灸、艾灸、穴位注射、穴位贴敷、中药封包烫疗应用都比较广泛。罗璧玉认为慢乙肝应从"肝脾"两脏论治，故针刺时选用百会、印堂、合谷、太冲穴，配合艾灸脾俞、中脘穴，同时在膈俞、胆俞行刺络拔罐疗法，以达到清肝、疏肝、健脾、活血之效，临床疗效较佳。付喜花就通过艾灸关元、太冲、足三里穴治疗合并慢性疲劳综合征的肝郁脾虚证慢乙肝患者，治疗组肝功能明显改善，优于对照组，验证了艾灸关元、太冲、足三里穴治疗慢乙肝合并慢性疲劳综合征患者的确切疗效。

7. 预防调摄

饮食有度，忌辛辣酒热及肥甘厚味，起居有时，调畅情志，不妄作劳，防止传染。中医强调"治未病"，对于肝癌来说，治未病就是要治疗乙肝和肝硬化。中医药对肝脏癌前病变抑制作用的实验研究证明，中药对化学药物如氨基偶氮染料、芳香胺类化合物、亚硝胺和黄曲霉素等诱导的癌前病变的发生发展及形成具有抑制作用，可延缓和阻断肝癌的形成。中医药治疗乙肝肝硬化有整体观念与辨证论治的理论作指导，通过综合疗法或复方的运用，达到机体的多层次、多水平、多靶点的整体调节，因人因时而异的辨证论治，使治疗更有针对性，能有效改善或消除患者的自觉症状或体征，一具有证候疗效，减轻或消除不适，二具有实验室指标疗效，有效改善肝功能，三具有整体调节疗效，能增强与改善体质，提高人体对外界环境的适应能力，不良反应小。中药治疗和预防肝病演化为肝硬化、肝癌是十分重要的，疏肝理气、活血化瘀、软坚散结等方法是治疗和预防肝脏病变的有效方法。保持良好的心态，精神愉悦也至关重要。但是目前仍存在一些问题，尤其是中药复方制剂的作用环节尚不完全清楚，不同机制的中药相互之间是否有协同作用，抗癌效果与辨证施治的关系、中药对机体的生理功能与病理状态的影响等尚不明确，这都将是今后研究的课题。通过系统研究，中医药对肝癌的预防和治疗将会有新的突破。

4.1.6　乳腺癌前病变

1. 概述

乳腺癌前病变(prebreast cancer)属一组形态学和遗传学方面均有改变的疾病。临床所指的乳腺癌的癌前病变大多指的是乳腺的非典型增生症,癌变的过程是一个从正常乳腺组织向良性增生、非典型增生、原位癌、浸润癌的渐变过程。癌前病变是过程中的一些阶段。研究表明,癌前病变属于可逆性病变,经过治疗可阻断和逆转发展。这是中医药治疗乳腺癌前病变的优势和切入点,中医古代文献中无乳腺癌癌前病变记载,对于其认识散见于乳腺增生病即乳癖的描述中。

2. 文献回顾

(1)症状:

《圣济总录》:"冲任二脉,上为乳汁,下为月水""妇人以冲任为本,若失于将理,冲任不和……结聚乳间,或硬或肿,疼痛有核"。

(2)病因病机:

《马培之外科医案》:"乳头为肝肾二经之冲。"

《诸病源候论》:"恶核者……此风邪挟毒所成。"

(3)治疗:

《外科案汇编》:"治乳症,不出一气字足矣……无论虚实新久,温凉攻补,各方之中,挟理气疏络之品,使乳络疏通,气行则血行……自然壅者易通,郁者易达,结者易散,坚者易软。"

(4)预后:

垄居中《外科活人定本》:"此症生于正乳之上,乃厥阴、阳明经之所属……何谓之癖,硬而不痛,如顽核之类,过久则成毒",首次指出本病有恶变倾向。

余听鸿在《外证医案汇编》中提及本病"乳中癖核,乃肝脾二经气凝血滞而成""少阳行经之地,气血皆薄,加以情怀失畅,气血痹郁,故难治,日久恐成岩证"。

3. 诊断要点

临床表现:一般乳房一侧或双侧可扪及一个或多个大小不等的结节,多见于乳房外侧,形态不规则,囊性或韧实性,边界不清,活动度好,软硬不一;月经前增大胀痛,经后结节缩小,痛减或失,时与情绪有关;偶见溢乳呈黄绿或橙色的血性液体。

其依临床症状、体征、钼靶、脱落、穿刺细胞、病理等可确诊。

4. 病因病机

中医学认为其发病机制主要与肝、脾、肾、冲任相关。忧思郁怒,七情内伤,肝郁乘脾,肝郁则气血瘀滞,脾伤则痰浊内生,痰瘀互结,阻于乳络而成结块;冲任之脉系于肝肾,肝肾不足,冲任失调,月经失常,气血运行不畅,经络阻塞而成积聚;西域饮食,膏粱肥厚,燥热内生,阻于阳明胃经,损及脾胃运化,痰湿内蕴,脏腑失调,乳房肿块内生。病位在乳房、乳头,乳房分属肝、胆、胃经。

5. 辨证论治

(1)冲任失调:

主症:胁肋不适,月经量少,潮热出汗,头晕乏力,舌红苔薄,脉细。

病机分析:冲任之脉系于肝肾,肾阴不足,冲任失调,则见月经量少,肝阴虚不足,经络失养则见胁肋不适,西北之域,燥邪偏盛,易生内燥,燥邪伤阴,肝肾阴虚,虚热内扰,则见潮热出汗,头晕乏力,舌红苔薄,脉细乃冲任失调之像。

治法:调补冲任,补益肝肾。

方药:四物汤合二仙汤加减(当归、白芍、川芎、熟地黄、淫羊藿、仙茅、知母、黄柏、巴戟天、当归)。

(2)痰瘀互结:

主症:乳房刺痛,痛有定处,固定不移,面色晦暗,舌质暗瘀斑,苔薄腻,脉涩。

病机分析:西域饮食,膏粱肥厚,燥热内生,阻于阳明胃经,损及脾胃,运化失常,痰湿内蕴,经络阻滞,气血运行失常,气滞血瘀,不通则痛,故见乳房刺痛,痛有定处,固定不移,面色晦暗,舌质暗瘀斑,苔薄腻,脉涩乃痰瘀互结之象。

治法:活血化瘀、软坚散结。

方药:桃红四物汤加减(桃仁、红花、当归、川芎、熟地黄、白芍)。

(3)阳明胃热:

主症:乳房局部红肿疼痛,五心烦热,口干舌燥,舌暗红,苔少,脉细。

病机分析:膏粱肥厚,燥热内生,阻于阳明胃经,恰遇素体肝肾不足之体,致热毒内蕴,阳明经气不利,经络阻滞故见乳房局部红肿疼痛,五心烦热,肝肾不足,虚火上炎则见口干舌燥,舌暗红,苔少,脉细乃阳明胃热之象。

治法:养阴清热,清热解毒。

方药:知柏地黄丸合五味消毒饮加减(知母、黄柏、熟地黄、山茱萸、山药、茯苓、丹皮、泽泻、银花、野菊花、紫花地丁、天葵子、蒲公英)。

(4)肝郁气滞:

主症:乳房胀痛,每因情志波动而加重,胁肋隐痛不舒,食少便溏,舌淡苔薄,脉弦。

治法:疏肝理气,散结止痛。

方药:逍遥散合参苓白术散加减(柴胡、白术、白芍、当归、茯苓、炙甘草、薄荷、生姜)。

随证加减:

- 乳胀痛重:郁金、川楝子、延胡索。
- 经前乳痛:淫羊藿、桃仁、泽兰、青皮、八月札。
- 肿块较硬:三棱、莪术、青皮、海浮石、海藻、昆布。
- 乳头溢液:丹皮、旱莲草、生山栀或蛇舌草、地骨皮。
- 月经少:益母草、丹参。
- 月经提前:黄精、女贞子。
- 五心烦热:女贞子、旱莲草、枸杞子、生地黄、地骨皮。
- 心悸失眠:炒枣仁、柏子仁、夜交藤、合欢花。

6. 预防调摄

预防强调解郁,舒畅情怀十分重要,及时专科诊断。"治未病"思想对于乳腺癌的预防、治疗、调养均有十分重要的指导意义,"既病防变,瘥后防复"是治未病思想的重要内涵之一,其关键在于各个病理改变环境上的前瞻性,步步为营,节节防范,未病之前,应注意摄生养生,已经癌变则争取早期发现,早期治疗,已成之病,则须慎防传变,早知先安未受邪之地,遵循"识病为本,辨证为用,病证结合,标本兼治"的治疗原则,为每位患者制订合理的个体化综合治疗方案,从而达到"未病先防,既病防变"的目的。中药外治法疗效不容小觑,包括膏药、油膏、箍围药、草药、掺药等,其机制主要与调节内分泌相关。乳腺癌前病变并非一定会转化为癌,部分转化为癌是要有一定前提条件的,有些可能会长期不发生改变,抑或可逆、可恢复,所以此时早期干预尤为重要。

现代预防策略中三苯氧胺的应用是一个亮点。现代研究认为,中医药干预乳腺癌前病变可以从多个靶点发挥综合效应,包括调节激素的分泌或激素受体的表达、抑制血管生成、诱导细胞凋亡、促进细胞分化、抑制细胞增殖等。

4.1.7 宫颈癌前病变

1. 概述

宫颈癌前病变(precancerous lesion of cervical cancer)以鳞状细胞上皮内病变为主,尚有少量的腺上皮细胞的异常。人乳头瘤病毒(HPV)的感染是宫颈癌发病的重要条件,在99%的宫颈癌中可检测到生殖道 HPV 的感染,其中涉及大约 15 种致癌型 HPV。而流行病学和基础研究亦证实高危型人乳头瘤病毒持续感染是宫颈上皮内瘤变(cervical intraepithelial neoplasia, CIN)和宫颈癌的主要病因,全世界每年新发宫颈癌 46.6 万,避免 HPV 感染就可能防止宫颈癌的发生。

临床表现与慢性宫颈炎、宫颈糜烂相似,发生部位多在宫颈外口、移行带、颈前内膜,少部分宫颈癌在宫颈腺体内。宫颈脱落细胞、阴道镜检及组织学活检可以早期发现。积极治疗可降低癌症的发生,普查是一种积极手段。

中医对宫颈癌前病变的发病、致病特点等尚没有完整的论述,以白带量多为表现,在中医古籍中,散见于"石瘕""积聚""带下癥聚"等记载中。

2. 文献回顾

(1)症状:

《傅青主女科》:"而以'带'名者,因带脉不能约束,而有此病……以脾气之虚,肝气之郁,湿气之侵,热气之逼,安得不成带下之病哉!"

《妇人良方》云:"女子癥痞,由饮食失节,脾胃亏损,邪正相搏,积于腹中,牢固不动,故名曰癥。"

(2)病因病机:

《黄帝内经》:"任脉为病……女子带下瘕聚。"

《金匮要略》:"妇人之病,因虚,积冷,结气,为诸经水断绝,至有历年,血寒积结胞门,寒伤经络……在下未多,经候不匀,令阴掣痛……此皆带下,非有鬼神,久则羸瘦。"

《活法机要》:"壮人无积,虚人则有之。脾胃怯弱,气血两衰,四时有感,皆能成积。"

(3)治疗:

《医宗金鉴》:"带下劳伤冲与任,邪入胞中五色分,青肝黄脾白主肺,虾血黑肾赤属心,随入五脏兼湿化,治从补泻燥寒温。"

明张景岳《妇人规》:"妇人久癥宿痞,脾肾必亏……然必须切慎七情及六淫、饮食起居,而不时随证调理,庶乎可愈。"

3. 诊断要点

(1)多见于 40 岁以上的妇女,患者早期可无症状,也可出现阴道接触性出血或分泌物增多,有异味等。

(2)晚期可出现贫血、恶病质等全身衰竭状态,肿瘤侵犯膀胱可出现尿频尿急症状,侵犯直肠可出现排便异常。

(3)宫颈细胞学检查、HPV 检测和阴道镜检查有助于发现早期病变,病理学诊断为确诊依据。

(4)依据影像学检查可判断是否有远处转移。

4. 病因病机

本病的发生外因湿浊、寒冷等侵入胞宫,外阴卫生差或局部损伤,感染邪毒;内因脾气亏虚、肝气郁滞、肾精匮乏导致脏腑功能失常,致冲任失调,督带失约而成。冲任之脉系于肝肾,冲为血海,故辨证治疗与肝、脾、肾密切相关。

5. 辨证论治

(1)肝经湿热:

主症:带下黄浊,有异味,阴痒,头疼目赤,胁痛口苦,舌红苔黄,脉弦。

病机分析:西北之人喜食膏粱炙煿,燥热内生,阻碍脾之运化,水湿输布失常,湿热内生,足厥阴肝经布胁肋绕阴器循股而下,湿热蕴结肝经,下注则见带下黄浊,有异味,阴痒,肝络失和,疏泄失职,故胁痛口苦,湿热熏蒸,清窍不利则头疼目赤,舌红苔黄,脉弦乃肝经湿热之象。

治法:清热利湿。

方药:龙胆泻肝汤加减(龙胆草、栀子、黄芩、车前子、生地黄、泽泻、木通、当归、柴胡、甘草)。

(2)脾虚湿盛:

主症:带下清稀量多,倦怠便溏,纳呆脘闷,舌淡苔白腻,脉濡缓。

治法:健脾利湿。

方药:完带汤加减(白术、山药、人参、白芍、车前子、苍术、甘草、陈皮、黑芥穗、柴胡)。

(3)脾肾阳虚:

主症:带下清稀,腰膝酸软,畏寒喜热,下肢浮肿,舌淡胖苔薄,脉沉细。

治法:温补脾肾。

方药:金匮肾气丸加减(桂枝、附子、熟地黄、山茱萸、山药、茯苓、丹皮、泽泻)。

随证加减:

● 少腹疼痛:川楝子、延胡索、白芍。

● 白带量多:煅牡蛎、芡实、白术、山药、苍术、薏苡仁。

● 白带夹血:地榆炭、荆芥炭、侧柏炭。

● 腹痛食少:焦三仙、鸡内金、玫瑰花、厚朴。

● 外阴瘙痒:苦参、蛇床子、土茯苓。

(4)肝肾阴虚:

主症:白带量多,色黄或杂色,有腥臭味,阴道时呈不规则出血,头晕耳鸣,手足心热,颧红盗汗,腰背酸痛,下肢酸软乏力,大便秘结,小便涩痛,舌质红苔少或花剥,脉来细数。此型多见于早期糜烂型者。

治法:滋养肝肾,清热解毒。

方药：知柏地黄丸(《医宗金鉴》)(知母、黄柏、熟地黄、山茱萸、淮山药、泽泻、茯苓、丹皮)。

随证加减：

- 下焦热毒甚者：土茯苓、白花蛇舌草。
- 出血量多：白茅根、茜草、仙鹤草。
- 阴虚目糊干涩者：枸杞子、杭菊花。
- 大便干秘者：火麻仁、郁李仁。

6. 预防调摄

目前人乳头状病毒疫苗是最好的有效预防 HPV 感染的措施之一，通过普查早期发现也是较好的预防手段之一。另外，改变生活方式如戒烟，避免危险性性生活方式如性伴数目多和初次性交年龄小及男性伴侣的性行为乱等，避免长期口服避孕药，避免经期不良行为，做好经期护理；积极治疗 HPV 感染及其他性传播疾病、妇科炎症疾病；合理膳食，劳逸结合，适量运动，正确认识疾病，保持良好心态，均有预防作用。

宫颈 HPV 感染以宫颈局部病变为主，中药制成栓剂外用是常用方法。治疗以辨病为主，抓住"毒邪结聚"这一病机关键，治法以攻毒散结为主。中药能明显改善宫颈癌前病变的症状。

4.1.8　肠息肉

1. 概述

肠息肉(colorectal polyps)是泛指自结直肠黏膜突向肠腔的隆起性病变，好发于直肠和乙状结肠，发病率约为 40%，腺瘤性息肉是癌前病变已被公认。腺瘤性息肉是结直肠中最常见的病变之一。研究报道，腺瘤性息肉是结直肠癌的癌前病变，其中 50%～70% 的结直肠癌来源于腺瘤性息肉。发病率随年龄增加而上升，男性多见。有学者经过研究报道，其癌变率在 10% 以上的还包括扁平腺瘤、增生性息肉和锯齿状息肉。一般直肠和乙状结肠息肉癌变多见，临床表现大便带血，少量黏液，如并发感染可见腹痛、腹泻、腹胀、少腹坠痛，或在直肠继发感染可见里急后重、便脓血，通常无明显自觉症状。多发性肠息肉可见嘴唇、口黏膜、口旁、皮肤、手指处散在黑斑，女病人外阴可见黑斑，在结肠镜检、钡剂灌肠时发现，通过病理检查可确诊。结直肠息肉的发病过程与遗传、性别、饮食、代谢、炎症刺激、Hp 感染、肠道微生态失衡等多种因素密切相关，其发病机制可能是各种因素刺激肠道上皮细胞，黏膜屏障损伤引起细胞异常增生，导致了结直肠息肉甚至癌变的发生。中医对"大肠息肉"病名未有明确记载，至今亦未有统一认识。古代医家认为"息肉"是一种恶肉，寒气侵犯大肠，阳气阻滞不通，使大肠隐蔽之处恶血积聚，形成"息肉"，逐渐发展成为"肠覃"。肠中有赘生的恶肉，加之粪便刺激，"肠胃之络伤，则血溢于肠外"。临床常见症状为慢性腹痛、黏液稀便、黏液血便、腹部隐痛等。依据临床表现，其可归属于中医"肠癖""肠覃""泄泻""便血"等病证范畴。

2. 文献回顾

(1)病名：

《黄帝内经》："肠覃何如？岐伯曰：寒气客于肠外，与卫气相搏，气不得荣，因有所系，癖而内著，恶气乃起，息肉乃生。"

《证治准绳·杂病》："夫肠者大肠也，覃者延也。大肠以传导为事，乃肺之腑也。肺主卫,卫为气,得热则泄,得冷则凝;今寒客于大肠,故卫气不荣,有所系止而结瘕在内贴着,其延久不已,是名肠覃也。"

(2)病因病机:

《黄帝内经》:"因于露风,乃生寒热,是以春伤于风,邪气留连,乃为洞泄""春伤于风,夏生飧泄""清气在下,则生飧泄""湿盛则濡泻""寒气客于小肠,小肠不得成聚,故后泄腹痛矣""暴注下迫,皆属于热""澄澈清冷,皆属于寒"。

《难经》:"湿多成五泄。"

《素问玄机原病式》:"血泄,热客下焦,而大小便血也。"

《景岳全书》:"若饮食失节,起居不时,以致脾胃受伤,则水反为湿,谷反为滞,精华之气不能输化,乃致合污下降而泻痢作矣""凡遇怒气便作泄泻者,必先以怒时夹食,致伤脾胃,故但有所犯,即随触而发,此肝脾二脏之病也。盖以肝木克土,脾气受伤而然"。

(3)治疗:

《伤寒论》:"伤寒服汤药,下利不止,心下痞硬,服泻心汤已,复以他药下之,利不止,医以理中与之,利益甚。理中者,理中焦,此利在下焦,赤石脂禹余粮汤主之。复利不止者,当利其小便。"

3. 诊断要点

(1)多数患者可无明显自觉症状。

(2)小肠息肉可表现为反复发作的腹痛和肠道出血,大肠息肉者少数有腹部不适、腹胀、排便习惯改变、便血,较大息肉可引起肠套叠、肠梗阻或严重腹泻。

(3)直肠指检、钡灌肠 X 线检查、结肠镜检查或手术中发现肠道内新生物。

(4)病理活检可明确诊断。

4. 病因病机

饮食不节,饥饱失宜,恣食生冷肥甘厚腻,损伤脾胃,运化失职,津液输布失常,加之西北内生之燥及内传之燥邪,湿热蕴结,阻滞气机,升降失常,传导失职;郁怒伤肝,肝失疏泄,横克脾土,脾失健运,肝脾失调;脾主运化,胃主受纳,脾胃虚弱,中阳不振,运化无权,水谷精微不得输送,清气下陷,水谷糟粕混杂而下。总结众医家的经验,得出结肠息肉的病位在肠,病变的主脏在脾,涉及肝与肾,主要与饮食不节、情志内伤、人体正气虚损、感受外邪等有关,病机特点为本虚标实,本虚为脾虚,标实为气滞、湿热、痰浊、瘀血。

5. 辨证论治

(1)大肠湿热:

主症:腹痛即泻,泻下急迫,粪色黄褐而臭,烦热口渴,肛门灼热,舌红苔黄腻,脉滑数。

病机分析:西北之人,嗜食肥甘厚味,脾胃运化失常,津液不得正常输布,夹之内生类燥及内转之燥,湿热蕴结,下移大肠,则见泻下急迫,粪色黄褐而臭,烦热口渴,肛门灼热,湿热阻滞,经络不畅,不通则痛,故见腹痛,舌红苔黄腻,脉滑数乃湿热蕴结之象。

治法:清热利湿,缓急止痛。

方药:白头翁汤合芍药汤加减(白头翁、秦皮、黄连、黄柏、黄芩、白芍、炙甘草、大黄、槟榔、当归、肉桂)。

(2)脾胃虚弱:

主症:大便时溏时泻,饮食不慎则大便次数增多,夹见水谷不化,脘腹胀闷,肢倦乏力,舌淡苔白,脉细。

治法:健脾益气,和胃止泻。

方药:参苓白术散加减(人参、白术、山药、莲子肉、炙甘草、茯苓、薏苡仁砂仁、桔梗、白扁豆)。

随症加减:

- 大便下血:血余炭、仙鹤草、三七粉。
- 腹泻明显:葛根、升麻、柴胡、炒扁豆、诃子、罂粟壳、黄芪。
- 腹胀而痛:延胡索、白芍、甘草、厚朴、木香。
- 肛门灼热:黄连、黄柏。

6. 预防调摄

避风寒,调饮食,慎起居,调情志,忌过食肥甘厚腻。近年来,人们对精细食品、动物脂肪和蛋白质的摄取量明显增多,即高脂肪、高蛋白、低纤维素饮食,加上饮食时间缩短,息肉发生率升高。有关研究发现,年长、男性、大肠癌家族史、吸烟、超重及患有糖尿病、不健康的生活方式(如多吃少动、精神压力)、环境、遗传、职业、慢性疾病等是患肠息肉的高风险因素。内镜是治疗本病最直接有效的方法,但是镜下切除后复发率极高,尤其是病理有异型增生的多发性结肠息肉,复发率更高,西医目前尚无有效的方法防止息肉复发。中医认为气血瘀滞是肠息肉产生的原因,因此中医辨证治疗本病重点应为健脾祛湿、消瘀化痰散结。实践证明,采用中医标本兼治法抑制肠息肉生长复发是一条有效的途径,用健脾益气、活血散结法有助于达到根治效果。因此,研究及运用中医药治疗肠息肉依然具有积极的意义和良好的发展前景。

4.1.9　黏膜白斑

1. 概述

黏膜白斑(mucosal leukoplakia)是发生在黏膜上的白色斑片,但是作为一种疾病,它主要是指那些以角化过度和上皮增生为特点的黏膜白斑,多见于口腔黏膜、咽喉、食管、外阴、阴道及宫颈等部位。病因不明,可能与机械刺激、烟酒过度、不良习惯、慢性炎症等有关,部分患者发病与遗传有关,或与老年人阴部萎缩有关。食管黏膜白斑较罕见,口腔黏膜、外阴白斑、喉白斑较多发。

外阴白斑多见于中老年妇女,以阴蒂和大阴唇发病较多,以局部瘙痒为主,并有自觉麻木、干燥等不适症状。局部浸润,肥厚白斑或结节,呈灰白或灰蓝色,表面角化,粗糙,增生,有时破裂感染、灼痛、糜烂、溃疡。临床分为外阴硬化性苔藓、外阴鳞状上皮增生等,其中以外阴硬化性苔藓为多见。

口腔黏膜白斑好发于中年以上患者,男性略多于女性。在口腔黏膜上呈白色或灰白色角化性病变的斑块状损害,是一种常见的非传染性慢性疾病,WHO 已认定其属于癌前病变,被公认为口腔斑纹疾病中最典型的癌前病变之一。其癌变率为 0.19%～19.18%。口腔各部黏膜均可发生,但以颊、舌部最多,在组织病理上具有上皮异常增生——癌前损害的特征。一般无症状,有时轻度瘙痒,进食刺激食物而感不适。

喉白斑表现为喉黏膜不易擦去的白色病灶,多发生于声带黏膜,又称声带白斑。喉癌前病变包括喉白斑、喉角化症、喉厚皮病、慢性肥厚性喉炎、喉乳头状瘤等,其中,喉白斑是最为常见的喉癌前病变。

根据症状及文献记载,黏膜白斑可属于中医"白癜""白驳""斑白""斑驳"的范畴。其中,外阴白斑并无专门论述,根据其症状特点,可归于"阴痒""阴蚀""阴痛""狐惑"等范畴。喉白斑一般把其归属于喉喑病中的"慢喉喑"范畴,但也有学者把其归于"喉疳"范畴,最早见于《外科启玄》,并倡议命名其为"干性喉疳"。

2. 文献回顾

(1)症状:

《诸病源候论》:"白癜者,面及颈项身体皮肉色变白,与肉色不同,亦不痒痛,谓之白癜""此亦是风邪搏于皮肤,血气不和所生也"。

《解围元薮》:"白癜风,此症初无痛处,但皮肤麻木,生灰白斑点。久如涂垩、顽恶、又变亮、赤色。"

(2)病因病机:

《黄帝内经》:"肺之合皮也,其荣毛也。"

《太平圣惠方》:"夫肺有壅热,又风气外伤于肌肉,热与风交并,邪毒之气伏留于腠理,与卫气相搏,不能消散,令皮肤皱起生白斑点,故名白癜风也。"

《圣济总录》:"白驳之病,其状斑驳如癣,过于疬疡,但不成疮尔,皆由风热搏于肌腠,脾肺二经不利。"

《疡医大全》:"白癜风,此证因脾积热,不能生金,肺虚受风,燥其津液,夫血赖脾摄而行,今脾为邪热所困,不能统血而行,肺受风邪,壅滞于皮毛,气血不和,运行失节,风邪所壅之处,渐变为白矣。"

《普济方》:"白癜风之状,皮肤皱起生白斑点是也,由肺脏壅热,风邪乘之,风热相并传流营卫,壅滞肌肉久不消散,故成此也。"

《寿世保元》:认为其内热为心火,"紫癜风、白癜风乃因心火汗出及醉饱并浴后毛窍开时乘风拽扇得之"。

《诸病源候论》:"妇人阴痒,是虫食所为""肾荣于阴器,肾气虚……为风邪所乘,邪客腠理,而正气不泄,邪正相干,在于皮肤,故痒,搔之则生疮"。

《女科经纶》:"妇人阴痒……肝经血少,津液枯竭,致气血不能荣运。"

《景岳全书》:"喑哑之病,当知虚实。实者,其病在标,因窍闭而喑也;虚者,其病在本,因内夺而喑也。"

(3)治疗:

《外科证治全生集》:"以蛇蜕,不煅煎汁,敷白点风,洗恶疮。"

《肘后备急方》:"阴痒汁出,嚼生大豆黄,涂之,亦疗尿灰疮。"

《金匮要略》:"狐惑之为病,状如伤寒,默默欲眠,目不得闭,卧起不安。蚀于喉为惑,蚀于阴为狐……蚀于下部则咽干,苦参汤洗之。"

3. 诊断要点

外阴白斑:外阴部位出现不分季节与昼夜的剧烈瘙痒,搔抓摩擦可潮红、水肿、糜烂或苔藓样变,同时外阴出现边界清的白色增厚的浸润性斑块,容易破裂,形成小片糜烂和溃疡,刮除表面白色角化黏膜,基底易出血。

口腔黏膜白斑:一般无症状,有时轻度瘙痒,进食刺激食物而感不适。一般发于中老年人,男性多,部位于口腔的上腭、颊部、牙龈、舌和唇部,色白、形扁平或略高于黏膜表面,触有明显的浸润肥厚感。

喉白斑:声嘶是声带白斑最主要的临床表现,可见黏膜出现白色斑或斑片状改变,偶有红色病变,范围往往局限于声带,病灶隆起或平坦,表面或光滑或粗糙,边界往往比较清晰。通过结合电子喉镜等辅助检查可以更好地区别喉白斑属于炎症、良性增生,还是喉癌前病变,甚至癌变。

另外,可行黑色素细胞亢进程度检测、微量元素检测、免疫异常检查以及黑色素缺失检测等,这些项目都可以精确地找出导致白斑病疾病的发病原因,确定白斑病的类型及病情状况。

4. 病因病机

中医认为本病的发生乃思虑过度,情志不畅,肝气郁结所致,或平素嗜食辛辣炙煿厚味,心火肝火循径上炎,积湿生热,经脉空虚,湿热下注,邪气羁留肺心脾所主外窍,津液失布,孔窍失润,肌肤失养,郁毒外发,由此导致口腔、阴部、喉部疾病发生。白斑多以麻木、干燥、皲裂、瘙痒为主症,属燥邪为患。外阴白斑与肝、脾、肾及任脉失调有关,口腔白斑与心、肾、脾、胃有关,喉白斑与肺、肾、脾有关。

5. 辨证论治

(1)心火上炎:

主症:口腔可见白斑,牙痛牵引头疼,牙龈红肿,心烦急躁,尿赤,舌尖红,苔少,脉细。

病机分析:燥邪内传,适遇心肾阴分不足之体,心液更耗,肾水再伤,"类燥"内生,心肾阴虚,心火上炎,津液失布,孔窍失养,则口腔可见白斑,牙痛牵引头疼,牙龈红肿,尿赤,心肾阴虚,心失所养则心神不宁,舌尖红,苔少,脉细乃心火上炎之象。

治法:清心泻火。

方药:清胃散加减(黄连、升麻、生地黄、当归、丹皮)。

(2)肝经湿热:

主症:口腔或外阴白斑,头疼目赤,胁痛口苦,舌红苔黄,脉弦。

治法:清肝利湿。

病机分析:情志不畅,肝郁气滞,横逆犯脾,适逢脾胃不健或湿盛之体,运化失司,津液异化,湿邪遂生,湿阻不化,蓄积于内,燥邪外结,营卫气滞,肌肤失养,郁毒外发则见口腔或外阴白斑,湿热郁阻肝经则头疼目赤,胁痛口苦,舌红苔黄,脉弦乃肝经湿热之象。

方药:龙胆泻肝汤加减(龙胆草、栀子、黄芩、车前子、生地黄、泽泻、木通、当归、柴胡、甘草)。

(3)脾胃湿热:

主症:口腔、喉或外阴白斑,脘腹胀满,纳呆,食欲不振,大便黏滞不爽,舌苔黄腻,脉滑。

病机分析:恣食肥甘厚味,损伤脾胃,运化失司,津液异化,湿邪遂生,湿阻不化,蓄积于内,恰遇燥邪结滞于外,湿热胶结,气血不和,肌肤失养,则见口腔或外阴白斑,脾失健运则见脘腹胀满,纳呆,食欲不振,大便黏滞不爽,舌苔黄腻,脉滑乃脾胃湿热之象。

治法:清热利湿。

方药:香砂平胃散加减(木香、砂仁、陈皮、厚朴、香附、枳壳、藿香、山楂、神曲、麦芽、莱菔子、苍术、白术、茯苓、半夏、甘草、党参)。

（4）肝肾阴虚：

主症：口腔、喉或外阴白斑，口干咽燥，双目干涩，腰膝酸软，舌红苔少，脉弦细。

病机分析：西北之域内传之燥邪和内生类燥之邪偏盛，恰遇心肾阴分不足之体，心液更耗，肾水再伤，所主外窍津液失布，肌肤失养则见口腔或外阴白斑，肝肾阴虚，津不上承，则见口干咽燥，双目干涩，腰为肾府，肾虚则腰膝酸软，舌红苔少，脉弦细乃肝肾阴虚之象。

治法：滋阴清热。

方药：知柏地黄丸加减（知母、黄柏、熟地黄、山茱萸、山药、茯苓、丹皮、泽泻）。

（5）血虚枯燥：

主证：口腔或外阴白斑脱屑，皮肤瘙痒，头晕乏力，面色萎黄，舌质淡苔薄，脉细。

治法：养血润燥。

方药：四物汤加减（当归、白芍、川芎、熟地黄、桑葚）。

6. 预防调摄

中药煎汤、制膏外用有一定疗效，当然应与内服相配合。口腔黏膜白斑控制需养成良好的卫生习惯，注意口腔清洁卫生，养成早晚刷牙漱口习惯。喉白斑与吸烟、饮酒、咽喉反流密切相关，需注意良好的习惯和作息。外阴要保持清洁，定时清洗外阴，勤换内衣内裤。讲究饮食卫生，戒除烟酒，饮食不宜过热，忌食辛辣等刺激性的食物，含有酒精的食物，酸性大的刺激性食物。宜吃哈密瓜，其富含的维生素及纤维素，能够改善机体的免疫功能，从而减轻本病所造成的咽部溃疡等并发症的发生；冬瓜，具有良好的利尿作用，能够减轻机体的炎症反应；南瓜，含有丰富的纤维素及 B 族维生素，能够改善或者减少咽喉部黏膜溃疡的形成。对口腔的慢性感染病灶及阴部炎症应及时发现、及时治疗，以免贻误病情，进行营养支持有助于改善症状。

4.1.10　甲状腺腺瘤

1. 概述

甲状腺腺瘤（thyroid adenoma）占甲状腺疾病的 60％ 以上，以 20～40 岁的青壮年多见，女多于男。一般无症状，常无意中发现颈前肿块，常位于颈前正中线峡部，呈单发结节，圆形或卵圆形，质软，表面光滑，边界清，随吞咽上下移动，无压痛，如出血肿瘤迅速增大、质硬，如出血吸收可自行缩小。肿瘤持续增大，活动受限或固定，质变硬，暗哑、呼吸困难等压迫症状，有恶变可能，一般恶变率 10％～20％。结合临床表现，超声、甲状腺放射性药物显像，由组织病理学检查一般可确诊。现代治疗以手术为主。中医治疗三个月如肿块无明显缩小，或伴甲亢，或肿块坚硬、有增大趋势的，也应积极手术治疗。根据其主要临床表现及病因病机，可将其归属于"瘿病""瘿瘤""肉瘿""瘿肿""痰核"等。

2. 文献回顾

（1）症状：

《释名》："瘿，婴也，在颈婴喉也。"其明确指出了瘿病位于颈前部。

《外台秘要》："瘿病者，始作与瘿核相似，其瘿病喜当颈下，当中央不偏两边也。"

《三因极一病证方论》按瘿肿之形，分为气、血、筋、肉、石五瘿，并云："坚硬不可移者，名曰石瘿；皮色不变，即名肉瘿；筋脉结节，名筋瘿；赤脉交络者，名血瘿；随忧愁消失者名气瘿。"

（2）病因病机：

《三国志》引《魏略》有"发愤生瘿"，指出情志因素与瘿病发病的关系。

《杂病源流犀烛》："西北方依山聚涧之民，食溪谷之水，受冷毒之气，其间妇女，往往生结囊如瘿。"

《诸病源候论》："诸山水黑土中，出泉流者，不可久居，常食令人作瘿病……由忧虑气结所生……动气增患。"

《济生方》："夫瘿瘤者，多由喜怒不节，忧思过度，而成斯疾焉。大抵人之气血，循环一身，常欲无滞留之患，调摄失宜，气凝血滞，为瘿为瘤。"

《圣济总录》谓其为"妇人多有之，缘忧郁有甚于男子也"。

《外科正宗》："夫人生瘿瘤之症，非阴阳正气结肿，乃五脏瘀血、浊气、痰滞而成。"其基本病机即是气滞、痰浊、瘀血等阻滞郁结于颈部而成。

（3）治疗：

《外科正宗》："切不可轻用针刀，掘破出血不止，多致立危，久则脓血崩溃，渗漏不已，终致伤人。"其认为采用的主要治法为"行散气血""行痰顺气""活血散坚"，该书所载的海藻玉壶汤等方至今仍为临床所习用。

3. 诊断要点

（1）多数为偶然发现颈部的肿块，肿块生长缓慢。绝大多数无压迫症状，而且无疼痛。

（2）B超、同位素扫描。

（3）病理诊断是金标准。

4. 病因病机

本病发生主要因为情志内伤、饮食及水土失宜、体质因素等。忧思恼怒，情志内伤，肝郁则气滞，气滞则津停，津液输布失常，凝聚成痰，气滞痰凝，痰气交阻，血行不畅，痰凝血瘀壅结颈前；饮食失调或居处西北，燥邪偏盛，耗伤脾阴，影响脾胃运化，生湿生痰，痰壅气结而成瘿瘤；西北之人，"类燥"居多，耗伤肝阴，阴虚火旺，肝之气血失调，致气郁痰结，积聚成块。总之，气滞痰凝血瘀是瘿病的基本病机，病变主脏在肝，与心、脾关系密切。

5. 辨证论治

（1）阴虚阳亢：

主症：颈前结块，心烦急躁易怒，怕热，出汗，手指颤抖，面部烘热，口苦，舌红，苔薄黄，脉弦数。

病机分析：居处西北，燥邪偏盛，"类燥"内生，耗伤阴津，阴虚火旺，气机失调，痰气壅结则见颈前结块，肝火旺则见心烦急躁易怒，面部烘热，口苦，阳气亢盛，津液外泄，可见汗多，手指颤抖，舌红，苔薄黄，脉弦数乃阴虚阳亢之象。

治法：育阴潜阳，平肝化痰。

方药：平肝育阴汤加减（沙参、天冬、麦冬、生地黄、花粉、昆布、海藻、五倍子、浙贝母）。

（2）气滞痰凝：

主症：颈前喉结两旁结块肿大，质软不痛，颈部觉胀，舌淡苔薄白，脉弦。

治法：开郁化痰，软坚散结。

方药：海藻玉壶汤加减（海藻、昆布、贝母、半夏、青皮、陈皮、当归、川芎、连翘、甘草）。

（3）肝郁脾虚：

主症：胸闷，善太息，或见胸胁窜痛，乏力便溏，食欲不振，舌质淡苔薄，脉弦。

治法：疏肝健脾，化痰散结。

方药：逍遥散加减（柴胡、香附、白芍、川芎、茯苓、枳壳、陈皮）。

（4）气血两虚：

主症：颈前或见包块，倦怠食少，面色萎黄，头晕目眩，神疲气短，舌淡苔薄白，脉沉细。

治法：补气养血。

方药：十全大补汤加减（人参、白术、白芍、茯苓、黄芪、川芎、熟地黄、当归、炙甘草）。

随症加减：

- 内部出血：赤芍、丹参。

- 胸闷不舒：香附、川楝子、郁金、桔梗。

- 心悸：生（熟）地黄、麦冬、五味、党参、柏子仁。

- 眼球突出：白芍、生石决明、钩藤、白蒺藜、桑葚。

- 善饥多食：知母、石膏、黄芩。

- 消瘦乏力：党参、黄芪、白术、山药、丹参。

- 腺瘤质硬：海藻、昆布、白花蛇舌草。

- 月经不畅：川芎、蜈蚣。

- 甲亢明显：生地黄、玄参、黄芩、花粉、夏枯草、牡蛎、海藻、枣仁、龙骨、知母、生石膏。

与现代西医疗法相结合：通过辨证施治可改善机体形成甲状腺腺瘤的内环境，通过多靶点效应对引起该病的多个效应靶点产生作用。海藻玉壶汤联合左甲状腺素钠片治疗甲状腺腺瘤能有效改善患者临床症状，调节甲状腺激素水平。

6. 预防调摄

其预防要从病因及诱因入手，减少生活压力，养成良好的生活习惯，平时要注意膳食合理搭配，兼而食之，五味要搭配适合，克服五味偏嗜，以防某脏之精气偏盛。食物与药性一样，也有寒温之分，故食性最好是寒温适宜，或据体质而调配。新疆是瓜果之乡，盛产西瓜、哈密瓜、桃、李、杏、葡萄、石榴等，以及牛奶、酸奶、奶酪等乳制品及各类坚果如核桃、巴达木、无花果等，它们有抗疲劳、防衰老、养阴润燥作用，可以维持体液的酸碱平衡。沿海地区适当减少海产品摄入，内陆地区适当加大补碘食物，遵循"科学补碘，因地制宜，分类指导，不多不少"的补碘方针。十字花科蔬菜不宜过多食入，避免熬夜、吸烟、饮酒、过多接触电子产品。有肿瘤家族史的患者，应每年进行甲状腺 B 超筛查。病程中密切观察瘿肿的形态、大小、硬度等方面的变化。

4.1.11 胆囊息肉样变

1. 概述

胆囊息肉样病变（polypoid lesion of gallbladder，PLG）又称胆囊隆起样病变，是由胆囊壁向囊腔内呈局限性隆起的一类病变的总称。其发病机理目前尚未确定，可能与胆固醇代谢异常及胆囊慢性炎症相关。有资料显示，恶性及有恶性倾向的约占 5.4%。

临床表现：无特殊，可有胆囊炎表现，以右上腹隐痛和消化不良为主，少数胆绞痛，甚则寒热和黄疸，偶有恶心、呕吐、厌油，多由 B 超检查发现。

通过 B 超,有时 CT、造影等检查发现,终经病理检查可确诊。认真随访胆囊息肉变化,制定以手术治疗为主的策略,合理选择手术时机。但息肉切除术会引起腹胀腹泻等消化功能紊乱,而且会提高大肠癌发病率,所以对所有的 PLG 均行胆囊切除术是不合理的,对不适合手术者应采用保守治疗。

根据胆囊息肉临床症状和特征,可将其归属中医学的"胁痛""胆胀""积证""癥证"之范畴。

2. 文献回顾

(1)症状:

《黄帝内经》:"胆胀者,胁下痛胀,口中苦,善太息。"

(2)病因病机:

《黄帝内经》:"寒气客于肠外,与卫气相搏,气不得荣,因有所系,癖而内著,恶气乃起,息肉乃生""皮肤薄而不泽,肉不坚而淖泽,如此则肠胃恶,恶则邪气留止,积聚乃伤"。

《景岳全书》:"积聚之病,凡饮食、血气、风寒之属,皆能致之……盖积者,积垒之谓,由渐而成者也……诸有形者,或以饮食之滞,或以脓血之留,凡汁沫凝聚,旋成癥块者,皆聚之类。"

《儒门事亲》:"积之成也,或因暴怒、喜、悲、思、恐之气。"

《太平圣惠方》:"夫人饮食不当,生冷过度,脾胃虚弱,不能消化。与脏气相搏,结聚成块,日渐生长,盘牢不移。"

(3)治疗:

《症因脉治》:"肝胆主木,最喜条达,不得疏泄,胆胀乃成""胆胀者,柴胡清肝饮"。

《伤寒论》提出辨证方药:"柴胡证仍在者,先与小柴胡。呕不止,心下急,郁郁微烦者,为未解也,与大柴胡汤,下之则愈。"

3. 诊断要点

(1)大多数患者无临床症状,部分患者可出现右上腹或右侧肩胛下部疼痛、恶心、呕吐等。

(2)腹部 B 超、CT、造影检查可发现。

(3)病理诊断可确诊。

4. 病因病机

本病的病因以情志内伤、饮食不调者居多。肝主疏泄,性喜条达,肝郁气滞,疏泄失常,可致气阻络痹,中焦气机壅塞,枢机升降不利而见痞满之症;气滞日久,久病入络,血行不畅,瘀血阻滞,脉络不通而致胁痛;饮食不节,过食肥甘厚味、炙煿之品,损伤脾胃,脾失健运,水湿内停,恰遇西北燥邪偏盛,类燥内生,或燥邪内传,郁而化热,湿热搏结,郁于肝经,肝失疏泄条达而成积聚。病位主要在肝胆,与脾胃密切相关,病机关键在于肝失疏泄,枢机不利,肝胆郁热,胆汁排泄失畅,郁积胆腑,久而化热,加之血瘀、痰湿互结而成。

5. 辨证治疗

(1)肝胆湿热:

主症:头疼目赤,胁痛口苦,舌红苔黄,脉弦。

病机分析:饮食不节,过食肥甘炙煿之品,损伤中阳,脾胃运化失常,湿浊停聚,恰遇西北燥邪偏盛,燥邪内生或外燥内传,郁而化热,湿热搏结于肝胆,胆汁疏泄失常则胁痛口苦,上蒸头面则头疼目赤,舌红苔黄,脉弦乃肝胆湿热之象。

治法:清热利湿。

方药:龙胆泻肝汤加减(龙胆草、栀子、黄芩、车前子、生地黄、泽泻、木通、当归柴胡、甘草)。

(2)肝郁气滞:

主症:胁肋胀痛,走窜不定,每因情志喜怒而增减,胸闷脘痞,嗳气频作,舌淡苔薄,脉弦。

治法:疏肝理气。

方药:柴胡疏肝散加减(陈皮、柴胡、川芎、香附、枳壳、芍药、甘草)。

(3)瘀血阻络:

主症:胁肋刺痛,痛有定处,固定不移,面色晦暗,舌质暗瘀斑苔薄,脉涩。

治法:祛瘀通络。

方药:桃红四物汤合丹参饮加减(桃仁、红花、当归、川芎、熟地黄、白芍、丹参、檀香、砂仁)。

6. 预防调摄

本病一般不易察觉,良好的生活方式是预防的关键所在。饮酒和睡眠质量差是 PLG 直径增大的危险因素。生活中遵循低胆固醇饮食原则,多食新鲜蔬菜、水果,少食辛辣刺激及膏粱厚味,按时进餐,少饮酒,保证良好睡眠,保持良好心态。以疏肝理气、利胆通腹、清热排毒、化瘀通络为法,可中药内服,亦可代茶饮,定期 B 超随访观察。进行"未病先防",对已发病人群采取"既病防变"的措施,预防、减少临床胆囊息肉样病变疾病的发病率,定期随访观察。运用中医"澄源、涤浊、利胆、消瘕"治疗胆囊息肉样病变,进一步提高临床效果,减少癌变发生。

4.2　常见症状的中医治疗

2006 年,WHO 将癌症列入了慢性病的范畴,其发病率呈逐年上升的趋势。全球疾病负担癌症合作中心统计数据提示,2020 年全球癌症新发病例 1929 万例,其中,我国癌症新发病例约 457 万例,大概占全球癌症新发病例的 1/4。

近年,随着肿瘤领域防治工作不断取得进展和突破,肿瘤的诊疗正历经着翻天覆地的变化,医学界也对肿瘤治疗的理念产生了新的认识。随着分子靶向和免疫治疗时代的来临,肿瘤不再是令人谈之色变的疾病,人们逐渐把肿瘤归属到慢性疾病的范畴,就像是高血压、冠心病、糖尿病等。对于肿瘤患者来说,"早发现、早诊断、早治疗"十分重要,越早诊断就越能显著延长生存甚至达到根治、改善预后的效果,贯穿全程的是积极、规范地治疗与密切地随访监测。此外,除了延长生存这个金标准,如何才能更好、更有质量、更舒适地活着对于肿瘤患者来说尤为重要。由此,我们更加强调综合、个体化治疗。

中医在诊治疾病的过程中,是非常重视患者的表述和感觉的。早在《黄帝内经》中就提出"天覆地载,万物悉备,莫贵于人",把对人生命的尊重放在首位,这与现代医学中注重人的生活质量是相一致的。由于肿瘤患者在自然病程以及诊疗过程中会伴随着各种症状,在不同程度上影响了患者的生活质量,不仅给患者的身体造成了巨大的痛苦,而且影响了患者战胜病魔的信心,从而影响肿瘤的治疗。所以,我们必须关注患者的身体和心理感受,要更加重视提高患者的生活质量。

在祖国的传统医学中,把整体观和辨证论治作为其指导思想和理论基础,整体观讲的是人与自然环境的整体性以及人自身五脏六腑、形体官窍、精气血津液的整体性。中医认为人与自然是息息相通的,自然界的运动变化无时无刻不对人体产生影响,而人体对外界自然环境也必然会做出适应性反应,这就构成了与外在自然环境的统一性,就像《黄帝内经》有"夫人生于地,悬命于天,天地合气,命之曰人",并阐明了人类生存的自然条件,"天食人以五气,地食人以五味。五气入鼻,藏于心肺,上使五色修明,音声能彰;五味入口,藏于肠胃,味有所藏,以养五气,气和而生,津液相成,神乃自生",说明"天人合一"是整体思维的根本特点。因此,在研究肿瘤疾病与其常见症状时,我们也应该把个人与生活环境、自然变化、社会变化有机地结合起来看,才能真正地做到肿瘤的个体化治疗和综合治疗。

周铭心教授在他既往的研究中,曾调研过新疆地区各系统疾病与西北燥证罹患关系,结果显示,对于肿瘤患病率,西北燥证罹患者的患病率要明显高于非罹患者,其 OR 值为2.95,说明西北燥证与新疆地区肿瘤病有较强的罹患关联性。其中,肺卫孔窍皮肤燥证、肺心脾风火燥证与肿瘤疾病罹患关联性较强。作为西北地区,西北燥证与多个系统的疾病发生都有密切的关联性。肿瘤患者亦是如此,西北燥证与多种瘤种发病率关联显著,这种患病特征也得到学界的认可。

《黄帝内经》说"西方生燥""北方生寒",提示燥证是具有方域性的。新疆位于祖国的西北角,同时具备西方的干燥气候和北方的寒冷气候,且"寒搏则燥生"。以古文献及周教授的流行病学调查研究结论为依据,结合新疆特殊的自然气候环境,以及社会因素,饮食偏嗜及居处环境对人体气血阴阳的影响,我们可以认为西北燥证是新疆地区人们发病的主要致病因素之一。因此,在恶性肿瘤常见症状的治疗中,我们不妨也从中医的"三因制宜"的思维出发,在诊治恶性肿瘤并发症的时候要考虑到因时、因地、因人制宜:第一,因时制宜,古人认为人与自然环境是一个有机的整体,环境的变化、季节的更替对人体的生理功能及病理变化均可产生一定的影响。新疆因其特殊的地域环境特点,气候的干燥不仅存在于肃降的秋季,也可见于阳气生发的春季、暑燥隆盛的夏季、寒燥搏结的冬季,因此在四季用药时应当辨别是否需要"润"燥。第二,因地制宜,本意是依据不同地域的地理特点考虑治疗用药的原则。不同地域,因其在气候、地理位置、生活习惯等具有差异,人的生理活动及病理特点也会有所不同。以南疆及北疆为例,南疆地处盆地,环周是我国最大的塔克拉玛干大沙漠,水源稀少,干燥之气贯穿到四季气候、饮食起居中的方方面面;而北疆处于较高海拔,大多依山而居,气候多寒冷,常处在风寒环境之中。第三,因人制宜,大意是根据患者的年龄、性别、体质、性格、生活习惯等特点进行辨证施治。如年龄,不同年龄的患者其生理状况及气血阴阳盈亏不同,老年人多生理机能减退,患病多虚;小儿生机旺盛,但气血未充,脏腑娇嫩,易寒易热,易虚易实,病情变化较快。因此,对于西北地区肿瘤伴随症状的诊治,需结合中医传统医学及西北燥证进行辨证论治。

4.2.1　癌性疼痛

1. 概述

疼痛是人类第五大生命体征,国际疼痛研究协会指出:疼痛是一种令人不快的感觉和情绪上的感受,伴随有现存的或潜在的组织损伤。疼痛是患者的一种主观感受,并且精神和心理因素也会影响患者对疼痛的感受。在肿瘤患者中,疼痛可以作为疾病进展、突发感染或出现某种并发症的信号。

癌性疼痛(cancer pain)一般是指由肿瘤本身及相关性病变或抗肿瘤治疗所引起的疼痛,常表现为慢性疼痛,是肿瘤常见的症状之一,给病人造成极大的身心负担,严重影响了病人的生活质量。因此,世界卫生组织将治疗和缓解癌症疼痛作为重点研究项目之一。

根据世界卫生组织统计数据提示,近年来肿瘤的发病率呈逐年上升的趋势,而在癌症患者的自觉症状中,疼痛发生率最高。据统计,全世界每天都有 350 万人在癌症疼痛的折磨中艰难度日,许多癌症患者在生命的最后一段时间内不得不忍受着癌痛的极大痛苦。据调查,约 2/3 的进展期癌症患者可出现癌痛,大约 1/2 的疼痛为中至重度,1/3 为重度疼痛。无论是轻度、中度还是重度疼痛,都会不同程度影响患者的生理活动(体力、运动、饮食、睡眠)、心理活动(娱乐、精力、自控力、精神状态等)、社会活动等方面。

引起癌性疼痛的因素概括起来有以下几个方面:①肿瘤侵犯或压迫神经,侵犯脑、脊髓、骨膜或骨骼,侵犯实质性脏器及空腔性脏器,侵犯或堵塞脉管系统引起疼痛;②肿瘤并发症或合并症如局部坏死、溃疡、炎症等引起疼痛;③抗肿瘤治疗过程中引起疼痛。

癌性疼痛是造成癌晚期患者主要痛苦的原因之一,其特点主要包括:①疼痛剧烈,难以忍受;②持续时间长,多表现为长期、慢性、反复、不断加重的过程;③肿瘤患者出现癌痛多会伴有心理焦虑、抑郁、恐惧等变化;④癌性疼痛一旦出现或重度疼痛需要立即处理。癌痛发生机制可分为:①伤害感受性疼痛;②神经病理性疼痛。此外,疼痛按发生时间还可分为急性疼痛和慢性疼痛。

现代医学对癌性疼痛的治疗采用综合治疗原则,主要遵循世界卫生组织确立的三阶梯镇痛原则和美国国立综合癌症网络指南的规范。三阶梯镇痛原则主要强调:按阶梯、尽量口服、按时、个体化给药和注意具体细节五项基本原则。首先,对癌痛患者需要进行全面评估,遵循常规、量化、全面、动态原则。癌痛的量化评估,通常使用数字分级法(numerical rating scale,NRS)、面部表情评估量表法及主诉疼痛程度分级法(verbal rating scale,VRS)三种。临床工作中我们最常用的是数字分级法,如图 4.1 所示。

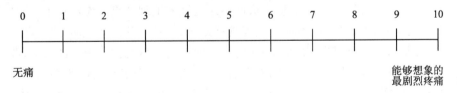

图 4.1　数字分级法

NRS 按照疼痛的数字将疼痛分为:0 分,无痛;1~3 分,轻度疼痛;4~6 分,中度疼痛;7~10 分,重度疼痛。

癌痛治疗采用综合治疗的原则,根据患者的病情和身体状况,应用恰当的止痛治疗手段,及早、持续、有效地消除疼痛,预防和控制药物的不良反应,降低疼痛和有关治疗带来的心理负担,提高患者生活质量。

按阶梯用药原则:根据患者疼痛程度,有针对性地选用不同性质、作用强度的镇痛药物。

(1)轻度疼痛:可选用非甾体抗炎药(nonsteroidal anti-inflammatory drugs,NSAIDs)(如阿司匹林、对乙酰氨基酚、布洛芬、塞来昔布、双氯芬酸钠、吲哚美辛等)。

（2）中度疼痛：可选用弱阿片类药物（如曲马多、可待因、氨酚羟考酮等）或低剂量的强阿片类药物，并可联合应用非甾体类抗炎药物以及辅助镇痛药物（镇静剂、抗惊厥类药物和抗抑郁类药物等）。

（3）重度疼痛：首选强阿片类药（吗啡、羟考酮缓释片、芬太尼），并可合用非甾体类抗炎药物以及辅助镇痛药物（镇静剂、抗惊厥类药物和抗抑郁类药等）。

对于癌性疼痛，中医古代典籍中的记载并不明确，单从疼痛发生的部位、性质来看，癌痛可归属于中医的"痹症""头痛""腹痛""胃脘痛""胁痛""腰痛"等范畴中。

2. 文献回顾

疼痛在古代典籍中有丰富的记载和翔实的论述，全面描绘了疼痛的临床表现和内涵。

（1）病机：

《景岳全书》："凡人之气血犹源泉也，盛则流畅，少则壅滞，故气血不虚则不滞，虚则无有不滞者。"

《黄帝内经》："诸痛痒疮，皆属于心""经脉流行不止，环周不休，寒气入经而稽迟，泣而不行，客于脉外则血少，客于脉中则不通，故卒然而痛"。

《读医随笔》："肝……握升降之枢……凡脏腑十二经之气化，皆必藉肝胆之气化以鼓舞之，始能调畅而不病。"

《金匮翼》："阴虚血燥则经脉失养而痛。"

《诸病源候论》："肝积……因热气相搏，则郁蒸不散，故肋下满痛而身发黄。"

《校注医醇剩义》："人之一身，自顶至踵，俱有痛病。其始也，或因于风，或因于寒，或因于火，或因于气，病各不同，而其为气凝血滞则一也。"

（2）症状：

《黄帝内经》："大骨枯槁，大肉陷下，胸中气满，喘息不便，内痛引肩项"，与肺癌骨转移疼痛极其相似。

《证治要诀》："脾积在胃脘，大如覆杯，痞塞不通，背痛心痛"，描述了与胃癌疼痛表现类似症状。

《备急千金要方》："食噎者，食无多少，惟胸中苦塞，常痛不得喘息。"

《济生方》："其为病也，令人胸膈痞闷，呕逆噎塞，妨碍饮食，胸痛彻背。"

（3）治疗：

《医学真传》："夫通者不痛，理也。然通之之法，各有不同。调气以和血，调血以和气，通也。下逆者使之上行，中结者使之旁达，亦通也。虚者助之使通，寒者温之使通，无非通之之法也。"

（4）预后：

《肘后备急方》："治卒暴症，腹中有物如石，痛如刺，昼夜啼呼，不治之，百日死方。"

3. 病因病机

疼痛常出现于积聚、岩、癥瘕、石、噎膈、脏毒等及其所致的气血衰败诸病候中，结合癌痛的临床表现及病机，本病的发生与邪毒阻滞不通及气血亏虚失养有关。

瘤毒阻滞：中医认为肿瘤患者的疼痛与癌瘤肿块积聚于内，瘀血痰湿内生，阻碍气机，造成经络脏腑气血不通而致机体相应部位的疼痛，大致分为虚、实两种性质。《诸病源候论》："积者阴气，五脏所生，其痛不离其部，故上下有所穷已"，论述了癌性疼痛产生的生理基础是肿瘤发展的必然产物。肿瘤患者大多邪毒内蕴,耗伤正气,正气不足,风寒湿邪易侵袭人体,闭阻经络或直中脏腑,凝滞气血,皆可导致疼痛,如《济生方》:"皆因体虚,腠理空疏,受风寒湿气而成痹也。"部分学者认为肿瘤发病初始,多数患者邪盛而正虚不明显,湿热、痰浊、瘀血、气滞等病理因素阻滞脏腑经络,气血津液失于宣通畅达,表现为"不通则痛"。

情志失畅:肿瘤患者多情绪抑郁、焦虑,情志抑郁不畅,肝失条达,可以进一步引起经络脏腑的气机逆乱、气血郁滞,不通则痛,如《证治汇补》:"暴触怒气,则两胁先痛而后入腹。"

正气耗损:因瘤毒上集络脉,血络闭塞,可致疼痛绵延不愈,如《临证指南医案·胁痛》:"久病在络,气血皆窒。"或经抗肿瘤治疗如化疗、放疗等治疗后耗伤阳气,阴寒内生,经脉痉挛拘急而出现疼痛,如《诸病源候论》:"久腹痛者,脏腑虚而有寒,客于腹内,连滞不歇,发作有时,发则肠鸣而腹绞痛。"瘤毒久居体内,正气耗损,耗伤津血,络脉失养,不荣则痛,如《金匮翼》:"阴虚血燥则经脉失养而痛。"中晚期患者由于肿瘤不断耗伤人体气血津液,出现气血阴阳虚衰等病理变化,机体失于荣养,多属"不荣则痛"。

综上可知,气血亏虚、脏腑失调是癌痛发病的内因,瘤毒痰瘀阻滞、气血不通是病机之关键,病位在脏腑经络,病性属本虚标实,本虚为主,虚实相互影响,导致病情复杂,疼痛缠绵难止。癌痛的基本病机为脏腑经络气机阻滞,气血运行不畅,或邪毒耗伤人体气血,致机体失于濡养,总体可归纳为"不通则痛""不荣则痛"。

4. 西北燥证与癌痛

《金匮翼》:"阴虚血燥则经脉失养而痛。"气血阴阳是人体最基本的体质要素。《西北燥证诊治与研究》中指出,不同气血阴阳状态类型人群西北燥证罹患情况分析得出,西北燥证罹患者与非罹患者四种虚证类型的比率差异具有统计学意义($p \leqslant 0.01$),非西北燥证罹患者之四种虚证比率均小于罹患者($p \leqslant 0.01$)。西北燥证罹患者中,辨证属阴虚和气虚罹患者较多,分别达到44%和39%。但这与气血阴阳虚症在人群中的固有比率有关,尚不能认为气虚、阴虚者较血虚、阳虚者易患西北燥证。其实阳虚者在西北燥证罹患者中的相对比例最高,达76.27%,阴虚为61.92%,稍低于阳虚,血虚第三,气虚第四。同时,研究表明虚证繁度越高,罹患西北燥证的比率越大。西北燥证与气血阴阳虚证都是通过中医辨证而判断的证候,两者的理论基础是一致的,均以阴阳、气血和藏象理论为指导。西北燥证中有偏于阴虚和精血不足的辨证,应当与阴虚和血虚证的证候和病机有必然联系。但是,西北燥证中的心肾阴虚证和脾胃阴虚证的主要成分是燥证,阴虚是在燥证前提下的辨证分类,正气亏虚或燥邪伤正气,气血虚弱,无法荣养经络脏腑,而出现不荣疼痛。

5. 治疗

(1)辨证论治:

根据癌性疼痛发生的病因病机,无外乎虚实之分,治疗当以扶正祛邪、调和气血为主,根据气血阴阳的不同、寒热虚实加减变化使用。针对癌瘤或其病理产物所致脏腑经络不通的疼痛,治疗当以行气通络、温阳散寒、活血化瘀、化痰散结、清热解毒及疏肝理气为主;而对正气亏虚,经脉失于濡养而发疼痛者,治疗以扶正祛邪、益气养血、调和阴阳、甘温缓急为主。

①寒邪凝滞:

主症:疼痛可缓可急,常伴有冷感,畏寒,痛有定处,遇寒疼痛可加剧,得温痛减或喜温喜按,兼有面色苍白、形寒肢冷、手足不温、神怯、大便稀溏、小便清长等全身症状,舌质淡暗、舌体胖大或有齿痕,舌苔薄白,脉沉细或弦紧。

治法:益气温阳,祛寒止痛。

方药:右归丸加减(熟地黄、山药、山茱萸、枸杞、鹿角胶、菟丝子、杜仲、当归、肉桂、制附子)。

②邪热蕴结:

主症:痛势剧烈,局部肿块灼热,得冷稍减,或见局部红肿,皮肤变蜡黄,溃破后流脓血,或烦躁不安,或出现高热、口渴、口臭、烦躁、尿赤、便秘等症状,舌质红绛,苔薄黄或黄腻,脉数。

治法:清热泻火,解毒散结。

方药:五味消毒饮加减(金银花、野菊花、蒲公英、紫花地丁、天葵等)。

③肝郁气滞:

主症:疼痛性质多表现为胀痛,痛无定处,遇情志刺激可加重,或既往精神抑郁,或亦激动、躁动不安,伴脘腹满闷、嗳气、食少纳呆,善太息,舌淡苔薄白,脉弦。

治法:行气导滞,散结止痛。

方药:逍遥散加减(甘草、当归、茯苓、白术、白芍、薄荷、柴胡等)。

④瘀血内阻:

主症:痛有定处,如针刺刀绞,拒按,持续时间长,夜间痛甚,常兼有面色晦暗、形体消瘦、肌肤甲错或有瘀斑、瘀点,痛处常触及包块,舌青紫或有瘀斑,舌底脉络迂曲,脉细涩。

治法:活血化瘀,散结止痛。

方药:桃红四物汤加减(当归、熟地黄、川芎、白芍、桃仁、红花等)。

⑤痰浊阻滞:

主症:疼痛可表现为钝痛、隐痛、胀痛、麻木疼痛等,同时伴有痰涎壅盛、呕吐痰浊、咽部不利,可伴纳差、气短、口渴、困倦、体重,舌苔厚腻,脉滑。

治法:除湿化痰,散结止痛。

方药:涤痰汤加减(胆南星、半夏、枳实、茯苓、桔红、石菖蒲、人参、竹茹、甘草等)。

⑥湿邪停滞:

主症:肢体困重酸痛,痛势缠绵不绝,或肢节重着、行动不利,并伴头痛、头重、精神萎靡,或有低热,汗出热不解,或呈胀痛、闷痛,持续存在,并有食欲不振、面色晦黄无华、口腻不渴、呕吐恶心、脘腹痞满、便溏泻泄等症状,舌淡红苔白腻,脉弦滑。

治法:祛湿通阳止痛。

方药:藿香正气散加减(大腹皮、白芷、紫苏、茯苓、半夏、白术、陈皮、厚朴、桔梗、藿香、甘草等)。因于外湿者,可选羌活、独活、防己、苍术、桂枝、藿香、佩兰、木瓜、秦艽、海桐皮等辛温升散之品;因于内湿者,则用苍术、薏苡仁、砂仁、白蔻仁、厚朴、白扁豆等芳化淡渗之品。

⑦正气不足:

● 气虚而痛:

主症:疼痛伴气短、神疲乏力,病人或面色萎黄,或身重蜷卧,行动迟缓,舌淡黯,苔薄,脉弱。

治法:补中益气。

方药:补中益气丸(黄芪、党参、白术、当归、升麻、柴胡、陈皮、炙甘草)。

● 血虚而痛:

主症:疼痛伴心烦、失眠这种情况,或头晕眼花、面色苍白,或指甲脆软,舌淡苔薄白,脉细。

治法:补血调血。

方药:四物汤(熟地黄、白芍、当归、川芎)。亦可选逍遥丸(血虚兼抑郁)、归脾丸(血虚兼失眠、经血崩漏);气血双补则可选八珍汤或十全大补丸(当归、川芎、白芍、熟地黄、人参、白术、茯苓、炙甘草、黄芪、肉桂等)。

- 阴虚而痛:

主症:疼痛多伴五心烦热、潮热盗汗、头晕耳鸣、肌肤甲错、易上火,便干,舌红苔少,脉细。

治法:滋阴补肾。

方药:六味地黄丸(熟地黄、山药、山茱萸、泽泻、茯苓、牡丹皮)。

肾阴虚:左归丸。肝肾阴虚:杞菊地黄丸。肺肾阴虚:麦味地黄丸。阴虚火旺:知柏地黄丸。

- 阳虚而痛:

主症:冷痛,畏寒,疲乏无力,腹泻便溏,腰膝冷痛酸软,男性可伴随一些阳痿、早泄的表现,舌暗淡苔薄,脉弱。

治法:温中补虚,散寒止痛。

方药:小建中汤(饴糖、桂枝、芍药、生姜、大枣、炙甘草)。

如脾阳虚可选四神丸、附子理中丸,肾阳虚可选金匮肾气丸、右归丸。

⑧正气虚脱:

主症:患者极度消瘦,气息短促,周身痛楚,久卧无法自理,可伴纳差、二便失禁,脉细弱等。

治法:益气敛阴,补气固脱。

方药:牡蛎散加补中益气汤(黄芪、人参、白术、炙甘草、当归、陈皮、升麻、柴胡、生姜、大枣、麻黄根、牡蛎等)。

用药加减:

- 血瘀气滞刺痛者,可加当归。
- 太阳头痛,前额、枕部疼痛连及项背,可用川芎、羌活、独活等。
- 阳明头痛,前额、眉棱骨连及齿龈、颜面,可加升麻、葛根、白芷等。
- 少阳头痛,头两侧头痛连及耳、目外眦,可加用柴胡、黄芩。
- 太阴头痛,部位不定,可为全头痛,或局部头痛,可用苍术、半夏、胆南星。
- 少阴头痛,可选细辛。
- 厥阴头痛,可表现为巅顶疼痛,可用吴茱萸、藁本。
- 痰湿疼痛,加半夏、陈皮、生姜。
- 腹痛明显者,加白芍、甘草。
- 恶寒冷痛,加肉桂。
- 恶热喜寒而痛者,加白芍、黄芩。
- 胁下痛,加柴胡、黄芩、甘草。
- 脐下痛者,加熟地黄。
- 疼痛伴脚膝酸软,行步乏力,可用黄柏、防己。

（2）辨病用药：

①按病位用药：

胃脘痛，情绪烦躁，胃痛频发，痛甚于胀，食后更甚，泛酸呕吐，嗳气太息，舌黯苔厚，脉弦，可选黄连汤加瓦楞子、延胡索。治以寒热并用，辛开苦降，活血散瘀，行气止痛。

腹痛：如腹中热痛拒按，小便黄赤，方选《素问病机气宜保命集》越桃散以寒热并用，止痛安中。

骨痛：肿瘤邪毒内侵，肝肾亏虚，气血不足，癌毒蚀骨，可选《备急千金要方》独活寄生汤加味，以祛风湿、止痹痛、益肝肾、补气血。

肿瘤脑转移头痛者，治疗困难，可选泽泻汤加蜈蚣、蜂房、蛇莓、胆南星、天麻、防风、细辛、蔓荆子、川芎、土贝母、山慈菇、白芍等。

②中成药：

● 口服药物：

博尔宁胶囊：扶正祛邪，软坚散结，消肿止痛，可配合化疗减毒、增效。

西黄胶囊：解毒散结，消肿止痛，可辅助抗肿瘤、增强机体免疫。

元胡止痛片：具理气活血止痛之功，可用于气滞血瘀所致的头痛、腹痛等。

桂参止痛合剂：温肾健脾，散寒止痛，化瘀通络，可用于中重度癌痛，减轻临床症状，提高患者生活质量。

气滞胃痛颗粒：用于肝郁气滞、痞满胃痛，起疏肝解郁、和胃止痛之效。

新癀片：具有清热解毒、活血化瘀、消肿止痛之功，用于癌痛辅助用药，可加强止痛效果。

● 注射用药：

复方苦参注射液：清热解毒，消肿止痛，可减轻疼痛症状，改善生活质量。

康莱特注射液：益气养阴，消癥散结，适用于气阴两虚、脾虚湿困癌痛患者。

● 外用制剂：

复方蟾酥膏：可活血化瘀、消肿止痛，外敷于痛处，缓解癌痛。

金黄散：消肿止痛，适用于疖肿疼痛、局部红肿、漫肿无头疼痛。

五行散：活血化瘀，消肿止痛，外敷用于气滞血瘀所致疼痛。

（3）其他治疗：

其他治疗包括干针，刺血拔罐，浮针，用活血化瘀、温经散寒、行气止痛类药膏穴位贴敷，中药涂擦，灌肠，中药熏洗等物理治疗，饮食调摄及护理、认知-行为训练以及社会心理支持治疗等。中医外治法及心理干预可以作为药物止痛治疗之外的有益补充，或与止痛药物治疗联用，以增加止痛效果，更好地为患者解除病痛。

4.2.2　恶性胸腔积液

1. 概述

恶性胸腔积液（malignant pleural effusion，MPE）是指原发于胸膜的恶性肿瘤或发生在其他部位的恶性肿瘤胸膜转移引起的胸膜腔积液，是恶性肿瘤晚期病人常见的并发症，约占胸腔积液的 25%～53%。"恶性胸腔积液"在古代医家的医书中没有具体记载，但根据《金匮要略》"饮后水流在胁下，咳唾引痛，谓之悬饮"所描述的水饮停于胁下，胸胁饱满，咳唾引痛，喘促不能平卧的基本特点；《医宗必读》"积之成也，正气不足，而后邪气踞之"所描述的正气亏虚,癌毒内生,伤正耗气,导致肺、脾、肾亏虚,水液代谢平衡失调,停于胸胁成悬饮的特点,可将其归纳为中医学"痰饮""支饮""悬饮""癖饮""饮证"的范畴。

临床研究表明,几乎所有的恶性肿瘤均可侵犯胸膜而产生 MPE,病理类型以腺癌最多见,其中,肺癌是 MPE 产生的主要原因之一,约占 MPE 的 1/3,乳腺癌次之,淋巴瘤也是导致出现 MPE 的重要原因,卵巢癌和胃肠道癌出现 MPE 者也不少见。研究表明,MPE 在全球有着较高的发病率和死亡率,其中美国发病率为 15 万/年,欧洲为 10 万/年,我国暂缺流行病学数据。大量的胸腔积液会压迫心肺,影响心肺功能、循环功能,严重影响患者生活质量,更甚者危及生命。大多数 MPE 患者的常见症状有呼吸困难、咳嗽和胸痛,尽管近来治疗手段不断更新,但疗效不尽人意,若少量胸腔积液控制欠佳,会导致胸腔积液逐渐增多变成大量胸腔积液,进而引起心肺功能异常,如压迫性肺不张、通气功能障碍、蛋白质大量消耗、呼吸衰竭等,严重影响患者生活质量,并且会大大缩短患者生存周期。目前 MPE 的主要治疗目标是控制临床症状,中医药治疗 MPE 具有一定优势和前景。中医治疗 MPE,是在辨证论治的基础上,从整体上调节机体,扶正祛邪,与现代医学治疗手段相结合,可起到减轻不良反应、提高疗效的作用,提高患者生活质量及生存周期。

2. 文献回顾

(1)病因:

《黄帝内经》:"湿淫所胜……民病饮积……"

(2)病机:

《诸病源候论》:"诸痰者,此由血脉壅塞,饮水积聚而不消散,故成痰也。"

《黄帝内经》:"诸病水液,澄澈清冷,皆属于寒""阴阳结斜,多阴少阳曰石水,少腹肿。二阳结,谓之消。三阳结,谓之隔"。

《圣济总录》:"三焦者,水谷之道路,气之所终始也。三焦调适,气脉平匀,则能宣通水液,行入于经,化而为血,溉灌周身。若三焦气涩,脉道壅塞,则水饮停滞,不得宣行,聚成痰饮。"故凡外感或内伤等因素,致肺、脾、肾三脏功能失调,三焦水道不利,津液内停,化为痰饮。

(3)症状:

《金匮要略》:"饮后水流在胁下,咳唾引痛,谓之悬饮……由饮水多,水气停积两胁之间,遇寒气相搏,则结聚成块,谓之癖饮。"悬饮,乃水饮悬聚于胁下所致。

《金匮要略》:"身肿而冷,状如周痹,胸中窒,不能食,反聚痛,暮躁不得眠。"

(4)治疗:

《伤寒论》:"太阳中风,下利呕逆,表解者,乃可攻之。其人漐漐汗出,发作有时,头痛,心下痞硬满,引胁下痛,干呕短气,汗出不恶寒者,此表解里未和也,十枣汤主之。"

《金匮要略·痰饮咳嗽病脉证并治》:"心下有痰饮,胸胁支满,目眩,苓桂术甘汤主之""……吐涎沫而癫眩,此水也,五苓散主之""支饮不得息,葶苈大枣泻肺汤主之""膈间支饮,其人喘满,心下痞坚,面色黧黑,其脉沉紧,得之数十日,医吐下之不愈,木防己汤主之"。

3. 病因病机

恶性胸腔积液中医所属"悬饮""痰饮""癖饮"的范畴,《金匮要略》:"饮后水流在胁下,咳唾引痛,谓之悬饮……由饮水多,水气停积两胁之间,遇寒气相搏,则结聚成块,谓之癖饮。"中医认为人体水液的代谢与肺、脾、肾三脏关系最为密切,肺位于上焦,主通调水道;脾位于中焦,主运化水谷精微;肾位于下焦,调节全身水液的代谢。癌症晚期病情重,病程长,久病致脏腑虚损,脾虚主运化水液功能失常,水饮内停导致水液生成、输布紊乱;肺失宣降,其通调水道功能失常致水液输布紊乱;肾气不足,气不化水,影响三焦水道通利,导致水液排泄紊乱。此外,肝主疏泄,调畅气机,三焦与气化功能关系密切。此二脏腑亦与水液代谢关系密切。若脏腑功能失调,则水液输布失常,痰饮水湿集聚而成水饮。恶性胸腔积液多因秽浊之邪蕴结于体内,损伤脏腑;或因正气虚弱,脏腑功能失调,导致气、血、津液输布失调;或因情志所伤,气机不利,气、血、痰浊塞滞,导致痰浊、瘀毒胶结于内,发生痛瘤。若邪毒流滞于胸胁,影响三焦气化,水液停积不布,留于胸胁而发为胸腔积液。其病因、病位、症状均符合悬饮,但因其又与普通外邪入侵、阻于三焦等所致饮停胸胁的悬饮有所不同,故恶性胸腔积液可称为"恶性悬饮"。其病位在肺,与心、肝、脾、肾相关。论其病理性质,总属于阳虚阴盛,病机特点是本虚标实,本虚谓脏腑虚弱、气化失调,标实是痰浊、瘀毒聚结,水饮停滞,因虚致实,水停为患。虽然间有因时邪与里水相搏,或饮邪久郁化热,表现湿热之证,但热证终属少数。故其基本病机为肺脾肾虚,水液代谢失调,饮停胸胁。

4. 临床表现及诊断

恶性胸腔积液以肺腺癌最常见,其他以乳腺癌、淋巴瘤、胸膜间皮瘤也多见,平均生存期有差异,肺腺癌所致 6 个月,卵巢、胃肠道 6～12 个月,乳腺癌 12 个月左右。少量胸腔积液时症状不多,初期咳嗽、胸闷、胸痛,动则气短;大量胸腔积液时,喘促甚至不能平卧,查见患侧胸壁饱满、呼吸运动减弱。

语颤减弱或消失,叩诊实音,肺下界上移,呼吸音弱甚至消失。辅助检查包括 B 超、X线、CT、胸膜活检、胸腔积液找癌细胞、胸腔积液常规、肿瘤标志物等,病理检查更重要,以明确原发肿瘤为最高目标。

鉴别原发病以肺癌和乳腺癌、结核性胸膜炎、恶性淋巴瘤、胸膜间皮瘤多见。

5. 治疗

(1)辨证论治:

①饮停胸胁证:

主症:水饮壅盛于里,停于胸胁,则咳唾胸胁引痛,呼吸困难,咳嗽气喘,病侧肋间胀满甚则见病侧胸廓变形,或仅能卧于停饮一侧,甚或胸背掣痛不得息;水饮停于心下,则心下痞满,干呕短气;上扰清阳,则头痛目眩;水饮泛溢肢体,则发水肿。饮停胸胁证常见胸胁胀闷疼痛,咳嗽痛甚,气息短促,或眩晕,身体转侧或呼吸时胸胁牵引作痛,舌苔白滑,脉弦或弦滑、弦沉。

治法:攻逐水饮。

方药:十枣汤加减(芫花、大戟、甘遂、大枣)。

若痰浊偏盛,胸胁满闷,舌苔浊腻,应加薤白、杏仁通阳散结化痰;如水饮久停,胸胁支满体弱、食少用苓桂术甘汤健脾化饮。

②痰瘀交结证:

主症:平素脾胃虚弱,痰热内结,气郁不通,血行瘀滞,故胸脘痞闷,按之则痛,中阳不足,饮停心下所致。中焦阳虚,脾失运化,则湿聚成饮;饮阻中焦,清阳不升,故头晕目眩;上凌心肺,则心悸,胸满,或短气而咳,胸胁胀满,眩晕心悸,或气短而咳,或局部肿块刺痛,或肢体麻木、痿废,胸闷多痰,或痰中带紫暗血块,舌紫暗或有斑点,苔腻,脉弦涩。

治法：消痰散结，解毒利水。

方药：苓桂术甘汤合小陷胸汤加减（茯苓、桂枝、白术、炙甘草、黄连、半夏、瓜蒌）。

③肺肾两虚证：

主症：胸闷胁满，气促喘憋，伴四肢沉重疼痛，则小便不利，心悸，头眩，咳嗽，咯痰质黏起沫，恶心，呕吐，脑转耳鸣，腰酸腿软，心慌，不耐劳累，或五心烦热，颧红，口干，舌质红少苔，脉细数；或畏寒肢冷，面色苍白，舌苔淡白，质胖，脉沉细。

治法：温补肺肾。

方药：真武汤和葶苈大枣泻肺汤加减（茯苓、芍药、生姜、制附子、白术、葶苈子、大枣）。

④肺脾气虚证：

主症：胸脘痞闷，肠鸣泄泻，伴饮食不化，四肢无力，形体消瘦，面色萎黄，咳嗽、气喘、咯痰，食少、腹胀、便溏与气虚，舌苔白腻，脉虚缓。

治法：健脾益气。

方药：参苓白术散加减（莲子肉、薏苡仁、砂仁、桔梗、白扁豆、白茯苓、人参、炙甘草、白术、山药）。

⑤络气不和证：

主症：胸胁疼痛，刺痛或灼痛，胸闷气急或呼吸困难，善太息，舌暗苔薄，脉弦。

治法：理气和络。

方药：香附旋覆花汤（旋覆花、香附、郁金、延胡索、苏子、杏仁、茯苓、薏苡仁）。

（2）中药静脉制剂胸腔灌注：

文献报告较多的榄香烯乳、鸦胆子油、康莱特注射液、鱼腥草注射液等效果受到肯定。

（3）其他治疗：

其他疗法包括贴敷疗法、中药直肠滴入、超声热疗、胸腔引流、针灸、刺血拔罐、敷脐艾灸、超声热疗、终末期关怀等治疗恶性肿瘤引起的恶性胸腔积液，控制积液增加，减轻患者疾苦，增加疗效，提高患者生存质量。

总之，恶性胸腔积液的治疗应重视中西医结合才能达到提高生活质量、延缓病情进展等目标。

4.2.3　恶性心包积液

1. 概述

恶性心包积液是晚期癌症患者常见并发症之一，严重影响其生活质量和生存期。本病具有积液增加快、抽液后易反复等特点，是预后不良的因素之一。其发生率最高可达 21%。恶性心包积液的主要病因是恶性肿瘤、急性心包炎、放射治疗及胸部创伤等，好发于恶性肿瘤患者及艾滋病患者，恶性肿瘤未及时治疗、免疫力高度抑制时未预防感染，导致合并感染等均可诱发本病。

2. 病因病机

恶性心包的中医病名，现代医家对其看法不一，中医认为恶性心包积液属于痰饮、水饮、悬饮、心痛、胸痹、心水、支饮范畴，对于恶性心包积液多从悬饮、水饮、心水论治，辨证多属阳虚水停、阴虚水聚，并结合恶性肿瘤加以辨证施治。"心水"病名首见于《金匮要略》："水停心下，甚者则悸，微者短气""恶水不欲饮""心水者，其身重而少气，不得卧"。该病是因正气不足,外邪侵袭,久痹入心,或心包受损,气机失调,水与血运行障碍而停聚于心包所导致的一种本虚标实性疾病。《黄帝内经》有云:"正气存内,邪不可干""邪之所凑,其气必虚",说明其是正气不足,水饮内停,外邪袭肺,热毒逆传心包所致。从原发病角度论述,心包积液可分为结核性、甲减性、肿瘤性、尿毒症性及狼疮性五类,肿瘤性心包积液的病机也可为正气不足,正不胜邪以致癌毒发生转移,侵袭于心包膜所致。《医宗金鉴》:"积之成也,正气不足,而后邪气踞之。"《黄帝内经》:"是故虚邪之中人也……留而不去,传舍于肠胃之外,募原之间留著于脉,稽留而不去,息而成积。"募原是人体肌肉系统中的筋膜和腱膜,包括心包膜。正气不足可具体分为气虚、阳虚和阴虚。气虚所致心包积液病机为气虚运化失职,脏腑功能减退,水液代谢失调,如尿毒症性心包积液病机为脾肾亏虚,脾虚失于运化,肾虚则小便不利,浊毒不得经尿液排出而蓄积于心包。阳虚所致心包积液多因温煦失职,推动无力,津液凝滞聚于心包,如心阳不足,推动无力,水液凝滞聚于心包,《伤寒明理论》有"其气虚者,由阳气内弱,心下空虚,正气内动而为悸也";结核性心包积液多为正气不足,痨虫袭肺,热毒逆传心包所致;狼疮性心包积液为脉络阻滞,伤及肝肾,水火不济,水气上凝于心所致;尿毒症性心包积液为肾气亏虚,瘀浊内阻;继发甲状腺功能减退症心包积液的病机为心肾阳虚,气化失司,水气凝心所致。阴虚所致心包积液多由阳损及阴或邪热亢进,损及阴液,水液代谢功能失调,水湿内停,水气泛滥于内、外、表里,停聚心包;或痹证日久,气血瘀滞,著于筋骨,损伤肝肾,肝肾阴虚;或痹证日久,正气不足,外感热毒,伤及阴液,水火相济,水气凝心而致。

3. 临床表现

多由心包转移癌引起,原发病以肺癌、乳腺癌较多,多为终末表现,预后差,中位生存期2~4 个月。临床表现早期不典型,发展到一定阶段见特异性症状:胸闷、胸痛、咳嗽、气急、心悸、纳差、端坐、呼吸困难。心包积液量大于 100 mL 时,即心包填塞。呼吸困难、大汗淋漓、休克等为急症。查体:心动过速、心音遥远、心尖冲动弱、心界大、颈静脉怒张或肝大、肝颈回流征阳性、下肢凹陷水肿、动脉压下降等。

4. 诊断

X 线、心电图、心脏超声、心包引流液检查及全面检查对发现原发病都十分重要。

5. 治疗

(1)辨证论治:

心包积液的治疗以扶正祛邪为原则,扶正包括益气、温阳和滋阴;祛邪当以利水为主,气、血、水同调,汗、利、下同施。心包积液根据渗出液与漏出液的不同,分别给予清热凉血解毒与益气温阳利水的基本治疗。

①阳虚水泛:

主症:胸闷,气憋,胸痛,无法平卧,眼及肢肿,初则肿胀按之随手而起,继则按之没指,甚则出现胸腔积液、腹水,小便不利,身重胸闷,苔白腻,脉滑或沉迟。

治法:温补脾肾,化气行水。

方药:苓桂术甘汤(茯苓、桂枝、白术、甘草)。

如心肾阳虚者,可选四逆汤[附子(制)、干姜、炙甘草]。

②痰湿痹阻:

主症:胸闷,食欲不振,乏力少气,咳嗽多痰,咯痰质黏,身重困倦,手、面肿胀及小便清长,舌淡红苔白腻,脉弦滑。

治法:行气化痰。

方药:瓜蒌薤白半夏汤加减(瓜蒌、薤白、半夏、白酒)。

③气滞血瘀:

主症:心前区疼痛,胸闷气短,舌下脉络曲张紫滞,舌质黯红,边有瘀斑紫暗血块,舌紫暗或有斑点,苔腻,脉弦涩。

治法:活血化瘀。

方药:桃红四物汤加减(当归、熟地黄、川芎、白芍、桃仁、红花)。

④阴虚水停:

主症:胸闷不舒,气短,咳喘,痰少或无痰,口渴欲饮,心烦不得眠,盗汗,小便不利或溲赤,大便干结,舌红少津,脉沉细数。

治法:滋阴利水。

方药:麦门冬汤(麦门冬、半夏、人参、甘草、薏苡仁、大枣)。

(2)其他疗法:

其他疗法包括贴敷疗法,中药直肠滴入,针灸治疗中的刺血拔罐、敷脐艾灸,超声热疗等。

4.2.4 恶性腹腔积液

健康人体中,腹腔有75~100 mL的液体起到润滑作用,一般少于200 mL,当超过此量时被称为腹腔积液,又称腹水。在传统医学中,该病属"鼓胀""水肿"范畴。

1. 概述

腹腔积液分为良性腹腔积液和恶性腹腔积液两种。恶性腹腔积液具有以下特点:多由肿瘤引起,外观多为血性,pH>7.4,总胆固醇>1.26,腹腔积液 FA/血清 FA>1.0,葡萄糖<3.4 mmol/L,腺苷脱氨酶(adenosine deaminase,ADA)<30 U/L,乳酸脱氢酶(lactate dehydrogenase,LDH)>200 U,腹腔积液 LDH/血清 LDH>1.0,纤维蛋白降解产物(fibrin degradation product,FDP)>1000 μg/L,癌胚抗原>15.8 μg/L,AFP,糖类抗原 19-9(car-bohydrate antigen 19-9,CA19-9)、癌抗原 12-5(cancer antigen 12-5,CA12-5)可增高,端粒酶活性增高,钙黏附素表达减少,脱落细胞可见肿瘤细胞。恶性腹腔积液是由恶性肿瘤累及腹膜引起的腹水,顽固、量大、反复,占腹水的 30%左右。恶性腹腔积液是晚期恶性肿瘤常见的并发症,它的出现是疾病进一步恶化的表现,提示肿瘤已转移,病情已发展到相当严重的程度,一旦发生,患者的中位生存期仅为数周至数月。有学者统计,在恶性腹腔积液癌细胞检验阳性者中,约 70%在 6 个月之内死亡,平均生存期只有 3.3 个月,一年生存率低于10%。引起恶性腹腔积液的常见肿瘤有卵巢癌、胃癌、肝癌、结直肠癌、胰腺癌、输卵管癌、乳腺癌、恶性淋巴瘤、子宫内膜癌、腹膜间皮瘤等,其中男性以消化道肿瘤为最多见,女性以卵巢癌最为多见。这些肿瘤占所有恶性腹腔积液病例的 80%以上。前列腺癌、多发性骨髓瘤、恶性黑色素瘤引起的腹水亦有报道。

2. 文献回顾

《黄帝内经》:"太阴所至,为积饮否隔""足太阴虚则鼓胀""诸湿肿满,皆属于脾""湿淫所胜……民病饮积……""诸病水液,澄澈清冷,皆属于寒""肾者,胃之关也,关门不利,故聚水而从其类也"。

《古今医案》:"盖病者,清浊不分,气血皆变为水,决而去之,去水即去其气血也。"

《诸病源候论》:"痰者,涎液结聚,在于胸膈……由血脉壅塞,饮水积聚而不消散,故成痰也。"

《金匮要略》:"病水腹大,小便不利,其脉沉绝者,有水,可下之""血不利则为水。"

《医门法律》:"凡有癥瘕、积聚、痞块,即是胀病之根。"

《伤寒论》:"伤寒表不解,心下有水气,干呕,发热而咳,或渴,或利,或噎,或小便不利、少腹满,或喘者,小青龙汤主之。"

3. 病因病机

《黄帝内经》:"太阴所至,为积饮否隔。"《景岳全书》:"足太阴虚则鼓胀。"恶性腹水可以分别归结为祖国医学"痰饮""鼓胀"范畴。鼓胀乃难治之证,因其形成非旦夕之乱,多由各种致病因素长期作用于机体,导致肝、脾、肾同时受累,气、血、水循环受阻而成顽疾。初期气臌多见,发展可见水臌、终末血臌、青筋显露、血缕血痣、腹中癥结。或因饮食失节、情志内伤、劳欲过度、黄疸结聚失治,与肝、脾、肾三脏受损相关,气结、血瘀、水停而成。气候燥热,燥邪灼烧阴液,损及肝肾之阴,肝肾阴虚,津液失布或分布失常,气化不利,水湿内停,而致腹水;或燥湿相结,湿为阴邪,伤及阳气,脾肾阳气虚弱,中阳不足,脾虚运化无力,水饮内停;肝藏血,喜条达,恶抑郁,热毒、癌瘤久居脏腑,阻碍气机,久则损伤脉络,络脉损伤而致水饮外漏;或情绪郁闷,气机不畅,气滞湿阻,瘀血阻滞,络脉受损,而致水饮停聚于腹,出现鼓胀。

4. 临床表现与诊断

(1)临床表现:

恶性腹水除原发肿瘤的表现外,多见于消化功能障碍、腹胀、腹痛、腹水、肿块、呼吸困难、厌食、行动不便。体检见腹部膨隆,触诊有波动感,中等以上时移动性浊音阳性,超声、CT、腹水生化、细胞学及血清腹腔积液白蛋白梯度(serum ascites albumin gradient,SAAG)等均有诊断价值。

(2)诊断:

腹腔积液的诊断应仔细询问病史,进行体征检查,初步确定腹腔积液,结合 B 超或 CT 验证,判别渗出液抑或漏出液,明确良恶性,准确分析病因,确定治疗方案。

(3)鉴别诊断:

鉴别与胃肠充气、卵巢囊肿、肾盂积水、肥胖等。

5. 治疗

鼓胀病需根据其虚实寒热辨析其病性质,才能确定相应的治疗方法。一般病初以气结为主,治则以疏肝理气、和胃消食为主;中期以水蓄血瘀为主,治则以利水消瘀为主;后期往往虚实夹杂,治疗更加棘手,应兼顾正虚、邪实的特点,或先攻后补,或先补后攻,或攻补兼施,根据相关脏腑阴阳虚实及体质和病情施治。

(1)辨证论治

①气滞湿阻:

主症:肿瘤病人出现腹部膨大如鼓,皮色苍黄,胁下胀满或痛,饮食减少,四肢沉重,小便短少,甚则腹大青筋暴露,下肢略肿,舌苔白腻,脉弦缓。

治法:疏肝理气,行湿散满消胀。

方药:素体偏盛,偏热实者,可选大陷胸汤(大黄、芒硝、甘遂);或可用小柴胡汤(柴胡、黄苓、人参、半夏清、炙甘草、生姜、大枣)加五苓散(茯苓、泽泻、猪苓、桂枝、白术),以疏利三焦水道、寒热并用、补泻兼施。

②脾虚湿困:

主症:肿瘤病人出现脘腹胀满,腹大而坚,面色萎黄,四肢瘦削,神疲乏力,少气懒言,小便短少,大便溏薄,舌质淡,舌旁边有齿痕,苔白腻,脉沉缓无力。

治法:补脾益气,祛湿利水。

方药:参苓白术散加味(人参、白茯苓、白术、山药、白扁豆、砂仁、桔梗、莲子肉、薏苡仁、龙葵、白花蛇舌草)。

③脾肾阳虚:

主症:腹大胀满,青筋暴露,畏寒肢冷,腰膝酸软,小便不利,大便溏薄,下肢浮肿,面色晦暗,舌质淡胖,苔白滑,脉沉细无力。

治法:温补脾肾,通阳利水。

方药:真武汤(白术、生姜、附子、芍药、茯苓)。

④肝肾阴虚:

主症:腹部胀大,形体消瘦,面色萎黄或熏黑,唇紫色暗,五心烦热,口燥咽干,头晕目眩,尿少便溏,甚者可兼有齿鼻出血、吐血便血、神昏等症状,舌质红蜂,苔剥少津或舌质紫暗,舌有瘀,脉弦细。

治法:滋养肝肾,利水消胀。

方药:一贯煎合猪苓汤(北沙参、麦冬、当归、生地黄、川楝子、枸杞子、猪苓、泽泻、阿胶、滑石、白花蛇舌草)。滋阴利水常用药味如天花粉麦冬、白芍、葶苈子、大枣等。

(2)其他疗法:

中医外治法:中药敷脐疗法、中药贴敷穴位、中药灌肠治疗、穴位注射法等。

榄香烯乳用于腹腔灌注治疗恶性腹腔积液是有一定疗效。

6. 展望

大量腹水的存在,严重影响呼吸功能及消化功能,如得不到及时有效的治疗,可加速病人死亡。尽管恶性腹腔积液患者的生存期有限,但是成功的姑息性治疗对选择恰当的患者也有相对好的预后。

4.2.5 癌性出血

1. 概述

出血常伴随肿瘤而发生,中医认为肿瘤侵及脉络,血液不寻常道,上溢于口鼻,下出于二阴,流溢于体表肿块,均见出血。随出血部位不同而有咯血、呕血、便血、尿血、崩漏,表浅肿瘤溃破出血,一般血热妄行,脾失统摄,瘀血内结,外伤血溢更常见,中医治疗癌性出血多侧重轻中症,同时,注重中西医结合更合理。

2. 文献回顾

《景岳全书》:"凡治血证,须知其要,而血动之由,惟火惟气耳。故察火者,但察其有火无火,察气者,但察其气虚气实,知此四者而得其所以,则治血之法无余义矣。"

《血证论》:"惟以止血为第一要法,血止之后,其离经而未吐出者,是为瘀血,既与好血不相合,反与好血不相能……必亟为消除,以免后来诸患,故以消瘀为第二治法。止血消瘀之后，又恐血再潮动，则须用药安之，故以宁血为第三法。邪之所凑，其正必虚，去血既多，阴无有不虚者矣，阴者阳之守，阴虚则阳无所附，久且阳随而亡，故又以补虚为收功之法。四者乃通治血证之大纲。"

明缪希雍《先醒斋医学广笔记》提出了著名的治吐血三要法："宜行血不宜止血""宜补肝不宜伐肝""宜降气不宜降火"。

3. 病因病机

当各种原因导致脉络损伤或血液妄行时，就会引起血液溢出脉外而形成血证。正如《三因极一病证方论》说："夫血犹水也，水由地中行，百川皆理，则无壅决之虞。血之周流于人身荣、经、府、俞，外不为四气所伤，内不为七情所郁，自然顺适。万一微爽节宣，必致壅闭，故血不得循经流注，荣养百脉，或泣或散，或下而亡反，或逆而上溢，乃有吐、衄、便、利、汗、痰诸证生焉。"

本病病机可以归结为火热熏灼、迫血妄行及气虚不摄、血溢脉外两类。如《景岳全书》说："血本阴精，不宜动也，而动则为病。血主营气，不宜损也，而损则为病。盖动者多由于火，火盛则逼血妄行；损者多由于气，气伤则血无以存。"火热又有实火及虚火之分，外感风热燥火，湿热内蕴，肝郁化火等，均属实火；而阴虚火旺之火，则属虚火。气虚又有仅见气虚和气损及阳，阳气亦虚之别。

从证候的虚实来说，由火热亢盛所致者属于实证；由阴虚火旺及气虚不摄所致者，则属于虚证。实证和虚证虽各有其不同的病因病机，但在疾病发展变化过程中，又常发生实证向虚证的转化，如开始为火盛气逆，迫血妄行，但在反复出血之后，则会导致阴血亏损，虚火内生；或因出血过多，血去气伤，以致气虚阳衰，不能摄血。因此，在某些情况下，阴虚火旺及气虚不摄，既是引起出血的病理因素，又是出血所导致的结果。

此外，出血之后，已离经脉而未排出体外的血液，留积体内，蓄结而为瘀血，瘀血又会妨碍新血的生长及气血的正常运行。

4. 常见的出血类型与诊治

（1）咯血：

喉部及喉以下的呼吸道或肺组织的任何部位出血，经喉头、口腔而咯出称为咯血（hemoptysis），中医又称咳血。此症应排除鼻腔、咽和口腔部的出血。

辨证论治如下：

①燥热伤肺：

主症：头痛身热、干咳无痰，或痰少而黏、缠喉难出、鼻燥咽干、心烦口渴，或便秘结，舌红少津，脉浮细。

治法：清热润肺，宁络止血。

方药：桑杏汤加减（桑叶、象贝、香豉、栀皮、梨皮、杏仁、沙参等）。

②肝火犯肺：

主症：咳嗽阵作，气逆，咳痰黄稠，胸胁痛，性急易怒，心烦口苦。

治法：清肝泻肺，凉血止血。

方药：泻白散合黛蛤散加减（地骨皮、桑白皮、炙甘草、蛤粉、青黛等）。

③阴虚肺热：

主症：低热盗汗，干咳少痰，面色潮红，口干便结，舌质红，苔少或花剥或无苔，脉细数。

治法：养阴润肺，化痰止咳。

方药：百合固金汤加减（熟地黄、生地黄、当归、白芍、甘草、桔梗、玄参、浙贝、麦冬、百合等）。

随证加减：

● 出血较多：云南白药、三七粉。

● 干咳少痰：麦门冬、天门冬、花粉。

● 肝火旺盛：丹皮、黄芩、栀子。

● 咳血鲜红：犀角地黄汤。

● 潮热盗汗：青蒿、鳖甲、白薇、地骨皮、五味子。

其他治疗有：针灸；外治法，如咳血不止，可用大蒜捣如泥做成饼状，贴敷双侧涌泉穴，贴前应在足底部涂抹液状石蜡（石蜡油），以防皮肤受刺激而感染。

（2）呕血：

呕血有吐、呕之分，以有声无声之别。《血证论》指出吐血病轻，呕血病重，吐血在胃，呕血在肝，有一定临床意义。病机为络伤血溢，热症、实证居多，也责之气与火，涉及脾胃、肝肾。缪希雍治吐血三要法——"宜行血不宜止血""宜补肝不宜伐肝""宜降气不宜降火"为后人推崇，唐容川的"止血、祛瘀、宁血、补虚"止血四步法则今仍沿用。

辨证论治如下：

①胃热壅盛：

主症：烦渴引饮，口臭口烂，齿龈肿痛，便秘，腹痛，甚则出现神昏谵语、狂躁不安等。

治法：清胃泻火，凉血止血。

方药：黄连泻心汤加减（黄连、山栀、荆芥、黄芩、连翘、木通、薄荷、牛蒡子、甘草等）。

②肝火犯胃：

主症：胸胁胃脘胀满疼痛，呃逆嗳气，呕吐，或见嘈杂吞酸，烦躁易怒，舌苔薄白或薄黄，脉弦或弦数等。

治法：清肝泻火，降逆止血。

方药：龙胆泻肝汤加减（龙胆草、黄芩、山栀子、泽泻、木通、车前子、当归、生地黄、柴胡、生甘草等）。

③瘀血阻络：

主症：腹部胀满不适，但无腹部膨隆之征象，心烦意乱或傍晚自觉身热而体温不高，可有皮肤粗糙不润，或有手足干燥皲裂，舌黯或有瘀斑点，脉沉细或涩。

治法：活血化瘀，降逆止血。

方药：血府逐瘀汤加减（桃仁、红花、当归、生地黄、牛膝、川芎、桔梗、赤芍、枳壳、甘草、柴胡等）。

④阴虚火旺：

主症：五心烦热，颧红，失眠盗汗，口燥咽干，眩晕，耳鸣，舌红少苔，脉细数等。

治法：滋阴泻火，凉血止血。

方药：知柏地黄汤加减（山药、丹皮、白茯苓、山茱萸、泽泻、黄柏、熟地黄、知母等）。

⑤心脾两虚：

主症：临床多表现为心悸怔忡，失眠多梦，头晕健忘，纳差腹胀，神疲乏力，便溏出血，或见皮下紫斑,女子月经量少色淡、淋漓不尽,面色萎黄,舌淡,脉细弱。

治法:养心健脾,益气止血。

方药:归脾汤加减(白术、当归、白茯苓、黄芪、龙眼肉、远志、酸枣仁、人参、木香、炙甘草)。

其他治疗有:针灸;穴位注射,有研究证明采用鱼腥草穴位注射双侧孔最穴能取得不错的止血效果,也有研究表明用维生素 K 穴位注射双侧上巨虚能达到止血效果。

(3)便血:

便血是指各种原因导致消化道出现出血而致大便带血、黑便或便潜血阳性,可同时伴有呕血、贫血等症状。

中国古代医学对便血的病因病机论述多样,大致可分为:

● 先天禀赋不足,素体虚弱:如父母体弱,孕育不足,胎中失养,或后天喂养失当,水谷精微不足,体质羸弱,易患疾病,或病久不愈,进一步耗伤气血,致使脏腑气血阴阳俱虚,不能固摄血于脉内而出血。

● 久劳伤精耗气:如《景岳全书》有"血主营气,不宜损也,而损则为病……损者多由于气,气伤则血无以存",劳倦过度,耗伤精气,气血亏虚,推动无力,久则见气滞与血瘀,瘀血阻络,血不循经而外溢。

● 外邪侵袭,迫血妄行:外感风热燥火、湿热之邪,或风寒日久化热,邪热伤营,迫血妄行而出血。

● 饮食不节,损伤脾胃:脾主统血,如过食辛辣油炸食品,胃肠燥热伤阴,虚火扰动脉络而出血。

● 情志因素:当情志失和,气机逆乱,如《黄帝内经》:"怒则气上,喜则气缓,悲则气消,恐则气下,惊则气乱,思则气结。"或情志失常,肝郁化火,火热迫血妄行,血不行于脉道而致出血。以上各种原因引起胃肠脉络损伤、血液妄行,出现便血。常见胃中积热、肝气郁结、湿热蕴结、中气不足五种病因病机,位在胃肠,主要病机于火与虚,火盛迫血妄行,气虚血无所摄。

总体治疗原则"急则治其标,缓则治其本",急性出血需配合西医迅速止血稳定病情,待生命体征平稳后可辨证论治:

①胃中积热:

主症:便色红或黑,与燥屎搏结,食多易饿,食后脘腹胀满,心烦口渴,口苦咽干,舌红苔黄腻,脉数。

治法:清胃泻火,化瘀止血。

方药:泻心汤加减(大黄、黄连、黄芩等)。

②肝气郁结:

主症:胃脘灼热疼痛,痛势急迫,烦躁易怒,泛酸嘈杂,口干口苦,舌红苔黄,脉弦或数。

治法:泻肝清胃,凉血止血。

方药:丹栀逍遥散加减(丹皮、栀子、炙甘草、枳实、柴胡、芍药)。

③湿热蕴结:

主症:便血色红质黏稠,腹痛,大便稀溏或黏腻不爽,伴里急后重,肛门灼热,身热不扬,伴皮损或口腔糜烂、口苦、口腔黏腻,可伴有发热、咽干、呕恶纳呆,溲赤便秘,舌红苔黄腻,脉滑数。

治法:清化湿热,凉血止血。

方药:地榆散合槐角散(地榆、黄连、茜根、栀子、茯苓、槐角、当归、黄芪、枳壳、槟榔、黄芩、赤芍、当归、防风)。

④中气不足:

主症:便血,腹部隐痛喜按,肢体倦怠,少气懒言,纳差,或伴胃下垂、子宫下垂,面色萎黄,舌淡苔白,脉细弱。

治法:健脾益气,养血止血。

方药:补中益气汤加减(黄芪、人参、白术、炙甘草、当归、陈皮、升麻、柴胡、生姜、大枣)。

中成药列举如下:

● 脏连丸:用于肠热便血,肛门灼热,痔疮肿痛。功效:清肠止血。组成:黄连、黄芩、地黄、赤芍、当归、槐角、槐花、荆芥穗、地榆炭、阿胶。

● 十灰丸:用于吐血、衄血、血崩及一切出血不止诸症。功效:凉血止血。组成:大蓟、小蓟、牡丹皮、棕榈炭、侧柏叶、荷叶、茜草、栀子、白茅根、大黄。

● 槐角丸:用于血热所致的肠风便血、痔疮肿痛。功效:清肠疏风,凉血止血。组成:槐角、地榆、黄芩、枳壳、当归、防风。

● 三七血伤宁:用于瘀血阻滞、血不归经之各种出血证及瘀血肿痛,如胃及十二指肠溃疡出血,支气管扩张,肺结核咯血,功能性子宫出血,外伤及痔疮出血,妇女月经不调、经痛、经闭及月经血量过多、产后瘀血,胃病,肋间神经痛等。功效:止血定痛,祛瘀生新。

● 云南白药胶囊:用于跌打损伤、瘀血肿痛、呕血、便血、咯血、疮疡出血以及软组织损伤等。功效:活血化瘀,消肿止血。

其他治疗有针灸、耳穴、中药熏洗、穴位贴敷。

(4)尿血:

小便中混有血液或夹杂血块,痛者为血淋,不痛者为尿血,是肾癌、膀胱癌常见症状之一,现代 B 超、CT、膀胱镜、静脉尿路造影有助于诊断。该病的产生多与湿热、痰浊、脾肾不固相关,位在肾与膀胱,治疗以清热利湿、凉血止血为主,化痰消积、控制肿瘤乃根治之策。

辨证论治如下:

①湿热蕴结:

主症:皮损为红斑、丘疹、风团,色鲜红,可有较多水疱,或口腔糜烂,外阴湿烂,自觉痒痛,可伴有发热、咽干、关节酸痛或身倦乏力、呕恶纳呆、溲赤便秘,舌红苔黄腻,脉弦滑。

治法:清化湿热,凉血止血。

方药:八正散合地黄饮子加减。

②瘀毒蕴结:

主症:小便带血,色鲜红或暗红,可见血块,伴见恶寒发热而周身酸楚,口渴喜饮,腰酸痛,舌质暗红有瘀斑,苔黄或腻,脉数。

治法:行气活血,祛瘀止血。

方药:膈下逐瘀汤加减(当归、川芎、桃仁、牡丹皮、赤芍、乌药、延胡索、甘草、香附、红花、枳壳等)。

③肾虚火旺:

主症:腰痛,耳鸣,潮热,颧红,盗汗,五心烦热,或性欲亢盛,男子梦遗早泄,女子梦交,尿黄,舌红苔黄少津,脉细数等。

治法:滋阴降火,凉血止血。

方药:知柏地黄丸加减(知母、黄柏、熟地黄、山茱萸、山药、泽泻、牡丹皮、茯苓等)。

④脾肾不固:

主症:腰膝酸软,纳呆便溏,舌淡,脉沉细。

治法:补益脾肾,固摄止血。

方药:归脾汤和无比山药丸加减(白术、当归、白茯苓、黄芪、龙眼肉、远志、酸枣仁、人参、木香、炙甘草、山药、肉苁蓉、五味子、菟丝子、杜仲、牛膝、泽泻、干地黄、山茱萸、茯神、巴戟天、赤石脂等)。

针刺疗法的处方:大陵、小肠俞、关元、大敦。

(5)崩漏:

崩漏即现代阴道出血,与月经周期多不相关,为宫颈瘤、子宫体癌最早、最多出现的常见症状。

辨证论治如下:

①热毒炽盛:

主症:局部有肿块或有皮损,局部焮热,伴有高热、口渴、舌红,脉数。

治法:清热解毒,凉血止血。

方药:清热固经汤加减(牡蛎粉、阿胶、生地黄、地骨皮、焦山栀、黄芩、地榆片、陈棕炭、生藕节、生甘草)。

②瘀毒内结:

主症:胃脘刺痛,痛时拒按,心下痞块,呕血便血,肌肤甲错,舌紫暗或有瘀点,苔薄白或薄黄,脉涩等。

治法:行气活血,祛瘀止血。

方药:四物汤合失笑散加减(熟地黄、当归、白芍、川芎、五灵脂、蒲黄)。

③脾肾两虚:

主症:直肠滑脱不收,肛门有下坠感,兼见头晕,耳鸣,神疲困倦,动则气促,腰膝酸软无力,夜晚尿频,大便溏泻或干结难排,舌淡,脉沉弱。

治法:健脾补肾,养气止血。

方药:固本止崩汤加减(熟地黄、白术、生黄芪、人参、当归、黑姜等)。

其他治疗可采用针灸治疗。

(6)体表肿瘤出血:

体表肿瘤出血一般是浅表肿瘤溃破出血,肿瘤日久,酿成热毒,坏死溃烂,病及血脉,或虚火内炽,热灼血脉,治当清热解毒、凉血化瘀、滋阴降火、凉血止血,当然外科治疗也是止血之上策。

①热毒炽盛:

主症:局部有肿块或有皮损,局部焮热,伴有高热、口渴、舌红,脉数。

治法:清热解毒,凉血止血。

方药:犀角地黄汤合化斑汤加减(犀角、生地黄、芍药、牡丹皮等)。

②瘀血内阻:

主症:产后郁郁寡欢,或表情迟钝,言语不利,舌质有瘀斑,脉涩。

治法:行气活血,祛瘀止血。

方药:血府逐瘀汤加减(桃仁、红花、当归、生地黄、川芎、赤芍、牛膝、桔梗、柴胡、枳壳、甘草等)。

③阴虚血热:

主症:颧红潮热,五心烦热,夜寐不安,咽干口燥,唇红,舌质红,少苔或苔花剥,脉细数。

治法:滋阴降火,凉血止血。

方药:知柏地黄汤加减(山药、丹皮、白茯苓、山茱萸、泽泻、黄柏、熟地黄、知母等)。

其他治疗,如有局部红肿出血者,局部可用云南白药外敷,紫草油涂擦。

4.2.6 癌性发热

1. 概述

发热是指人体在致热源的作用下引起体温调节中枢的功能障碍,体温升高超出正常范围。发热通常以口腔温度为标准,分为低热,37.3～38.0 ℃;中度发热,38.1～39.0 ℃;高热,39.1～41.0 ℃;超高热,41.0 ℃以上。发热常见于局部或全身的感染、恶性肿瘤、结缔组织病等疾病,常常会因病因不同而伴随着咳嗽、咳痰、寒战、腹泻、尿急尿痛、淋巴结肿大、皮损、脾大等,临床多可结合患者的病史、临床表现、实验室检测、影像学检查及病原学检查来鉴别诊断。

癌性发热是指恶性肿瘤患者的发热,是由肿瘤本身引起的一种副瘤综合征,多表现为长期慢性发热、间歇性发热或不规则热,应用抗生素无效,血象可有轻度升高或正常,可伴有贫血。在我国,恶性肿瘤中最常引起发热者以原发性肝癌、淋巴瘤、恶性组织细胞病与白血病为常见,其次为实质性恶性肿瘤如肺癌、肾癌、甲状腺癌等。现代医学采用一般的抗感染药物治疗无效,而解热镇痛以及糖皮质激素治疗疗效又不持久且存在较大不良反应,是临床上常见的难治症之一。

癌性发热在中医属"内伤发热",为人体气血阴阳不足,脏腑功能失调,加之热、毒、瘀、痰相互为病,不同时期可表现为实证、虚证或虚实夹杂。癌性发热是恶性肿瘤常见症状,是指癌症患者出现的直接与恶性肿瘤有关的非感染性发热。

2. 文献回顾

《伤寒论》:"太阳病,发热,汗出,恶风,脉缓者,名为中风""病人身大热,反欲得衣者,热在皮肤,寒在骨髓也;身大寒,反不欲近衣者,寒在皮肤,热在骨髓也"。

《医门法律》:"血痹则新血不生,并素有之血,亦瘀积不行,血瘀则荣虚,荣虚则发热。"

3. 病因病机

中医认为癌性发热属于内伤发热的范畴,其发病原因复杂,但总体而言,与机体气血阴阳不足、脏腑功能失调及热、毒、痰、瘀等致病因素相互夹杂有关。其大致可分为虚、实两类,由邪毒郁热、痰瘀阻滞及内湿停聚所致者属实,基本病机为痰湿、瘀血、热毒等郁结壅遏而引起发热;由中气不足、血虚失养、阴精亏虚及阳气虚衰所致者属虚,即因人体气血阴阳失调而致病。或为阴血不足,阴不配阳,水不济火,阳气亢盛而发热,如《证治汇补》有"血虚发热,一切吐衄便血,产后崩漏,血虚不能配阳,阳亢发热者,治宜养血";或因阳气虚衰,阴火内生,阳气外浮而发热,如《证治汇补》有"阳虚发热,有肾虚水冷,火不归经,游行于外而发热"。当瘀血、痰湿、瘤毒内阻,而致经脉虚损,无以濡养,进而发热。再如,《医门法律》有"血痹则新血不生,并素有之血,亦瘀积不行,血瘀则荣虚,荣虚则发热"。

4. 治疗

根据中医病因病机,癌性发热分为实证与虚证,中医治则当以驱邪扶正、标本兼顾为主。

(1)辨证论治:

①阴虚发热:

主症:发热特点缠绵不绝,以午后潮热、低热多见,或者夜间发热,并伴有手足心热,不欲近衣,烦渴欲饮,少寐多梦,骨蒸盗汗,口干咽燥,舌质红,或有裂纹,苔少甚至无苔,或苔燥无津,脉细数或虚数无力。

治法:滋阴泻火,除蒸退热。

方药:青蒿鳖甲汤加减(青蒿、鳖甲、生地黄、知母、丹皮等)。

②气虚发热:

主症:少气懒言,发热绵绵,恶风自汗,神祛气短,易受外感,面色发白,舌淡胖,边有齿痕,苔白,脉沉细而无力。

治法:补中益气,甘温除热。

方药:补中益气汤加减(黄芪、炙甘草、人参、当归、橘皮、升麻、柴胡、白术等)。

③瘀血发热:

主症:午后或夜晚发热,或自觉身体某些局部发热,口干咽燥而不欲饮,躯干或四肢有固定痛处或肿块,甚或肌肤甲错,面色萎黄或黯黑,舌质紫暗或有瘀点、瘀斑,脉涩。

治法:活血化瘀,凉血解毒。

方药:血府逐瘀汤加减(桃仁、红花、当归、生地黄、川芎、赤芍、牛膝、桔梗、柴胡、枳壳、甘草等)。

④湿郁发热:

主症:身热不扬,汗出不退,低热,胸闷脘痞,全身重着,不思饮食,渴不欲饮,呕恶,大便稀薄或黏滞不爽,小便短赤,舌苔白腻或黄腻,脉濡数或滑数。

治法:宣畅三焦,清热利湿。

方药:三仁汤合蒿芩清胆汤加减(杏仁、滑石、薏苡仁、白通草、青蒿、竹茹、茯苓、枳壳、厚朴、半夏等)。

⑤肝经郁热:

主症:低热或潮热,情绪波动,心烦易怒,胁肋胀痛,喜叹息,口苦咽干,舌暗红苔黄,脉弦数。

治法:疏肝解郁,清热散结。

方药:丹栀逍遥散加减(丹皮、栀子、柴胡、当归、赤芍、茯苓、炒白术、甘草、桃仁、红花)。

(2)地域论治:

"西方生燥,燥生金,金生辛",西北多燥,"燥金本阴以标阳"。标阳,意为燥金属阳之辛味,因秋气由夏气转化而来,其易被风火阳气所从化也。燥邪多不单行,多与温、凉相挟,且燥亦可由温热、阴虚或血虚所致,而燥易伤阴耗血,故西北方域,肿瘤患者体质多燥,阴血不足,而出现阴虚不足、血虚失养、阳虚发热,治疗当治病求因,当从阴血、燥邪出发,多以补益气血、甘温除热、滋阴润燥等疗法。

(3)常用中医制剂:

①清开灵注射液:

主要成分:胆酸、珍珠母(粉)、猪去氧胆酸、栀子、水牛角(粉)、板蓝根、黄芩苷、金银花。

功效:清热解毒,化痰通络,醒神开窍。

②醒脑静注射液

主要成分:麝香、栀子、郁金、冰片。

功效:清热泻火,凉血解毒,开窍醒脑。

③柴胡注射液

主要成分:柴胡。

功效:疏解退热。

④安宫牛黄丸:

主要成分:水牛角浓缩粉、麝香、珍珠、朱砂、雄黄、黄连、黄芩、栀子、郁金、冰片。

功效:清热解毒,镇惊开窍。

⑤紫雪丹:

主要成分:石膏、寒水石、滑石、磁石、玄参、木香、沉香、升麻、甘草、丁香、芒硝、硝石、水牛角浓缩粉、羚羊角、麝香、朱砂。

功效:清热解毒,止痉开窍。

⑥至宝丹:

主要成分:水牛角、牛黄、玳瑁粉、麝香、安息香、朱砂、雄黄、冰片。

功效:清热祛痰,开窍镇惊。

(4)其他治疗:

通过针灸,如针刺大椎穴、合谷穴等泻热,还可采用针刺放血、拔罐、闪罐及针罐结合等疗法泻热。

4.2.7 疲乏无力

1. 概述

疲乏是人体一种主观不适的感受,是指在同等条件下,失去了从事正常生活或工作的能力。癌因性疲乏(cancer related fatigue,CRF),是肿瘤本身或者放、化疗等治疗引起的患者主观感受上的疲惫、倦怠感,在肿瘤治疗过程中常较快发生并持续时间长,主要表现在体力、情绪和认知功能等方面,多表现为持续性、痛苦性。与健康人不同,癌因性疲乏往往更严重、更痛苦,不易缓解。中医学尚未有对"癌因性疲乏"的概念的阐述,根据对"癌因性疲乏"的临床表现、病因以及病机等分析,发现其与"虚劳"相似,现代中医将其归属于中医"虚损"或"虚劳"范畴,属本虚标实,虚实夹杂。

2014 年美国国家癌症综合网络(The National Comprehensive Cancer Network,NCCN)提出 CRF 的定义:癌因性疲乏是一种主观的、持续性的疲劳感觉,它与肿瘤疾病本身或是肿瘤的治疗相关,但是与患者近期的体力活动不相关,引起令人不安的、持续的身体、情感和(或)认知方面的疲乏感觉及精力衰竭感,影响病人正常生活,降低病人生活质量。研究显示,肿瘤患者超过 70% 会伴有疲乏。

2. 文献回顾

张仲景在《金匮要略》中首次提出了"虚劳"病名,且阐述了虚劳病的脉证并治。《黄帝内经》曰:"精气夺则虚"是虚症的提纲。

张仲景在《金匮要略》中提出虚劳的发病责之于"五劳七伤",主张"调补脾肾,甘温扶阳"为治疗大法。明汪绮石在《理虚元鉴》中提出"治虚有三本,肺脾肾是也……治肺、治脾、治肾,治虚之道毕矣"。

《诸病源候论》:"夫虚劳者,五劳、六极、七伤是也。"

《医宗金鉴》:"虚者,阴阳、气血、荣卫、精神、骨髓、津液不足是也。损者,外而皮、脉、肉、筋、骨,内而肺、心、脾、肝、肾消损是也。"

《景岳全书》指出虚损的病机总属五脏虚损,阴阳亏虚,阴阳失调,气血不足相兼致病。

《明医指掌》:"劳伤乎肝,应乎筋极。"

《医宗必读》:"肾为先天之本,脾为后天之本。"

3. 病因病机

古代中医文献并未有"癌因性疲乏"相关病名的记载。癌因性疲乏是患者在接受癌症治疗过程中,或因肿瘤本身,或因手术及放化疗,或因其他多种内外因素作用于人体,导致机体在气血、脏腑、阴阳方面的亏损,日久不复而导致机体"阴阳失调",其疲劳以躯体疲劳感最为明显,程度较重,在睡眠和休息后不能减轻,属于疾病性疲劳。其症状主要表现为非特异性乏力、疲劳、虚弱、全身衰弱、肢体沉重、行动迟缓、嗜睡、失眠、不能集中注意力、易怒、易于悲伤等,与"虚劳"的症状(疲乏、倦怠、酸软困重等)相似。而"虚劳"是一种以脏腑功能衰退、气血阴阳亏损、日久不复为主要病机,以五脏虚证为主要临床表现的多种慢性虚弱证候的总称。其中,脾胃为后天之本,脾主运化,主肌肉,当脾气亏虚,运化失司,肌肉组织失养可出现疲惫、乏力等运动能力减低的表现,故可认为疲乏多与脾气亏虚有关,治疗当以补脾益气为主。其又与肺、肾、心、肝的阴阳气血失调相关。

4. 临床表现与诊断

(1)临床表现:

NCCN 指南将癌因性疲乏分为轻、中、重度,用 0～10 表示,0 为无疲乏表现,1～3 为轻度疲乏,4～6 为中度疲乏,7～10 为重度疲乏。其特点包括:程度严重,经休息不能缓解;持续影响患者正常活动,生活能力下降;进而影响到患者家属、朋友,使家庭感到手足无措;使肿瘤治疗计划难以实施。

(2)诊断:

①诊断原则:

医生在患者的诊治过程中,如果发现患者有相关临床表现,会对患者进行量表评估,并结合病史采集、体格检查以及伴随症状做出综合诊断。询问病史时会首先关注患者癌症的相关情况,比如发病的时间、治疗的措施、是否出现复发、治疗效果如何等,还会询问近期有无受凉、外伤等情况。

②诊断依据:

在患者初次就诊时、治疗过程中、治疗后随访时或出现相关临床表现时,对患者进行 CRF 的筛查,确定患者是否存在 CRF,并评估 CRF 的程度。

对于年龄大于 12 岁的患者采用 0～10 量表(0 为无疲乏,10 为能想象的最为严重的 CRF),7～12 岁的患儿采用 1～5 量表,5～6 岁的患儿表达"累"或"不累"来筛查。医生可能会问一个成人:"用 0～10 评分尺来评价您过去 7 天的疲乏程度,您觉得是几分?"如患者为儿童(小于 6 岁或 7 岁),医生会直接询问"疲乏""无疲乏"。

对筛查发现的中重度 CRF 患者需采取初步评估,包括病史采集、体格检查以及伴随症状和可干预影响因素的评估等。

(3)鉴别诊断:

①不良生活方式引起的疲乏:

长时间缺乏锻炼或过度运动、长期过于劳累、长期酗酒等不良生活方式,也会引起疲劳、虚弱、无力、注意力不集中、记忆力减退等症状,但是通过改善生活方式,症状可得到缓解。

②药物不良反应引起的疲乏:

在停用此类药物后,疲乏感会消失。

③自身免疫性疾病引起的疲乏:

除疲乏以外,还会有相应特征性的表现,如类风湿关节炎还会出现关节肿痛、僵硬、结节等症状,系统性红斑狼疮还会出现关节肌肉疼痛、脸颊和鼻梁出现蝴蝶样红斑、对光敏感、发热、体重减轻、头痛等症状。

5. 治疗

(1)辨证论治:

中医治疗多根据患者的兼症进行辨证,以气血阴阳为纲,以五脏六腑为辅,以扶正固本为主。

①气虚:

● 肺气虚:

主症:气短,动则益甚,痰液清稀,声音低怯,神疲体倦,面色㿠白,畏风自汗,舌淡苔白,脉虚。

治法:补益肺气。

方药:补肺汤加减(人参、黄芪、五味子、紫菀,桑白皮、熟地黄)。

● 心气虚:

主症:心悸,气短,自汗,胸闷不适,神疲体倦,面色淡白,脉细无力或结代。

治法:益气养心。

方药:七福饮加减(人参、熟地黄、当归、白术、炙甘草、酸枣仁、远志等)。

● 脾气虚:

主症:纳少,腹胀,食后尤甚,大便溏薄,肢体倦怠,少气懒言,面色萎黄,形体消瘦,浮肿等。

治法:健脾益气。

方药:加味四君子汤加减。

● 肾气虚:

主症:气短自汗,倦怠无力,面色苍白,滑精,早泄,尿后滴沥不尽,小便次数多而清,腰膝酸软,听力减退,四肢不温,脉细弱等。

治法:益气补肾。

方药:大补元煎加减(人参、山药、熟地黄、杜仲、当归、山茱萸、枸杞、炙甘草等)。

②血虚:

● 心血虚:

主症:心悸,失眠,多梦,头晕,健忘,心绪不宁,怔忡,面色淡白无华,指甲苍白,四肢无力,唇舌色淡,脉细无力等。

治法:养血宁心。

方药:养心汤加减(当归、生地黄、熟地黄、茯神、人参、麦门冬、五味子、柏子仁、酸枣仁、炙甘草等)。

● 肝血虚:

主症:肢体麻木,关节拘急不利,手足震颤,视物模糊,眼花,视力减退。

治法:补血养肝。

方药:四物汤加减(熟地黄、当归、白芍、川芎等)。

③阴虚:

● 肺阴虚:

主症:干咳无痰,或痰少而黏,口燥咽干,形体消瘦,午后潮热,五心烦热,盗汗,颧红,甚则痰中带血,声音嘶哑,舌红少津,脉细数。

治法:养阴润肺。

方药:沙参麦冬汤加减(沙参、玉竹、生甘草、桑叶、生扁豆、天花粉、麦门冬等)。

● 心阴虚:

主症:心悸,失眠,虚烦神疲,梦遗,健忘,手足心热,口舌生疮,舌红少苔,脉细而数。

治法:滋阴养心。

方药:天王补心汤加减。

● 脾胃阴虚:

主症:口干唇燥,不思饮食,舌红少津,苔少,脉细数。

治法:养阴和胃。

方药:益胃汤加减(黄芪、半夏、人参、炙甘草、独活、防风、白芍、羌活、陈皮、茯苓、柴胡、泽泻、白术、黄连等)。

● 肝阴虚:

主症:面部烘热,胁肋隐痛,失眠多梦,五心烦热,潮热盗汗,两目干涩,口咽干燥,舌红少津,脉细数。

治法:滋养肝阴。

方药:补肝汤加减(当归、白芍、熟地黄、川芎、炙甘草、木瓜、酸枣仁等)。

● 肾阴虚:

主症:腰膝酸痛,头晕耳鸣,失眠多梦,潮热盗汗,五心烦热,咽干颧红,舌红少津,脉细数。

治法:滋补肾阴。

方药:左归丸加减(熟地黄、山药、枸杞、山茱萸、川牛膝、菟丝子、鹿角胶、龟板胶等)。

④阳虚:

● 心阳虚:

主症:心悸怔忡,气短胸闷,或心胸疼痛,自汗,畏寒肢冷,神疲乏力,面色㿠白,或面唇青紫,舌质淡胖或紫暗,苔白滑,脉弱或结或代。

治法:益气温阳。

方药:保元汤加减(人参、黄芪、甘草、肉桂等)。

● 脾阳虚：

主症：食少，腹胀，腹痛绵绵，喜温喜按，畏寒怕冷，四肢不温，面白少华或虚浮，口淡不渴，大便稀溏，甚至完谷不化，或肢体浮肿，小便短少，或白带清稀量多，舌质淡胖或有齿痕，舌苔白滑，脉沉迟无力。

治法：温中健脾。

方药：附子理中汤加减［大附子（炮）、人参、干姜、炙甘草、白术等］。

● 肾阳虚：

主症：腰膝酸软，畏寒怕冷，精神不振，舌淡胖苔白，脉沉弱无力。

治法：温补肾阳。

方药：左归丸加减（熟地黄、山药、枸杞、山茱萸、川牛膝、菟丝子、鹿角胶、龟板胶等）。

西北地区多燥，无论是内燥还是外燥均易导致机体气血阴阳的虚衰失衡，继而五脏功能失调出现疲乏，治疗当从补虚润燥、濡养五脏为主。

（2）其他治疗：

① 中成药：

● 复方阿胶浆：运用于气血两虚、头晕目眩、心悸失眠、食欲不振及贫血以补气益血。

● 参芪扶正注射液：肿瘤患者在治疗中出现气虚乏力、免疫减低时，用以益气扶正。

● 生血宝口服液：恶性肿瘤患者肝肾不足、气血亏虚时出现神疲乏力、腰膝酸软、头晕耳鸣、心悸、失眠等，用以补益肝肾，益气生血。

②外治法：

● 针刺——采用三焦针法，取穴膻中、中脘、气海、血海（双侧）、足三里（双侧）、外关（双侧），每日一次。

● 艾灸——艾灸具有温经散寒、扶阳固脱、补虚的功效。

● 足浴——即用热水或同温度的药物汤液浸浴双足，以刺激足部。足三阳、足三阴经脉均起止于足部，并与全身经脉、脏腑密切联系。足部存在着与人体各脏腑器官相应的反射区，刺激这些反射区可以促进血液循环，改善全身组织的营养状况，加强机体新陈代谢，促进药物吸收。

● 其他中医适宜技术疗法。

除上述方法外，改善癌症患者疲乏的中医适宜技术方法还包括推拿、耳穴贴压等。推拿部位以督脉、膀胱经、阳明经为主，操作着重在患者头面部和背部施以一指禅推法、滚法和捏脊法。耳穴贴压，取穴以肝、脾、胃、神门、内分泌等为主，可以显著提高患者的生活质量。

（3）与现代西医疗法相结合：

白细胞或中性粒细胞低时可注射长效或短效重组人粒细胞集落刺激因子；血小板低时用白介素-11和促血小板生成素；红细胞低时予促红细胞生成素；蛋白低时予人血白蛋白；贫血时若有必要可输血治疗，配合中药饮片或制剂可增强疗效。

6. 预防调摄及康复

（1）适当锻炼，进行适当的有氧运动能缓解肌紧张和精神抑郁，同时使大脑皮层放松，减轻紧张情绪。另外，运动可促进新陈代谢，增加重要脏器的血液循环以及增强脏器功能，减轻或消除疲劳。患者可以适当地散步、骑自行车、跳交谊舞、打太极拳等。

（2）合理饮食，选择富含营养的食物，少量多餐。同时注意食物多样化，烹调时多采用蒸、煮、炖的方法,忌食煎、炸、辛辣、酒类和含咖啡因的食物。

(3)遵医嘱按时、按量用药,勿擅自停用或改变药物剂量。

(4)遵医嘱进行定期复查,如有不适,随时就诊。

(5)饮食建议:

①应给予患者高蛋白、低脂肪、高维生素、富含铁的易消化、清淡饮食,保证营养摄入,还可增强机体免疫功能。

②患者可多吃新鲜蔬菜和水果。

健康饮食、规律作息、戒烟限酒、适当运动,增强抵抗力,尽量避免癌症的发生。中老年人应定期体检,癌症要早发现早治疗。如果确诊癌症,要积极治疗,控制病情,同时保持良好心态,对生活充满信心。

7. 进展与展望

癌因性疲乏是肿瘤治疗中最常见的不良反应,西医治疗手段存在一定的局限性。中医药在"虚劳"方面的辨证论治相对较为成熟,认为 CRF 患者多属脏腑气血阴阳俱虚,而以肺、脾、肾为要,在正确辨证的基础上,顾护正气,灵活攻补,扶正祛邪,可以有效改善 CRF 患者的症状,对于提高肿瘤患者的生活质量有很大的帮助,并可为后续治疗奠定基础,配合一定的西医治疗手段控制肿瘤的发展,减毒增效,相得益彰。

4.2.8　上腔静脉综合征

上腔静脉综合征(superior vena cava syndrome,SVCS)是由多种原因引起的,上腔静脉管腔完全性或不完全梗阻导致回流到右心房的血液受阻,从而表现为上肢、颈和颜面部瘀血、水肿,以及上半身浅表静脉曲张的一组临床症候群。多种原因可导致上腔静脉管腔部分或全部性狭窄而发生阻塞。癌毒、瘀血、水饮相互搏结,是肺癌所致上腔静脉综合征的基本病机。抗癌攻毒、活血化瘀、利水消肿是治疗肺癌所致上腔静脉综合征的治疗法则,治疗时要注意攻补兼施,标本兼顾。

1. 概述

大多数上腔静脉梗阻病例是恶性肿瘤压迫或侵犯上纵隔所引致。右上叶支气管肺癌,特别是鳞状上皮细胞癌和小细胞癌侵入上纵隔压迫上腔静脉最为常见。纵隔原发性恶性肿瘤,如淋巴瘤、胸腺瘤,来自甲状腺、乳腺的纵隔转移性癌肿以及较少见的胸骨后甲状腺肿和其他良性肿瘤,亦可造成上腔静脉受压迫。上腔静脉综合征主要指上腔静脉梗阻性疾病,表现为上半身血液回流受阻,上腔静脉压升高,形成广泛的上腔静脉侧支循环,产生一系列临床症状。上腔静脉梗阻常见原因为静脉腔外的压迫或牵拉,上腔静脉炎、血栓形成等都可使上腔静脉血液回流受阻。20 世纪 60 年代以前,上腔静脉综合征 40% 为梅毒性主动脉炎、纵隔结核所引起。而现在上腔静脉综合征的主要原因是肿瘤,且常是晚期肿瘤的表现,肿瘤因素占 97%,非肿瘤因素只占 3%。随着甲状腺、梅毒、结核等疾病疗效显著提高,近 40 年病因已明显改变。

2. 文献回顾

《金匮要略》:"血不利则为水。"尤在泾注解说:"血分者,因血而病为水也。"隋巢元方《诸病源候论》:"肿之生也,皆由风邪、寒热、毒气客于经络,使血涩不通,壅结皆成肿也。"

3. 病因病机

中医认为,本病由病人患肿瘤日久,癌毒积聚,脾肾不适,气滞血瘀,血脉水道闭阻所致,表现为呼吸困难、喘憋、不能平卧,颜面、颈、上肢浮肿,也见躯体上部浅表静脉曲张、静脉压增加等。

由于外界邪毒侵肺,体内脏腑功能失调致痰湿蓄毒内蕴,加之肺气亏虚,终致气滞血瘀、痰凝、毒聚,相互结聚而形成积块,则肺癌成矣。癌毒致瘀,瘀阻血脉,气机郁滞,气不行则津液聚而不散,发为水肿。

4. 临床表现与诊断

(1)临床表现:

①静脉回流障碍表现:

头颈部及上肢出现非凹陷性水肿、护肩状水肿及发绀,平卧时加重,坐位或站立时症状减轻或缓解,常伴有头晕、头胀。当阻塞发展迅速时,上述症状加剧,水肿可涉及颜面、颈部,甚至全身,有时还可并发胸腹水及心包积液。上腔静脉出现急性阻塞后,阻塞部位在奇静脉入口以上者,血流方向正常,颈胸部可见静脉怒张。阻塞部位在奇静脉入口以下者,血流方向向下,胸腹壁静脉均可发生曲张。如上腔静脉和奇静脉入口均阻塞时,侧支循环的建立与门静脉相通,则可出现食管、胃底静脉曲张。

②气管、食管及喉返神经受压表现:

可出现咳嗽、呼吸困难、吞咽困难、声音嘶哑及 Horner 综合征等表现。

③其他症状:

头部静脉压力升高会引起中枢神经系统症状,出现头痛、头晕、视力模糊、嗜睡、晕厥、昏迷等。

④并发症:

● 颅内压升高:

病情不断进展,随着腔静脉闭塞的加重和头部静脉压力不断升高,可进一步出现头痛、头晕、视力模糊、嗜睡、晕厥、昏迷等。如导致不可逆静脉血栓形成和神经系统损害(脑水肿、椎弓根压迫等),出现颅内压增高症候群。

● 吞咽困难:

上腔静脉阻塞可导致眼部水肿或食管压迫,进而引起吞咽困难。

● 心脏病变:

由于上腔静脉综合征导致流回心脏的血液减少,造成心脏的负担加重,患者的临床病变时间较长的话,就会并发心脏的病变。心脏病变的症状包括心慌、心悸等。

● 其他:

患者还可以出现中枢神经系统损害等并发症。

(2)诊断:

上腔静脉阻塞最常见的原因有胸腔恶性肿瘤,其中又以支气管肺癌为主要病因。本病诊断要点:①40 岁以上病人突然发生刺激性呼吸道疾病咳嗽性质突变质。②痰中带血或有明显胸痛。③顽固性发热且经抗生素治疗效果不佳者。④晚期可出现肿瘤压迫症状和转移症状。当肺癌位于上叶尤其是右上肺叶,直接浸润上纵隔或已转移至纵隔淋巴结时都可压迫上腔静脉引起本综合征。据报告,约占肺癌病例 15% 的肺癌患者一旦出现上腔静脉综合征后,生存期仅在 10 周内。⑤痰检查癌细胞是早期诊断方法之一,阳性率可达 70％～80％。⑥胸腔积液检查多呈血性,可查出癌细胞。⑦X 线检查肺门出现单侧阴影增大或同一肺段肺叶炎症反复出现。肺部有孤立圆形或结节性浸润灶,抗生素治疗后反而增大,如发现合并有气管旁纵隔淋巴结无肿大则更支持支气管肺癌的诊断。⑧CT 或磁共振检查对 X 线不能确诊的病例有重要价值。⑨当病因诊断有困难时,尚可做纤维支气管镜检查或考虑剖胸探查。

4. 鉴别诊断

(1)急性心包填塞:

常有突发呼吸困难、颈静脉怒张、烦躁、意识障碍等表现,故需鉴别。但急性心包填塞患者通常有血压低、心音遥远低钝等表现,可行心脏超声检查或心导管造影检查鉴别。

(2)缩窄性心包炎:

可有静脉压升高、颈静脉怒张表现,故需鉴别。但缩窄性心包炎患者通常有血压低、脉搏快、奇脉等表现,既往多有心包炎病史,可行心脏超声检查鉴别。

5. 治疗

(1)辨证论治:

①水饮结胸:

主症:发热,烦躁,便秘,不能食,脘腹胀满,疼痛拒按等。

治法:宣肺利水,逐饮平喘。

方药:葶苈大枣泻肺汤(葶苈子、大枣)。

②血瘀胸胁:

主症:胸闷气短,发热,烦躁,便秘,不能食,疼痛拒按等。

治法:活血祛瘀,行气逐水。

方药:血府逐瘀汤加减(桃仁、红花、当归、生地黄、川芎、赤芍、牛膝、桔梗、柴胡、枳壳、甘草等)。

③脾肾阳虚:

主症:形寒肢冷,面晄白,腰膝酸软,腹冷痛、久泻。

治法:温养脾肾,化气行水,化瘀软坚。

方药:济生肾气丸加减(炮附子、白茯苓、泽泻、山茱萸、山药、车前子、牡丹皮、肉桂、牛膝、熟地黄等)。

④脾肾两虚:

主症:腰膝酸软,大便溏薄,舌质淡苔白,脉沉细。

治法:补脾益肾,利水解毒。

方药:真武汤加减[茯苓、白芍、白术、生姜、附子(炮)等]。

其他治疗有针灸、中药利水。

(2)与现代西医疗法相结合:

上腔静脉综合征病因复杂,临床表现轻重程度不一,一旦确诊需要积极地进行治疗,减轻或者解除上腔静脉的外压力可以部分恢复或者完全恢复上腔静脉血液回流,从而达到缓解或者消除症状的目的。其可以通过一般治疗、药物治疗、手术治疗、放射治疗等方法来改善症状,一般需要长期治疗。

①治疗周期：

上腔静脉综合征患者需要长期治疗。

②一般治疗：

病人应卧床，取头高脚低位给氧，可增加静脉回流血，减轻心脏输出，降低静脉压，减轻颜面及上部躯体水肿，吸氧可缓解暂时性呼吸困难。

③药物治疗：

● 氢氯噻嗪：

氢氯噻嗪是一种利尿剂，可以缓解患者上部躯体水肿的症状。

● 地塞米松：

地塞米松针对严重的呼吸困难与颅压升高，可以抑制炎性反应，从而达到减轻血管压迫的效果。

④手术治疗：

● 单纯上腔静脉病变切除术

主要适用于上腔静脉外病变压迫而上腔静脉未受累者，包括上腔静脉血栓摘除术。

● 旁路分流术：

手术的目的是提供一条能替代上腔静脉，使头颈部、上肢的血液回流至心脏的通道，以缓解上腔静脉综合征症状，因此主要适用于预后不良的上腔静脉综合征。

● 肺切除加上腔静脉重建术：

随着外科技术的发展，近年来，针对肺癌并发上腔静脉综合征越来越多地主张在进行根治性肺癌切除的同时，施行受累上腔静脉切除、人造血管重建术，该手术有较好的临床疗效。

● 血管腔内治疗：

血管内支架置入治疗是近年来治疗上腔静脉综合征日益成熟的一种血管腔内技术，与放疗、化疗等病因治疗相比能迅速地缓解上腔静脉阻塞症状，与外科手术相比具有创伤小、易耐受、恢复快及并发症少的特点，因此广泛应用于急性发病、放化疗未能取得预期效果或复发、无手术指征的良恶性疾病所致的上腔静脉综合征。

● 放射治疗：

放射治疗主要适用于由肺癌等恶性肿瘤所致的上腔静脉综合征。传统的常规分割放疗技术在放疗早期可发生局部水肿，而使上腔静脉阻塞加重，因而在治疗上腔静脉综合征上受到限制。自从 Rubin 等在 1981 年首次应用早期大剂量照射，然后以小剂量进行常规分割照射的方法，可克服局部放射性水肿带来的恶果后，这种早期大剂量分割技术得到广泛的应用，一周内可有 75%～95% 的患者上腔静脉阻塞症状得到改善，无效者病例常伴有静脉血栓形成。

● 化学药物治疗：

肺癌及其他恶性肿瘤所致的上腔静脉综合征，往往已失去根治性手术治疗的时机，但无论是小细胞肺癌还是非小细胞肺癌，单纯化疗虽可缓解上腔静脉综合征症状，但不能改变患者的生存期。

● 其他治疗：

中心静脉导管置入导致的上腔静脉综合征，可行抗凝、溶栓等治疗对症处理，若条件可行，可拔出中心静脉导管。由白塞氏病、结节病所致的上腔静脉综合征激素治疗可获得良好的效果。抗凝和溶栓疗法适用于血栓性静脉炎、静脉导管留置引起的血栓形成病人。抗结核、抗生素治疗适用于已明确感染性质的纵隔炎病人。

6. 预防调摄与康复

上腔静脉综合征的患者一般不容易治愈,即便是手术成功,也可能会复发,预后较差,建议患者遵医嘱3~6个月前往医院复查。患者因不良情绪可导致交感神经过度兴奋,使全身血管收缩,不利于病情恢复,故心理护理至关重要。同时,只有掌握正确的静脉穿刺选择及护理,严密观察病情,保持呼吸道通畅,加强皮肤、饮食护理,辅以高度的责任心、熟练的专科知识和精心护理,才能提高症状缓解率,改善患者的生存质量,延长其生存期。

7. 进展与展望

在西医治疗的基础上,用中医调控预防,利水消肿,保护心肺功能,延缓上腔静脉综合征的进程。

4.2.9 肿瘤代谢急症

1. 概念

肿瘤代谢急症是指肿瘤患者在疾病发生发展过程中发生的与肿瘤代谢相关的一系列危象或并发症,包括低血糖症、高钙血症、肿瘤溶解综合征。

2. 低血糖症

(1)概述:

恶性肿瘤除了由于肿瘤本身及转移灶的侵害引起症状,还可通过产生激素性或体液性物质分布至全身而导致多种临床表现的出现,有时后者的严重性较前者的危害更大。"异位激素分泌综合征",指某一起源于非内分泌组织的肿瘤产生了某种激素,或是起源于内分泌腺的肿瘤(如甲状腺髓样癌),除产生此内分泌腺正常时分泌的激素(降钙素)外,还释放其他激素。

(2)病因病机:

多因病后体虚,脾胃不健,气血乏源,致心肝失养,元神失主,故而发病。脾胃两虚,胃主受纳,脾主运化,胃虚谷气不充,则饥饿时作;脾虚无以化生气血、升运精微则五脏失充。心主血脉,其华在面,主神志。心血不足,则面色苍白,心悸脉速,甚则无神失主而精神错乱。肝血不足,虚风内动则四肢麻木或震颤,甚则抽搐。气血大亏,形神失养则全身瘫软,精神恍惚。阳气暴脱,汗失固摄,清宫失充,则冷汗频出,神昏晕厥。此外,酒癖暴饮后,伤及脾胃,清气不升,痰热浊气不降,上蒙清窍,亦致血糖骤降,嗜睡神昏。

(3)临床表现及诊断:

低血糖经典症状包括神经源性症状,即低血糖的自主神经反应引起的生理变化,如震颤、心悸、焦虑、出汗、饥饿、感觉异常等,以及随之发生的低血糖性神经功能障碍症状,如意识错乱、疲劳无力、认知衰退、痫性发作和昏迷。这些症状可缓慢出现,亦可清晨恶化、餐后改善,但有一些患者表现得急剧而严重。生化检查提示血糖降低,但就个体而言,出现症状的血糖阈值不同。临床表现以冷汗、心悸、震颤、肤色苍白、眩晕、乏力、恍惚、嗜睡为主,重者抽搐或昏迷。

低血糖的血糖诊断标准有争议,多数文献认为血糖值低于 2.8 mmol/L,也有文献认为在没有患糖尿病时,低血糖应被定义为血糖低于 3.0 mmol/L。此外,低血糖的诊断还包括存在 whipple 三联征表现,即低血糖症状(早期症状:心慌、颤抖、大汗、四肢发冷、面色苍白、头晕、恶心、乏力、烦躁、饥饿感等。晚期症状:早期症状+惊厥、昏迷等);发作时血糖水平降低;供糖后低血糖症状迅速缓解。

（4）辨证论治:

①阳气衰竭:

主症:头摇肢颤,筋脉拘挛,畏寒肢冷,四肢麻木,心悸懒言,动则气短,自汗,小便清长或自遗,大便溏,舌质淡,舌苔薄白,脉沉迟无力。

治法:益气回阳,救逆固脱。

方药:参附汤加减（人参、附子等）。

②阴液内竭:

主症:形体消瘦,口燥咽干,潮热颧红,五心灼热,盗汗,小便短黄,大便干结,舌红少津少苔,脉细数。

治法:益阴救逆,复阴回阳。

方药:炙甘草汤加减（炙甘草、生姜、人参、生地黄、桂枝、阿胶、麦门冬、麻仁、大枣等）。

（5）与现代西医疗法相结合:

低血糖发作时应及时对症治疗,解除低血糖。患者如症状较轻,神志清楚,且能进食,可口服糖水,或进食巧克力、糖果、饼干、面包、馒头等。

对于较重的低血糖患者和疑似低血糖昏迷的患者,迅速静脉注射50%葡萄糖注射液40～60 mL,5%～10%葡萄糖液静脉滴注。监测血糖,如低血糖不缓解,可考虑应用糖皮质激素和胰高血糖素,及时请内分泌科会诊。患者应充分卧床休息。肿瘤合并糖尿病患者如与药物有关,应停用相关药物。

此外,应采取措施治疗原发病,如能够手术切除、无手术禁忌证的胰岛素瘤患者采用手术治疗,不能手术以及未手术时可应用二氮嗪与生长抑素类似物用来控制低血糖症状。

3. 高钙血症

（1）概述:

原发性甲状旁腺功能亢进和癌症病人常可见到高钙血症,肺癌尤其是鳞癌、乳腺癌、骨髓瘤、恶性淋巴瘤易并发之,主要为肿瘤伴骨转移,且溶骨性病变更易发生。

（2）病因病机:

中医认为此为邪毒结聚,脏腑虚损,阴阳气血偏虚或五脏内虚之表现。

（3）临床表现及诊断:

表现复杂,初期主要为疲乏、嗜睡、恶心、呕吐、多尿,随之可见脱水、体重减轻、食欲减退、瘙痒、烦渴,甚至意识模糊、癫痫发作、昏迷,也见肾功不全、心动过缓、心电图改变等多系统、非特异性症状。诊断以血钙高于正常值上限结合临床表现。

（4）辨证论治:

①脾肾两虚:

主症:头晕,乏力,面色苍白,腰膝酸软,头晕,耳鸣,舌淡胖苔白,脉沉迟。

治法:温补脾肾。

方药:补中益气汤合金匮肾气丸加减。

②肝肾阴虚:

主症:失眠健忘,胁痛目涩,腰膝酸软,眩晕耳鸣,舌红少苔,脉细数。

治法:滋补肝肾。

方药:六味地黄汤合一贯煎加减。

(5)与现代西医疗法相结合:

高钙血症是晚期肿瘤的严重并发症,通常预示着预后不佳。一项包括220名确诊肺鳞癌相关高钙血症患者的回顾性研究表明:确诊高钙血症后的中位存活时间为64天,影响预后的独立因素有脑转移(HR=2.58,CI=1.03~6.45),校正后的血钙浓度>3 mmol/L(HR=1.45,CI=1.05~2.01)以及低蛋白血症(HR=1.48,CI=1.07~2.04)。一旦发现高钙血症,应早期积极给予降血钙等治疗,同时注意饮食应尽量减少钙的摄入,如奶制品和豆制品等,避免服用含钙的药物,以尽可能提高患者生存期及生活质量。

4. 肿瘤溶解综合征

(1)概述:

急性肿瘤溶解综合征(actue tumor lysis syndrome,ATLS)是指因大量肿瘤细胞溶解破坏,快速释放细胞内物质,超过了肝脏代谢和肾脏排泄的能力,导致代谢异常和电解质紊乱而发生的一组症候群。TLS是一种比较常见的肿瘤急症,常发生于血液系统恶性疾病、快速增殖的实体瘤,如小细胞肺癌、生殖细胞肿瘤等。

(2)病因病机:

放化疗后,敏感性肿瘤,突出表现为呕吐、小便不通,属中医"癃闭"范畴。中医病机属下焦湿热,气化不利,津液输布失常,水道通调受阻,不能下输膀胱,少尿、无尿,甚至恶心、呕吐、神昏谵语,或肾气不充,肾阳衰微,命火不足,三焦气化无权,小便量少;或邪毒炽盛,风痰闭阻经脉,影响气血运行,以致气血亏虚,失于濡养,发为本病。

(3)临床表现及诊断:

TLS的发生是恶性细胞短时间内大量破坏、细胞内容物释放所致,特征是三高一低:高钾、高磷、高尿酸和低钙,可单个或并见。多见于对放化疗药敏感的如小细胞肺癌、恶性淋巴瘤等病人,部分服用激素的病人也可发生。其可导致肾损伤、心律失常、抽搐,甚至威胁生命。诊断以高钾、高磷、高尿酸和低钙等症状,结合恶性细胞短时间内大量破坏为依据。

(4)辨证论治:

①下焦湿热:

主症:小便淋漓灼痛或癃闭,大便腥臭稀溏或秘结,小腹胀痛,或带下黄白而腥臭,身热口渴,身重疲乏,舌红苔黄腻,脉濡数或滑数。

治法:清热利湿,通利小便。

方药:八正散加减(车前子、木通、甘草、大黄、萹蓄、滑石、栀子、瞿麦、灯心草)。

②脾肾两虚:

主症:头晕,乏力,面色苍白,腰膝酸软,头晕,耳鸣,舌淡胖苔白,脉沉迟。

治法:温阳益气,补肾利尿。

方药:金匮肾气丸合五苓散加减(地黄、山药、山茱萸、茯苓、牡丹皮、泽泻、桂枝、附子、牛膝、车前子、猪苓、白术)。

(5)与现代西医疗法相结合:

国际专家共识委员会将发生TLS风险分为三类:低危、中危和高危,低危组需动态监测、水化加减别嘌醇预防,中危组需动态监测、水化和别嘌醇预防,高危组需动态监测、水化和拉布立酶预防。治疗首要策略为"未病先防",对肿瘤负荷大、肿瘤细胞增殖比率高、放化疗又敏感的患者,放化疗前充分水化、利尿、碱化,口服别嘌醇等可防止、减少其发生。其次是"既病防变",及时处理。现代医学治疗手段较有效、迅捷,应该重视运用,中医有助于改善症状,辨证论治。注重饮食调摄,化疗期间以少荤多素、清淡为宜;避免进食刺激性食物,如辛辣、油炸、过冷过硬等;进食易消化、高蛋白、高能量食物,多食蔬菜、水果、谷类等食物。中医注重饮食护理,有"食治胜于药治,药补不如食补"之说。在化疗期间可食薏苡仁粥提高免疫力,其中薏苡仁含镁,能抑制癌细胞的发展,减轻抗癌药物的不良反应。根据血钾情况限制钾的摄入,如菠菜、番茄、土豆、黄豆、香蕉、红枣、山楂等含钾高的食物切碎后放入水中煮熟,再把水弃去,此方法可减少菜内钾的含量。减少嘌呤成分的摄入:可食牛奶、鸡蛋、豆类、米、面、藕粉、核桃、花生、植物油、海藻类等含嘌呤较少的食物。尤其要注意勿饮荤汤(荤菜中的嘌呤物质有 50% 均溶于水中),以减少血尿酸的形成。给予低磷(< 600 mg/天)及优质蛋白饮食:忌食富含磷的食物,如鱼虾、动物脑、内脏、海鲜、鸡、鸭和贝类等;进食蛋类食物时应弃去蛋黄;进食禽、虾、鱼类食物时,先水煮弃水后加调料食用,以减少磷的摄入。根据患者不同的性格、背景、文化程度、心理需要等,采取合适的沟通方式。《黄帝内经》:"怒则气上,喜则气缓,悲则气消,恐则气下,惊则气乱,思则气结",说明不同的情绪变化会引起不同的心理改变。患者患病后,出现焦虑、恐惧、精神不振、失眠、悲观等情绪,故应稳定情绪以定神,舒缓情绪以定志,说理开导以解忧。因此,在护理过程中应密切观察患者的情绪变化,耐心开导患者,保持良好心态,增加战胜疾病的信心;与患者进行沟通,积极主动交流,言语和蔼谨慎,耐心倾听叙说;消除患者的戒备心理,鼓励患者正确对待疾病,开导患者建立战胜疾病的信心;告知患者良好的情绪对治疗效果的重要性,使患者以最好的心理状态接受治疗。

4.2.10 恶病质

1. 概述

肿瘤恶病质是恶性肿瘤疾病进展最常见的综合征之一。全球每年大约有 200 万人死于肿瘤恶病质。在肿瘤患者的死因中,有 22% 与恶病质直接相关,如恶病质产生的呼吸肌损耗而致的呼吸衰竭或心肌损耗而致的心力衰竭等。恶病质的治疗一直是肿瘤治疗的热点和难点之一。中医药疗法在肿瘤治疗中能明显改善生存质量,延长生存时间,且无明显不良反应,耐受性好,用于恶病质的治疗具有良好前景。

2. 病因病机

中医属"虚劳"范畴,病久体羸曰虚,久虚不复曰损,损极不复曰劳,主症为消瘦、食欲减退、神疲乏力等。病机于久病不愈,气血阴阳不足,脏腑功能衰竭,脾失运化,肌肤失于濡养。治疗相对困难:应该重视整体调理,局部与整体相结合;辨证辨病相结合,调和气血,扶正健脾为主,一般放化疗、手术难以实施,内分泌与分子靶向治疗可用;扶正祛邪相结合。

3. 临床表现及诊断

表现为食欲不振,极度消瘦,皮包骨型如骷髅;营养不良,贫血无力,完全卧床;生活不能自理,极度痛苦,全身衰竭等综合征,不能被常规营养支持治疗完全逆转。临床以体重下降 5% 或体重指数(body mass index,BMI)< 20 kg/m² 或已经出现骨骼肌量减少者体重下降 2% 界定为癌性恶病质的诊断标准,并将恶病质分为恶病质前期、恶病质期和难治性恶病质期三期。

4. 治疗

（1）辨证论治：

①气虚痰湿：

主症：脘腹胀满，头涨，手脚麻，舌淡，脉滑。

治法：益气健脾化湿。

方药：香砂六君子汤加减（人参、白术、茯苓、炙甘草、陈皮、半夏、木香、砂仁、生姜等）。

②阴虚内热：

主症：两颧红赤，形体消瘦，潮热盗汗，五心烦热，夜热早凉，口燥咽干，舌红少苔，脉细数。

治法：养阴清热。

方药：六味地黄丸加减（熟地黄、山茱萸、牡丹皮、山药、茯苓、泽泻等）。

③气阴两虚：

主症：神疲乏力，口干少饮，舌质红或淡，脉细弱。

治法：养阴益气。

方药：参麦饮加减（人参、浮小麦、茯苓）。

④气滞血瘀：

主症：胸胁胀闷，走窜疼痛，急躁易怒，胁下痞块，刺痛拒按，妇女可见月经闭止，或痛经，经色紫暗有块，舌质紫暗或见瘀斑，脉涩。

治法：疏肝理气。

方药：丹栀逍遥散加减（丹皮、栀子、柴胡、当归、赤芍、茯苓、炒白术、甘草、桃仁、红花）。

（2）与现代西医疗法相结合：

根据原发病治疗，适当地补充水、电解质等营养物质或者进行药物、手术、放疗、化疗等治疗，还可以结合针灸、艾灸扶正祛邪。

4.2.11　恶心呕吐

1. 概述

恶心与呕吐是肿瘤患者临床比较常见的一组症状，在晚期肿瘤患者中的发生率为 60% 左右，常与其他症候群一起出现，常见于脑肿瘤、肠梗阻、电解质紊乱等。肿瘤的治疗如手术、麻醉、止痛、细胞毒药物化疗、放射治疗等均可引起不同程度的恶心、呕吐。呕吐是由于胃失和降、胃气上逆迫使胃内之物以饮食、痰涎等方式从口吐出的一种病证。呕吐的病名最早见于《黄帝内经》，对呕吐的释名，较为大众所认可的是：有物有声谓之呕，有物无声谓之吐，无物有声谓之干呕。呕与吐常同时发生，很难截然分开，因此无细分的必要，故近世多并称为呕吐。根据本病的临床表现，与西医之消化系统病变或其他疾病合并呕吐症状者，如神经性呕吐、急性胃肠炎、幽门痉挛、幽门梗阻等，其他如肠梗阻、胰腺炎、颅脑疾病等出现呕吐症状都可结合本病以辨证论治。

严重的呕吐可造成电解质紊乱、营养不良、体重下降，甚至会影响患者的生活质量，并且不利于患者的治疗，从而影响抗肿瘤治疗的疗效。

2. 文献回顾及病因病机

《黄帝内经》："寒气客于肠胃，厥逆上出，故痛而呕也""火郁之发……疡痱呕逆""燥淫所胜……民病喜呕,呕有苦""厥阴司天,风淫所胜……食则呕""太阳所谓病胀者……食则呕者,物盛满而上溢,故呕也""邪在胆,逆在胃,胆液泄,则口苦,胃气逆,则呕苦,故曰呕胆"。

《证治汇补》:"阴虚成呕,不独胃家为病,所谓无阴则呕也。"

《症因脉治》:"痰饮呕吐之因,脾气不足,不能运化水谷,停痰留饮,积于中脘,得热则上炎而呕吐,遇寒则凝塞而呕吐矣。"

《金匮要略》:"呕而胸满者,茱萸汤主之""呕而肠鸣,心下痞者,半夏泻心汤主之""诸呕吐,谷不得下者,小半夏汤主之""食已即吐者,大黄甘草汤主之"。

《三因极一病证方论》:"呕吐虽本于胃,然所因亦多端,故有寒热饮食血气之不同,皆使人呕吐。"

呕吐的病因是多方面的,且常相互影响,兼杂致病,如外邪可以伤脾,气滞可致食停,脾虚可以成饮,素嗜膏粱厚味,里热内生以致胃热气逆等。呕吐的病机分为虚实两大类,影响脾胃的升降功能而出现呕吐,胃为水谷之海,主受纳腐熟水谷,其气以下降为顺,与脾气升清相辅相成,一升一降,一湿一燥,升降调和,则清者升,浊者降,升降失调,则清气不升,精微不布,浊气不降,腐气上逆,而发呕吐。实者由外邪犯胃、饮食停滞、痰饮内阻、气郁郁结等,致胃失和降,胃气上逆而发;虚者由脾胃气虚、脾胃阳虚、胃阴不足等,使胃失温养、濡润,胃失和降,胃气上逆所致。治疗呕吐,当以和胃降逆为主要治疗原则,结合虚实不同分别处理,一般初病或突然呕吐多属邪实,治宜祛邪为主;久病则以正虚多见,治宜扶正为主;虚实夹杂多见于虚证,复为饮食所伤或痰饮内生,因虚致实。一般来说,实证易治,虚证及虚实夹杂者病程较长,较为难治,且易反复。《济生方》:"若脾胃无所伤,则无呕吐之患。"《温病条辨》:"胃阳不伤不吐。"呕吐的病位在胃,与肝脾有密切的关系。

3. 治疗

(1)辨证论治:

①胃寒呕吐:

主症:吐物不多,呕吐无力,常伴有精神萎靡、倦怠乏力等。

治法:温中健脾,和胃降逆。

方药:理中丸加减(人参、干姜、炙甘草、白术等)。

②胃热呕吐:

主症:胃脘灼痛,吞酸嘈杂。

治法:清热泻火,滋阴养胃。

方药:黄连解毒汤加减(黄连、黄芩、黄柏、栀子等)。

③胃阴不足:

主症:胃脘隐痛或灼痛,饥不欲食,反复发作,或时发干呕,口燥咽干,心烦不寐,舌红少津或有裂纹,或光剥苔,脉细数。

治法:滋养胃阴,降逆止呕。

方药:麦门冬汤加减(麦门冬、半夏、人参、甘草、粳米、大枣等)。

④肝气犯胃:

主症:胸胁胃脘胀满疼痛,呃逆嗳气,呕吐。

治法:疏肝理气,消积导滞。

方药:半夏厚朴汤合左金丸加减(半夏、厚朴、茯苓、生姜、苏叶、黄连、吴茱萸等)。

⑤瘀毒犯胃：

主症：胸胁胃脘疼痛，痛有定处，呃逆嗳气，呕吐。

治法：养胃建中，理气活血。

方药：大养胃汤加减（厚朴、生姜、大枣、人参、川芎、橘皮、当归、五味子、藿香、炙甘草、枇杷叶、黄芪等）。

⑥痰饮内停：

主症：呕吐物多为清水痰涎，胸脘满闷，不思饮食，头眩心悸，或呕而肠鸣，苔白腻，脉滑。

治法：温化痰饮，和胃降逆。

方药：小半夏汤合苓桂术甘汤加减（半夏、生姜、茯苓、桂枝、白术、炙甘草等）。

（2）其他治疗：

①针灸：取穴内关、足三里，于化疗前 30 min 针刺，留针 20 min，每日两次，至化疗结束后三天。

灸法取穴中脘、内关、神阙、足三里，艾灸三七壮。

②穴位注射：取内关、足三里，用甲氧氯普胺、地塞米松、维生素 B_1、维生素 B_6，每穴 2 mL，每日一次，至化疗结束后三天。

③耳针：取穴胃、肝、下脚端、贲门、神门、交感、食道，每次取 2～3 穴，捻转刺激，每日 3～4 次。

④穴位贴敷：取穴神阙，用生姜、半夏研磨，用醋调制成膏敷于脐部，外用消毒纱布覆盖，胶布固定，每日换药一次，连用 3～7 天。

⑤隔姜灸。主穴为上脘、中脘、下脘、神阙、梁门。在明确病因条件下，药物止吐、补液、全胃肠外营养、支架、鼻饲引流、胃造口等都是可以选择的手段。

（3）现代治疗方法：

随着癌症治疗的发展，恶心呕吐的治疗方法也在发展，目前西医临床上仍以药物治疗为主。恶心呕吐的治疗药物种类包括皮质激素类、抗组胺药、苯甲酰胺类、抗胆碱类、丁酰苯类以及 5-HT$_3$ 受体拮抗剂等。不同恶心呕吐治疗药物的止吐机制也不同，最常见的是通过抑制脑内的化学感受区防止或缓解恶心呕吐，临床常见昂丹司琼、甲氧氯普胺、地塞米松、地西泮、苯海拉明等药物。

目前对于化疗后急性呕吐的患者主要应用选择性 5-HT$_3$ 受体拮抗剂和神经激肽-1 受体拮抗剂治疗。国外用药指南推荐：对于化疗可能导致的中等程度的呕吐，使用 5-HT$_3$ 受体拮抗剂＋皮质类固醇类药物止吐；对于化疗导致的高等程度的呕吐，可予 5-HT$_3$ 受体拮抗剂＋神经激肽-1 受体拮抗剂＋皮质类固醇类药物治疗。因此，5-HT$_3$ 受体拮抗剂和神经激肽-1 受体拮抗剂是预防化疗相关恶心呕吐的用药标准。西药在治疗化疗相关恶心呕吐方面具有显著疗效，特别是急性呕吐，但由于西药大多价格昂贵且不良反应较多，往往患者难以接受。另有研究表明，葡萄汁、芳香疗法、音乐疗法以及肌肉放松疗法均可减轻化疗患者恶心呕吐的程度。

4. 展望

随着医疗技术的发展以及化疗药物的更新，化疗、放疗已成为有效且普遍的肿瘤治疗方式。但化疗、放疗的不良反应较大，特别是恶心呕吐症状更为显著，在增加患者痛苦的同时，还影响患者情绪，进而影响化疗效果。因此，寻求一种改善或降低呕吐症状的治疗方式成为关注的焦点。中医学以辨证论治、整体调节、三因治宜为特色，把握疾病的动态变化，以可靠的长远疗效、价格为优势,在防治化疗期间的不良反应方面效果显著。

4.2.12 便 秘

1. 概述

便秘的概念是在正常饮食的条件下排便次数小于每周三次,或间隔时间大于三天,粪便干结,排便困难,甚至伴有腹胀、腹痛。便秘,现代分功能性便秘——一时性便秘,迟缓性便秘,习惯性便秘,痉挛性便秘;器质性便秘——先天性便秘,后天性便秘,药物性便秘,症状性便秘等。习惯性便秘是由生活、饮食及排便习惯的改变以及心理因素等所致,器质性便秘是由器质性病变如消化道疾病、内分泌疾病、神经系统疾病等所致的疾病。

肿瘤病人常伴随便秘,晚期患者 23%～80%需接受便秘治疗。便秘中医分虚实,初期多属实证,燥热之主,久病多虚,阴虚常见,以大肠传导失司为主,导致大便秘结,排便周期延长,或周期不长,但粪质干结,排便艰难,或粪质不硬,虽有便意但排出不畅。该病与肺、脾、肾、肝、胃密切相关。

2. 文献回顾

便秘病名古代与现在基本一致,《伤寒论》称便秘为"阳结""阴结""大便难""不大便""不更衣",《金匮要略》称之为"脾约",宋代《活人书》则称"大便秘"。

3. 病因病机

《黄帝内经》:"北方黑色,入通于肾,开窍于二阴。"

《医学正传》:"夫肾主五液,故肾实则津液足,而大便滋润,肾虚则津液竭,而大便结燥。"

《兰室秘藏》:"肾主大便,大便难者,取足少阴。夫肾主五液,津液盛则大便如常,若饥饱失节,劳役过度,损伤胃气,及食辛热味浓之物,而助火邪,伏于血中,耗散真阴,津液亏少,故大便结燥。"

《景岳全书》:"凡下焦阳虚,则阳气不行,阳气不行,则不能传送,而阴凝于下,此阳虚而阴结也。"

《伤寒论》:"其脉浮而数,能食,不大便者,此为实,名曰阳结也……其脉沉而迟,不能食,身体重,大便反硬,名曰阴结也。"

《医学启源》:"凡治脏腑之秘,不可一概论治,有虚秘,有实秘。有胃实而秘者,能饮食,小便赤。有胃虚而秘者,不能饮食,小便清利。"

《医学入门》:"七情气闭,后重窘迫者,三和散,六磨汤。"

《证治汇补》:"如少阴不得大便,以辛润之,太阴不得大便,以苦泄之,阳结者清之,阴结者温之,气滞者疏导之,津少者滋润之。大抵以养血清热为先,急攻通下为次。"

《张氏医通》:"古方治老人燥结,多用苁蓉,不知胃气虚者,下口即作呕吐。肥人胃中多有痰湿,尤非所宜,惟命门火衰,开阖失职者,方可合剂""其猪胆导,非伤寒邪热,不可轻试。病患胃气虚者,用之往往有呃逆之虞,不可不慎"。

3. 病因病机

病因主要有饮食不节、情志失调、久坐少动、劳倦过度、久病体弱、病后产后、药物所致等,部分患者与先天禀赋不足有关。过食肥甘厚腻,可致胃肠积热,大便干结;恣食生冷,可致阴寒凝滞,腑气不通;思虑过度,或久坐少动,致使气机郁滞,腑失通降;劳倦过度、年老体虚或病后产后,气血亏虚,气虚则大肠传送无力,血虚则肠道失于濡润,大肠传导失司;屡用苦寒泻下药物,则耗伤阳气,肠道失于温煦。其基本病机为大肠通降不利,传导失司,阳明燥热伤津、气滞腑失通降、寒邪凝滞肠腑、气虚推动无力、血虚肠道失荣、阴虚肠失濡润、阳虚肠失温煦。便秘的病性可概括为寒、热、虚、实四方面,上述各证,既可单发,也易相兼,辨证时不可忽略。除上述病理因素、基本病机外,亦有湿、瘀所致的湿秘和瘀血秘,瘀血秘是多种因素共同作用的结果,而湿秘则如张景岳所云:"再若湿秘之说,湿则岂能秘,但湿之不化,由气之不行耳,气之不行,即虚秘也,亦阴结也。"病位在大肠,病机为大肠传导功能失常,气血阴阳亏虚,且与肺脾肾关系密切,肺与大肠相表里,肺燥热多移于大肠,导致大肠传导失司;脾主运化,脾虚运化失常,糟粕内停而致便秘;肾主水,司二便,肾精亏虚,肠道干耗少津,肾阳亏虚,传导失常亦会导致便秘。

新疆尤其是南疆地处内陆,气候特点较为干燥,雨水相对较少,再加饮食偏好辛辣,多椒姜之属,性偏于热,极易导致热燥伤津,内结于肠道,导致便秘。临床多表现为大便干结,腹胀痛,口干口臭,面红心烦,或有身热,小便短赤,舌红,苔黄燥,脉数,此为西北地区存在的地域性症候表现。

4. 临床表现与诊断

(1)临床表现:

主要表现为每周排便少于三次,排便困难,每次排便时间长,排出粪便干结如羊粪状且数量少,排便后仍有粪便未排尽感,可有下腹胀痛或绞痛、食欲减退、疲乏无力、头晕、烦躁、焦虑、失眠等症状。部分患者可因用力排硬粪块而伴肛门疼痛、肛裂、痔疮和肛乳头炎。部分功能性便秘患者可在左下腹乙状结肠部位触及条索状肿块。便秘患者出现便血、粪便隐血试验阳性、贫血、消瘦、腹痛持续加剧、腹部包块等以及有结、直肠息肉史和结、直肠肿瘤家族史等情况时,应与器质性疾病鉴别。

(2)诊断:

主要症状,年龄,家族史,粪便常规、隐血试验检查,直肠指检,肛管直肠压力测定,影像——X线、CT、MRI等,结肠镜,排粪造影检查,球囊逼出试验,肛门肌电图检查。

诊断关键为临床症状及其伴随症状。诊断标准:便秘的诊断主要取决于症状,凡有排便困难费力、排便次数减少(每周少于三次)、粪便干结、量少,可诊断为便秘,时间大于等于六个月为慢性便秘。慢性功能性便秘的诊断目前主要采用罗马Ⅳ诊断标准,必须包括以下两项或两项以上:

①至少25%的排便感到费力。

②至少25%的排便为干球粪或硬粪。

③至少25%的排便有不尽感。

④至少25%的排便有肛门直肠梗阻感和/或堵塞感。

⑤至少25%的排便需手法辅助,每周自发排便少于三次。

不用泻药时很少出现稀便。

不符合肠易激综合征的诊断标准。

(3)鉴别诊断:

①便秘急性起病,且伴呕吐、腹胀及剧烈腹痛,应考虑有肠梗阻的可能。肠梗阻的早期,腹部听诊常可闻及气过水声或肠鸣音亢进,后期可发生肠麻痹。

②便秘伴腹部包块,可能为结肠肿瘤、腹腔内肿瘤压迫结肠、肠结核、克罗恩病或肿大的淋巴结等。左下腹扪及活动度较大的条索状或腊肠状肠管时,应怀疑是乙状结肠痉挛。

③便秘与腹泻交替并有脐周或中、下腹部隐痛时,多提示为肠结核或腹腔内结核、克罗恩病、溃疡性结肠炎或肠易激综合征等病变。

5. 治疗

(1)辨证论治:

①热结肠道:

主症:凡出现大便干结,便时疼痛剧烈,甚则面赤汗出,大便滴血,其色鲜红,或多或少,肛门部灼热瘙痒,小便短赤,舌红苔黄燥,脉滑实或数而有力者。

治法:热盛伤津,攻下热结。

方药:大承气汤加减(大黄、厚朴、枳实、芒硝)。

②胃强脾弱:

主症:虚人久秘,口臭,食多,腹胀,大便干结,小便频数,苔微黄少津。

治法:润肠泄热,行气通便。

方药:麻子仁丸(麻子仁、芍药、枳实、大黄、厚朴、杏仁)。

③肝气郁结:

主症:多由情志不舒,悲伤忧思,忽视定时排便,久卧少动或久卧病订,进食过少,致气机郁滞,不能宣达,传导失职,糟粕内停而成。痔瘘、肛裂患者,久忍大便不泄,致通降失常,亦是形成本证的常见原因。

治法:气机郁滞,疏肝理气,健脾行滞。

方药:六磨汤加减(槟榔、沉香、木香、乌药、大黄、枳壳)。

④气血亏虚:

主症:头晕眼花,面色无华,心悸气短,神疲,或月经停闭,经期或经后小腹疼痛,或经行发热自汗,或乳汁少或全无,舌淡苔薄白,脉细弱。

治法:益气养血,润肠通便。

方药:济川煎加减(当归、牛膝、肉苁蓉、泽泻、升麻、枳壳等)。

⑤阴血亏虚:

主症:项背强急,四肢抽搐,牙关紧闭,舌质淡无苔,脉细数。

治法:滋阴养血,润肠通便。

方药:润肠丸加减(桃仁、羌活、大黄、当归、火麻仁)。

用药加减:兼血虚,加熟地黄、当归;兼气虚,加人参、白术、黄芪;便血,加槐花、地榆。

随症加减:

- 阴虚秘:麦冬、生地黄、天冬、茯神、沙参。
- 肺热痰壅:苦杏仁、焦栀子、郁金、紫菀、瓜蒌皮、枇杷叶。
- 气虚秘:茯神、黄芪、党参、莲子、浮小麦。
- 阳虚秘:黄芪、远志、姜黄、桂枝、肉苁蓉。
- 湿热秘:黄柏、萆薢、泽泻、防己、土茯苓。
- 湿秘兼有气喘:猪苓、椒目、泽泻、桑白皮。
- 血瘀秘:桃仁、郁李仁、红花、茺蔚子、苏木。

● 热秘:芦荟、朱砂、麝香、栀子、生地黄、石膏。

(2)辨病常用方药:

①经典方药总结:

● 滋肾丸:又名通关丸、滋肾通关丸。载于李东垣《兰室秘藏》:"治不渴而小便闭,热在下焦血分也。"方仅知母、黄柏、肉桂三味,阴药为基,阳药为化,阴阳并施合肾体用,平补化益肾气。叶天士曾言此方之用"仿东垣治王善夫癃闭意",即通肾气利大小便。

● 半硫丸:出自《太平惠民和剂局方》:"除积冷,暖元脏,温脾胃,进饮食。治心腹一切疹癖冷气,及年高风秘、冷秘并皆治之。"方仅半夏、硫黄二味,半夏和胃通阳,硫黄益火消阴,润肠通便,为温通治法。

● 五仁丸:出自《世医得效方》,由火麻仁、郁李仁、柏子仁、松子仁、桃仁五味组成,润燥通便。叶天士有言"面白脉小,不可峻攻,拟五仁润燥,以代通幽,是王道之治"。结合叶天士"王道无近功,多服自有益"之言,可知缓图之治,通过对比用方亦是叶氏特色。

● 更衣丸:出处众多,较早当见于《先醒斋医学广笔记》,方以芦荟、朱砂二味组成,朱砂入心,震慑清泻心火,芦荟润燥通肠泻下,二药合用有通利肠腑之功。

值得注意的是,据报道,番泻叶主要或严重的不良反应有溶血性黄疸、消化系统损害、神经系统损害、休克、中毒等,严重致死,需要控制使用剂量,内服用量 3~6 g。作缓泻剂用量勿大于 2 g,作峻泻剂用量勿大于 6 g。对番泻叶的不良反应较轻者,可以口服绿豆汤或甘草汤予以解毒,严重者则需要对症处理。为防止其不良反应发生,一般配木香、藿香、厚朴等行气和中药物,基本上克服了腹痛、恶心等不良反应。

②中成药:

临床使用中成药,应在中医辨证论治的核心理论指导下,根据中药注射液及中成药的药物性能,方能发挥真实疗效。临床常用通便中成药物如麻仁软胶囊、复方芦荟胶囊、通便灵胶囊等,大多以泻热导滞、润肠通便为主治。

(3)其他疗法:

①针灸疗法:针刺大肠俞、天枢、支沟、上巨虚,热结者可配合谷、曲池;气滞者配穴中脘、行间;气血虚弱取脾俞、胃俞;寒秘可灸神阙、气海。或温针,或艾灸支沟、长强、足三里等穴。

②穴位埋线:大肠俞、天枢、大横、上巨虚、足三里。

③ 耳针:直肠下段、大肠、脑。

④腹部拔罐。

⑤按摩腹部、四肢,如摩腹,按揉天枢穴、中脘穴、关元穴、合谷穴、支沟穴、三阴交穴、足三里穴,提拿腹肌,推擦腰骶部,按揉肾俞穴,按摩四肢。

6.预防调摄

(1)纠正不良饮食习惯。

(2)养成规律的排便习惯。

(3)运动疗法。

(4)药物运用。

4.2.13 腹 泻

1. 概述

腹泻是消化道系统疾病常见的一种症状,是指排便次数异常增多,水分增加,或脂肪增多,甚至带有不消化饮食,粪便稀溏,或含脓血为主症的病症,每日排便超过2次。腹泻会不同程度地引起患者乏力不适,甚至精神欠振,严重者会造成脱水、电解质紊乱。

中医称腹泻为泄泻,是以排便次数增多,粪便稀溏、完谷不化,甚至泻出如水样为主症的病症。其多由脾胃失健,湿邪内盛而致清浊不分,并走大肠而成。脾虚湿盛是导致泄泻的基本病机。急性暴泻以湿盛为主,病属实证;慢性久泻以脾虚为主;其他如肝气乘虚脾或肾阳虚衰所引起的泄泻,属虚实夹杂证。消化道肿瘤经常伴随腹泻,放化疗及手术也可以引起腹泻。

肿瘤患者多呈现体内癌毒凝聚、正气亏虚的病理状态。而脾胃作为中焦枢纽,后天气血生化之源,在扶正补虚、气机调节方面发挥重要作用。灵活运用"治泻九法"中各治标治本之法调理脾胃,同时结合现代医学分阶段治疗,将脾胃调理贯穿于整个治疗过程当中,不仅可缓解放化疗所导致的消化道毒性,还可为肿瘤患者扶正培本提供良好的脾胃运化基础。

2. 病因病机

中医以脾虚湿盛为关键,外因伤湿,内因脾胃虚弱、肝木克土、肾阳虚衰,辨证注意寒热虚实,轻重缓急,位在肝、脾、肾。泄泻的基本病机为脾虚湿盛,故其治疗原则为运脾化湿。

3. 治疗

(1)辨证论治:

①寒湿泄泻:

主症:头重如裹,四肢沉重,口腔黏腻,黏腻不爽,畏寒腹冷,喜温,舌淡红苔白腻,脉紧或濡。

治法:解表散寒,芳香化浊。

方药:藿香正气散加减(大腹皮、白芷、紫苏、茯苓、半夏、白术、陈皮、厚朴、桔梗、藿香、甘草等)。

②湿热泄泻:

主症:泻下急迫,泄而不爽,肛门灼热,烦热口渴,小便短赤,舌红苔腻,脉滑数等。

治法:清热利湿。

方药:葛根芩连汤加减(葛根、炙甘草、黄芩、黄连等)。

③食滞肠胃:

主症:脘腹胀满伴疼痛、拒按,厌食,嗳腐吞酸,或呕吐酸腐食物,吐后胀痛得减,或见肠鸣腹痛,泻下不爽,便臭如败卵,或大便秘结,舌苔厚腻,脉滑或沉。

治法:消食导滞。

方药:保和丸加减(焦山楂、神曲、半夏、茯苓、陈皮、连翘、莱菔子、麦芽)。

④肝气犯胃:

主症:胸胁胃脘胀满疼痛,呃逆嗳气,呕吐,或见嘈杂吞酸,烦躁易怒,舌苔薄白或薄黄,脉弦或弦数等。

治法:抑肝扶脾。

方药:痛泻要方加减(白术、白芍、陈皮、防风)。

⑤脾胃虚弱:

主症:病程较长,泄泻时轻时重,或时发时止,大便稀溏,色淡无臭味,夹有不消化食物残渣,食后易泻,吃多后见腹胀、大便多,平素食欲不振,面色萎黄,神疲倦怠,形体瘦弱,舌质淡苔薄白,脉虚无力。

治法:健脾益气。

方药:参苓白术散加减(人参、茯苓、白术、山药、白扁豆、莲子、薏苡仁、砂仁、桔梗、甘草)。

⑥肾阳虚:

主症:五更或晨起泄泻,便质稀溏,伴畏寒肢冷,腰膝冷痛,面白或黑,神疲乏力,夜尿多,舌淡胖苔薄白,边有齿痕,脉沉迟。

治法:温肾健脾,固涩止泻。

方药:四神丸加减(补骨脂、吴茱萸、肉豆蔻、五味子、大枣)。

(2)其他疗法:

①针灸:

● 灸法:百会、脾俞。急性泄泻取穴:中脘、天枢、关元、上巨虚、阴陵泉,针刺,留针 20 min,每日一次。寒泻,可用隔姜灸或艾灸。慢性泄泻取穴:脾俞、章门、中脘、天枢、足三里,针刺,留针 20 min,每日一次。

● 临床必须坚持针灸局部选穴、远端选穴、辨证选穴的重要原则。针灸治疗泄泻以天枢、足三里、中脘、大肠俞、脾俞、关元等为主要穴位。

②耳针:

取穴:大肠、胃。

方法:轻刺激留针 20 min。

③拔火罐:

取穴:天枢、关元、大肠俞、小肠俞。

方法:留罐 10 min,每日两次。

4.2.14　肿瘤梗阻

肿瘤梗阻分为食道梗阻、肠道梗阻、呼吸道梗阻。

1. 食道梗阻

(1)概述:

食道梗阻由食管内肿物堵塞或食管外压迫导致食管腔狭窄所致,临床以进行性吞咽困难、吞咽梗阻、恶心,或食入即吐,或吐白色泡沫黏液样痰、呛咳、消瘦、肌肤干燥为表现。

(2)病因病机:

食道梗阻的主要临床表现为吞咽困难、胸骨后疼痛、食物反流等。中医古代文献虽无此病名,但从临床症状看,当数中医"噎膈"范畴。对于噎膈,中医学最早分而论之。噎,指进食吞咽时哽咽不顺;膈是指饮食格拒不入,或食入即吐。临床上患者常兼有两种症状,多以噎膈并称。本病病位在食道,属胃气所主,又与脾、肝、肾密切相关。在饮食方面,饮酒过度、过食肥甘油腻之品,易酿生湿热,炼津为痰,并致血燥津亏,食管干涩,故使食物哽咽不下而成噎膈。在情志方面,忧思伤脾,脾失健运则水湿不化,聚而生痰,痰气搏结,阻于食道;郁怒伤肝,肝失疏泄则气机郁滞,气、瘀、痰胶结阻于食道,致食管不通,梗塞不顺。在正气方面,年老体虚或纵欲过度,致真阴耗伤,阴液不足,无以上承濡润咽喉,致食管干涩、吞咽不下而成噎膈。总之,本病本虚而标实,阴津亏耗为本虚,气滞、痰阻、血瘀为标实。本病的预后与病情发展有关,如病情始终停留在噎证的阶段,只表现为吞咽之时哽噎不顺的痰气交阻证,不向膈证发展,一般预后尚好;如病情继续发展成膈,后期阴津枯槁,阴伤及阳,中气衰败,胃虚不能受纳,脾虚失其健运,后天之气败绝,以致正气不支者预后极差。

(3)辨证论治:

①痰气交阻:

主症:吞咽梗阻,胸膈满闷,甚则疼痛,情志舒畅时则稍可减轻,情志抑郁时则加重,嗳气呃逆,呕吐痰涎,口干咽燥,大便艰涩,舌质红苔薄腻,脉弦滑。

治法:理气开郁,化痰润燥。

方药:启膈散加减(沙参、丹参、茯苓、川贝母、郁金、砂仁、荷叶蒂、杵头糠)。

②瘀血内结:

主症:胸膈疼痛或腹部隐痛、刺痛,舌质紫暗,脉细涩。

治法:滋阴养血,破血行瘀。

方药:通幽汤加减(桃仁、红花、生地黄、熟地黄、当归身、炙甘草、升麻)。

③津亏热结:

主症:进食食物后大部分吐出,夹有黏痰,形体消瘦,肌肤枯燥,大便干结,舌红而干,或有裂纹,脉弦细而数。

治法:滋阴养血,润燥生津。

方药:沙参麦冬汤加减(沙参、玉竹、生甘草、桑叶、生扁豆、天花粉、麦门冬)。

④气虚阳微:

主症:饮食不下,面色㿠白,精神疲惫,形寒气短,泛吐涎沫,面浮足肿,舌胖苔淡白,脉细弱或沉细。

治法:温补脾肾,和胃降逆。

方药:补气运脾汤加减(人参、白术、桔红、茯苓、黄芪、砂仁、甘草等)。

(4)其他治疗:

针刺治疗食管梗阻:

主穴分两组,一组有膈俞、膈关、内关;二组有天突、中脘、足三里、公孙。配穴:痰多便秘者加丰隆、大肠俞、天枢,胸痛引背者加心前、阿是穴,痞塞、嗳气加大陵,两组主穴间日交替运用一次,休息三天,三次为一个疗程。手法均采用平补平泻,捻转行针 20~30 min,同时让病人做吞咽动作,能较好地改善梗阻症状。

2.肠道梗阻

(1)概述:

肿瘤合并肠梗阻临床多常见,如果处理不及时,预后多严重,临床以腹痛、呕吐、肛门中止排气、腹胀为常见症状。

(2)病因病机:

肠道梗阻一般归属于癥瘕积聚或者是腹痛等病。中医学认为肠梗阻的出现多是因为正气虚弱,或者情志抑郁,或者寒凝气滞,或者血脉瘀阻。

(3)辨证治疗:

①阳明腑实:

主症:热,渴,汗出,舌红,脉洪大。

治法:清热泻火,通里攻下。

方药:大承气汤加减(大黄、厚朴、枳实、芒硝等)。

②气滞血瘀:

主症:胸胁胀闷,走窜疼痛,急躁易怒,胁下痞块,刺痛拒按,妇女可见月经闭止,或痛经,经色紫暗有块,舌质紫暗或见瘀斑,脉涩。

治法:行气活血,通下散结。

方药:桃红四物汤加减(白芍、当归、熟地黄、川芎、桃仁、红花等)。

4. 其他治疗

针灸疗法:

麻痹性肠梗阻常用:主穴为合谷、天枢、足三里,配穴为大肠俞、大横。

如呕吐较重者,可加上脘、下脘、曲池等穴位。

3. 呼吸道梗阻

(1)概述:

呼吸道梗阻包括发生于呼吸道任何部位的正常气流被阻断,肿瘤阻塞气道或压迫气道所引起呼吸道梗阻。呼吸道腔内如气管肿瘤及喉部肿瘤,腔外如甲状腺癌、纵隔肿瘤、恶性淋巴瘤或淋巴结转移压迫气管等。典型梗阻表现为呼吸短促、喘鸣、烦躁不安、面色苍白,甚者发音困难、吞咽困难,重者突然意识丧失而死亡。

(2)病因病机:

呼吸道梗阻属于中医"喘症""哮症"范畴,因于外感、内伤,病性分"虚""实",或"虚实夹杂"。张锡纯《医学衷中参西录》:"肺脏有所损伤,其微丝血管及肺泡涵津液之处,其气化皆淹瘀凝滞,致肺失其玲珑之体,即有碍子阖辟之机,呼吸则不能自如矣。"肺主气司呼吸而朝百脉,肺气损伤,不仅使呼吸异常,亦易致血脉瘀滞,如叶天士所说:"凡气既久病,血亦应病,循行之脉络自痹。"常见证型以痰热蕴肺、痰瘀阻络、痰浊阻肺以及气虚血瘀为主。邪热蕴肺,蒸液成痰,痰热壅滞,肺失清肃;痰湿内阻,郁而化热;邪气瘤毒蕴肺,蒸液成痰,痰热壅滞。

(3)临床表现:

呼吸道梗阻出现喘鸣的听觉特征可能对诊断有帮助。发音的特征对呼吸道梗阻的病因也可能提供诊断线索。咳嗽的声音也有一定诊断意义。由于上呼吸道与食道相毗邻,因此上呼吸道梗阻也可引起进食困难。口咽梗阻,特别是舌根部病变以及声门上喉部病变,均影响吞咽。咽后壁脓肿及声门上腔炎症,如会厌炎,不仅极不愿吞咽还会引起流涎。

(4)辨证论治:

①痰热郁肺:

气息短促,痰浊内蕴化热,痰热壅肺,故痰黄、黏白难咯;肺热内郁,清肃失司,肺气上逆,则喘咳气逆息粗,烦躁,胸满,便干,溲黄;口渴,舌红,苔黄或黄腻,脉数或滑数。

治法:清热除痰,宣肺止咳。

方药:清金化痰汤加减(陈皮、枳实、黄芩、瓜蒌、杏仁、茯苓、胆南星、半夏)。

②痰热壅盛：

咳逆喘息气粗，烦躁，胸满，痰黄或白，黏稠难咯，或身热微恶寒，有汗不多，溲黄，便干，口渴，舌红，舌苔黄或黄腻，边尖红，脉数或滑数。

治法：燥湿化痰，宣肺平喘。

方药：涤痰汤加减（胆南星、半夏、枳实、茯苓、桔红、石菖蒲、人参、竹茹、甘草）。

③气滞血瘀：

主症：痛如针刺而痛有定处，或呃逆日久不止，或饮水即呛，干呕，或内热憋闷，或心悸怔忡，失眠多梦，急躁易怒，入暮潮热，唇暗或两目暗黑，舌质暗红，或舌有瘀斑或瘀点，脉涩或弦紧，病程长，呼吸困难动则加重，并有眩晕耳鸣、腰膝酸软、面色晦暗、舌质有瘀点、脉沉细无力等见症，正是肝肾亏损、气滞血瘀之证。

治法：活血化瘀，行气散结。

方药：血府逐瘀汤加减（桃仁、红花、当归、生地黄、川芎、赤芍、牛膝、桔梗、柴胡、枳壳、甘草）。

4.2.15 黄　疸

1. 概述

黄疸是指由各种原因所导致的胆红素代谢障碍，使血清胆红素含量升高，伴有皮肤以及一些内脏器官和体液等黄染症状和体征。实验室检查中血清总胆红素正常范围为 $1.7\sim$ $17.1~\mu mol/L(0.1\sim1.0~mg/dL)$，当出现肝细胞损伤、溶血及胆道梗阻等情况时可出现胆红素水平的异常升高：当胆红素在 $17.1\sim34.2~\mu mol/L(1\sim2~mg/dL)$ 时，临床不易于察觉，称为隐性黄疸；当胆红素超过 $34.2~\mu mol/L$ 时，为临床可见的黄疸。

中医黄疸的概念，在外感于湿热疫毒，在内劳倦伤食抑或病后，使湿邪困脾，疏泄失司，继而堵塞肝胆，令胆汁泛溢，色浮于身面。以身黄、目黄、小便黄为主症，目睛黄染尤为本病的主要特征。

2. 文献回顾

（1）病名：

《黄帝内经》是出现"黄疸"之名最早的古籍。"溺黄赤，安卧者，黄疸，……目黄者，曰黄疸。"

《景岳全书》提出了"胆黄"这一病名，认为"胆伤则胆气败，而胆液泄，故为此证"，初步认识到黄疸的发生与胆液外泄有关。

《沈氏尊生书》有"又有大行疫疠，以致发黄者，俗称之瘟黄，杀人最急"，对某些黄疸的传染性及严重性有了初步的认识，同时说明瘟黄的临床特点及预后凶险。

（2）症状：

《黄帝内经》："身痛，面色微黄，齿垢黄，爪甲上黄，黄疸也。"

《卫生宝鉴》："身热，不大便而发黄者""皮肤凉又烦热，欲卧水中，喘呕，脉沉细迟无力而发黄者"。在这里，罗天益论述了阳黄与阴黄的区别。

《景岳全书》："凡病黄疸，而绝无阳证阳脉者，便是阴黄。"

（3）病因病机：

在《金匮要略》中，张仲景把黄疸分为黄疸、谷疸、酒疸、女劳疸和黑疸五种。《金匮要略》："病黄疸，发热烦喘，胸满口燥者，以病发时火劫其汗，两热相得""阳明病，脉迟者，食难用饱，饱则发烦头眩，小便必难，此欲作谷疸""心中懊憹而热，不能食，时欲吐，名曰酒疸""额上黑，微汗出，手足中热，薄暮即发，膀胱急，小便自利，名曰女劳疸""酒疸下之，久久为黑疸，目青面黑，心中如噉蒜齑状，大便正黑，皮肤爪之不仁，其脉浮弱，虽黑微黄，故知之"。

《金匮要略》："黄家所得，从湿得之。"可见其病机关键是湿。

《黄帝内经》有"脾所生病者……溏瘕泄，水闭，黄疸"，说明黄疸的形成与脾有关。

《临证指南医案》："病以湿得之，有阴有阳，在腑在脏。"

《诸病源候论》中根据病症特点不同将本病区分为二十八候，并且将黄疸的危重证候称之为"急黄"，还提出了"阴黄"这一证别。

《伤寒微旨论》有"伤寒病发黄者，古今皆为阳证治之，无治阴黄法"，对阴黄的成因特点进行了论述。

（4）治疗：

《金匮要略》："诸病黄家，但利其小便""男子黄，小便自利，当与虚劳小建中汤"。

《金匮要略心典》："小便利，则湿热除而黄自已，故利小便为黄家通法""小便利者，不能发黄，以热从小便去也。今小便利而黄不去，知非热病，乃土虚之色外见，宜补中而不可除热也"。

《金匮要略浅注补正》："但利其小便，是治黄正法，亦治黄定法也。"

（5）预后：

《金匮要略》："黄疸之病，当以十八日为期，治之十日以上瘥，反剧为难治。"

3. 病因病机

出现黄疸，其因纷繁，其机错综。虽此，仍有迹可循。

外感湿、热、疫；内伤食、情、劳；久病瘤毒耗损，迁延续发。

另外，阳黄：多因湿热蕴证，胆汁外溢肌肤而发黄；如湿热夹毒，热毒炽盛，迫使胆汁外溢肌肤而迅速发黄者，谓之急黄。阴黄：或久嗜生冷，或过服苦寒之品，令寒湿阻遏，脾阳不振，胆汁外溢发黄。综上，无论何种原因，黄疸所发，均因湿阻中焦，脾胃升降功能失常，影响肝胆的疏泄，以致胆液不循常道，渗入血液，溢于肌肤，继而为黄。

4. 西北燥证与黄疸

新疆之地，气燥干而兼火，加之人们饮食偏热，综而郁火，肝脏体阴而用阳，此地极易令肝火亢炎，久而伤本；因地因气，人们嗜食酒肉，极易过而伤脾致湿，阻碍水行。有别于他地，西北地处祖国边陲，与外境多地接壤，自然较多与外接触，因此易感外疫伤肝，进而相互传播扩散，久之多之，发为黄疸。

5. 治疗

（1）辨证论治：

黄疸的临床治疗中，当首先分清黄疸的类型：有无胆道梗阻、是否溶血反应或肝细胞破坏，并同时需积极借助现代医学手段加以鉴别并根据病症的轻重、缓急、阴阳、病因综合治疗。治疗原则：急则治其标，缓则治其本。当以化湿、利小便为主。

①阳黄：

● 湿热兼表：

主症：黄疸初起，目白睛微黄或不明显，小便黄，脘腹满闷，不思饮食，且伴有恶寒发热，头身重痛,乏力,舌苔黄腻,脉浮弦或弦数。

治法:清热化湿,佐以解表。

方药:麻黄连翘赤小豆汤合甘露消毒丹(麻黄、连翘、杏仁、赤小豆、大枣、桑白皮、生姜、甘草、滑石、茵陈、连翘、藿香、黄芩、薄荷、射干、菖蒲、郁金、木通、浙贝母、白蔻仁)。

● 热重于湿:

主症:初起目白睛发黄,迅速至全身发黄,色泽鲜明,右胁疼痛而拒按,壮热口渴,口干口苦,恶心呕吐,脘腹胀满,大便秘结,小便赤黄、短少,舌红苔黄腻或黄糙,脉弦滑或滑数。

治法:清热利湿,通腑化瘀。

方药:茵陈蒿汤(茵陈、栀子、大黄)。

● 湿重于热:

主症:身目发黄如橘,无发热或身热不扬,右胁疼痛,脘闷腹胀,头重身困,嗜卧乏力,纳呆便溏,厌食油腻,恶心呕吐,口黏不渴,小便不利,舌苔厚腻微黄,脉濡缓或弦滑。

治法:健脾利湿,清热利胆。

方药:茵陈四苓汤(茵陈、泽泻、白术、枳实、猪苓、山栀仁)。

● 胆腑郁热:

主症:身目发黄鲜明,右胁剧痛且放射至肩背,壮热或寒热往来,伴有口苦咽干,恶心呕吐,便秘,尿黄,舌红苔黄而干,脉弦滑数。

治法:清热化湿,疏肝利胆。

方药:大柴胡汤(柴胡、黄芩、芍药、半夏、生姜、枳实、大枣、大黄)。

● 疫毒发黄:

主症:起病急骤,黄疸迅速加深,身目呈深黄色,胁痛,脘腹胀满,疼痛拒按,壮热烦渴,呕吐频作,尿少便结,烦躁不安,或神昏谵语,或衄血尿血,皮下紫斑,或有腹水,继之嗜睡昏迷,舌质红绛,苔黄褐干燥,脉弦大或洪大。本证又称急黄。

治法:清热解毒,凉血开窍。

方药:千金犀角散加减(犀角、羚羊角、前胡、栀子、黄芩、射干、大黄、升麻、豆豉)。

②阴黄:

● 寒湿阻遏:

主症:身目俱黄,黄色晦暗不泽或如烟熏,右胁疼痛,痞满食少,神疲畏寒,腹胀便溏,口淡不渴,舌淡苔白腻,脉濡缓或沉迟。

治法:温中化湿,健脾利胆。

方药:茵陈术附汤(茵陈、白术、附子、干姜、甘草、肉桂)。

● 脾虚湿郁:

主症:多见于黄疸久郁者,症见身目俱黄,黄色较淡而不鲜明,胁肋隐痛,食欲不振,肢体倦怠乏力,心悸气短,食少腹胀,大便溏薄,舌淡苔薄白,脉濡细。

治法:健脾益气,祛湿利胆。

方药:六君子汤加减(党参、白术、茯苓、甘草、陈皮、半夏、茵陈、柴胡)。

● 脾虚血亏:

主症:面目及肌肤发黄,黄色较淡,面色不华,睑白唇淡,心悸气短,倦怠乏力,头晕目眩,舌淡苔白,脉细弱。

治法:补养气血,健脾退黄。

方药:小建中汤加减(饴糖、桂枝、芍药、生姜、大枣、甘草)。

(2)其他治疗:

除中药方剂口服外,可辅以针灸、刺络放血、中药保留灌肠、药浴熏洗、穴位贴敷等中医特色疗法,总则紧扣清热利湿,解毒退黄。

4.2.16　带状疱疹

1. 概述

带状疱疹是由长期潜伏在脊髓后根神经节或颅神经节内的水痘——带状疱疹病毒经再激活引起的感染性皮肤病。以簇状小水泡聚集分布在单侧周围神经为主要表现,常伴随剧烈的神经痛(烧灼、电击、针刺、撕裂样等疼痛)。带状疱疹 70% 的发病部位为腰部或胸腹部,20% 为沿三叉神经分布的三叉神经带状疱疹,某些临床特殊类型会发于眼部、侵犯内脏、无疹、出血等。带状疱疹常出现在年龄较大、免疫抑制或免疫缺陷的人群中,常见的并发症——带状疱疹后神经痛,可极大影响病患的生活质量,有甚者抑郁自杀。对于非肿瘤患者,带状疱疹的发病率约为 0.22%,而恶性肿瘤患者的发病率可达 9.0%,接受大剂量放疗和化疗的骨髓抑制患者更是高达 50% 以上。因为恶性肿瘤的患者免疫力本就低下,而放化疗又使免疫系统更加虚弱,所以潜伏于人体的疱疹病毒便被激活,生长繁殖,导致相应部位发病。

在中医学中,本病因皮损处状貌蛇行,故名"蛇串疮";又因每多缠腰而发,故又称"缠腰火丹";此外,本病还有"火带疮""蛇丹""蜘蛛疮"等称。中医药治疗本病有独特优势,在迅速消除皮疹、治疗后遗神经痛方面疗效显著,不少患者会寻求中医药治疗。

2. 文献回顾

(1)病名:

《外科大成》:"俗名蛇串疮,初生于腰,紫赤如疹,或起水疱,痛如火燎……"

《诸病源候论》:"甄带疮者缠腰生,状如甄带,因此为名。"

《疡科准绳》:"或问绕腰生疮,累累如珠,何如? 曰:是名火带疮,亦名缠腰火丹。"

(2)症状:

《外科大成》:"俗名蛇串疮,初生于腰,紫赤如疹,或起水疱,痛如火燎。"

《医宗金鉴》:"此证俗名蛇串疮,有干、湿不同,红、黄之异,皆如累累珠形。"

(3)病因病机:

《疡科心得集》:"蜘蛛疮,或衣沾蜘蛛遗尿,或虫蚁游走,染毒而生。"

《疡医大全》:"此疮因衣服被蛇游行,或饮食中受沾蛇毒,入于皮毛,致生疮且痛""赤游丹又名火丹,乃心火妄动,三焦风热乘之,故发于肌肤之表"。

(4)治疗:

《医宗金鉴》:"干者色红赤,形如云片,上起风粟,作痒发热,此属肝心二经风火,治宜龙胆泻肝汤;湿者色黄白,水疱大小不等,作烂流水,较干者多痛,此属脾肺二经湿热,治宜除湿胃苓汤;若腰肋生之,系肝火妄动,宜用柴胡清肝汤治之……"

3. 病因病机

本病湿热瘀交阻,或热重于湿,或湿重于热,或湿热搏结,阻遏经络,以致气血瘀滞;病理因素主要是湿、热、火、毒、虚等;病位主要在心、肝、脾三脏。

4.西北燥证与蛇串疮

西北气候燥而干,百姓嗜食辛辣与酒肉,于是乎在外之气燥干易化火、在内之体湿阻并化热,令此地极易发生缠腰火丹。若是受患之人身体虚损,内外邪夹攻,将不胜火毒,势必病势剧急且疼痛甚烈且迁延。

5.治疗

(1)辨证论治:

①肝经火盛:

主症:皮肤潮红,疱壁紧张,疼痛剧烈,伴有口苦咽干,烦躁易怒,小便黄,大便干,舌质红苔黄,脉弦滑。

治法:清热泻火,解毒止痛。

方药:龙胆泻肝汤加减(龙胆草、黄芩、栀子、泽泻、木通、车前子、当归、生地黄、柴胡、生甘草)。

②脾经湿热:

主症:皮肤淡红,疱壁松弛,疼痛较轻,纳差或腹胀,大便溏,舌质淡,苔白厚或白腻,脉沉缓。

治法:健脾利湿,清热止痛。

方药:胃苓汤加减(白术、茯苓、泽泻、厚朴、猪苓、陈皮、甘草等)。

③气滞血瘀:

主症:见于皮疹消退后局部疼痛不止的患者,舌质暗红,苔白,脉沉缓。

治法:益气活血,解毒通络。

方药:桃红四物汤加减(桃仁、红花、川芎、当归、赤芍、生地黄)。

用药加减:

- 热毒未尽者,选加栀子、连翘、板蓝根等。
- 疼痛重者,选加全蝎、乌梢蛇、蜈蚣、磁石、珍珠母等。
- 气虚体弱者,酌加黄芪、党参、鸡血藤等。
- 阴血虚者,酌加生地黄、玄参、麦冬等。
- 气阴两虚者,酌加太子参、麦冬、五味子等。
- 心烦失眠者,选加石决明、栀子、酸枣仁等。
- 肢体沉重麻木者,酌加独活、防风、路路通等。
- 便秘者,酌加瓜蒌仁、决明子等。
- 瘙痒者,酌加防风、蝉蜕、乌梢蛇等。

(2)其他治疗:

西医治疗主要有抗病毒、止痛、神经营养及防止继发感染等,并无特效药物,且易遗留神经痛后遗症状。中医药尚有解毒祛湿药物外治,或湿敷,或药油软膏调敷;亦可针灸治疗,刺络拔罐、局部围刺、华佗夹脊穴针、电针、梅花针和火针疗法,配合拔罐效果佳。另可酌情选用现代红外线照射、半导体激光、氦氖激光、红光、紫外线照射、微波和中频电疗等物理疗法。

4.2.17　乳腺癌术后上肢水肿

1. 概述

乳腺癌是女性常见的恶性肿瘤,目前最主要的治疗手段是手术治疗。乳腺癌相关淋巴水肿(breast cancer-related lymphedema,BCRL)是腋窝区域腋窝淋巴结清扫和放疗的常见并发症。乳腺癌相关淋巴水肿的发病率为 6%～70%,目前尚无标准的诊断和评估指南。虽然淋巴水肿的真正病因尚不清楚,但放射治疗、化疗、乳房手术类型和腋窝手术的范围是常见的危险因素。降低风险的做法包括避免皮肤穿刺和患侧上肢测血压、空中旅行时穿压缩衣服等,新出现的数据支持高危和受影响的淋巴水肿妇女在开始锻炼时应逐渐谨慎地增加运动量。

2. 文献回顾

王清任《医林改错》:"若元气一亏,经络自然空虚,有空虚之隙,难免其气向一边归并。"

《黄帝内经》:"诸湿肿满,皆属于脾。"

《景岳全书》:"水肿证以精血皆化为水,多属虚败,治宜温脾补肾,此正法也。"

3. 诊断要点

淋巴水肿在手术后的任何时候都发生在乳腺癌患侧的上肢,它可以在手术后立即出现,也可以在 30 年后出现。急性淋巴水肿表现为患侧上肢增厚,如果上肢周长增加超过 2 cm,则可以用肉眼检测到。慢性淋巴水肿显示上臂有橡胶样肿胀。淋巴水肿可导致四肢疼痛和畸形,受影响的上肢功能障碍以及继发感染,感染可导致淋巴水肿和阻塞而加剧水肿,并且还可能会影响患者的精神心理状态,表现为焦虑、情绪障碍、紧张等。

乳腺癌手术后,如果患肢轮廓超出相应的检测部位 2 cm,则可以诊断为上肢水肿。

美国物理治疗协会将乳腺癌手术后的上肢水肿分为四个阶段:

0 期:又称亚临床可逆期。自觉上肢"沉重"或"饱满",主诉戴戒指和手表困难,手或上肢反复肿胀。体征:上肢无水肿可见,与术前周长相比增加 0～1 cm 或体积增加 0～80 mL;指压无凹痕。

1 期:又称临床可逆期。自觉上肢"沉重"或"饱满",不能戴戒指和手表,多数时间手或上肢肿胀。体征:水肿较轻,但患肢可见饱满,较术前周径增加>1 cm,但≤2 cm,或体积增加>80 mL,但≤120 mL;指压轻度凹陷性水肿。

2 期:又称临床不可逆期。自觉上肢"沉重"或"饱满",不能戴戒指和手表,手或上肢肿胀持续全天,肿胀开始影响功能和美观。体征:可见明显肿胀,指压后非凹陷水肿;较术前周径增加>2 cm,但≤4 cm,或体积增加>120 mL,但≤200 mL。

3 期:又称临床不可逆期。自觉上肢"沉重"或"饱满",不能戴戒指和手表,手或上肢肿胀持续全天,肿胀开始影响功能和美观,反复皮肤感染和蜂窝炎。体征:临床橡皮病,指压后非凹陷水肿;较术前周径增加>4 cm 或体积增加>200 mL;皮肤色素沉着。

国际淋巴学会将乳腺癌手术后的上肢水肿分为三个级别:

● 轻度水肿:患侧上肢的周长小于健康侧的周长 3 cm。

● 中度水肿:患侧上肢的周长比健康侧的周长长 3～5 cm。

● 重度水肿:患侧上肢的周长比健康侧的周长长 5 cm。

4. 病因病机

此病主要由手术过程中血管损伤、阳气不足、气血瘀滞引起,也包括六邪入侵,从而导致疾病的发生。

5. 辨证论治

(1)气虚血瘀:

主症:神疲乏力,气短,动则益甚,颜面微浮,或半身不遂,大便稀溏或便秘不畅,小便清,舌质黯苔白。

治法:补气活血。

方药:补阳还五汤加减(黄芪、当归、赤芍、地龙、川芎、红花、桃仁)。

(2)脾虚湿盛:

主症:面色萎黄,四肢不温,神倦乏力,足跗时肿,舌淡苔白或腻,脉缓而弱。

治法:健脾利湿。

方药:五苓散加减(猪苓、茯苓、白术、泽泻、桂枝)。

(3)瘀阻气滞:

主症:胸痛,痛有定处,舌黯红或有瘀斑瘀点。

治法:活血祛瘀,行气止痛。

方药:血府逐瘀汤加减(桃仁、红花、当归、生地黄、牛膝、川芎、桔梗、赤芍、枳壳、甘草、柴胡)。

(4)阳虚水泛:

主症:胸胁支满,目眩心悸,短气而咳,舌苔白滑,脉弦滑或沉紧。

方药:苓桂术甘汤加减(茯苓、桂枝、白术、甘草)。

(5)肝气郁滞:

主症:胁肋疼痛,胸闷善太息,情志抑郁易怒,或嗳气,脘腹胀满,脉弦。

方药:柴胡疏肝散加减(陈皮、柴胡、川芎、香附、枳壳、芍药、甘草)。

4.2.18 喉返神经麻痹

1. 概述

喉返神经麻痹一般是指喉部的运动神经障碍所引起单侧或双侧声带运动异常。此症不是一个独立的疾病,而是多种局部或全身疾病的一种临床表现,多由颈部外伤、甲状腺手术、肿瘤等引起。根据病变部位的不同,其分为中央型和周围型,周围型更为常见。由于喉返神经是迷走神经的一个分支,并接受大脑皮质运动区的连接,又左迷走神经和喉返神经的路径更长,因此左侧更容易受伤。单侧神经损伤通常会导致嗓音嘶哑,这是由其中一个声带的活动能力降低造成的。它也可能引起轻微的呼吸不足以及吸入问题,特别是液体。双侧损伤会导致声带损害气流,引起呼吸困难,发出刺耳的声音和鼾声,并导致身体迅速衰竭。这在很大程度上取决于瘫痪声带的正中或旁正中位置。声嘶很少发生在双侧声带麻痹。

2. 文献回顾

《黄帝内经》中始用"喑"作病名,并有"暴喑""卒喑"等病名记载。

明代《医学纲目》出现"喉喑"这一病名,并将喉喑与舌喑分开:"喑者,邪入阴部也……然有二症:一曰舌喑,乃中风舌不转运之类是也;一曰喉喑,乃劳嗽失音之类是也……喉喑,但喉中声嘶,而舌本则能转运言语也。"

《景岳全书》:"金实不鸣""金破不鸣"。

3. 诊断要点

耳鼻喉内窥镜检查附加成像技术(CT、MRI、超声)以排除沿喉神经的肿瘤。

4. 病因病机

本病最常见的原因是金伤,导致气滞血瘀,脉络痹阻,声户开合失司;或因风邪外袭,客于声户,致气血不畅,营卫不和,声户开合不利;或因肝血不足,血不荣筋,致声户活动受限;或阴虚肺燥,肺脾两虚,喉窍失养,难以开闭;或痰热蕴结,喉窍脉络瘀阻而成本病。《仁斋直指方》曰:"心为声音之主,肺为声音之门,肾为声音之根。"

5. 辨证论治

(1)气虚血瘀:

主症:颈部外伤或手术后,立即出现声音嘶哑,发声困难,咽喉异物堵塞感,舌质淡红或淡暗,瘀斑瘀点,苔白,脉弦。

治法:活血祛瘀,通络开音。

方药:补阳还五汤加减(黄芪、当归尾、赤芍、地龙、川芎、红花、桃仁)。

(2)风邪入络:

主症:咽喉微痛,梗塞不利,声音嘶哑,甚至失声,或伴恶寒发热,头痛,微咳,舌质淡红苔薄白,脉浮或浮紧。

治法:疏风宣肺,利喉开音。

方药:六味汤加减(桔梗、生甘草、荆芥、防风、薄荷、僵蚕)。

(3)肝血不足:

主症:大病之后,声音嘶哑或失声,头晕目眩,面色萎黄,或伴肢体麻木,筋脉拘急,爪甲不华,舌质淡,脉细。

治法:养血荣筋,活络开音。

方药:四物汤加减(熟地黄、芍药、当归、川芎)。

4.2.19 血液毒性

1. 概述

血液毒性是指抗肿瘤治疗以及影响骨髓功能的恶性肿瘤所引起的血细胞的减少。因治疗药方案及患者自身体质、营养状态不同,骨髓抑制的具体表现也不同,可见到血液三系的不同程度的降低,包括白细胞、血小板、血红蛋白降低。

放化疗及靶向、免疫治疗目前是治疗恶性肿瘤的重要手段,但在发挥抗肿瘤作用的同时也会引起血液毒性。化疗、靶向治疗通常通过损伤或抑制骨髓细胞,导致血细胞下降,最常见的是中性粒细胞和血小板的下降。免疫检查点抑制剂可通过激活免疫系统,启动肿瘤杀伤作用,而免疫细胞的过度激活又导致一系列的不良反应,包括免疫性中性粒细胞减少症、血小板减低及自身免疫性溶血性贫血等。

现代医学治疗骨髓抑制相关贫血,多采用促红细胞生成素(erythropoietin, EPO)、营养支持、输血及补铁纠正贫血;血小板减低时可通过减低剂量、促血小板生成素(如白介素-11、特比澳)及输注血小板(3 度或 4 度骨髓抑制);化疗所致中性粒细胞减少处理用药可选用粒细胞集落刺激因子(granulocyte colony-stimulating factor,G-CSF)(PEG-rhG-CSF 和 rhG-CSF)。骨髓抑制分度及中性粒细胞减少处理路径具体参见表 4.1、图 4.2 和图 4.3,同时配合中医药治疗。

表 4.1　骨髓抑制分度

毒副反应指标		骨髓抑制分级(度)				
		0	I	II	III	IV
骨髓抑制(血液系统)	血红蛋白/(g/L)	≥110	95～109	80～94	65～79	<65
	白细胞/(×10⁹/L)	≥4.0	3.0～3.9	2.0～2.9	1.0～1.9	<1.0
	粒细胞/(×10⁹/L)	≥2.0	1.5～1.9	1.0～1.4	0.5～0.9	<0.5
	血小板/(×10⁹/L)	≥100	75～99	50～74	25～49	<25
	出血	无	瘀点	轻度失血	明显失血	严重失血

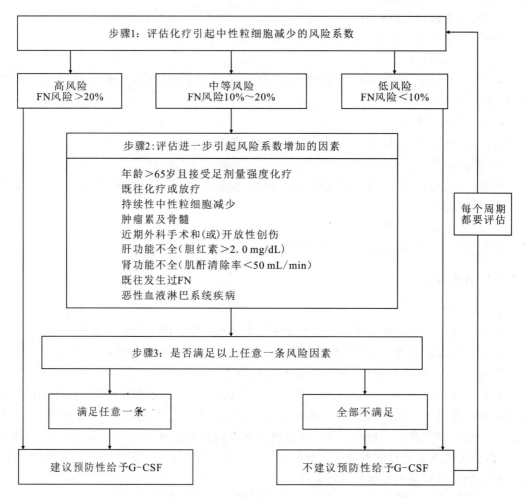

图 4.2　中性粒细胞减少一级预防路径(FN—粒细胞减少性发热;G-CSF—人粒细胞集落刺激因子)

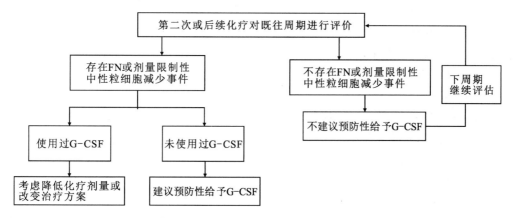

图4.3 恶性肿瘤患者预防中性粒细胞减少症发生的二级预防路径

2. 病因病机

肿瘤或抗肿瘤治疗所致骨髓抑制在中医古籍中并无详细记载,部分学者将其归为"虚劳""血证"等范畴。

药毒伤及脏腑,气血生化失源;瘤毒或药毒直接耗伤气血,病性多虚多寒,主要与脾、肾二脏关系密切。其病机当以"气、血、精"为要素,涵盖"气、血、阴、阳"不足,病位在"心、脾、肾",治疗当以扶正固本为主。

3. 治疗

(1)辨证论治:

①心脾两虚证:

主症:面色少华,神疲乏力,心悸,气短,失眠,纳呆食少,大便稀溏,头晕,舌质淡苔薄白,脉细弱。

治法:益气补血,健脾养心。

方药:归脾汤加减(白术、茯神、黄芪、龙眼肉、酸枣仁、人参、木香、甘草、当归、远志、陈皮等)。

②脾胃气虚证:

主症:面色苍白,气短乏力,纳差,呃逆,腹胀脘痞,食后为甚,大便溏薄,泄泻,倦怠无力,舌淡胖苔薄白。

治法:益气和胃,温补脾肾。

方药:四君子汤加减(党参、茯苓、白术、甘草)。

③气血亏虚证:

主症:面色白,神疲乏力,倦怠懒言,目眩头晕,心悸,失眠,自汗,或伴盗汗,面色少华,舌质淡苔薄白,脉细弱。

治法:益气养血。

方药:生脉饮合当归补血汤加减(黄芪、党参、当归、白术、茯苓、木香、太子参、麦冬、黄精、五味子、鸡血藤、龟板胶等)。

④肝肾阴虚证:

主症:头晕耳鸣,腰膝酸软,潮热盗汗,咽痛,阴蚀,手脚心热,烦躁易怒,遗精,健忘,小便

163

短赤,便干难解,舌红少苔或无苔,脉细数。

治法:补益肝肾。

方药:大补阴丸合六味地黄丸加减(熟地黄、知母、黄柏、龟板胶、猪脊髓、当归、白芍、麦冬、山茱萸、泽泻、茯苓、牡丹皮、山药等)。

⑤脾肾阳虚证:

主症:面色萎黄,畏寒,肢冷,遗精,夜尿频数,腰膝酸软,舌质淡,舌体胖有齿痕,脉沉细。

治法:温补脾肾,益气养血。

方药:右归饮合四君子汤加减(熟地黄、山药、山茱萸、枸杞、甘草、杜仲、肉桂、制附子、党参、茯苓、白术、甘草等)。

(2)其他治疗:

运用穴位注射或穴位贴敷双足三里,艾灸及温针灸双足三里、三阴交,隔姜灸大椎,双膈俞、脾俞、胃俞、肾俞及脐疗等辅助中医药有一定疗效。

4.日常调摄

血小板抑制者应避免使用有出血风险的药物,如非甾体抗炎药、阿司匹林、氯吡格雷等;避免意外出血。

采用防护措施,白细胞降低者应避免受凉、感冒,少去人群密集处活动,避免交叉感染。

4.3 癌症论治

4.3.1 鼻咽癌

鼻咽癌(nasopharyngeal carcinoma,NPC)是发生于鼻咽黏膜被覆上皮的恶性肿瘤,好发于鼻咽腔顶部和侧壁。它是我国最常见的恶性肿瘤之一,发病率以中国南方为高,其中广东最高,又有"广东瘤"之称。中医古籍有"鼻渊""上石疽""失荣""鼻痔",其脑转移者,属"控脑砂""真头痛"范畴。

1.概述

2012年全球鼻咽癌新发病例86691例,死亡病例50831例,粗发病率为1.2/100000,粗死亡率为0.7/100000。约92%的新发病例出现在发展中国家,我国鼻咽癌的发病率和死亡率高于全球平均水平,死亡病例约占全球鼻咽癌全部死亡病例的40%。根据2017年全国肿瘤登记中心数据显示:2014年中国鼻咽癌新发病例估计4.46万例(男性约3.16万例,女性约1.30万例),占全部恶性肿瘤发病的1.17%,居恶性肿瘤发病顺位第20位;死亡病例2.42万例(全国肿瘤登记中心的数据一般滞后3年)。从全球看,鼻咽癌具明显的地区聚集性:中国华南地区,东南亚;加拿大西部,美国阿拉斯加州,非洲北部、西北部。中国南部、东部高,西部、北部低。部分黄种人高发。男性高于女性,男女性比约(2~10):1。高发区30岁后发病率明显上升,50~60岁为高峰。有家族聚集现象。流行病学证实遗传、环境、病毒为三大致病因素。西北地区"甘寒"及"燥"的特点,鼻炎尤其过敏性鼻炎高发,但鼻咽癌发病率低于中国南方地区。病理以鳞癌居多,转移部位以骨、肺、肝为常见。治疗以放疗为主要手段,更提倡多学科综合治疗,尤其对中晚期病人,其构成手段有放疗、化疗、手术、靶向、免疫、中医药、介入、热疗、冷冻等。

2. 文献回顾

(1)病名:

古文献参照"鼻渊""上石疽""失荣""鼻痔""鼻衄"等。

(2)临床表现:

《黄帝内经》:"鼻渊者,浊涕下不止也。传为衄蔑瞑目。"

《素问玄机原病式》:"衄者,阳热怫郁……则血妄行,为鼻衄也。"

《外科正宗》:"失荣者……其患多生肩之以上,初起微肿,皮色不变,日久渐大,坚硬如石,推之不移……气血渐衰,形容瘦削,破烂紫斑,渗流血水。或肿泛如莲,秽气熏蒸,昼夜不歇。"

《医学准绳》:"至如酒客膏粱,辛热炙腻太过,火邪炎上,孔窍壅塞,则为鼻渊,鼻顺法涕如涌泉,渐变为鼻痔等证。"

《医宗金鉴》:"鼻窍中时流黄色浊涕……若久而不愈,鼻中淋沥腥秽血水,头眩虚晕而痛者,必系虫蚀脑也,即名控脑砂""此疽生于颈项两旁,形如桃李,皮色如常,坚硬如石,不热不痛……难消难溃,既溃难敛,疲顽之证也"。

(3)病因治疗:

《医宗金鉴》:"此证内因胆经之热,移于脑髓,外因风寒凝郁火邪而成。"

《薛氏医案》:"焮肿脉沉数者邪气实也,宜泄之。肿痛憎寒发热或拘急者,邪在表也,宜发散。因怒结核或肿痛,或发热者,宜疏肝行气,肿痛浮脉数者,祛风清热,脉涩者补血为主,脉弱者补气为主,肿硬不溃者,补气血为主……溃后不敛者,属气血俱虚,宜大补,虚劳所致者补之。因有核而不敛者,腐而补之,脉实而不敛或不消者下之。"

(4)预后:

明陈文治《疡科选粹》:"只生一个于颈项者,名单瘰疬……初则单生。后重叠见之,名重瘰疬。药石无动,针灸难效,万死一生。"

3. 病因病机

(1)正气亏虚:

《黄帝内经》:"邪之所凑,其气必虚。"

明陈实功《外科正宗》:"损伤正气。"

《马培之外科医案》:"肝脾荣损。"

(2)心肺热盛:

《黄帝内经》:"五气入鼻,藏于心肺。心肺有病,而鼻为之不利也。"

《诸病源候论》:"脏腑有热,热乘血气,血性得热即流溢妄行,发于鼻者,为鼻衄。"上焦热盛,气血不和,热迫血溢而衄,气血凝滞,津液壅塞停结则变生息肉、肿块而鼻塞。

(3)情志因素:

情志不遂,郁而化火,肝胆火毒循经上移,火毒蕴结。《外科正宗》:"失荣者,先得后失,始富终贫,亦有虽居富贵,其心或因六欲不遂,损伤中气,郁火相凝,隧痰失道,停结而成。"

(4)饮食不节:

肥甘,嗜酒,饮食不节损伤脾胃,健运失司,水湿内停,聚而成痰,郁而化火,痰火互结,发为本病。清余景和《外证医案汇编》:"鼻疳、鼻痔、鼻瘜、鼻邑,坚硬难除者……或素食膏粱煿炙,阳明化热,经络壅塞而成;阳明主肉,故肉坚而不易化者,属阳明者多。"

(5)外感六淫:

外感风寒湿热时邪,郁久化热;或素体蕴热,复感邪毒,肺气不宣,肺热痰火互结,日久发病。《黄帝内经》:"真头痛,头痛甚,脑尽痛,手足寒至节,死不治。"

(6)地域因素:

《备急千金要方》:"恶核……多起岭表,中土鲜有,南方人所食杂类繁多,感病亦复不一,仕人往彼深须预防,防之无法,必遭其毒。"

总之,此病发生,因于正虚于内,恶邪于外,内外和因,脏腑功能失调,痰热瘀毒结于鼻窍,阻塞经络,"颃颡"不利,日久成之。机于正虚、热毒、痰浊、瘀血互结。位在鼻咽,关于心、肺、肝、胆、胃肠功能失调,为本虚标实之证。早期症候以热毒、痰浊瘀血为主,晚期以正虚为主,正不胜邪,癌毒易于流窜脑、肺、肝、骨,治疗更难,预后不佳。症候变化与现代手术、放疗、化疗也相关。

4. 临床表现与诊断

(1)涕血:

70%左右病人可见此症状,约25%为首发。

(2)鼻塞:

多为单侧,持续性,约48%的病人见此症。

(3)耳部症状:

耳鸣,听力下降,耳内闭塞感。

(4)头痛:

多单侧持续性头疼,位于颞、顶部居多。

(5)脑神经损害临床表现:

十二对脑神经均可侵犯,随受损害神经不同而表现不同的症状、体征。

(6)淋巴结转移:

以颈淋巴结肿大为表现。

(7)远处转移:

以骨、肺、肝多见,分别见局部疼痛,咳、血痰、胸痛、肝大、肝区疼等。

结合临床表现,通过间接鼻咽镜或鼻咽纤维镜检查,取得病理多可证实,少部分可颈淋巴结活检,鼻咽涂片确诊。须结合 CT、MRI、超声及正电子放射层扫描术(positron emission tomography,PET)-CT 以分期,注意地域、人种及 EB(Epstein-Barr)病毒检测。

分期原则依美国癌症联合委员会(American Joint Committee on Cancer,AJCC)国际标准分期。

5. 鉴别诊断

鉴别一般以鼻咽部之增生性病变、结核、坏死性肉芽肿、骨纤维瘤、咽旁肿瘤、鼻咽淋巴瘤,颈部肿胀之恶性淋巴瘤、淋巴结炎、结核、转移癌,颅脑疾病如脊索瘤等。

6. 治疗

(1)辨证论治:

鼻咽癌多属本虚标实,虚以阴虚、血虚、气虚为主,标实以痰浊、毒热、瘀血为患,实证不外风热、热毒、痰热、痰湿、血瘀,虚证为阴虚、血虚、气虚、阴阳亏虚、气阴两虚,一般以清热解毒、化痰祛瘀、软坚散结、益气养阴为大法。

主症:鼻燥血衄,口咽干燥,或兼有身热,咳嗽痰少等症,舌质红苔薄,脉数。

治法:清热解毒,润肺止咳。

方药:清气化痰丸加减(黄芩、山栀、桔梗、麦冬、桑白皮、贝母、知母、瓜蒌、桔红、茯苓、甘草)。

②肝郁痰凝:

主症:鼻衄,鼻涕较多,头痛,目眩,耳鸣,烦躁易怒,胸闷气短,可见咳嗽痰多,口苦,舌红,脉弦数。

治法:疏肝解郁,化痰散结。

方药:逍遥散加减(柴胡、白术、白芍、当归、茯苓、炙甘草、薄荷、煨姜)。

③瘀血阻络:

主症:鼻衄,血色紫暗,间杂血块,面色黧黑,舌质暗或有瘀斑,脉涩细。

治法:活血化瘀,祛风通络。

方药:通窍活血汤加减(赤芍、川芎、桃仁、红花、老葱、大枣、生姜、麝香)。

④气阴两虚:

主症:鼻衄,血色淡红或少量暗红,气短声低,午后潮热,畏寒,怕冷,纳少神疲,舌质光淡,边有齿痕,脉细弱。

治法:益气养阴,清热解毒。

方药:生脉饮合增液汤加减(人参、麦冬、五味子、玄参、生地黄)。

随症加减:

- 鼻塞:苍耳子、辛夷花。

- 涕血:仙鹤草、旱莲草、侧柏叶。

- 咽干:花粉、玄参。

- 咽喉肿痛:射干、牛蒡子、山豆根、胖大海。

- 头痛:白芷、蔓荆子、羌活。

- 面麻舌歪复视:蜈蚣、僵蚕、钩藤。

- 颈部肿胀:生南星、生牡蛎、夏枯草、昆布、浙贝。

- 咳嗽多痰:北沙参、百合、川贝、桔梗。

- 食少纳差:山楂、乌梅。

- 心停失眠:枣仁、五味

- 五心频热:地骨皮、白薇

- 烦躁易怒:龙胆草、栀子

- 汗多:黄芪、牡蛎。

(2)辨病用药:

鼻咽癌常用中药:石上柏、野菊花、苍耳子、仙鹤草、胆南星、石见穿、生半夏、斑蝥、车前子、七叶一枝花、山慈菇、全蝎。

鼻咽癌常用中成药:平消胶囊、复方苦参注射液、小金丸、消瘰丸、康莱特针、榄香烯针、华蟾素针。

（3）外治法：

鼻咽癌外予吹药、滴鼻液，对于肿大淋巴结用自拟方以中药局部外敷，药物通过体表直达患处，具有较好的疗效。采用血栓通注射液加外敷归七软坚散治疗鼻咽癌放疗后所致张口困难，总有效率达90％。方用当归15 g，乳香15 g，没药15 g，田三七10 g，全蝎5 g，威灵仙30 g，鳖甲15 g，冰片10 g，地龙30 g，葛根20 g。

（4）兼证论治：

①鼻衄：涕血为其早期常见症状。中医认为血热伤络为多，清热解毒，凉血止血，黄连解毒汤加减；属脾不统血者，健脾摄血，归脾汤加减；瘀血阻络者，祛瘀止血，祛瘀止血汤。

②头痛：中医认为经络阻滞不通，疏肝理气，活血化瘀，化湿祛痰，解毒散结，辨证选用乌头、延胡索、徐长卿、川楝子、罂粟壳、白屈菜。

③癌痛：多因经络阻滞不通，气滞血瘀，痰湿凝滞，毒邪蕴结，痰瘀阻络"不通"，治从疏肝理气、活血化瘀、化湿祛痰、解毒散结、除痰通络，头痛甚可用虫类药如蜈蚣、守宫、僵蚕、全蝎辨证选用。

④颈部瘰疬：多由情志不遂，肝郁痰凝，或饮食不节，脾失健运，痰湿内蕴，痰凝毒结于颈部而成，化痰软坚散结，海藻玉壶汤加减。

（5）中西医结合治疗：

①中药配合放疗：

增敏、减轻放疗反应，辨证为阴津亏虚，养阴生津，清热凉血，百合固金汤合犀角地黄汤；脾胃不调，健脾益气，养胃生津，保元汤加减；气血两亏，补气养血，滋阴固本，补中益气汤合归脾汤。

放射性脑脊髓病：多为迟发，治疗后1～2年发病，见记忆力下降、定向力障碍、神呆，甚有幻觉、痴呆，颅内高压则呕吐、抽搐、头痛，中医为肝肾两虚、经脉失养、瘀血阻络，滋补肝肾，活血通络，左归丸加减。

放射性咽黏膜反应：中医认为射线性属温热，灼液伤津、热毒过剩、气阴耗伤，清热解毒，养阴生津，沙参麦冬汤加减。

放射性皮肤损伤：见色素沉着、毛囊扩张、干痛、萎缩，酌生肌玉红膏，放疗后即用中药水剂、油剂、膏剂。

放射性颞颌关节炎，咬肌纤维化：活血化瘀，清热养阴，内服外敷——沙参麦冬汤加减，消瘀膏外用。

②中药配合化疗：

晚期、复发配合化疗，热毒甚者，清热解毒、凉血利咽，用银翘散合犀角地黄汤；消化道反应重者，养胃生津、降逆止呕，用益胃汤合旋覆代赭石汤；血细胞低者补益肝肾、活血养血，用二至丸合当归四物汤加减或八珍汤。

化疗后口腔黏膜损伤者，清心养阴，泻火解毒，用导赤散加减。

（3）其他治疗：

针灸具有协调阴阳、扶正祛邪和疏通经络的作用，能够激发或诱导体内的调节系统，协助体内固有的调节能力，使异常功能趋于正常化。因此，针灸能影响肿瘤发生、发展的整个过程，对改善临床症状、延长生存期及预防正常组织的癌变等具有独特的作用，即使是晚期癌肿患者,也能争取带瘤生存的机会。在临床研究中,针灸治疗肿瘤主要集中在改善临床症状,延长生存期,镇痛,减轻化疗、放疗毒副作用等方面。鼻咽癌患者在放疗中和放疗后会出现不同程度的口干、咽痛、听力下降、吞咽困难等,给患者带来痛苦,影响疗效和生存质量,针灸对上述症状均有改善。

7. 预防调摄

(1)针对鼻咽癌发病相关危险因素,首先减少食用腌制食品,尤其是咸鱼,多食新鲜蔬菜。其次减少空气污染,住宅内烧煤、烧柴的烟为相关因素,应改善生存环境。最后职业预防,如粉尘、油烟和化学物质,均认真做好防护。

(2)对高发区或有家族史者采取优化筛查方案进行筛查,主要是 EB 病毒抗体和鼻咽镜检查。

(3)鼻咽癌首程治疗失败主要是由于血行转移和局部复发。复发的相关因素包括肿瘤解剖学及生物学特性、分期、治疗技术及病人机体状态。治疗后改善生存环境,积极进行中西结合调理、康复十分重要。

(4)鼻咽癌康复需多学科综合协作,制订个体化方案,尤其重医疗康复。

中医康复的特点是:①整体观念;②辨证康复;③未病先防,已病防变。具体方法:常用涤痰散结,活血化瘀,清热解毒,扶正补虚,通经调络。实践上如上述对放射后遗症和化疗不良反应的处理、针灸、食疗、气功都是可使用的手段。

8. 西北燥证与鼻咽癌

鼻咽癌在西北地区发病率并不高,结合鼻咽癌发病的地域特色,"燥"并不是鼻咽癌的致病原因,"湿热"可能是原因之一,而西北地区的饮食也区别于南方地区。结合本学科的治疗经验,放疗后的鼻咽癌"口鼻干燥"的症状表现比较重,在治疗上养阴之品重用。

9. 治疗进展

放疗是主要手段之一,化疗也是基础治疗手段,放化疗联合西妥昔单抗或尼妥珠单抗或可提高疗效。免疫单药或联合化疗是新的探索方向。中医的治疗要全程参与,并与新的治疗方法相配合以达到最佳治疗效果是我们未来研究的课题。相信在不久的将来,随着治疗手段的不断进展,复发、转移性鼻咽癌患者的生存现状能够得到极大的改善,更佳疗效与更长生存"并驾齐驱",新的治愈希望不断涌现!

4.3.2 肺 癌

肺癌(lung cancer)又称原发性支气管肺癌,是由正气内虚、邪毒外侵引起的,以痰浊内聚,气滞血瘀,蕴结于肺,以致肺失宣发与肃降为基本病机,以咳嗽、咯血、胸痛、发热、气急为主要临床表现的一种恶性疾病。本病类属于中医学的"肺积""痞癖""咳嗽""咯血""胸痛"等范畴。

1. 概述

近年来生活习惯等诸多因素的改变,肺癌的发病率在发达国家及发展中国家迅速增高。2020 年 WHO 统计:全球肺癌新发人数 220 万人,占癌症新发病人数的 11.4%,肺癌死亡人数 180 万,占所有癌症死亡人数的 18%,而 50% 及以上的新发癌症都在亚洲。在中国,肺癌男性发病率居所有癌症首位,女性肺癌发病率居第二位,次于乳腺癌,城市发病率高于农村,死亡率均居首位。2020 年我国新发肺癌人数 82 万,死亡人数 71.0 万,发病率和死亡率均有上升趋势。

肺癌的病因至今尚不完全明确，大量资料表明，长期大量吸烟与肺癌的发生有非常密切的关系，此外还与职业暴露、电离辐射、大气污染、生物学因子等因素相关。新疆中西医工作者的临床经验和部分流行病学调查资料表明，呼吸系统的绝大多数疾病均与西北燥证明确相关，包括慢性支气管炎、哮喘、肺结节病等，肺癌也是西北地区高发的恶性肿瘤之一。

本病通常90％早期无症状，一般发现时已是中晚期。临床表现为四类症状：原发肿块、胸内蔓延、远处播散所致症状和肺外表现。病理分为小细胞和非小细胞肺癌两大类。小细胞肺癌又称神经内分泌癌，占20％～25％，70％为肺内肿块，生物学特点为分化较差、生长迅速、易广泛转移、具神经内分泌性、放化疗敏感；非小细胞肺癌占75％～80％，一般分鳞状细胞癌、腺癌、大细胞癌等，转移方式主要有直接蔓延、淋巴结转移、血行转移。一般早期肺癌及时治疗可治愈，鳞癌预后较好，腺癌次之，小细胞肺癌较差。早期肺癌首选外科手术，中晚期肺癌多根据肿瘤细胞学、病理学类型和临床分期等应用手术、化疗、放疗、免疫、中医、靶向等综合治疗模式，以期达到根治或最大程度控制肿瘤、提高治愈率、改善患者生活质量、延长生存期的目的。近年来免疫检查点抑制剂的不断研发，给肺癌患者带来了新的曙光，但现有治疗模式下肺癌患者的总体疗效仍不理想。随着中医药在不同分期及阶段治疗中的联合应用，患者生存质量已明显提高，生存期显著延长。目前中医药在肺癌诊治中的作用主要在于：①肺癌的预防调摄；②防治手术、放疗、化疗、免疫治疗不良反应；③配合手术、放疗、化疗、靶向、免疫治疗减毒增效及康复；④在抗非小细胞肺癌复发和转移的综合治疗中起很重要的作用；⑤不能手术、放疗，不宜再化疗的肺癌病人，中医起主导作用，即改善症状、提高生存质量、延长生存期。

肺癌也是西北地区的高发肿瘤之一，典型症状和体征与其他地区肺癌没有太大区别，但是在兼证中会表现出"燥证"的一些特点，在早期会有口鼻干燥、干咳、咽喉如物阻塞，后期证型转化常常以肺阴虚为主。

2. 文献回顾

本病多属于中医学的"肺积""痞癖""咳嗽""咯血""胸痛"等范畴，也有谓肺癌为有形之块，中医以"积""癥"名之。病名统一为"肺癌"，便于中西医病名相互认知。

(1)病名：

《难经》："肺之积，名曰息贲……令人洒淅寒热、喘咳、发肺痈。"

(2)症状：

《黄帝内经》："病邪下满气上逆……病名曰息积，此不妨于食""肺脉……微急为肺寒热、怠惰、咳唾血、引腰背胸""大骨枯槁，大肉陷下，胸中气满，喘息不便，内痛引肩项，身热脱肉……""肺咳之状，咳而喘息有音，甚则唾血"。

《难经》："肺之积曰息贲……久不已，令人洒淅寒热，喘热，发肺壅。"

《脉要精微论》："肺脉搏坚而长，当病唾血。"

《金匮要略》："饮后水流在胁下，咳唾引痛，谓之悬饮""咳逆倚息，短气不得卧，其形如肿，谓之支饮"。

《济生方》："息贲之状……喘息奔溢，是为肺积……其病气逆，背痛少气，喜忘，目瞑，肤寒皮中时痛，或如虱缘，或如针刺。"

（3）病因病机：

《诸病源候论》："积聚者，由阴阳不和，腑脏虚弱，受于风邪，搏与腑脏之气所为也。"正虚邪乘，全身属虚，局部属实。

《杂病源流犀烛》有"邪积胸中，阻塞气道，气不得通，为痰、为食、为血，皆邪正相搏，邪既胜，正不得制之，遂结成形而有块"，说明了肺中积块的产生与正虚邪侵，气机不通，痰血搏结有关，对于后世研究肺癌的发病和治疗均具有重要的启迪意义。

《景岳全书》："脾肾不足及虚弱失调之人，多有积聚之病。""劳嗽，声哑，声不能出或喘息气促者，此肺脏败也。"这同晚期肺癌的临床表现相同，并明确指出预后不良。

《活法机要》："壮人无积，虚人则有之。"

《黄帝内经》："虚邪之入于身也深，寒与热相搏，久留而内著……邪气居其间而不反，发为筋溜。"

《医门补要》："表邪遏伏于肺，失于宣散，并嗜烟酒，火毒上薰，久郁热炽，烁腐肺叶，则出秽气，如臭蛋逼人，虽迁延，终不治。"

（4）治疗：

金元李东垣治疗肺积的"息贲丸"，所治之证与肺癌症状颇似。

《金匮要略》指出悬、支饮和方剂，可为"胸腔积液"用。

（5）预后：

申丰垣命之"癌发"，指出"四十岁以上，血亏气衰，厚味过多所生，十全一二"。

《外科证治》："诸患易逝，独肺中患毒难觉……咳嗽、口干、咽燥，此皆肺中生毒之证也。"

3. 西北燥证与肺癌

肺癌古籍命之"肺积""息贲""息积""肺痈""劳嗽"。《难经》："肺之积，名曰息贲……令人洒淅寒热、喘咳、发肺痈。"清喻昌认为《黄帝内经》之"诸气膹郁""膈消""风消""息贲"等皆属于燥证。《黄帝内经》谓"秋伤于燥，上逆而咳，发为痿厥。燥病之要，一言而终，与病机二条适相吻合。只以误传伤燥为伤湿，解者竟指燥病为湿，遂至经旨不明。今一论之，而燥病之机，了无余义矣"。息贲为燥邪所致，同时燥邪也导致其他肿瘤的发生。肺为娇脏，性喜清肃柔润，居阳位，肺金为水母，乃水之上源，居华盖之顶；肺气清肃，则生肾水，犹据天河之上源以注昆仑，入龙门以汇于海。另外，肺受燥邪易从热化，而新疆南疆气候特点燥而兼火，再加饮食性质偏热易致火热偏盛，则灼津为痰。由此看出肺癌与燥关系密切。

4. 病因病机

结合患者的发病经过及临床表现，可知本病的发生与正气盛衰和邪毒入侵有着密切的关系。

（1）正气内虚：

所谓"正气存内，邪不可干""邪之所凑，其气必虚"，即正气内虚，脏腑阴阳失调，是罹患肺癌的主要基础。正如《医宗必读》所说："积之成者，正气不足，而后邪气踞之。"七情所伤，气逆气滞，升降失调；或年老体衰，慢性肺部疾患，肺气耗损而成不足；或劳累过度，肺气、肺阴亏损，外邪乘虚而入，客邪留滞不去，气机不畅，终致肺部血行瘀滞，结而成块。正气亏虚分为气血阴阳的亏虚，由于西北的地域特点及气候特点，我们观察西北地区肺癌正气亏虚以气虚、阴虚为主。

（2）烟毒内侵：

清顾松园认为"烟为辛热之魁"。长期吸烟，热灼津液，阴液内耗，致肺阴不足，久则气阴亏虚,加之烟毒之气内蕴,羁留肺窍,阻塞气道,而致痰湿瘀血凝结,形成瘤块。

(3)邪毒侵肺:

肺为娇脏,易受邪毒侵袭,如工业废气、石棉、矿石粉尘、煤焦烟炱和放射性物质等,致使肺气肃降失司,肺气郁滞不宣,进而血瘀不行,毒瘀互结,久而形成肿块。

(4)痰湿聚肺:

脾为生痰之源,肺为贮痰之器。脾主运化,脾虚运化失调,水谷精微不能生化输布,致湿聚生痰,留于脏腑;或饮食不节,水湿痰浊内聚,痰贮肺络,肺气宣降失常,痰凝气滞;或肾阳不足,失于蒸化水饮,水饮上犯于肺,酿湿生痰,进而导致气血瘀阻,毒聚邪留,郁结胸中,肿块逐渐形成。

总之,肺癌是由于正气虚损,阴阳失调,邪毒乘虚入肺,邪滞于肺,导致肺脏功能失调,肺气郁闭,宣降失司,气机不利,血行瘀滞,津液失于输布,津聚为痰,痰凝气滞,瘀阻络脉,于是瘀毒胶结,日久形成肺部积块。因此,肺癌是因虚而得病,因虚而致实,是一种全身属虚,局部属实的疾病。肺癌的虚以阴虚、气阴两虚为多见,实则不外乎气滞、血瘀、痰凝、毒聚之病理变化。其病位在肺,但因肝主疏泄,脾主运化水湿,肾主水之蒸化,故与肝、脾、肾关系密切。

5.临床表现与诊断

(1)临床表现:

肺癌的证候复杂,常因癌肿发生的部位、大小、种类、发展阶段及有无转移或并发症而有所不同,分主症、兼症、危重症叙述。中心型肺癌出现症状早而明显,周围型肺癌早期无症状。通常认为,咳嗽、咯血、胸痛、发热、气急等,多见于肺癌的各种证型。

①肺癌主症:

● 咳嗽:是最为常见的早期症状,患者常是阵发性呛咳,或呈高音调金属音的阻塞性咳嗽,无痰或仅有少量白色黏液痰。如痰郁化热,则咳嗽加剧,且见痰黄稠而黏,久则肺阴与肺气俱伤。肺阴伤则可见咯血,肺气伤则可见咳声低弱、短气等症。病至晚期则见咳声低怯、端坐喘息、声音嘶哑、唇绀、面浮肢肿等气血阴阳俱衰的见证。

● 咯血:是肺癌的首发症状之一,时作时止,量可多可少,色或鲜红,或深暗,多兼泡沫;大络破损或癌巢破溃空洞形成可致出血不止,或阻塞气道窒息,或气随血脱均可猝死。虚证咯血,多不能自止,痰血相混,久而不止,但多为先实而后虚,虚实夹杂。

● 胸痛:患者多有程度不同的胸痛。肺癌早期胸痛不著,胸闷满胀,疼痛而不固定,多以气滞为主;晚期邪毒浸渍,瘀血不行则疼痛夜甚,固定不移,如锥如刺,甚至终日不休,痛不可耐,甚则破骨坏肉,痛不可按,不得转侧。

● 气急:初期正气未大衰,表现为息高声粗,胸憋气急,多见实证;晚期邪毒盘踞日甚,肺之气阴俱损,则气短喘息而声息低怯,胸闷而不甚急,因少气不足以息故动则尤甚,进而喜卧不耐劳作,气息低微,此为邪实而正虚。肺癌晚期淋巴结转移压迫大支气管或隆突、弥漫性肺泡癌胸腔、心腔积液时常见。

● 发热:为肺癌常见之证,有阴虚、痰瘀、毒热之分,一般多为阴虚内热,故见午后或夜间发热,或手足心热,伴有心烦、盗汗、口干、咽燥等症,发热亦可由痰瘀内阻、毒热内蕴引起,热势壮盛,久稽不退。常合并感染或肿瘤热,肿瘤热抗炎常无效。

肺癌晚期,癌肿邪毒可导致消瘦和虚损证候。不同部位的远处转移常可引起相应症状的发生。

②肺癌兼症：

肺癌分泌的异位激素和类似物质导致类癌综合征（皮潮红、腹泻、浮肿、喘息、心悸），库欣综合征（向心肥胖、满月脸、水牛背、瘀斑、痤疮、多毛等），异位生长激素综合征。

③肺癌危重症：

主症加重、转移引起的症状体征，可见危重症。

- 颈部痰核：锁骨上淋巴结转移。
- 声嘶：喉返神经受压、麻痹。
- 头晕眩、胸闷、头颈肿、睛赤唇紫：上腔静脉综合征。
- 吞咽困难、呼吸失畅：纵隔淋巴结受侵、压迫。
- 胸闷气促、气短心悸：膈神经麻痹，心包受侵。
- 悬饮：胸膜转移，胸腔积液。
- Horner 征（上肢灼痛、上睑下垂、瞳孔缩小）：颈交感神经丛/臂丛神经受侵。

脏器转移多危重，极少根治。

- 骨转移：疼，瘫。
- 肝转移：消化道症状、黄疸、腹水。
- 肾转移：血尿。
- 脑转移：头痛、呕吐。

西北地区肺癌的典型特点与全国其他地区的主症兼症并没有太大区别，只是在兼症上会有"西北燥证"的相关表现。"西北燥证"的典型表现为"外燥内湿"的表现，"外燥"的临床特点有口鼻干燥、干咳无痰、咽喉肿痛等，"燥热化火"而导致出血性疾病；"内湿"常见症状有胸闷、腹胀、头身困重、纳少、便溏等。

（2）诊断：

有症状；年龄；吸烟史；痰细胞学（痰检，纤支镜刷检物、吸出物、灌洗液，穿刺物细胞学）；影像（X线、CT、MRI、PET）；纤支镜及肺穿活检，胸腔镜；剖胸术；肺癌血清、生物学检查［癌胚抗原（carcinoembryonic antigen，CEA）、神经元特异性烯醇化酶（neuron specific enolase，NSE）、LDH（判断预后）］；分子生物学诊断。诊断关键为组织病理学。

目前基因诊断是用药、预后不可或缺的部分。肺癌的基因检测目前广泛应用于肺癌的诊断、治疗及预后判断等方面，包括组织标本、体液标本及血液标本的检测等项目。方法包括一代测序和二代测序。目前非小细胞肺癌常见的基因检测内容包括 *EGFR*、*ALK*、*ROS1*、*MET* 等。*PD-L1* 的免疫组化的检测可以筛选对免疫检测点抑制剂可能获益的肺癌患者。

6. 鉴别诊断

肺痨、肺痈、肺胀与之鉴别常见于各种文献，现述肺癌与息贲、肺痨、肺痈、肺疽、肺萎、虚劳的关系。

肺痨与肺癌均有咳嗽、咯血、胸痛、发热、消瘦等症状，两者很容易混淆，应注意鉴别。肺痨多发生于青壮年，而肺癌好发于 40 岁以上的中老年男性。部分肺痨患者已愈合的结核病灶所引起的肺部瘢痕可恶变为肺癌。肺痨经抗痨治疗有效，肺癌经抗痨治疗则病情无好转。此外，借助现代诊断方法，如肺部 X 线检查、痰结核菌检查、痰脱落细胞学检查、纤维支气管镜检查等,有助于两者的鉴别。

肺癌与肺痈、肺疽:肺痈是息贲的一种临床表现,肺癌在一定阶段可表现为肺痈证,如热、咳吐脓血、胸痛,可用麦门冬汤、葶苈大枣泻肺汤、桔梗汤、千金苇茎汤。《东医宝鉴》有"痈疽发于内者,当审脏腑,如中腑隐隐而痛者肺疽,上肉微起者肺痈也",可选用肺疽方如犀黄丸、小金丹、飞龙夺命丹、阳和汤、洗髓丹治肺癌。

肺癌与肺萎:《金匮要略》述肺萎之肺阴虚衰、重伤津液证与肺癌阴虚、气阴两虚证有一致性,可以选麦门冬汤、清燥救肺汤、沙参麦门冬汤加减。

肺癌与虚损:就诊中医的多为晚期者,表现为气血阴阳虚衰。虚损相关,补中、当归补血、归脾、六味、保元、金匮、百合固金汤等。

7. 治疗

(1)辨证论治:

扶正祛邪、标本兼治是基本原则。本病整体属虚,局部属实,正虚为本,邪实为标。肺癌早期,以邪实为主,治当行气活血、化瘀软坚和清热化痰、利湿解毒;肺癌晚期,以正虚为主,治宜扶正祛邪,分别采用养阴清热、解毒散结及益气养阴、清化痰热等法。临床还应根据虚实的不同、每个患者的具体情况,按标本缓急恰当处理。由于肺癌患者正气内虚,抗癌能力低下,虚损情况突出,因此在治疗中要始终顾护正气,保护胃气,把扶正抗癌的原则贯穿肺癌治疗的全过程,并应在辨证论治的基础上选加具有一定抗肺癌作用的中草药。

在肺癌的综合治疗中,中医治疗应贯穿始终,但在不同阶段,中西医结合"五治"原则:中医防护治疗、中医加载治疗、中医巩固治疗、中医维持治疗、中医辨证论治。

①痰湿蕴肺:

主症:咳嗽痰多,色白而黏,胸闷气短,腹胀纳少,神疲乏力,面色白,大便溏薄,舌淡胖有齿痕,舌苔白腻,脉濡缓或濡滑。

治法:行气祛痰,健脾燥湿。

方药:二陈汤加减(半夏、桔红、茯苓、甘草、瓜蒌、薤白)。

②肺阴虚:

主症:咳嗽无痰或痰少而黏,痰中带血,口干,低热盗汗,心烦失眠,胸痛气急,舌红或暗红,少苔或光剥无苔,脉细数。

治法:滋阴润肺,止咳化痰。

方药:麦味地黄汤加减(麦冬、生地黄、牡丹皮、山茱萸、五味子、盐知母、浙贝母、全瓜蒌、夏枯草)。

③热毒蕴结:

主症:咳嗽痰多,色黄而黏,胸闷气短,舌红,舌苔黄或腻,脉滑。

治法:清热解毒,祛痰散结。

方药:清气化痰汤加减(陈皮、半夏、杏仁、瓜蒌、黄芩、枳实、胆南星)。

④气滞血瘀:

主症:咯痰不畅,痰血暗红夹有血块,胸胁胀痛或刺痛,痛有定处,颈部及胸壁青筋显露,唇甲紫暗,舌暗红或青紫,有瘀点瘀斑,舌苔薄黄,脉细弦或涩。

治法:行气活血,化瘀解毒。

方药:膈下逐瘀汤加减(当归、川芎、桃仁、丹皮、赤芍、乌药、延胡索、红花、香附、枳壳)。

随症加减:

- 喘息不宁:白果、冬花、蛤蚧。
- 痰壅难出:海浮石、礞石、皂角刺。
- 高热不退:青蒿、地骨皮、丹皮、牛黄。
- 胸痛不减:蒲黄、五灵脂、佛手、郁金。
- 多汗气短:人参、麦冬、五味、虫草、猪苓。
- 阵发虚脱:太子参、党参、丹参、玄参、苦参、沙参。
- 瘰疬难消:山慈姑、黄药子、猫爪草、夏枯草。
- 胸水难消:赤小豆、葶苈子、石韦、商陆。
- 痰中带血:蒲黄、藕节、白茅根、仙鹤草、三七、白及、地榆、茜草根。
- 口干舌燥:沙参、天花粉、生地黄、玄参、知母。
- 大便干结:郁李仁、火麻仁。
- 低热盗汗:地骨皮、白薇。

此外,如合并有上腔静脉压迫综合征,出现颜面、胸上部青紫水肿,声音嘶哑,头痛晕眩,呼吸困难,甚至昏迷的严重症状,严重者可在短期内死亡,中医治疗从瘀血、水肿论治,活血化瘀,利水消肿可使部分病人缓解。常用方剂如通窍活血汤、五苓散、五皮饮、真武汤等。压迫症状较轻者,可在辨证施治方药中,酌加葶苈子、猪苓、生麻黄、益母草等泻肺除壅,活血利水。

(2)辨病常用方药:

①中草药:

- 清热解毒:鱼腥草、半边莲、半枝莲、拳参、龙葵、蛇莓、马鞭草、凤尾草、重楼、山豆根、蒲公英、野菊花、金荞麦、蝉蜕、黄芩、苦参、马勃、射干等。
- 化痰散结:瓜蒌、贝母、南星、半夏、杏仁、百部、海蛤壳、牡蛎、海藻、山慈姑、黄药子等。
- 活血化瘀:桃仁、大黄、三棱、莪术、蜂房、鬼箭羽、威灵仙、紫草、延胡索、郁金、三七、虎杖、丹参等。
- 攻逐水饮:商陆、车钱、大戟、猪苓、泽泻、防己、大戟、芫花等。

②中成药:

应体现辨证论治,结合药品说明选用。

- 祛邪类:复方苦参注射液、消癌平注射液、榄香烯注射液、华蟾素注射液/片、鸦胆子油乳注射液/胶囊/口服液。
- 扶正类:参芪扶正注射液、贞芪扶正胶囊/颗粒、参一胶囊、健脾益肾颗粒/冲剂、参芪片、黄芪注射液。
- 扶正祛邪类:平消胶囊、金复康口服液、康艾注射液、艾迪注射液、康莱特注射液/胶囊、益肺清化颗粒/膏、威麦宁胶囊、复方斑蝥胶囊、参莲胶囊/颗粒。

③辨病方:

- 鳞癌方:紫草根 30 g、山豆根 15 g、草河车 15 g、重楼 15 g、前胡 10 g、夏枯草 15 g、海藻 15 g、山海螺 30 g、土贝母 20 g。
- 腺癌方:蜀羊泉 30 g、龙葵 30 g、山海螺 30 g、生薏米 30 g、生牡蛎 30 g、蛇莓 15g、山慈姑 15g、夏枯草 15g、浙贝 10 g。

● 小细胞癌方：徐长卿 30 g、半枝莲 30 g、白花蛇舌草 30 g、龙葵 30 g、土茯苓 30 g、仙鹤草 30 g、黄药子 30 g、重楼 15g、前胡 10 g、野菊花 10 g、桔梗 10 g。

④兼症、危重症治疗：

● 咯血：咯血多者，脉滑细数，舌红苔白或薄黄，依缪仲淳"宜行血不宜止血，宜补肝不宜伐肝，宜降气不宜降火"之治吐血三法，拟苇茎降草汤。

● 胸腔积液：多依《金匮要略》"病痰饮者，当以温药和之"之论予以泻肺化饮。

● 肺癌骨转移：化瘀补肾，《医林改错》中的身痛逐瘀汤。

● 吞咽困难，呼吸失畅：《医学心悟》中的启膈散。

● 脑转移：活血化瘀，利水祛痰，通经活络拟方。

● 肝转移：疏肝利湿，化瘀止痛拟方。

（3）与现代西医疗法相结合：

现代医学治疗肺癌，手术、放疗、化疗、靶向、免疫等主流西医疗法大多损伤人体正气，不良反应较多，影响患者的生活质量。随着人们对肺癌及其治疗的不断认识，中医药与手术、化疗、放疗、靶向、免疫的融合优势也逐渐为人们所关注，对我们的临床应用也具有几点指导意义。

①中医治疗配合手术预防复发转移：中医在肺癌手术后是最常用的综合措施之一，加速手术后康复，预防复发，为尽情施行放疗创造条件。健脾和胃以六君子汤，益气固表以玉屏风散，养阴生津以沙参麦门冬汤。术后不放疗、化疗者，以中药辨证加大剂抗癌中药：南星、蜈蚣、白花蛇舌草、山慈菇、重楼。古时就有文献记载，正虚与肺癌的形成密切相关。《黄帝内经》道："虚邪之入于身也深，寒与热相搏，久留而内著……邪气居其间而不反，发为瘤。"《医宗必读》言："积之成也，正气不足，而后邪气踞之。"提示我们肺癌的发病以肺气虚为主，因此未病防治、即病防变当补益肺气。文献报道，有研究收集北京诊治肺癌的名中医处方共600 余张进行数据分析，发现四位教授皆认同肺癌的本质是肺气先虚，继而伤及脾肾，久虚内生实邪，痰、瘀、毒互结，故均以扶正为准则，以顾护肺脾之。手术治疗是目前最为有效的治疗早期肺癌的手段，但极易耗伤气血，使虚上加虚，此时运用益气之品可调节患者阴阳平衡，预防术后的复发转移。

②配合化疗减毒增效：化疗药物在杀伤肿瘤细胞的同时，也对脏腑气血津液有明显的损害，"无使过之，伤其正也"。曾琛将 60 例非小细胞肺癌患者平均分为单纯 GP 方案化疗对照组与化疗联合扶正消癌汤治疗组，"扶正消癌汤"以黄芪为君，白术、党参、沙参为臣，佐以夏枯草、瓜蒌、土贝母、鱼腥草、白花蛇舌草、百合等，功用补气托毒，两组均于化疗前及两个化疗周期（42 天）后复查免疫指标，结果提示对照组患者经单纯化疗后 CD4$^+$、CD8$^+$ 等免疫指标相比化疗前降低（$p < 0.05$），而化疗联合扶正消癌汤的治疗组患者经化疗后的 CD4$^+$ 及CD8$^+$ 都明显高于对照组（$p < 0.01$）。刘阳研究 106 例 Ⅲ～Ⅳ 期非小细胞肺癌患者，中医治以补气养血、健脾补肾，其中联合治疗组（中药汤剂配合 GP 化疗）55 例、单纯化疗组（GP 化疗）51 例，结果单纯化疗组有 4 例出现严重化疗不良反应，而联合治疗组则全部完成化疗，且在乏力、消化道反应的出现数量上，也显著少于单纯化疗组（$p < 0.01$）。这提示了益气法在降低或预防化疗相关不良反应方面具有较好的疗效。究其机制，肺癌本肺气虚耗、正气不足，邪实正虚，配以扶助正气中药后，肺气得以补充、宣降和合，疏泄正常，对于化疗引起的毒邪得以排泄，从而减轻相关不良反应；加之许多化疗药物对机体具有免疫抑制作用，此时联

合中医药补益肺气,推动和激发机体的气血化生、运行将更具临床意义。全身反应,气血亏虚者,补益气血,八珍汤加减;消化道反应,脾失健运,胃气上逆者,健脾和胃降气,香砂六君;骨髓抑制,脾肾亏虚,气血不足,健脾补肾,益气养血;中毒心肌炎,邪毒攻心,心脉瘀阻,益心活血安神,五参饮加减;中毒性肝炎,邪毒郁肝,疏泄不及,疏肝利胆,清热利湿,茵陈蒿汤加减;肾损害,健脾益肾利水,五苓合六味;药物性膀胱炎,清热利湿,解毒通淋,八正合五苓;脱发,补肾养血,活血生发;闭经,补肾活血,疏肝通经,金匮肾气、桃红四物合逍遥散。同时中药对化疗可增效。

③配合放疗减毒增效:放疗具有"热毒"特性,表现在患者身上主要形成"燥邪",因此"润燥清肺"成了主要的治疗原则,此时,少量的益气药可以助肺行津,取阴阳互根互用之妙,但不可罔投补药而助燥化火。李华飞解毒益气方治疗本病,药用黄芪、虎杖、当归、生地黄、鸡血藤、女贞子、山茱萸、苦参、玄参、香附、甘草等,比较放疗后服用该方与单纯放疗的患者证候的轻重情况,结果中西医结合组患者的痰黄、气短乏力、咯血、胸闷、便秘、舌红等 9 个证候积分均明显低于单纯放疗组。张霆等认为在放疗后的恢复期,益气之中药能固托肺气,预防正气虚而余邪不尽,其研究 62 例单纯放疗及 64 例放疗联合参麦注射液治疗的肺癌患者,对比放疗后 28 天的免疫指标,结果联合中药制剂的治疗组患者外周血 CD3$^+$、CD4$^+$、CD8$^+$ 及 NK 均高于单纯放疗组的患者,提示益气之中药制剂有一定的免疫保护作用,稳定机体内环境,作为辅佐之法运用,可减轻放疗后患者的"燥性反应"。放射性肺纤维化,以养阴润肺,活血化瘀之法;放射性脑炎,利水补肾,活血化瘀立法,五苓散合六味;脱发,滋阴养血生发,生血丸合美髯丹。同时中药具放射增敏作用,再者扶正祛邪相结合,防止复发、转移。

④配合靶向治疗减毒增效:靶向药物为局部针对性治疗,相比化疗不良反应较小,但会出现皮疹、腹泻等不良反应,并且长期服药所带来的获得性耐药不可避免。周艳研究了益气扶正中药方在减轻靶向药物不良反应中的作用,其纳入 60 例晚期非小细胞肺癌病例进行前瞻性观察,自拟益气扶正中药方:太子参、白术、黄芪、薏苡仁、甘草、山慈菇、白花蛇舌草、龙葵、石见穿、八月札、蛇泡筋、莪术,全方旨在益气破血消积,将其联合厄洛替尼治疗肺癌,结果观察到所有患者的不良反应均为Ⅰ、Ⅱ期,与厄洛替尼的其他临床试验数据相比,不良反应发生率明显降低。陈世敏研究了益气中药与靶向药物配合使用的远期疗效协同性,组方扶正抗癌方:太子参、白术、黄芪、薏苡仁、甘草、山慈菇、白花蛇舌草、龙葵、石见穿、八月札、蛇泡筋、莪术。纳入 51 例未经治疗的非小细胞肺癌患者,予益气扶正抗癌方及吉非替尼治疗 3 个月后,观察到治疗总有效率 37.20%,控制率 72.10%,无进展生存期为 10.78 个月,一年存活率 55.56%,与单药吉非替尼的其他临床试验数据相比,总有效率差异无统计学意义,但能延长无进展生存期,提示了益气中药配合靶向药物具有良好疗效。另有文献表明部分益气扶正中药具有一定的抗突变作用,虽然其中的分子机制还未完全明了,却提示中医药治疗能从分子层面改变人体的生理功能,日后或可为肺癌患者提供一条高效低毒的治疗新途径。

⑤配合免疫治疗:近年来,免疫检查点抑制剂不断被研发及其在临床实践中的应用拓展,迅速改变着肺癌的治疗模式。相关研究证实益气养血方能促进 T 淋巴细胞的增殖、活化,抑制 PD-1、PI3K/AKT 等通路的蛋白表达,在不同方面对免疫系统发挥调节作用,在改善免疫功能条件下对肿瘤发生有一定的抑制作用,加强免疫系统对肿瘤细胞的免疫监视等功能。

对处于肿瘤稳定期或缓解期的患者,调节机体内环境,延长生存时间;对晚期患者缓解症状,提高生活质量。中医治疗应根据患者病情进展和机体整体状况综合判断,分清虚实,实证以解毒散结为主,配合理气、化痰、活血等治法;虚证以益气养阴为主,配合补肾、养血等治法。手术后以益气、解毒、活血为主,化疗期间以益气养血、健脾和胃为主,放疗期间以益气养阴、活血解毒为主。

8. 西北地区肺癌的特点

中医的学术精华体现在"辨证论治""天人合一",治病需因时、因地、因宜。周铭心教授长期在西北临床实践,提出"西北燥证"的学术思想多年,就是突出因地制宜尤为重要。西北燥证形成的原因与西北的方域、地势、气候、饮食、性格有关,西北地区居民豪爽、喜饮烈酒、喜烟。西北最宜生寒、生燥。燥分为以寒多见的外燥、以热多见的内燥。针对西北燥证的特点,周铭心教授提出了逆治、从治、旁治的三法原则。

在西北地区肺癌辨证分型论治中,痰湿蕴肺合外燥多见,患者咳嗽痰多,仍会有口鼻干燥、咽喉疼痛的特点,在治疗中宣肺化痰的同时需要加入温润的药物,同时需要加些行气的药物,燥邪易形成"燥痂",行气药物破痂而达病所。"内燥"需要凉润之,在肿瘤晚期,西北地区肺癌以肺阴虚证型最为多见,表现为舌体瘦小、舌红少苔、脉沉细数等舌象脉象的特点,治疗需要滋阴润燥。

9. 预防调摄

预防主要是戒烟,避免接触有害物质,加强锻炼,增强抵抗力。

康复五原则:乐观的心态、平衡的膳食、适当的锻炼、合理地用药、定期地复查。

乐观的心理状态:多数患者在得知病情后,会面临巨大的身心应激,有的濒于崩溃,充满恐惧或绝望;有许多中晚期肺癌治疗效果不理想,生活能力衰退,情绪可转向抑郁、绝望。这时候就需要社会心理支持,共同帮助患者改善心态,抵抗疾病。家属可以对疾病增加了解,对患者加以疏导宽慰;社会应当组织帮扶计划等,减轻患者家庭负担从而间接改善患者心理状态。

合理膳食:忌食烟酒,少葱、蒜、咸食;术后饮食以补气血为主,如山药粉、鲜白菜、白萝卜、冬瓜、莲藕;放疗时以滋阴养血为主,如鲜菜果;化疗时大补气血,如龟、鲤鱼、木耳、菇、燕窝、银杏。

适当锻炼:可进行太极拳、八段锦、瑜伽等训练,加强锻炼,增强抵抗力。

出现大咯血、固定部位的疼痛,应住院复查;术后、放化疗后复查,一般3～6个月一次。

疼痛护理:定时评估患者疼痛的部位、性质和程度,寻找疼痛原因,如胸带包扎时胸管受压上翘紧贴患者胸壁引起疼痛,胸液引流不畅引起胸痛,往往在去除上述诱因后,患者疼痛得到缓解。协助患者咳嗽、咳痰时应用双手压住固定伤口以减轻疼痛。如疼痛严重影响患者的休息和活动,患者因疼痛影响有效咳嗽应给予不影响呼吸和咳嗽的止痛药或止痛贴剂。

10. 进展与展望

肿瘤防治发展有四个趋向:循证化,个体化,标准化,中西医结合。国际上以欧美为主导早已制定和不断更新肺癌临床实践治疗指南,国内由中国抗癌协会肺癌专业委员会编著了《2007中国肺癌临床指南》,广州吴一龙教授还践行了肺癌诊疗的首席专家负责制,MDT模式广泛推广。中国临床肿瘤学会(CSCO)小细胞、非小细胞肺癌诊断治疗指南推陈出新。

肺癌作为最常见的恶性肿瘤之一,治疗难度大,早诊断、早治疗及多学科综合治疗极为迫切,基于传统治疗的观念已经远远无法满足患者的需求,2017 年美国临床肿瘤协会(American Society of Clinical Oncology，ASCO)年会提出肿瘤免疫疗法 2.0 时代,并将"精准、联合、广谱"作为其重要特征。2018 年纳武单抗(nivolumab)和帕博利珠单抗(pembrolizumab)陆续在中国获批,中国自主研发的 PD-1 不断涌现预示着中国肺癌也已进入免疫治疗新时代。而中医药在肺癌综合治疗中的作用也日渐突出,已形成了较为系统的治疗观、用药体系,更体现了个体化特色。由林洪生教授主编的《恶性肿瘤中医诊疗指南》给恶性肿瘤临床诊疗带来了新的思路。

临床治疗观:①气阴两虚论,它是肺癌最基本的病机特征,贯穿肺癌治疗的始终。益气养阴是肺癌治疗基本法,可增加机体抵抗力,降低放化疗毒副反应,提高生活质量,延长生存期。②气虚血瘀论。③气滞论。④痰毒瘀滞论。⑤阳虚论。肺癌是多种病理因素综合作用的结果,因虚而得,因虚致实,全身属虚,局部属实,属瘀、痰、毒,贯穿发病的全过程,气阴两虚是内在病理基础,瘀、痰、毒是发病的必然条件,治从益气养阴、化瘀解毒抗癌。

临床用药观:郭孝忠氏收集近 10 年报道的 30 个治疗肺癌的基本方,从对照组原则和用药规律分析,21 味出现频率高的药物集中在以下内容:

(1)清热解毒类:鱼腥草、白花蛇舌草、重楼、白毛藤、半枝莲、山海螺、公英、菊花、山豆根、地丁、龙葵、干蟾皮。

(2)养阴扶正类:沙参、麦冬、生地黄、元参、天冬、丹皮、女贞子、五味子、花粉。

(3)软坚散结类:海藻、牡蛎、夏枯草、浙贝、昆布、川贝、八月扎。

(4)益气扶正类:黄芪、薏苡仁、党参、茯苓、甘草。

(5)活血化瘀类:王不留、石见穿、丹参、莪术、三棱、三七、赤芍、桃仁。

(6)化痰理气类:瓜蒌、百部、葶苈子、陈皮、桔梗。

涵盖了目前肺癌治疗的主要原则,又以清热解毒、养阴扶正、软坚散结占大部分。用药规律以益气养阴、活血化瘀解毒为主,动态辨析,随证加减,辨病辨证结合,合理使用有毒药,配伍温化药物。

个体化治疗:①辨病:利用现代医学技术,力争三早,明确转归预后,指导治疗。就中医辨病可选相应具有抑、抗癌作用的中药如生半夏、土贝母、生南星、生意仁、康莱特、艾迪等。②辨证:目前统计中医肺癌有 30 余种之多,基本病理为气虚、阴虚、血虚、痰结、血瘀、气滞、热毒,尤以气虚、痰结最多。③对症:肺癌五大主症、诸多兼变症,按急则治其标原则处理。④心理治疗。

另外,中医综合治疗观念已形成,中医治疗手段丰富,可组成自己的系统治疗:①中药口服;②中药外用;③中药静脉注射;④中药介入;⑤其他如针灸、音疗、心理、药浴、食疗,序贯、同时、交替运用。

上述手段和新药的发展,使肺癌治疗水平有了较大提高,但距 21 世纪预防目标"少发易治"尚远,离《"健康中国 2030"规划纲要》中恶性肿瘤治愈率提高 15% 的目标任重道远。让我们在中西医两块沃土上耕耘,让辨证论治这一普遍原则在肺癌个体治疗中大放异彩,这也是今后的发展方向之一。

4.3.3　食管癌

食管癌是发生于食管的恶性肿瘤,从解剖关系、治疗角度而言,食管癌、贲门癌、胃癌应予以区分。其较典型的临床表现为进行性吞咽困难、胸骨后疼痛、呕吐、消瘦及淋巴结肿大,从症状表现看,类似于中医"噎膈"。

1. 概述

食管癌是人类常见的恶性肿瘤之一,世界上每年平均 30 万人死于食管癌,其中中国约占 50%,从地区分布上,河南、江苏、河北、福建、安徽、湖北属高发;年龄以高年龄组多发;中国、日本高于欧美,中国哈萨克族发病、死亡率均较高;发病相关因素为吸烟、饮酒、高亚硝酸盐、霉变食物、营养与微量元素、遗传,现代分子生物学研究涉及癌基因、抑癌基因的异常表达。病理分类以鳞癌为主,占 90% 以上,其他为腺癌、腺棘癌、小细胞未分化癌、癌肉瘤等;易侵犯邻近器官如气管、支气管、肺、胸膜、心包、主动脉等,也经淋巴结、血液途径转移。早期诊断是提高五年生存率的唯一途径,手术、放疗虽然是主要的治疗手段,但效果仍不令人满意,化疗的作用日渐提升,在中、后及晚期食管癌的手术和放化疗中,中医也有用武之地。预后方面主要与病理因素关系密切。

2. 文献回顾

古籍"噎膈"与其相对,又称反胃、翻胃。

(1)定义:

《黄帝内经》:"三阳结谓之膈。"

《景岳全书》:"噎膈者,隔塞不通、食不能下,故曰噎膈。"

(2)症状:

《黄帝内经》:"脾脉……微急为膈中,食饮入而还出,后沃沫。"

《备急千金要方》:"食噎者,食无多少,惟胸中苦塞常痛,不得喘息。"

《济生方》:"其为病也,令人胸膈痞闷,呕逆噎塞,妨碍饮食,胸痛彻背,或胁下支满,或心忡喜忘,咽噎气不舒。"

明赵献可《医贯》:"噎膈者,饥欲得食,但噎塞迎逆于咽喉胸膈之间,在胃口之上,未曾入胃即带痰涎而出。"

(3)病因病机:

《景岳全书》一言以蔽之:"噎膈一证,必以忧愁思虑,积劳积郁,或酒色过度,损伤而成。"因于七情,《诸病源候论》有"忧恚则气结,气结则不宣流,使噎。噎者,噎塞不通也"。因于痰瘀,明徐大椿谓"噎膈之证,必有瘀血、顽痰、逆气,阻隔胃气",《医宗必读》谓脾虚痰郁:"大抵气血亏损,复因悲思忧虑,则脾胃受伤,血液渐耗,郁气而生痰。痰则塞而不通,气则上而不下,妨碍道路,饮食难进,噎塞所由成也。"因于饮食,朱丹溪谓"夫气之为病或饮食不谨,内伤七情或食味过厚,偏助阳气,积成膈热",《医碥》有"酒客家多噎膈,饮热酒者尤多"。因于虚,赵献可谓"惟男子年高者有之,少无噎膈",朱丹溪谓"噎膈反胃各虽不同,病出一体,多由气血虚弱而成"。

(4)分类:

《诸病源候论》:"夫五噎,谓一曰气噎,二曰忧噎,三曰食噎,四曰劳噎,五曰思噎……"

(5)辨证论治:

《太平惠民和剂局方》用"丁香透膈汤";沈括《苏沈良方》"昆布丸"用软坚散结药;金元刘完素、张子和攻以承气;李东垣养血行瘀;朱丹溪滋阴降火;《证治要诀》有"诸痞塞及噎膈,乃是痰为气所激而上,气又为痰所膈而滞,痰与气搏,不能流通,并宜用二陈汤加枳实、缩砂仁各半钱,木香一钱;或五膈宽中散";明方隅《医林绳墨》有"噎膈不可妄投燥热之药……必须清气健脾,行痞塞以转泰,助阴抑阳,全化育以和中,宜用生津养血之剂";张介宾有"凡治噎膈大法,当以脾肾为主……治脾者,宜从温养,治肾者,宜从滋润,舍此二法,他无捷径也"。

3. 西北燥证与食管癌

肺胃经气相通,肺属燥金,胃属燥土,同气相求,叶天士在《幼科要略》中云:"先上继中。"肺阴伤可继发胃阴伤或肺胃阴伤。胃阴亏致燥,脾阳不亏,胃有燥火,或阴虚之体,复感温邪;或病后邪伤肺胃津液,或久病不复,郁怒忧伤,皆可致燥,以致虚痞不食,烦渴不寐,便不通爽等。主张采用降胃之法,即以甘平或甘凉、甘寒濡润为主的濡养胃阴之法。

4. 病因病机

(1)饮食不节:长期大量饮酒,喜欢热食,嗜食辛辣,过食肥甘,助湿生热,酝生痰浊,阻塞食道,或津伤血燥,失于濡润,食道干涩而成噎膈。

(2)七情内伤:忧思伤脾,恼怒伤肝。脾伤气结,气结津液失布,痰气互结于食道;肝郁气滞,血行不畅,血脉瘀阻,痰瘀互结,阻于食道而发病。

(3)脏腑失调:年迈肾虚,阴液不足,不能上承,食管干涩,咽下噎成膈,素体气血亏虚,谷道失于濡养,无以生津助运,吞咽困难,日久生噎。

总以内伤饮食、情志,脏腑功能失调为主因,形成气滞、痰阻、血瘀阻滞食道,病理为本虚标实,内伤积损,精气亏虚为本,痰瘀蕴化浊毒为标。病位在食道,涉及脾、胃、肝、肾,为胃气所主。病久由实转虚,虚实夹杂,治颇棘手。

5. 临床表现

(1)早期:

进食时胸骨后有膨闷不适、针刺、烧灼样疼痛,吞咽时有异物通过或停滞感、摩擦感或哽噎感。这些症状可持续数日或1～3年,直到确诊。

(2)中期:

①吞咽困难:为典型症状,一般肿瘤浸润已超过食管周经的2/3,缩窄型、髓质型较重,这种持续性进行性吞咽困难由可进普通饭、半流食、稀粥甚至到汤水难下。

②呕吐:见吐痰或白色泡沫黏痰,或咽下梗阻即吐。

③疼痛:进食时明显,可持续可阵发。

④进行性消瘦。

(3)晚期:

①肿瘤转移表现:常见淋巴结肿大,也见肝、胰、腹膜转移,相应见黄疸、腹水、昏迷、呼吸困难等。

②肿瘤压迫等表现:压迫喉返神经则声嘶,压迫气管、支气管则气急干咳,侵犯膈神经则呃逆等,压迫颈交感神经节见颈交感神经麻痹症候群,穿入胸腔致脓胸,侵及大血管见出血,侵破气管则剧咳等。

③恶病质。

6. 诊断与鉴别诊断

临床见典型的吞咽困难并进行性加重,胸骨后疼痛,进行性消瘦等症状和体征;有家族史或生活在高发区,经食管钡餐、食管脱落细胞、食管镜及病理检查一般可确诊,CT、PET有助诊断、分期,指导制订治疗方案。

一般需要与以下病变鉴别:食管外压性改变、食管功能失常、食管良性狭窄、食管结核、食管良性肿瘤等。重要的是病理层次的鉴别。

值得一提的是,肿瘤病人脉象多弦、滑、细、虚,脉证相应为顺,脉证不应为逆。舌象常见舌色红绛,舌脉曲张,舌苔厚、腻、剥苔等。食管癌多伴皮肤白斑。

7. 分期

采用国际食管癌 TNM[tumor(肿瘤),node(结节,淋巴结),metastasis(转移情况)]分期。

8. 治疗

(1)辨证论治:

辨治肿瘤包括食管癌时,首辨阴阳,风火热结属阳,清热解毒;因于寒痰,肿块不红,温阳散寒。次辨部位,颈部肿瘤,痰气交阻,祛痰理气,软坚散结;胸部癌瘤,肺热阴虚,痰浊内蕴,清肺滋阴,化痰散结;腹部积聚,气滞血瘀,活血化瘀,理气消积。三辨寒热,寒者温之,热者清之,真寒假热或反之,谨慎应之。四辨虚实,攻补各论。

同时应注意“急则治其标”,常以噎、吐为重,开关散、小半夏汤、醋熬硇砂。注意局部与整体,综合兼顾,辨证与辨病相结合。

现代研究常用治法有和胃降逆法,旋覆花、党参、法半夏、代赭石、瓦楞子、泽兰、板蓝根、当归、瓜蒌、杏仁、桔红、香附、佛手、赤白芍、山慈姑、焦白术;养阴顺气法,南北沙参、天麦冬、石斛、丁香、降香、沉香、制半夏、急性子、蜣螂、石见穿、徐长卿、豆蔻;活血软坚法,莪术、当归、昆布、海藻、瓜蒌、土鳖虫、生地黄、女贞子;化瘀清热法,金银花、生南星、党参、石斛、杷叶、生麦芽、枳实、代赭石、青黛。

辨证分型,国内学者在食管癌分期上渐趋一致,一般分四型论治:

①痰气交阻:开郁化痰,润燥降气,启膈散加味或旋覆代赭汤合四逆散。

②痰瘀互结:化痰散结、祛瘀透膈,通幽汤加减或血府逐瘀汤或二陈汤合桃红四物汤加减。

③热毒伤阴:解毒清热、养阴生津,一贯煎合养胃汤加减或沙参麦冬汤等。

④气虚阳微:益气养血、温阳开结,当归补血汤合桂枝人参汤或补气运脾汤合真武汤。

随证加减:

- 呕吐嗳气:旋覆花、代赭石、姜半夏、陈皮。

- 呕吐黏液:半夏、陈皮、胆南星、青礞石。

- 呃逆:威灵仙、广木香、柿蒂。

- 气滞胸痛:瓜蒌、郁金、八月扎、枳壳、白屈菜。

- 血瘀胸痛:赤芍、桃仁、乳没、延胡索、五灵脂。

- 阴虚火旺:生地黄、麦冬、元参、丹皮、黄芩、女贞子、鳖甲、龟板、知母。

- 吐血便血:棕榈炭、贯众炭、仙鹤草、露蜂房、白及、三七。

- 滴水不入:通道散、醋硇砂。

- 便秘腹胀:芒硝、苁蓉。

- 神疲乏力:党参、太子参、黄芪。

- 潮热盗汗:银柴胡、玄参、生地黄。

(2)辨病论治:

①中草药:山豆根、冬凌草、硇砂、黄药子、半枝莲、石见穿、败酱草、银花、蒲公英、重楼、干蟾、苦参、白英、藤梨根、龙葵、骆驼莲、板蓝根、天葵子、急性子、山慈姑、瓜蒌、夏枯草、海

藻、斑蝥、莪术、芦荟、黄芩、黄连。

②中成药:辨证使用平消胶囊、冬凌草片、华蟾素片/针、鸦胆子乳、安替可片、复方红豆杉胶囊、斑蝥酸钠针/片、西黄丸、六味地黄丸。

(3)外治:

①针刺法:耳针食管、膈、交感、神门。

②拔火罐法:主要针对胸背痛,多取痛点。

③含化法:郁仁存氏通道散。

④敷贴法:《理瀹骈文》金仙膏或阿魏外贴。

⑤摩擦法:取蜣螂、贝母、青黛、元明粉、木香、沉香、朱砂、牛黄为末,万年青捣汁加陈酒合团擦胸部。

⑥灌肠法。

(4)兼症治疗:

①咳嗽:进食为甚,多食管气管瘘,中药配合治疗,辨属"肺痈"。瘀热内盛,千金苇茎汤加减;痰湿蕴肺,三子养亲汤合平胃汤;肺脾气虚,参苓白术散;肝火犯肺,泻白散合黛蛤散;阴虚火旺,百合固金汤。

②出血:多呕、便血,由肿瘤溃破,损及血管所致。肝火犯胃者,龙胆泻肝汤合十灰散;胃热壅盛,泻心汤合十灰散;气虚失摄,归脾汤。

③反酸:痰浊内盛,平胃散合二陈汤;食积,保和丸;肝气犯胃,左金丸;脾胃虚寒,香砂六君子汤。

(5)中西医结合:

①放疗:

放射性食管炎,中医多属火邪热毒,耗伤气阴,见吞咽疼痛、口干咽燥、食道灼痛、舌红脉弦数。

胃阴不足,阴虚火旺,滋养胃阴,清热生津,沙参麦冬汤;血瘀伤阴,血府逐瘀汤。

放疗增效:金银花、绞股蓝、茯苓、生地黄、黄芪、白术、太子参、丹参、陈皮、枸杞子、甘草、白花蛇舌草、山药、豆蔻、女贞子。

也有从活血化瘀角度增敏:红花、苏木、鸡血藤、赤芍、三七粉、川芎。

其他放射损伤如放射性脊髓炎、支气管炎、肺炎、溃疡、穿孔、骨髓抑制、免疫功能下降,常用治则:清热解毒,凉补气血,生津润燥,健脾和胃有效。

②手术:

术前调整,术后调理。

③化疗:

与化疗相结合,减毒增效,以八珍汤为基础,随证加减,随病加减,对口腔炎、皮损、中毒性肝炎、心肌炎、肾炎、出血性膀胱炎、胰腺炎、肺纤维化、骨髓抑制、合并感染、闭经、精子减少、神经系统受累都有大量的临床经验可借鉴。

④预防癌前变:

增生平、六味地黄丸预防癌变都有可信的研究。

⑤抗复发转移:

目前主要在运用补气中药提高免疫功能方面取得一些结果,常用中药和方剂如人参、枸杞、茯苓、姜黄、大枣、山芋肉、天冬、花粉、水红花子、甘草、白芷、肉桂、杜仲、补骨脂、刺五加、知母、益智仁、菟丝子、薏苡仁及八珍汤、人参养荣汤、人参归脾汤、六君子汤、六味地黄汤、柴胡疏肝散。

另外,活血化瘀方法也可多途径抗转移,常用姜黄、莪术、川芎、大黄、水红花子、牡丹皮等。

9. 西北地区食管癌的特点

有研究发现不同基因在西北地区汉族食管癌病人中的表达水平差异较大。*ERCC1*、*TYMS*、*RRM1*、*HER2*、*PTEN* 在西北地区汉族食管癌病人中表达率高,*BRCA1*、*STMN1*、*TOP2A*、*VEGFR1* 在西北地区汉族食管癌病人中表达率较低,也有部分基因不表达,如 *VEGFR2*、*VEGFR3*、*KIT*、*IGF1R*、*PD-L1* 基因。由于基因表达水平的差异,可能导致病人对不同治疗的反应性差异和治疗方法的选择差异。

10. 预后

食管癌,在民间有"紧七慢八奄拉九"之说,即症状出现后未经系统治疗,病人生存7～9个月,一般一年内死亡,少数早期食管癌可长期生存,术后5年生存率约10%。

口吐涎沫、腹痛如绞、大便艰难是其预后不良的三大指征。

11. 现代进展与展望

在食管癌的综合治疗中,手术仍然占据重要位置,尤其是早期食管癌,手术是标准治疗,食管癌的微创治疗、食管重建与人工食管等技术也在探索发展。食管支架有效地改善了梗阻及食管气管瘘的问题。

放疗也是食管癌重要的治疗手段之一,对颈段或上胸段食管癌更为主要,放疗方式也在不断改进,达到了提高生存质量、延长生存期的目标。

化疗以氟尿嘧啶和顺铂为基础的联合方案,疗效在35%左右。至今,含紫杉类药物、长春瑞滨、健择、开普拓、奈达铂等新药方案,以及免疫治疗的临床疗效发展已超过50%。

中医治疗也应占有一席之地。

未来的研究方向是更好地开展综合、规范、个体化以及抗复发转移治疗;用循证方法提高科研水平;用分子生物学成果,提供早期诊断,预后评估,个体化治疗的工具,开发食管癌靶向治疗药物。免疫治疗已取得了较大进展。

4.3.4 胃 癌

胃癌由饮食失常,忧思过度,脾胃受损,运化失常,气滞痰凝,热毒血瘀,交阻于胃而成,一般以厌食、食后饱胀、胃脘隐痛甚至呕血、便血、消瘦、上腹肿块为表现的恶性疾病。

其在现代医学中指起源于胃黏膜上皮细胞的恶性肿瘤,发病部位包括贲门、胃体、幽门,目前中西医病名已统称贲门癌、胃癌,属中医学"痞满""胃脘痛""反胃""噎膈"等范畴。

1. 概述

胃癌是指原发于胃的上皮源性恶性肿瘤,为全球范围内常见的恶性肿瘤之一。根据全球最新不完全统计数据显示,胃癌发病率位居恶性肿瘤第五位,死亡率位居肿瘤死亡原因的第四位,属于高致死率肿瘤。在中国,由于早期胃癌发现率低、有效的治疗措施普及率低以及其他因素等,胃癌的发病率和死亡率均位居第三位。目前研究认为,胃癌的发生与幽门螺杆菌感染、饮食、吸烟及宿主的遗传易感性等有明显的相关性。胃癌的治疗强调多学科合作的综合治疗。对于疾病早期的患者,切除原发灶及转移的淋巴结是目前可能达到治愈胃癌的主要手段。但因胃癌早期缺乏特异性表现,所以早期发现率低,大多数患者确诊时已处于局部晚期或出现远处转移,从而失去手术机会。而对于这部分失去手术机会的患者,目前NCCN 指南推荐的治疗大多是基于氟尿嘧啶类药物的化疗方案,然而,无论单药还是多药联合,化疗在胃癌的治疗过程中总有效率较低(30%～50%),总生存期(overall survival,OS)不超过一年,且晚期胃癌目前尚没有标准的二线治疗方案,二线治疗总体有效率仅为20%,较一线治疗明显下降。因此,晚期胃癌患者在治疗过程中如何使患者尽量延长无病进展期(progression free survival,PFS)及总生存期一直是胃癌治疗过程中的难题。免疫治疗已取得进展。众多研究表明,中药具有抑制肿瘤细胞增殖,诱导肿瘤细胞凋亡、分化,并具有调节机体免疫和调控细胞信号通路,抑制肿瘤新生血管以及多重耐药等作用,联合中医药可以延长患者 OS,减轻放化疗引起的不良反应,增加化疗耐受性,改善生活质量。

2. 文献回顾与病因病机

古代文献类似胃癌的记载较多,胃癌早期或中晚期属中医学"痞满""胃脘痛"范畴;胃癌致幽门、贲门梗阻则"反胃""噎膈"类似之;上腹肿块属"伏梁";出血则属"血证"范畴;其他如"积聚""肠覃"等都从不同侧面揭示胃癌的症状、体征、病因。鉴于此,现以胃癌的病因病机为主线,对部分文献进行回顾。

(1)正气不足:

《医宗必读》:"大抵气血亏损,复因悲思忧虑,则脾胃受伤……朝食暮吐,暮食朝吐,食虽入胃,复反而出,反胃所由成也。"张景岳进一步指出"少年少见此证,而惟中衰耗伤者多有之",病机为"食入反出者阳虚不能化,食不得下者以气结不能行"。《临证指南医案》:"夫反胃乃胃中无阳,不能容受食物,命门火衰,不能熏蒸脾土……"素体虚弱,脾胃虚寒或久病脾肾受伤,中焦受纳运化无权,水谷留滞,痰气瘀热搏结,发为本病。

(2)内伤七情:

《黄帝内经》:"隔塞闭绝,上下不通,则暴忧之疾也。"忧思伤脾,脾伤则气结;恼怒伤肝,肝火横逆犯胃;脾胃升降失和,受纳运化水谷失常,进食噎塞难下。

(3)饮食失调:

《景岳全书》:"或以酷饮无度,伤于酒湿,或以纵食生冷,败其真阳,或因七情忧郁,遏其中气,总之,无非内伤之甚,致损胃气而然。"

(4)外感六淫:

《黄帝内经》:"脾胃之间,寒温不次,邪气稍至,蓄积留止,大聚乃起"。《诸病源候论》:"由寒气在内所生也,气血虚弱,风邪搏于脏腑,寒多则气涩,气涩则生积聚也。"六淫外邪由皮毛而入脏腑,阻滞气机,痰湿内生,瘀血留滞,脾胃升降失常,致本病。

总之,胃癌的病变在脾胃,与肝肾两脏关系密切。胃主受纳,脾主运化,如因六淫外侵、七情内伤,素体不足,饮食所伤,均可导致脾胃运化失常;肝主疏泄,肝郁气滞,脾胃升降失常;患病日久,脾肾阳虚,腐熟无能,饮食停留,虚而致积。气滞、血瘀、痰凝,是基本病理。

3. 临床表现、体征与诊断

(1)表现:

胃癌临床无表现,类似一般胃炎、胃溃疡如上腹饱胀、不适、隐痛、泛酸等表现;典型表现为胃脘疼痛,恶心呕吐,呕血便血,食减消瘦,上腹肿块。表现的差异取决于胃癌发生的部位、病程、进展情况而不同。

①主症:

● 胃脘疼痛:可表现为上腹的饱胀、沉重、隐痛,进而疼痛加重,发作频繁或持续不减。持续胃痛常提示累及胃外壁;放射腰背意味着侵及胰腺;全腹剧痛,面色苍白,心悸气短,应重视有无穿孔。中医辨证为肝胃不和,气滞血瘀。

● 食减消瘦:40%的患者可见之,可为首发症,也因患者食后饱胀、嗳气而自动限食,渐发展为厌食,进而消瘦、恶病质,有时伴有腹泻。中医辨证多为脾胃虚弱或脾肾两虚。

● 恶心呕吐:初则腹胀恶心,重则呕吐。中医辨证为胃失和降,胃气上逆。

● 呕血便血:发生率30%,呕则成咖啡色,便则成柏油样,也有以大便潜血实验阳性为表现,多为中晚期见症。中医辨证为脾不统血,血瘀阻络。

● 上腹肿块:晚期胃癌上腹可触及肿块,质地坚硬,压痛而活动。中医辨证属气滞血瘀。

②兼症:

胃癌的伴癌综合征为由胃癌细胞产生一些特殊激素和生理产物所致的特殊临床表现,甚至可以表现在胃癌确诊之前。

皮肤与结缔组织表现如瘙痒病、带状疱疹、皮肌炎、黑棘皮病、红皮病;内分泌与代谢,甲状腺激素变化如 T3 及 T3/rT3 比值低、雌激素升高、皮质醇增高症、类癌综合征;神经肌综合征;副肾病综合征;血液病综合征及心血管表现。

(2)体征:

一般胃癌尤其是早期胃癌,常无明显的体征,进展期乃至晚期胃癌患者可出现下列体征:①上腹部深压痛,有时伴有轻度肌抵抗感,常是体检可获得的唯一体征。②上腹部肿块,位于幽门窦或胃体的进展期胃癌,有时可扪及上腹部肿块;女性患者于下腹部扪及可推动的肿块,应考虑 Krukenberg 瘤的可能。③胃肠梗阻的表现:幽门梗阻时可有胃型及振水音,小肠或系膜转移使肠腔狭窄可导致部分或完全性肠梗阻。④腹水征,有腹膜转移时可出现血性腹水。⑤锁骨上淋巴结肿大。⑥脐部肿块等。其中,锁骨上窝淋巴结肿大、腹水征、下腹部盆腔包块、脐部肿物、肠梗阻表现均为提示胃癌晚期的重要体征。因此,仔细检查这些体征,不但具有重要的诊断价值,同时也为诊治策略的制定提供了充分的临床依据。

(3)诊断:

①影像学检查:

● 钡剂造影是胃肠道肿瘤检查的首选和主要方法,对胃肠道肿瘤的诊断有重要意义。对于老年人、儿童、脊柱严重畸形者、有心血管并发症者以及恐胃镜者,胃肠钡餐 X 线检查应是除胃镜外的首选。

● 超声检查:胃及腹主动脉周围淋巴结肿大和典型的肝转移征象是超声提示胃恶性肿瘤的重要依据,同时有利于对肿瘤分期的判断,并且也是胃镜和 X 线钡餐检查不可缺少的补充。

● CT 检查:应为首选临床分期手段,我国多层螺旋 CT 广泛普及,特别推荐胸腹盆腔联合大范围扫描。在无 CT 增强对比剂禁忌情况下均采用增强扫描,常规采用 1 mm 左右层厚连续扫描,并推荐使用多平面重建图像,有助于判断肿瘤部位、肿瘤与周围脏器(如肝脏、胰腺、膈肌、结肠等)或血管关系及区分肿瘤与局部淋巴结,提高分期信心和准确率。为更好地显示病变,推荐口服阴性对比剂(一般扫描前口服 $500\sim800$ mL 水)使胃腔充分充盈、胃壁扩张,常规采用仰卧位扫描,对于肿瘤位于胃体下部和胃窦部的情况,可以依检查目的和患者配合情况采用特殊体位(如俯卧位、侧卧位等),建议采用多期增强扫描。CT 对进展期胃癌的敏感度为 $65\%\sim90\%$,早期胃癌约为 50%;T 分期准确率为 $70\%\sim90\%$,N 分期为 $40\%\sim70\%$。因而不推荐使用 CT 作为胃癌初诊的首选诊断方法,但在胃癌分期诊断中推荐为首选影像方法。

● MRI 检查:MRI 软组织分辨率优于 CT,有利于肝转移灶的检出和判断,在 CT 怀疑肝转移时,CSCO 指南推荐腹部 MRI 检查作为基本策略。MRI 有助于判断腹膜转移状态,可酌情使用。腹部 MRI 检查对了解胃癌的远处转移情况与增强 CT 的准确度基本一致,对胃癌 N 分期的准确度及诊断淋巴结侵犯的敏感度较 CT 在不断提高,MRI 多 b 值弥散加权成像(diffusion weighted imaging,DWI)对胃癌 N/T 分期有价值。MRI 具有良好的软组织对比,随着 MR 扫描技术的进步,对于进展期食管胃结合部癌,CT 平扫不能明确诊断,或肿瘤导致超声内镜检查术(endoscopic ultrasonography,EUS)无法完成时,推荐依据所在中心实力酌情尝试 MRI。

● PET-CT 检查:可以辅助胃癌分期,不做常规推荐。怀疑有远处转移时作为 CSCO 指南可选策略推荐。

②病理学检查:

获取胃癌症理学标本的方法有胃镜组织学检查、腹水脱落细胞学检查等。除临床常见腺癌外,还存在其他类型,如胃腺鳞癌、胃鳞癌、胃神经内分泌肿瘤、甲胎蛋白生成胃腺癌及胃肝样腺癌、EB 病毒相关性胃癌与胃淋巴上皮瘤样癌、未分化型胃癌、胃肉瘤样癌以及革袋胃型胃癌等。

③实验室检查:

癌胚抗原(CEA)、糖类抗原(CA19-9)、CA724 检测,14C 呼气试验、粪便潜血实验,对诊断和复发、疗效判定有益。

④ 分子分型:

所有经病理诊断证实为胃腺癌的患者均有必要行 HER2 检测,活检标本、手术标本均可。推荐组织中评估 MSI[微卫星不稳定(microsatellite instability)]/dMMR[错配修复缺陷(different mismatch repair)],必要时进行组织 PD-L1、EB 病毒感染状态等评估。

4. 鉴别诊断

(1)浅表性胃炎:

胃脘部疼痛,常伴有食欲不振,或胀满,恶心呕吐,吞酸嘈杂;发病多与情志,饮食不节,劳累及受寒等因素有关;常反复发作,不伴极度消瘦、神疲乏力等恶病质征象。做胃镜或钡餐检查很容易与胃癌相区分。

(2)功能性消化不良:

饭后上腹饱满、嗳气、反酸、恶心、食欲不振,症状为主症,借助上消化道 X 线检查、纤维胃镜等检查可以明确诊断。

(3)胃溃疡:

由于胃癌先前没有特殊症状,常容易和胃溃疡或慢性胃炎相混淆,应加以鉴别,特别是青年人易被漏诊误诊,一般通过 X 线钡餐可区分,进一步做胃镜活检可明确诊断。

(4)胃息肉:

胃息肉又称胃腺瘤,常来源于胃黏膜上皮的良性肿瘤。以中老年为多见,较小的腺瘤可无任何症状,较大者可见上腹部饱胀不适,或隐痛、恶心呕吐,有时可见黑粪。胃腺瘤需与隆起型早期胃癌相鉴别,需进一步经胃镜活检予以确诊。

(5)上腹饱胀隐痛等:

约有 2%可恶变成平滑肌肉瘤,胃镜检查可区分。

5. 辨证论治

对于胃癌,现代医学强调综合治疗,更凸显了手术的重要作用。现代中医综合治疗是肿瘤综合治疗的重要组成部分,它是在肿瘤治疗全过程中,以中医药理论为指导,辨证论治,与现代医学治疗技术和手段有机结合,有计划地合理地应用现有各种治疗手段,最大限度地发挥中医整体治疗优势,力争发挥中医在肿瘤的全程治疗,恢复机体动态平衡中的作用,以期提高放疗和化疗的敏感性,最大限度地降低放化疗、靶向、免疫毒副作用,减少转移和复发,使获得根治性治疗的肿瘤患者完全治愈,使晚期肿瘤患者的生活质量改善,延长带病生存期。

中医治疗胃癌的原则:辨证论治为主体,辨证与辨病相结合。针对胃癌升降失常、虚实夹杂、易旁他脏的特点,统筹兼顾,寒温并用,升降并用,补泻并用。注意中医辨证与 TNM 分期相结合,胃癌早期标实,气滞、血瘀、痰湿、邪热,重祛邪为主;晚期本虚,气血亏虚、津液枯竭、脏气衰弱,应根据不同阶段或攻或补,或攻补兼施。

(1)脾胃虚弱证:

气短乏力,纳呆,腹胀,大便稀薄,舌淡苔薄白,脉细。

(2)热毒伤阴证:

胃脘嘈杂、灼痛,饥不欲食与虚热症状共见,舌红少苔乏津,脉细数。

(3)痰瘀互结证:

胃脘部刺痛拒按,痛有定处,或可扪及肿块,腹满不欲食,呕吐宿食或如赤豆汁,或见黑便如柏油状,舌质紫暗或有瘀点,舌苔薄白,脉细弦或沉涩。

(4)肝胃不和证:

以脘胁胀痛,嗳气,吞酸,情绪抑郁,舌淡红,苔薄白或薄黄,脉弦为辨证要点。

(5)气血两虚证:

面色苍白,神疲无力,头晕心悸,食欲不振,排便无力,舌淡苔薄白,脉细弱。

6. 治疗方案

(1)辨证选择口服中药汤剂:

①辨证论治:

● 脾胃虚弱证:

治法:补益脾胃。

方药:人参健脾丸加减(党参、炒白术、茯苓、山药、陈皮、木香、砂仁、炙黄芪、当归、酸枣仁、制远志等)。

● 热毒伤阴证:

治法:养阴生津,清热解毒。

方药:益胃汤加减(沙参、大枣、麦冬、生地黄、玉竹、冰糖等)。

备注:但凡阴虚,均能致燥,而燥邪伤人,以津液耗夺为最,而津液所主者,肺与胃尔。胃喜润而恶燥,尤畏燥邪侵犯。然治燥而养胃之法,除滋阴生津外,还需注意降之、承之、行之、益之,皆所宜用。

● 痰瘀互结证:

治法:化痰祛瘀,和胃止痛。

方药:二陈汤合膈下逐瘀汤加减(半夏、桔红、生姜、甘草、乌梅、五灵脂、当归、川芎、桃仁、红花、丹皮、赤芍、乌药、延胡索、香附、枳壳等)。

● 肝胃不和证:

治法:疏肝和胃。

方药:柴胡疏肝散加减(柴胡、枳壳、芍药、陈皮、香附、川芎、炙甘草等)。

● 气血两虚证:

治法:益气养血。

方药:归脾汤加减(黄芪、人参、白术、当归、茯神、远志、酸枣仁、木香、龙眼肉等)。

②对症加减:

● 呃逆、呕吐:酌选旋覆花、代赭石、橘皮、姜竹茹、柿蒂、半夏、生姜等。

● 厌食(食欲减退):酌选焦山楂、焦神曲、炒麦芽、莱菔子、鸡内金等。

● 反酸:酌选吴茱萸、黄连、煅瓦楞子、乌贼骨等。

● 腹泻:酌选石榴皮、秦皮、赤石脂、诃子等。

● 便秘:酌选火麻仁、郁李仁、瓜蒌子、肉苁蓉、大黄等。

● 贫血:酌选黄芪、当归、鸡血藤、大枣、阿胶等。

● 出血:酌选三七粉、白及粉、乌贼骨粉、大黄粉、仙鹤草、血见愁(山藿香)、茜草等。

● 胃脘痛:酌选延胡索、川楝子、白芍、甘草、徐长卿、枳壳、香橼等。

● 黄疸:酌选茵陈、山栀、大黄、金钱草等。

● 腹水、肢肿、尿少:酌选猪苓、茯苓、泽泻、桂枝、车前子、冬瓜皮等。

● 发热:酌选银柴胡、白薇、生石膏、板蓝根、紫花地丁、蒲公英等。

③危重证治:

出血:便血多于呕血。血热妄行者,清胃泻火、化瘀止血、泻肝清胃、凉血止血,清心汤合十灰散、龙胆泻肝汤;肠道湿热者,清热化湿、凉血止血,地榆散;脾不统血,健脾益气摄血,归脾汤;脾胃虚寒者,健脾温中、养血止血,黄七汤。

出血治疗必须体现辨证,虽症见局部,但应重全身,清心止血,健脾统血,柔肝藏血,补肾生血。重视引经报使,吐衄者,牛膝,引血下行;溺便者,升柴,提气止血,对治疗癌性出血也适用。

④辨病用药:

在辨证论治的基础上,可以加用具有明确抗癌作用的中草药,如山慈菇、天龙、夏枯草、蛇舌草、藤梨根、半枝莲、龙葵等。

(2)辨证选择口服中成药:

根据病情选择应用安替可胶囊、消癌平片、华蟾素片等中成药。

(3)辨证选择静脉滴注中药注射液:

根据病情选择应用华蟾素注射液、消癌平注射液、鸦胆子油乳剂、康莱特注射液、榄香烯注射液、复方苦参注射液、艾迪注射液等。

（4）与现代医学相融合：

①中药结合手术。手术前使用中药可改善机体状况、增强体质；术后表现为气血不足，常予益气固表、补气养血中药如八珍汤、补中益气汤等，促进患者康复；围手术期辅助中药治疗可减少复发，防治转移。

②中药结合放疗。增效作用体现在活血化瘀药的放射增敏上，如血府逐瘀口服液等，药可取丹参、赤芍、丹皮、川芎、桃仁、红花、当归、鸡血藤、莪术、地龙、葛根。减毒作用体现在克服放疗之毒热伤阴、血脉瘀滞，治法为清热解毒，养阴生津，凉血活血。特介绍余桂清教授拟方：银花、公英、连翘、山药、沙参、麦冬、生地黄、枸杞子、丹参、丹皮、赤芍、川芎、陈皮加减运用。

③中药结合化疗。化疗药物损伤气血、津液，导致五脏六腑功能失调，健脾和胃、补气养血、滋补肝肾类中药可改善症状，减轻患者不良反应，增加化疗通过率，延长生存期，提高生存质量。按照辨证论治原则，脾胃不和以旋覆代赭汤加减；气血亏虚以八珍汤加减；肝肾阴虚以六味地黄丸加减。

6. 预防调摄

（1）预防：

提倡三级预防。一级预防也称病因预防，降低危险因素的暴露程度，加强科普宣传，纠正不良生活习惯，尤其是饮食习惯。二级预防提倡"三早"：早发现、早诊断、早治疗。二级预防中目前进行较多的是对高危人群的筛查。三级预防又称临床预防，是在疾病的临床期为了减少疾病的危害而采取的措施，可以防止伤残和促进功能恢复，提高生存质量，延长寿命，降低病死率。三级预防包括对症治疗和康复治疗。

①筛查对象：

胃癌在一般人群中发病率较低（33/100000），内镜检查用于胃癌普查需要消耗大量的人力、物力资源，且患者接受度低。因此，只有针对胃癌高危人群进行筛查，可能才是行之有效的方法。我国建议 40 岁以上或有胃癌家族史者需进行胃癌筛查。符合下列第 1 条和 2～6 中任意一条者均应列为胃癌高危人群，建议作为筛查对象：年龄 40 岁以上，男女不限；胃癌高发地区人群；幽门螺杆菌感染者；既往患有慢性萎缩性胃炎、胃溃疡、胃息肉、手术后残胃、肥厚性胃炎、恶性贫血等胃癌前疾病；胃癌患者一级亲属；存在胃癌其他高危因素（高盐、腌制饮食，吸烟，重度饮酒等）。

②筛查方法（图 4.4）：

● 血清胃蛋白酶原（pepsinogen，PG）检测：我国胃癌筛查采用 PG Ⅰ 浓度≤70 μg/L 且 PG Ⅰ/PG Ⅱ≤7.0 作为胃癌高危人群标准。根据血清 PG 检测和幽门螺杆菌抗体检测结果对胃癌患病风险进行分层，并决定进一步检查策略。

● 胃泌素-17（gastrin-17，G-17）：血清 G-17 浓度检测可以诊断胃窦（G-17 水平降低）或仅局限于胃体（G-17 水平升高）的萎缩性胃炎。

● 上消化道钡餐：X 线钡餐检查可能发现胃部病变，但敏感度及特异度不高，已被内镜检查取代，不推荐使用 X 线消化道钡餐进行胃癌筛查。

● 内镜检查：内镜及内镜下活检是目前诊断胃癌的金标准，近年来无痛胃镜发展迅速，并已应用于胃癌高危人群的筛查，极大程度上提高了胃镜检查的患者接受度。

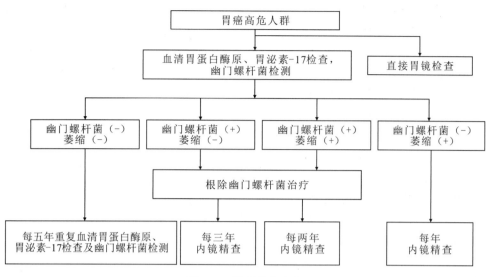

图 4.4　胃癌筛查方法

（2）调摄：

胃癌患者生活应有规律，积极回归社会。加入肿瘤康复中心或回到工作岗位上去，都是明智之举。

配合手术、放疗、化疗等，根据不同治疗配合饮食调理。

精神调理：忌丧志，忌疲劳，忌烦恼，勤就医。

7. 进展

中医现代化研究对病因病机的研究主要有：①虚证论，胃癌以脾肾双亏为主。②邪毒论，热毒痰湿是主因。③血瘀论，瘀血与毒邪、气滞结于胃脘所滞。Ⅲ期以手术、化疗、中医药综合治疗，Ⅳ期以化疗、中医药为主配合放疗。

提倡辨病与辨证相结合，注意保护胃气，使用引入肝、脾、胃的药物，重视攻补药量搭配等都已被广泛认同，临床应用也取得了较好的疗效。

8. 康复

治疗效果与患者本身的努力也有很大的关系，如加强营养，选择合适的锻炼方式，提高肌体的免疫力，培养良好的心理素质，正确对待疾病，均有益于康复。

（1）体育锻炼：

胃癌术后远期并发症较多见，有残胃运动障碍、盲袢综合征、胃切除后吸收不良等。术后采用运动疗法利于患者的康复，其要点是术后第 1 天就开始做不太剧烈的头、颈、上肢、躯体、臀部、下肢的活动，其目的是恢复和维持充分的关节活动度、增强肌力和促进血液循环以利于胃肠功能的恢复。术后早期下床活动，可预防肠粘连。

胃癌未经手术者，局部忌用推拿疗法。术后脐周按摩 100～200 圈致脐腹产生热感为止，早晚各一次，可以治疗胃术后胃排空延迟症。背部俞穴按揉，以胃俞、脾俞为主按揉督脉、膀胱经等穴位，循经按揉胃经、脾经、足三里、三阴交等。

（2）心理治疗：

心理治疗亦称精神治疗，是医生或其他人用语言、表情、态度或动作来影响患者，从而调节患者的情绪和感受,改变他们对所患疾病的认识和态度,帮助树立战胜病魔的信心,达到减轻病情和恢复身体健康的目的。心理治疗的基本形式有集体治疗、个别治疗和行为治疗,均是通过现身说法、引导劝慰、解释鼓励、说服暗示、系统脱敏法、厌恶疗法及自我调整等,以改变旧的条件反射,建立正常心理和新的行为反应。开导其思想,使其放松,以此减轻他们的病情,抑制疾病的发展。配合做心理治疗,患者的病体会恢复得更快,疾病复发率也将明显降低。医生应该帮助患者树立活下去的信心和决心,癌症的确使人从精神到身体受到全面的打击,然而,一个人本身就是在同各种事物的抗争中生存,目的是活下去,对待疾病也是这样。康复是一个长期的过程,在这个过程中病情也许会有反复和波动,所以要做好心理调节。除了应具有勇气和信念,还需要比较坚强的意志,排除杂念,树立战胜癌症的思想。心情愉快,具有坚定的心理素质,这样就能保证治疗和康复的顺利进行。胃癌是一种恶性程度较高的疾病,并不是几天就能彻底治愈的,如果说治疗胃癌的大部分任务归于医院,那么康复正好相反,完成康复主要依靠患者本人。

9. 展望

靶向治疗领域 ToGA 研究奠定了曲妥珠单抗在 *HER2* 过表达的晚期初始治疗患者中的地位,二线患者如初始治疗时未使用曲妥珠单抗,曲妥珠单抗联合紫杉醇显示了良好的疗效和安全性;而跨线尚缺乏高级别的循证医学证据。雷莫芦单抗单药或联合紫杉醇获批用于胃癌的二线治疗。甲磺酸阿帕替尼获批用于三线治疗及三线以上治疗。2021 年 ASCO-GI 发表一项全球性、随机、双盲、安慰剂对照的 II 期临床试验 FIGHT 研究(NCT03343301),入组患者标准为免疫组化(immunohistochemistry, IHC)分析显示 *FG-FR2b* 过表达阳性或循环肿瘤 DNA(ctDNA)的 *FGFR2* 扩增阳性、非 *HER2*＋的不可切除局部进展期或转移性胃癌患者。患者接受 mFOLFOX6 治疗,按 1:1 随机分配每两周接受 15 mg/kg bema 或安慰剂(pbo)治疗,第 8 天再加一次 7.5 mg/kg bema/pbo 治疗。治疗一直持续到疾病进展,产生无法耐受的毒性或死亡。结果显示:在 910 例一线评估的胃癌患者中,有 275 例(30％)为 *FGFR2b*＋。在 155 例随机患者中,77 例接受 bema＋mFOLFOX6 治疗,78 例接受 pbo＋mFOLFOX6 治疗,149 例 IHC 分析显示 *FGFR2b* 过表达阳性,26 例 ctDNA 评估 *FGFR2* 扩增阳性。研究主要终点得到满足,中位 PFS 改善:9.5 个月(bema) vs 7.4 个月(pbo)(风险比[HR]＝0.68,95％CI:0.44～1.04,p＝0.07)。次要终点 OS 得到满足;中位 OS 方面,bema 组未达到 vs pbo 组 12.9 个月(HR＝0.58,95％CI:0.35～0.95,p＝0.03)。在可测量疾病的患者中,整体反应率(the overall response rate, ORR)改善,bema 组对比 pbo 组为 53％ vs 40％。FGFR2b 有望成为新的作用靶点,bemarituzumab[抗成纤维细胞生长因子受体 2b(FGFR2b)单抗]II 期研究结果的公布,无疑为晚期胃癌患者的靶向治疗带来了新的希望。

免疫治疗领域纳武利尤单抗获批用于三线患者,免疫检查点抑制剂在一、二线治疗中的地位尚未确立。近日,北京大学肿瘤医院的沈琳教授团队发表了一项多中心、开放标签、II 期临床试验中的队列 1 分析结果,该试验评估了卡瑞利珠单抗联合 CAPOX,序贯卡瑞利珠单抗＋阿帕替尼作为局部晚期或转移性胃及胃食管结合部腺癌的一线联合方案的疗效和安全性。研究结果显示:队列 1 中位 PFS 为 6.8 个月(95％CI:5.6～9.5),中位 OS 为 14.9 个月(95％CI:13.0～18.6)。ORR 与 PD-L1 CPS 表达无相关性。PD-L1 CPS＞1 和 PD-L1 CPS≤1 的患者中位 PFS 分别为 7.1 个月(95％CI:5.7～13.1)和 5.7 个月(95％CI:

4.0——未达到[NR]）。PD-L1 CPS＞1 组的中位 OS 为 15.7 个月（95％CI:11.7——未达到[NR]），PD-L1 CPS≤1 组的中位 OS 为 14.9 个月（95％CI:8.4——NR）。期待后续Ⅲ期临床研究结果。

中医药不断采用循证医学的方法，对提高中医诊断、治疗都会带来明显的收益。同时，中医药永远敞开大门，不断汲取现代医学技术的营养，继承、发展、创新将迎来崭新的局面，胃癌诊疗水平将迈上新台阶。

4.3.5　肝　癌

中医肝癌以脏腑气血亏虚为本，气、血、湿、热、瘀毒互结为标，主病在肝，渐为癥瘕积聚而成。临床以右胁肿硬疼痛、消瘦、食欲不振、乏力或有黄疸或昏迷等为主要表现。其在古代中医典籍中类似于"黄疸""臌胀""积聚""癥瘕"等。

现代医学肝癌是原发性肝癌的简称，为原发于肝细胞或肝内胆管上皮细胞的恶性肿瘤。

1. 概述

原发性肝癌是严重威胁人类健康的疾病，是全球第五大常见肿瘤，第二大癌症致死病因。2020 年全世界近 3/4 的原发性肝癌患者分布于中国、印度、亚洲东部及中部，其中中国比例最高（约占 50％）。目前我国肝癌年发病人数为 41 万，居恶性肿瘤的第五位，而死亡人数为 39 万，居恶性肿瘤死亡的第二位，较之前有下降。肝炎是我国乙类传染病中的第一位，我国有 9300 万乙肝的感染者，而 90％的乙型肝炎，都遵循"乙肝三部曲"——肝炎—肝硬化—肝癌的转变。按照病理学分类，肝细胞癌是最常见的病理类型，占所有原发性肝癌的70％～90％；其次是肝内胆管细胞癌，该类型主要起源于胆管上皮细胞，约占所有原发性肝癌的 15％。中国临床分型:Ⅰ期为无明显肝癌症状和体征，Ⅱ期为超过Ⅰ期症状无Ⅲ期症状、体征，Ⅲ期为恶病质、黄疸、腹水或远处转移之一;AJCC 的 TNM 分期。转移经血道达肺、肾上腺、骨、脑，淋巴途径达肝门淋巴结、胰周、腹膜后、锁骨上淋巴结，直接浸润横膈、右胸腔、心包或种植于大网膜、腹腔、盆腔。原有"癌王"之称，病情凶险，发病迅猛，预后不佳，现代医学对肝癌诊疗已有进展，中医是主要手段之一，应予重视。

2. 文献回顾

（1）病因病机:

《金匮要略》论黄疸:"黄家所得，从湿得之。"

《张氏医通》:"嗜酒之人，病腹胀如斗，此得之湿热伤脾。"

《黄帝内经》:"面色微黄，齿垢黄，爪甲上黄，黄疸也，安卧，小便黄赤""邪在肝则两胁中痛""四时八风之客于经络之中，为瘤病者也""积之始生，得寒乃生，厥乃成积也""风雨寒热，不得虚，邪不能独伤人……故邪不能独伤人，此必因虚邪之风，与其身形，两虚相得，乃客其形""已有所结，气归之，津液留之，邪气中之，凝结日以易甚，连以聚居，为昔瘤"。

《诸病源候论》:"寒湿失节……食饮不消，聚结在内，染渐生长块段……人即柴瘦，腹转大。"

《儒门事亲》:"积之成也……或受风、暑、燥、寒、火、湿之邪。"

《卫生宝鉴》:"凡人脾胃虚弱或饮食失常或生冷过度，不能克化，致成积聚结块。"

《医宗必读》:"积之成也，正气不足，而后邪气踞之。"

《景岳全书》:"凡脾肾不足及虚弱失调之人多有积聚之病，盖脾虚则中焦不运，肾虚则下焦不化,正气不行,则邪滞得以居之。"

《医林改错》:"肚腹结块者,必有形之血也。"另外,肝癌为有形结块聚于胁下,病理与痰湿、癌毒有密切关系。

《丹溪心法》:提出肿块与痰的关系时说:"凡人身上中下,有块物者,多属痰症。"

《仁斋直指方》:明确指出癌毒是其重要病机,谓:"癌者,上高下深,岩穴之状,颗颗累垂……毒根深藏,穿孔透里。"

《兰室秘藏》:"推其百病之源,皆因饮食劳倦而胃气元气之气散解,不能滋荣百脉,灌溉脏腑,卫护周身之所致也""脾病,当脐有动气,按之牢若痛,动气筑筑然,坚牢如有积而硬,若似痛也,甚则亦大痛,有是则脾虚病也",故见纳呆、乏力、恶心、腹胀、消瘦诸症。

清王旭高《西溪书屋夜话录》:"肝火燔灼,游行于三焦,一身上下内外皆能为病,难以枚举,如目红颧赤、痉厥狂躁、淋秘疮疡、善饥烦渴、呕吐不寐、上下血溢皆是。"门脉高压致消化道出血与之相似。

(2)症状:

《黄帝内经》:"有病心腹满,旦食则不能暮食,此为何病? 对曰:名为鼓胀。"

《诸病源候论》:"黄疸之病,此由酒食过度,脏腑不和,水谷相并,积于脾胃,复为风湿所搏,瘀结不散,热气郁蒸,如食已如饥,全身面目爪甲及小便尽黄,而欲安卧……面色微黄,齿垢黄,爪甲上黄,黄疸也""诊得肝积,脉弦而细,两胁下痛,邪走心下,足胫寒,胁痛引小腹……身无膏泽,喜转筋,爪甲枯黑,春瘦秋剧,其色青"。

《圣济总录》:"积气在腹中,久不瘥,牢固推之不移者,癥也,饮食不节,致脏腑气虚弱,饮食不消,按之其状如杯盘牢结。久不已,令人身瘦而腹大,至死不消。"

《外台秘要》:"腹中有物坚如石,痛如刺,昼夜啼哭,不疗之百日死。"

(3)治疗:

《黄帝内经》:"坚者削之""结者散之""留者攻之"。

《伤寒杂病论》:确立了本病辨证论治的基本法则,创制的如鳖甲煎丸、大黄䗪虫丸、桂枝茯苓丸等都体现了活血化痰、软坚消癥的治疗大法。

《外台秘要》:"其汤熨针石,别有正方。补养宣导",亦收录治积聚方38首。

《血证论》:"癥者,常聚不散,血多气少,气不胜血,故不散。或纯是血质,或血中裹水,或血积既久,亦能化为痰水……须破血行气……即虚人久积,不便攻治者,亦宜攻补兼施,攻血质宜抵挡汤、下瘀血汤、代抵挡丸。攻痰宜十枣汤。"

元罗天益《卫生宝鉴》提出"养正积自除"治疗原则,"养正积自除,犹之满坐皆君子,纵有一小人,自无容地而出。今令真气实,胃气强,积自消矣",并载治疗积聚之方达17首。

《三因极一病证方论》以肥气丸、伏梁丸、痞气丸分别治疗肝积、心积、脾积。严用和《济生方》强调了行气活血为主要治法,所制香棱丸、大七气汤等一直沿用至今。

(4)预后:

《丹溪心法》强调"凡积病不可用下药,徒损真气,病亦不去,当用消积药使之融化,则根除矣"。

3. 病因病机

感受邪毒、肝气抑郁、饮食损伤是主因,正气亏虚、脏腑失调是内在条件。

（1）情志久郁：

气机不利，气滞血瘀，在营养缺乏或饮食不节、寒温不时、嗜酒过度、邪毒外侵等因素下诱发而成。

（2）脾虚湿聚：

饮食不当、饥饱无常、肥甘厚腻，损伤脾胃，脾失健运，运化失常，水湿蕴结成痰，痰湿凝聚，致生痞块，久而不消，病成"癥积"。

（3）湿热结毒：

肝郁日久，化热化火，火郁成毒；肝郁乘脾，痰湿内生，湿热结毒，郁阻胆道，形成肝积，多伴胆汁外溢。

（4）肝阴亏虚：

热毒阻于肝胆，久耗肝阴，肝血暗耗，气阴两虚，本虚标实。

病位在肝，与脾、胆、胃有关，早期与湿阻、气滞有关，体质以脾虚为主；中期气滞、血瘀、湿热、热毒表现；后期阴虚、津亏。早期癌变的关键是脾虚，晚期见肝肾诸脏虚象。因虚致病，本虚标实，表现为全身为虚，局部为实。

4. 临床表现与诊断

（1）表现：

早期多隐匿，无典型症状、体征，中医多见情志不畅、躁怒、口苦咽干、疲倦纳呆、"肝失疏泄"、"肝盛脾虚"症状。中期常见胁痛、上腹肿块、纳呆、消瘦，典型体征包括肝掌、蜘蛛痣、肝舌（"肝三征"）。

主症如下：

①胁痛：

● 辨胁痛部位：初期以气滞为主，右胁胀闷不适，胁痛隐隐，时有攻窜，部位不定，可放射右肩背；发展则瘀血内固，局部经脉阻滞，痛固着右上腹，持久不消。

● 辨疼痛性质：刺、胀、隐、灼、牵引痛等。隐痛绵绵，劳后痛加，喜温喜按：血气不荣，肝失濡养。刺痛，局部灼热，触之更甚：肝胆湿热，瘀血痹阻。骤发疼痛伴面青紫，汗如油：肝破裂。肝为血府，血为阴，痛在夜为甚。

②上腹肿块：为肝癌晚期见症，可坚硬如石，表面不平，推之不移，触压疼痛。瘀久化热，胆汁外溢肌肤可见黄疸；瘀血寒湿固结，水气不通，腹胀如鼓，下肢浮肿难消。

③ 纳呆：纳谷不香，不欲饮食；口中虽饥，食后饱胀；宿食不消，食量减少甚则腹泻恶呕，也有虚实之辨，应分主次。

④消瘦：常见于晚期，与肿瘤慢性消耗及肝功损害影响能量代谢有关。为病久失养，元气亏损，精血虚少，脏腑功能衰退，气血生化乏源，机体失濡所致。消瘦而胃气未败，无喘息不续，无大热不解，为肝损凌脾，能受补益；而瘦日渐，肉脱骨萎，食欲不振，发热不休，气低声怯，鼻衄不止，精神萎靡则脾肾衰败也。

⑤肝三征：红丝赤缕（蜘蛛痣）于面、颈上、胸；朱砂掌（肝掌）；肝舌：肝瘿线，即舌体两边呈紫青舌，成条纹状或不规则形状的斑点状；舌下青筋暴露，中医认为是肝热血瘀。

最常见四大症状：右胁疼痛，上腹肿块，食欲不振，全身消瘦。

兼症或危重证候如下：

①血证:为晚期常见急重症之一,呕、便、衄血(鼻、齿、肌)、肝癌破裂。

②出血:肝肾阴虚,虚火迫血妄行;肝火犯胃,胃之气血上逆;脾气亏虚,统摄无权。

③黄疸:身目俱黄,尿黄短,皮肤瘙痒,纳呆恶心,因于湿,辨阴阳。

④腹水:提示病情重,腹胀大,皮苍黄,青筋露,具顽固、量大、反复特点。属"臌胀",肝脾肾功能失调致气滞、血瘀、水停腹中是病机。

⑤神昏:晚期合并肝性脑病,精神恍惚,心神不宁,表情淡漠,语言呆滞,烦躁易怒,乱语摸床。

⑥癌性发热:原因不明的持续低热,中等度热,少数高热,似内伤发热之征,即发热缓慢,病程较长,发热不恶寒,时作时止,以肝肾阴虚、气血亏虚辨证。

⑦其他:旁癌综合征,即红细胞增多症、低血糖、男性乳腺发育、高血钙、高纤维蛋白血症、高胆固醇血症、血小板增多症、高血压、高血糖。也见类癌综合征,即甲状腺病变、多发神经病变、肥大性骨关节炎,按脏腑辨证。

(2)诊断(图 4.5):

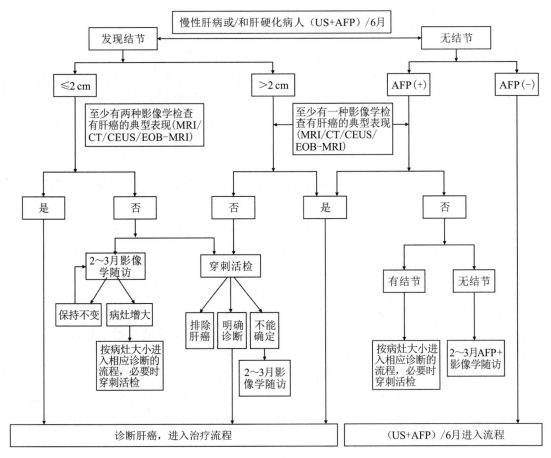

图 4.5　肝癌诊断路线

①借助肝脏超声检查联合血清 AFP 进行肝癌早期筛查,建议高危人群每隔 6 个月进行至少一次检查。

②动态增强 CT 和多模态 MRI 扫描是肝脏超声和血清 AFP 筛查异常者明确诊断的首选影像学检查方法。

③肝癌影像学诊断依据主要根据"快进快出"的强化方式。

④肝脏多模态 MRI 检查是肝癌临床检出、诊断、分期和疗效评价的优选影像技术。

⑤PET/CT 有助于对肝癌进行分期及疗效评价。

⑥具有典型肝癌影像学特征的肝占位性病变,符合肝癌临床诊断标准的病人,通常不需要以诊断为目的的肝病灶穿刺活检。

⑦对血清 AFP 阴性人群,可借助 AFP-L3、PIVKA Ⅱ和血浆游离微小核糖核酸进行早期诊断。

⑧肝癌切除标本的规范化处理和及时送检对组织保存和正确诊断十分重要。

⑨肝癌标本取材应遵循"七点基线取材"规范,有利于获得肝癌代表性生物学特性信息。

⑩肝癌症理学诊断报告内容应规范全面,特别应包括对肝癌治疗和预后密切相关的 MVI 病理学分级。

5. 鉴别诊断

(1)黄疸与萎黄:黄疸的发病与感受外邪、饮食劳倦或病后有关,其病机为湿滞脾胃、肝胆疏泄、胆汁外溢;其主症为目黄、身黄、小便黄。萎黄之病因与饥饱劳倦、病后失血有关,其病机为脾胃虚弱、气血不足、肌肤失养;其特征是双目不黄,常伴有眩晕、气短、心悸等症。

(2)胁痛与悬饮鉴别:悬饮亦可见胁肋疼痛,但其表现为饮留胁下,胸胁胀痛,持续不已,伴见咳嗽、咯痰,呼吸时疼痛加重,常喜向病侧睡卧,患侧肋间饱满,叩呈浊音,或兼见发热。

6. 分期

临床分期:参照 AJCC/UICC 2017 第 8 版肝癌分期。

7. 治疗

目前倡导手术、化疗、介入、靶向免疫为主的综合治疗。中医全程参与能改善疗效。

(1)辨证论治:

辨证要点:辨清虚实,辨清危候,上已论述。

治疗原则:初以脾虚证为主要表现;中期气滞、血瘀、湿热、热毒互结表现;晚期以气血亏虚,津液枯槁,脏器衰竭为主。总宜按不同阶段,采用或攻或补,或攻补兼施方法。

实施原则:辨证论治,扶正祛邪,调整阴阳,三因制宜。

①肝气郁结证:

主症:症见胁肋胀满,痛无定处,脘腹胀满,胸闷,善太息,急躁易怒,舌质淡红,苔薄白,脉弦。

治法:解郁理气,疏肝散结。

方药:柴胡疏肝散加减(陈皮、柴胡、川芎、枳壳、白芍、甘草)。

加减:肝区痛,延胡索、川楝子、香附;肝包膜下出血疼痛,茜草、蒲黄、灵脂;腹胀,大腹皮、厚朴;痞块,鳖甲、生牡蛎;黄疸,茵陈、大黄、田基黄;腹水,车前、猪苓、茯苓皮;恶心呕吐,半夏、竹茹;纳呆厌食,神曲、山楂、谷麦芽、鸡内金;出血倾向,白茅根、失笑散。

②湿热蕴结证:

主症:症见右胁胀满,疼痛拒按,发热,口苦或口臭,身黄目黄,小便黄,黄如橘色或烟灰,腹水或胸腔积液,恶心呕吐,大便秘结或黏腻不爽,舌质红苔黄腻,脉滑数。

治法:清热利湿。

方药:茵陈蒿汤加减(茵陈、栀子、大黄)。

加减:脾虚气滞酌加党参、黄芪、香附;湿热瘀互结重的用茵陈、莪术、猪苓;热毒阴虚用青蒿、易柴胡,重用羚羊角、丹皮、生地黄、黄连等;肋下痛加田七、延胡索、金铃子;脘腹胀满,无腹水并以虚证为主,加山药、芡实,实证者加枳壳、厚朴、佛手;热久不退加金银花、青蒿、败酱草。

③热毒内蕴证:

主症:症见上腹肿块,质硬,有结节感,疼痛固定拒按,或胸胁掣痛,入夜尤甚,或见肝掌、蜘蛛痣和腹壁青筋暴露,甚则肌肤甲错,舌边瘀暗或暗红,舌苔薄白或薄黄,脉弦细涩无力,兼有郁热者多伴烦热口苦,大便干结,小便黄或短赤。

治法:清肝解毒,活血消结。

方药:龙胆泻肝汤加减(龙胆草、黄芩、栀子、泽泻、木通、当归、生地黄、柴胡、生甘草、车前子)。

加减:有黄疸者,加山栀子、平地木、田基黄;有腹水者,加车前草、茯苓、猪苓等;有胸腔积液者,加桑白皮、葶苈子、蜀羊泉、龙葵;身热者,加生石膏、金银花、大青叶等;有呕血便者,加仙鹤草、白及、藕节炭、地榆炭、侧柏炭、贯众炭、槐花炭;神昏谵语者,加鲜生地黄、石菖蒲,并牛黄清心片。

④肝肾阴虚证:

主症:症见腹胀肢肿,腹大,青筋暴露,四肢消瘦,短气喘促,颧红口干,纳呆厌食,潮热或手足心热,烦躁不眠,便秘,甚则神昏谵语,或二便下血,舌红少苔,脉细数无力。

治法:养血疏肝,滋补肾阴。

方药:一贯煎加减(北沙参、麦冬、当归、生地黄、枸杞子、川楝子)。

加减:腹胀满有腹水者,加半边莲、苍术、水红花子等;呕血便血减鳖甲、丹参,加冬虫夏草、人参、黄芪、当归、白芍、阿胶珠、仙鹤草等;腹泻,加葛根、黄连、黄芩;盗汗,加生石膏合青蒿鳖甲汤;清热解毒,加半支莲、白花蛇舌草、漏芦;骨痛,加全蝎、蜈蚣。

(2)辨病用药:

根据原发性肝癌的细胞学特性、生物学行为,选择相应的方药,经抑瘤筛选、药理研究、临床验证,证明有一定治疗作用,可配合各型辨证治疗。临床使用中药注射液及口服中成药,应当在中医辨证论治的核心理论指导下,结合辨病,根据中药注射液及中成药的药物性能(寒热温凉),针对病性的寒热虚实合理选用,方能发挥中药注射液及中成药的真实疗效。

①中草药:斑蝥、干蟾皮、蜈蚣、半枝莲、七叶一枝花、莪术、八月札、山慈菇、白花蛇舌草、龙葵草、肿节风、冬凌草。

②中成药:根据病情选择应用华槐耳颗粒、蟾素片/胶囊、平消胶囊、参芪十一味颗粒、复方斑蝥胶囊、金龙胶囊、健脾益肾颗粒、康莱特胶囊、鸦胆子乳口服液/胶囊、复方红豆杉胶囊、消瘤丸、槐耳颗粒、养正消积胶囊、参一胶囊、博尔宁胶囊、安替可、康力欣、茯苓多糖口服液、西黄胶囊等。

③中药注射液:根据病情选择应用参芪扶正注射液、黄芪多糖注射液、生脉注射液、参麦注射液、参附注射液、复方苦参注射液、康莱特注射液、鸦胆子注射液、消癌平、蟾酥注射液、康艾注射液、艾迪注射液等。

(3)急症、兼症的处理：

①血证：脘腹胀大，腹壁青筋暴露，呕、便、衄血。因与阴虚火旺，凉血止血，清热地黄汤加减；脾虚失摄，归脾汤健脾益气，摄血止血；肝火犯胃，泻肝清胃，凉血止血，龙胆泻肝合十灰散加减。

②肝性脑病：精神恍惚，心神不宁或表情淡漠，言謇呆滞，烦躁易怒，胡言乱语，耳目发黄，小便黄短，心肝血虚，清窍失养，养心安神，调肝活血，甘麦大枣汤合人参鳖甲煎加减；夹瘀血，配活血化瘀，地龙、菖蒲，忌耗血破气，苦寒泻下。

③黄疸：阳黄，肝胆湿热，瘀毒内聚，清热利湿，祛瘀解毒，茵陈蒿汤合甘露消毒丹加减；阴黄，脾虚湿聚，瘀毒胶结，健脾渗湿，化瘀消癥，茵陈五苓合下瘀血汤配鳖甲煎丸，辨病加茵陈、车前草、田基黄、溪黄草。

④腹水：以腹胀大，皮泛黄，青筋露，伴双下肢肿，面晦暗，口干烦躁，舌红绛津少，脉弦细数。肝肾阴虚，湿毒停聚，滋养肝肾，解毒利水，济生肾气和清热地黄汤；脾肾阳虚，健脾温肾，利水解毒，附子理中汤合五苓散，也可腹穿引流灌注或直肠滴注以解毒得生煎消腹胀。

(4)西北地区肝癌的治疗体会：

西北地区人民喜食肥甘厚味，饮食肉类居多，易生湿成痰化火，损及脾胃。西北地区居民民风粗犷、性格易怒，怒伤肝，肝气郁结常见。西北地区甘寒而燥，外邪入里传变多化热生燥。西北地区肝癌辨证有以下特点：

①早期常见肝郁气滞，但多数伴有脾虚。患者有易怒表现，多数症状可见到胁肋胀满，痛无定处，脘腹胀满，胸闷，善太息，急躁易怒。患者的舌象常见舌体胖大，边有齿痕，舌苔厚腻。有些患者伴有大便次数多，易腹泻。此类患者治疗以疏肝健脾为治疗大法，以逍遥散加减，在加减用药中会加一些润燥化湿之品。

②中期常见湿热蕴结。主症可见右胁胀满，疼痛拒按，发热，口苦或口臭，身黄目黄，小便黄，黄如橘色或烟灰，腹水或胸腔积液，恶心呕吐，大便秘结或黏腻不爽，舌质红苔黄腻，脉滑数。常常还可以看到皮肤干燥、皮屑，口腔溃疡。治疗以清利肝胆湿热为治疗大法，同时需要加入养阴润燥之品。

③晚期及终末期常见肝肾阴虚、热毒蕴结。肝癌的主症与辨证分型中的症状区别不大，我们观察兼症中有许多"西北燥证"的表现，如口鼻干燥、咽干、饮水多、皮肤干燥、脱屑等，虽然以滋补肝肾、解毒清热为治疗大法，但核心内容需养阴润燥。

(5)中医与现代医学相融合：

中医在目前手术、放射、化学药物、靶向、介入免疫治疗等存在诸多缺憾和毒副作用情况下，不仅仅只起辅助治疗作用，中药介入的开展，使中医药也有机会充当主角。目前中医的研究正在系统化：①确定了中西医结合诊断、治疗、疗效评价的定量化、标准化。②进行中西结合治疗机理研究。③整理中医名、老中医及民间经验，正在强化开发有效方药研究。④中药介入研究也是重点之一。中医与现代医学相融合，使肿瘤学的循证化、个体化、标准化也体现在肝癌的诊疗过程中，造福病人。

8. 预防调摄

对于肝癌的预防调摄，提倡"三查二早"。

"三查"指的是三级普查管理。根据肝癌危险程度，一般把肝癌好发人群分为三类：第一类是高危人群，如因慢性病毒性肝炎(乙型肝炎或丙型肝炎)发展成肝硬化的患者。第二类是中度危险人群,如慢性病毒性肝炎患者,但没有肝硬化和肝癌家族史。第三类是低危人群,如非病毒性原因导致肝硬化的患者。三级普查即根据三类人群进行不同的检查。一般高危人群每 3 个月做一次相关检查(肝功能、甲胎蛋白和超声),中度危险人群至少每半年做一次检查,低度危险人群每一年做一次相关检查。查出可疑病例时,应进一步进行 CT、磁共振或动脉造影,直到排除肝癌。

"两早"指的是早预防和早诊断。临床实践证明,直径小于 3 cm 的小肝癌和中晚期肝癌的治疗效果截然不同。中晚期肝癌,常伴有肝内外转移,无法手术切除,介入栓塞和药物治疗难有成效。但早期诊断出的小肝癌,手术切除、栓塞、消融等治疗方法效果都不错。早预防则是避免肝炎传播,避免酒精、药物等给肝脏造成损害,最大限度地预防或缓解肝纤维化进展等。

9. 康复治疗

中医康复,从以下三方面着手:①健脾疏肝防复发,现代研究四君子汤方具突出作用。辨治以健脾疏肝为要,常以参苓白术散、小柴胡汤投之。②养生调摄防复发,春时养生为要,强调适当运动;食以清淡易消化为主,牛奶、鸡蛋、土茯苓煲水鱼类也可;起居有常,防风御寒。③气和志达防复发,精神调摄。

10. 治疗进展与展望

中药不仅能抗肿瘤血管生成,还在控制疾病进展、提高机体免疫及增强生存质量上有一定优势。中医药既可发挥抑制肝癌细胞增殖、诱导肝癌细胞凋亡、促进肝癌细胞分化、抑制端粒酶活性、调节细胞信号转导的作用,还在增强机体免疫功能、抗肿瘤血管生成、逆转多药耐药等方面有一定优势。近年来中医药对肝癌的研究也越来越多,为肝癌的治疗提供有效方法。

4.3.6 大肠癌

大肠癌由饮食不节,湿热下注,情志抑郁,损伤脾胃,气机逆乱,气血瘀滞,水湿瘀毒,蕴结于下而成。这是一种一般以血便,大便形状或习惯改变、腹痛、腹部包块为表现的恶性疾病。中医古籍"肠风下血"与结肠癌、"脏毒"与直肠癌、"结阴"与肛管癌有相似性,还类似于"肠覃""锁肛痔""滞下"等。

现代把大肠黏膜上皮起源的恶性肿瘤称为大肠癌,包括结肠和直肠癌。

1. 概述

大肠癌的发病和死亡率在我国乃至世界有逐渐上升的趋势,是常见的十大恶性肿瘤之一。2020 年中国癌症统计数据显示:我国结直肠癌发病率居第二位,死亡率在全部恶性肿瘤中均位居第五位,其中新发病例 56 万,死亡病例 29 万。城市远高于农村,且结肠癌的发病率上升显著。多数患者发现时已属于中晚期。高发区有长江下游、东南沿海及港台等经济较发达地区,有"富贵癌"之称。大肠癌发病与环境因素、生活习惯、饮食习惯,如高脂肪低纤维、遗传、大肠慢性炎症、大肠腺瘤病等癌前疾病等多因素协同作用有关;年龄在 30～50 岁间多发,男女比为 1.35∶1。大肠癌发病部位依次为直肠、乙状结肠、盲肠、升结肠、降结肠、横结肠。病理类型以腺癌占约 70%,其他为印戒细胞瘤、未分化癌、小细胞癌、鳞癌、类癌等。生物学特点为生长较慢、转移较晚,目前已成为与乳腺癌等一样可以长期生存的肿瘤之一。播散与转移:直接浸润自黏膜层逐步拓展,直接蔓延至膀胱、子宫、输尿管、小肠、肠系膜、腹膜、腹膜后等;淋巴结转移由近到远;血道转移可至肝、肺、脑、肾、肾上腺、皮肤等。分期除 TNM 以外,Dukes 分期更常用。以手术为主的综合治疗,使约 50% 的患者可望痊愈从而长期生存,早期发现、合理治疗是提高大肠癌疗效的关键。肠癌的治疗中:高风险 Ⅱ 期的肠癌患者中使用以奥沙利铂为基础的辅助化疗患者 3 个月治疗对比 6 个月未能显示总体非劣效性,但毒性明显减少;对 Ⅲ 期患者,3 个月 CAPOX(相比于 6 个月 CAPOX)有非劣效性,而 3 个月 FOLFOX(相比于 6 个月 FOLFOX)疗效差;Ⅳ 期患者 OS 获益更多得益于治疗线数的增加,一线化疗提高了 OS,却并未延长 PFS。一线靶向治疗带来显著的生存获益,抗 EGFR 用于右半结肠 OS 不能获益,用于左半结肠更优。二线治疗中,贝伐珠单抗联合化疗与西妥昔单抗联合化疗相比,PFS 和 OS 差异虽然无统计学意义,但贝伐珠单抗跨线治疗可能是出现进展的 RAS 野生型转移性 CRC 患者更优的选择。

中医在大肠癌治疗中,可促进术后康复,减少复发、转移,减轻放化疗毒副作用,提高治疗通过率,延长生存期,改善生存质量。何文婷等学者对近 20 年中国知网(CNKI)发表的采用辨证论治指导下的中药联合或不联合化疗与单纯化疗进行疗效比较的随机对照临床试验(RCT)进行 Meta 分析,共纳入文献 84 篇,涉及患者 8147 例,分析显示,对比单纯化疗患者,中医药联合化疗中位生存时间延长 1.35 倍,疾病控制率增加 110%,客观缓解率增加 78%,差异均有统计学意义($p < 0.001$)。患者证型频次分布前五位的分别是脾肾阳虚(1487)、脾虚湿盛(1360)、痰瘀毒聚(639)、气血亏虚(437)、肝郁气滞(301)。

2. 文献回顾与病因病机

(1)病因病机:

①饮食因素。《黄帝内经》:"膏粱之变,足生大疔""饮食自备,肠胃乃伤"。金元窦汉卿《疮疡经验全书》:"多由饮食不节,醉饱无时,恣食肥腻……遂致阴阳不和,关格壅塞,风热下冲,乃生五痔。"《景岳全书》:"积聚之病,凡饮食、血气、风寒之属……但曰积曰聚,当详辨也。盖积者,积累之谓,由渐而成者也。"膏粱厚味,酒食无度,脾胃受伤,湿热下注,蕴毒于肠,这种认识与现代流行病学的认识是一致的。

②情志因素。《证治汇补》:"积之始生,因起居不时,忧虑过度,饮食失节,脾胃亏损,邪正相搏,结于腹中",或因内伤外感气郁误补而致。《外科正宗》:"生平性情暴急,纵食膏粱,或兼补术,蕴毒结于脏腑,火热流注肛门,结而为肿……"《疮疡经验全书》:"脏毒者……皆喜怒不测,饮食不节,"七情变化,胃肠不和,气滞血瘀,久蕴成块,结于肠府。

③内因体虚。《景岳全书·积聚》:"凡脾肾不足及虚弱失调之人,多有积聚之病……"外因必须与内因相结合才能发病,所谓"邪之所凑,其气必虚"。

④其他因素。"寒温失节""寒气客于肠外""久坐湿地""亦有父子相传者,母血父精而成"及误食不洁等相关因素。

(2)症状:

《黄帝内经》:"肠覃何如……癖而内著,恶气乃起,息肉乃生,其始生也,大如鸡卵。"

《医宗金鉴》:"由醇酒厚味,勤劳辛苦,蕴注于肛门,两旁肿突,形如桃李,大便秘结,小水短赤,甚者肛门重坠紧闭,下气不通,刺痛如锥。"

《脾胃论》:"其症里急后重,欲便不便,或白或赤,或赤白相半,或下痢垢浊,皆非脓而似脓者也……毒聚肠胃……或下如烂瓜,或如屋漏水,此腐肠溃胃之危候……此非寻常治痢之法所能克也。"

《外科大成》:"锁肛痔,肛门内外如竹节锁紧,形如海蜇,里急后重,便粪细而带扁,时流臭水,此无法治。"

《景岳全书》:"治积之要,在知攻补之宜,而攻补之宜,当于孰缓孰急中辨之。"

《三因极一病证方论》创磨积丸。

《外科正宗》:"蕴毒结于脏腑,火热流注肛门,结而为肿,其患痛连小腹,肛门坠重,二便乘违,或泻或秘,肛门内蚀,串烂经络,污水流通大孔,无奈饮食不餐,作渴之甚,凡犯此未得见其生。"

总之,大肠癌外因寒气客于肠外,或久坐湿地,或寒温失节,饮食不节,肥甘厚腻,误食不洁;内则忧思郁怒,正气不足,脾胃失和,湿热内生,热毒蕴结,气滞血瘀,乘虚下注肛门,浸淫肠道,结而为肿。其位在大肠,与脾脏关系密切。

3. 临床表现、体征与诊断

(1)表现:

初期无表现或不被重视的大便习惯改变;进而大便进行性变细、不畅、秘泻交替,或便脓、便血,便时腹痛,腹部肿块;全身可消瘦,乏力,营养不良,恶病质,发热等。总之,因部位、病期不同表现各异。

主症如下:

大便习惯、性状改变,如便稀、便秘、便次多、便形变细,中医辨证为运化失常,传导失司。

①便血:肠道血络受损,肿瘤溃破、坏死而见便血,也有肉眼不见血,而化验便潜血阳性的。发生于右半结肠或回盲部,可表现为黑色柏油样便即远血;发生于左半结肠或直肠,多表现为近血,便血鲜红。伴有继发感染者可见黏液血便。中医属脾不统血,或瘀毒内阻或湿热下注。

②腹痛:可隐痛、钝痛、绞痛。阵发痛见于肠梗阻及肿瘤所致的肠道刺激;持续痛见于肿瘤浸透肠壁、粘连或侵及骶丛神经、骶骨;突发剧痛伴腹膜刺激征提示肠穿孔,可伴腹胀。中医属气滞血瘀。

③腹部肿块:是大肠肿瘤的主要表现之一。右下腹肿块多于左下腹,也见于直肠,日久可固定不移,压痛明显。中医属气滞血瘀,湿毒蕴结。

④肠梗阻:多为晚期见症,70%见于左半结肠,表现为腹胀、腹痛、肠鸣音亢进、肠型明显、排便排气停止。中医属脾失健运,气血两亏。

临床右半结肠癌以腹块、贫血、全身中毒症状为主;左半结肠癌以便血、肠梗阻为主;直肠癌为便血及排便习惯改变;肛门癌以出血和疼痛为特点。

危重症等如下:

①腹水:为大肠癌腹膜种植性转移所致,多为血性,常可找到癌细胞。中医属脾肾不足,湿毒内停。

②黄疸:大肠癌肝转移,肝失疏泄,气滞血瘀,可为肝大,阻滞胆道,见为黄疸,也有阴黄、阳黄之分。

③肠穿孔:腹肌紧张,压痛,反跳痛,腹平片见膈下游离气体。

④出血:临床短时间一次或反复多次、大量,大于 1000 mL 时,可见厥逆表现,危及生命。

⑤排尿困难:直肠癌侵犯后尿道、膀胱后壁、前列腺,影响膀胱气化功能,可见尿频、急、

痛、闭。

⑥发热也是常见症状,与内伤发热特点一致,多低热,潮热。

(2)体征:

①一般状况、全身浅表淋巴结特别是腹股沟及锁骨上淋巴结的情况评价。

②腹部视诊和触诊,检查有无肠型、肠蠕动波,腹部叩诊及听诊检查了解有无移动性浊音及肠鸣音异常。

③直肠指检:凡疑似结直肠癌者必须做常规肛门直肠指检,了解直肠肿瘤大小、大体形状、质地、占肠壁周径的范围、基底部活动度、肿瘤下缘距肛缘的距离、肿瘤向肠外浸润状况、与周围脏器的关系、有无盆底种植等,同时观察有否指套血染。

(3)诊断:

①影像学检查

●X 线:推荐气钡双重 X 线造影作为筛查及诊断结直肠癌的检查方法,但不能应用于结直肠癌分期诊断,如疑有结肠或直肠梗阻的患者应当谨慎选择。

●B 超:了解患者有无复发转移,具有方便快捷的优越性。

●CT 推荐行胸部/全腹/盆腔 CT 增强扫描检查,检查推荐用于以下几个方面:结肠癌 TNM 分期诊断;随访中筛查结直肠癌吻合口复发及远处转移;判断结肠癌原发灶及转移瘤新辅助治疗、转化治疗、姑息治疗的效果;阐明钡剂灌肠或内窥镜发现的肠壁内和外在性压迫性病变的内部结构,明确其性质;有 MRI 检查禁忌证的直肠癌患者。CT 评价直肠系膜筋膜(MRP)的价值有限,尤其对于低位直肠癌。

●MRI 检查:推荐 MRI 作为直肠癌常规检查项目。对于局部进展期直肠癌患者,需在新辅助治疗前、后分别行基线 MRI 检查,目的在于评价新辅助治疗的效果。如无禁忌,建议直肠癌患者行 MRI 扫描前肌注山莨菪碱抑制肠蠕动;建议行非抑脂、小 FOV 轴位高分辨 T2W1 扫描;推荐行 DWI 扫描,尤其是新辅助治疗后的直肠癌患者;对于有 MRI 禁忌证的患者,可行 CT 增强扫描。

●PET-CT:不推荐常规使用,但对于病情复杂、常规检查无法明确诊断的患者可作为有效的辅助检查。术前检查提示为Ⅲ期以上肿瘤推荐使用。

●排泄性尿路造影:不推荐术前常规检查,仅适用于肿瘤较大且可能侵及尿路的患者。

②内窥镜检查:所有疑似结直肠癌患者均推荐结肠镜检查,但以下情况除外:

●一般状况不佳,难以耐受。

●急性腹膜炎、肠穿孔、腹腔内广泛粘连。

●肛周或严重肠道感染。

●妇女妊娠期和月经期。

内窥镜检查报告必须包括进镜深度、肿物大小、距肛缘位置、形态、局部浸润的范围,对可疑病变必须行病理学活组织检查。由于结肠肠管在检查时可能出现皱缩,因此内窥镜所见肿物远侧距肛缘距离可能存在误差,建议结合 CT、MRI 或钡剂灌肠明确病灶部位。病理活检报告是结直肠癌治疗的依据。

③实验室检查:

血、尿、便常规,粪便潜血、生化作为常规检查。结直肠癌患者在诊断、治疗前、评价疗效、随访时必须检测 CEA、CA19-9;有肝转移患者建议检测 AFP;疑有卵巢转移患者建议检测 CA12-5。

④分子分型：

确定为复发或转移性结直肠癌时，推荐检测肿瘤组织 RAS 基因及其他相关基因（BRAF）状态、HER2、NTRK 等以指导进一步治疗。推荐有条件者检测组织标本 MMR 或 MSI（微卫星不稳定性）。

4. 鉴别诊断

大肠癌一般与痔疮、结直肠腺瘤和息肉、大肠恶性黑色素瘤、大肠恶性淋巴瘤、大肠平滑肌瘤、细菌性痢疾、溃疡性结肠炎鉴别，尤其是病理学鉴别很重要。因此，中医也应具备现代病理学知识。

5. 治疗

大肠癌的治疗同样是以手术为主的综合治疗。中医治疗大肠癌，原则上早期以攻为主，中期祛邪扶正兼顾，晚期扶正为主；兼顾局部治癌与整体调理。具体而言，早期湿热蕴结继则气滞血瘀，以清热利湿、行气活血为主；晚期脾胃阳虚，气血双亏，扶正以温补脾肾，补气养血。

（1）辨证选择口服中药汤剂：

①辨证论治：

●湿热蕴结型：

主症：腹部阵痛，下利赤白，里急后重，胸闷口渴，恶心纳差，舌苔黄腻，脉滑数。

治法：清热利湿，清肠散结。

方药：白头翁汤加减（黄连、黄柏、白头翁、秦皮）。

●气滞血瘀型：

主症：腹胀刺痛，腹块坚硬不移，下利紫黑脓血，里急后重，或肠癌术后，腹痛振作，大便干结，舌质紫黯或有瘀斑，苔黄，脉涩。

治法：行气活血，消瘤散结。

方药：桃红四物汤加减（当归、川芎、赤芍、生地黄、桃仁、红花、枳壳、乌药、丹皮、香附、延胡索）。

●脾肾阳虚型：

主症：面色萎黄，腰酸膝软，畏寒肢冷，腹痛绵绵，喜按喜温，五更泄泻，或污浊频出无禁，舌淡苔薄白，脉沉细无力。

治法：温补脾肾，益气固涩。

方药：附子理中丸合四神丸加减（党参、白术、茯苓、炙甘草、干姜、制附子、肉豆蔻、补骨脂、五味子、吴茱萸、生薏苡仁）。

●气血两虚型：

主症：形体瘦削，大肉尽脱，面色苍白，气短乏力，卧床不起，时有便溏，或脱肛下坠，或腹胀便秘，舌质淡苔薄白，脉细弱无力。

治法：益气养血。

方药：八珍汤加减（当归、白芍、熟地黄、川芎、党参、白术、茯苓、升麻、生黄芪、炙甘草）。

②对症加减：

●大便下血者，加血余炭、茜草、三七粉冲服。

- 热结便秘者,加大黄(后下)、枳实、厚朴。
- 腹泻明显者,加马齿苋、白头翁。
- 腹部胀痛者,加木香、陈皮、玄胡、赤芍、白芍。
- 腹部肿块者,加夏枯草、海藻、昆布、三棱、莪术。
- 腹硬满而痛者,加川楝子、炮山甲、丹参。
- 里急后重者,加广香木、藤梨根。
- 腹内结块而体实者,加山棱、莪术。
- 大便秘结属体虚者,加火麻仁、郁李仁、柏子仁,体实便秘者加生大黄(后下)、枳实、玄明粉。
- 便血量多色黯者,加灶心土、艾叶。
- 大便无度者,加诃子、罂粟壳。
- 兼腹水尿少者,加白茅根、大腹皮、茯苓皮。
- 心悸失眠者,加炒枣仁、柏子仁、远志。
- 若脱肛下坠、大便频繁者,加柴胡、诃子。

③危重症治:

- 便血:近血鲜红,口苦,苔黄腻,脉濡数,清热化湿,和营止血,用地榆散;远血色黑,舌淡苔白,脉细,健脾温中,益气摄血,用黄土汤。
- 血多者:益气固脱。
- 腹水:当分寒热,以清利、温健内服与外敷同用。
- 肠梗阻:完全性以手术为主,不完全性以攻下通腑,诸承气可投。
- 发热:按内伤发热辨治可效。
- 癌痛:中医认为大肠癌是正虚基础之上瘀血与湿热毒邪交结而致,中医应重视"不通则痛"与"不荣则痛"。行气化瘀以土木鳖为主,可选地鳖虫、木香、陈皮等。补气血也是重要方面,协同三阶梯等现代止痛方法。

④辨病用药:

在辨证论治的基础上,可以加用具有明确抗癌作用的中草药:苦参、白头翁、败酱草、半枝莲、山豆根、蛇舌草、白英、石见穿。

(2)辨证选择口服中成药:

华蟾素片、平消胶囊、参芪十一味颗粒、复方斑蝥胶囊、金龙胶囊、健脾益肾颗粒、康莱特胶囊、鸦胆子乳口服液、复方红豆杉胶囊、消瘤丸、槐耳颗粒、养正消积胶囊、参一胶囊、博尔宁胶囊、安替可、康力欣、茯苓多糖口服液、西黄胶囊等。

(3)辨证选择静脉滴注中药注射液:

在中医辨证论治的核心理论指导下,结合辨病,根据中药注射液及中成药的药物性能(寒热温凉),针对病性的寒热虚实合理选用,方能发挥中药注射液及中成药的真实疗效。

①扶正类中药注射液:

参芪扶正注射液、生脉注射液、参麦注射液、参附注射液等。

②祛邪类中药注射液:

复方苦参注射液、康莱特注射液、鸦胆子注射液、消癌平注射液等。

③扶正祛邪并举类中药注射液:

康艾注射液、艾迪注射液。

（4）与现代医学相结合：

中医治疗可贯穿在现代手术、化疗、放疗等治疗始终,探索联合靶向、免疫治疗的利弊。

①中药结合手术。术前调脾胃,利于术后康复;术后健脾益气、醒脾开胃,用四君子汤加减恢复体力。

②中药结合放疗。在放疗后以益气健脾为主,配合抗癌解毒中药,消减残癌。对放射性直肠炎取中药保留灌肠有一定疗效。

③中药结合化疗。与化疗结合增效、减毒,延长生存期。包括肠癌无法手术的化疗、肠癌肝转移的介入化疗前后及过程中常见中医证型:肝胃不和、脾胃虚弱、脾虚湿热、脾肾阳虚、胃阴不足、毒热之象,分别予疏肝和胃、健脾补虚、温胃化湿、益肾健脾、滋养胃阴、清热解毒。方药可参阅前述随证加减活用。对于不能手术的肠癌肝转移患者、高龄大肠癌患者,化疗与中医药的结合运用,疗效受到肯定。

6．预防调摄

（1）预防：

①保持中国人传统的低脂肪、高纤维饮食习惯。

②维持健康的体重。

③辅以适当的体育运动。

④高危人群的阿司匹林和非类固醇类抗炎药物的选择应用。

（2）调摄：

大肠癌已成为可以长期生存的肿瘤之一,预防肠癌复发、转移,提高术后、放化疗后生存期和生存质量,任重道远。

①精神调理:让癌症患者加入抗癌组织中来,比如新疆维吾尔自治区中医医院"中西医肿瘤康复中心",形成良性的医护与患者、患者与患者的互动关系,以良好的心态、正确的方法配合、参与到治疗康复中。对直肠癌造瘘术后患者教予正确的护理方法,让性格开朗的患者现身说话,克服生活障碍。

②起居有常:重塑良好的生活习惯,定时休息,适当运动,提高抗病能力。

③饮食调养:多进纤维丰富的食物如谷物、水果、蔬菜,少食脂肪,忌油煎、烟熏食品。

7．进展

中医药现代研究发现,湿热、瘀毒、气血两虚、脾肾阳虚、肝肾阴虚是大肠癌的主要发病机制。湿热瘀毒为标,气血两虚、脾肾阳虚及肝肾阴虚为本。治则,扶正祛邪,尤其是中晚期患者多虚证为主,扶正培本地位突出。辨证论治仍为主体,以基本病机为基础制定的基本方,立法清热利湿、化瘀解毒,临床取效;辨证论治或基本方内服,配合中药保留灌肠在大肠癌治疗中应用广泛。

中国中医科学院西苑医院杨宇飞教授团队自主研发祛邪胶囊,进行了大量的临床研究,分别就结直肠癌的生存期、复发转移率、生活质量、免疫功能以及祛邪胶囊的安全性进行长期随访观察。一项国际多中心前瞻性队列研究显示,祛邪胶囊与单纯西医治疗相比,可明显降低Ⅱ至Ⅲ期结肠直肠癌术后1、2、3年复发转移率。祛邪胶囊治疗晚期结直肠癌的随机临床试验结果显示,常规治疗联合祛邪胶囊对比常规治疗联合安慰剂可将患者中位总生存期（mOS）延长9个月（23 m vs 14 m, $p = 0.058$）。2018年中国中医科学院西苑医院张彤教授的一项双向性队列研究结果显示,中西医队列治疗晚期结直肠癌患者的中位生存时间为 29 个月(95%CI:24.0~33.5),较单纯西医队列延长了 7.1 个月,差异有统计学意义,尤其是对于女性、右半结肠、高龄、*RAS* 基因突变和一线治疗的患者,接受中西医结合治疗的生存获益更加明显,其可能是中西医结合治疗晚期肠癌的优势人群。

8. 康复

(1)康复锻炼:肠癌术后如果无禁忌,患者应在 3~7 天下床活动,促进身体各机能的恢复。如果身体恢复良好,可逐步加大运动量,变换锻炼内容,从散步、气功、太极拳到做操乃至慢跑。

(2)融入社会,适当工作:经医生许可,可适当恢复工作,已退休患者,可参加癌症康复的群众组织,为自己也为他人做些力所能及的事,在工作中可以调节心情,增强继续抗癌的信心。

(3)心理康复:注意调理身心,平衡心态。要让癌症患者懂得:患病后疑虑重重,不信任医师,治疗上不配合,情绪低落会导致病情恶化。同时也要让癌症患者家属懂得家庭和睦是患者强大的精神支柱。

9. 展望

标准治疗失败以后,可考虑 *HER2* 免疫组化检测,*HER2* 扩增或过表达在晚期或转移性肿瘤中的变异率为 2%~6%,曲妥珠单抗被批准用于 *HER2* 扩增的乳腺癌和胃癌患者。2019 年 *Lancet Oncology* 杂志发表了 MyPathway 研究:曲妥珠单抗联合帕妥珠单抗治疗 *HER2* 扩增型结直肠癌的疗效和安全性。结果显示接近 1/3 的患者取得客观缓解,中位疗效持续时间达到 5.9 个月,4 例患者的疗效持续时间超过 12 个月。中国尚缺少抗 *HER2* 靶向治疗的数据,2020 年 NCCN 指南推荐曲妥珠单抗联合帕妥珠单抗治疗或曲妥珠单抗联合拉帕替尼 *HER2* 用于扩增型晚期结直肠癌三线治疗。参考 SWOG S1406 研究结果,2020 版 NCCN 指南推荐达拉非尼联合曲美替尼联合西妥昔单抗用于 RAS 野生 BRAF V600E 突变患者二线及二线以上治疗。

免疫治疗领域,中国尚无大型循证医学数据,2020 年 NCCN 指南推荐对 MSI-H/dMMR 晚期结直肠癌可接受帕博利珠单抗/纳武利尤单抗治疗,国产恩沃利单抗皮下注射剂也已获批。

一线化疗提高了 OS,却并未延长 PFS,联合中医治疗可能在后线治疗发挥更大的作用;联合中药是否能将"冷肿瘤"转化成"热肿瘤",进而在联合免疫治疗时增加患者的生存获益,这些问题都期待高级别的循证医学证据验证。

4.3.7　胰腺癌

中医古籍文献中并无关于胰腺及胰腺癌的具体记载,胰腺的描述散见于"散膏""脺""珑管"等记载,类似胰腺癌的记载散见于"积聚""伏梁"等论述中。但就其临床表现,本病属于中医学"结胸""黄疸""胸痛"等范畴,对其病因病机亦有不少论述。如《证治汇补》中记载:"积之始生,因起居不时,忧虑过度,饮食失节、脾胃亏损、邪正相搏,结于腹中。"藏象学说是中医学核心理论体系,脏腑生理功能病理特征迥异,治则治法完全不同,中医古籍中关于胰腺脏腑属性等证治理论的缺失直接影响了胰腺病包括胰腺癌在内治则治法的确定。

1. 概述

胰腺癌是恶性程度较高的消化道肿瘤之一,其致死率与发病率几乎一致,五年总生存率仅约 9%。美国癌症协会最新的数据显示,2019 年约有 5.6 万例胰腺癌新增患者,其中死亡患者数约为 4.5 万例。据估计,2020 年全球胰腺癌新增患者数达 42 万例,死亡患者数达 41 万例,而到 2030 年,胰腺癌或将成为恶性肿瘤中的第二位致死原因。在中国,胰腺癌的发病率逐年上升,在男性中已超过膀胱癌成为排名第七位的肿瘤,且其致死率在全人群癌症相关死亡中同样排名第七位。随着中国人口老龄化的进展以及居民生活方式、饮食结构的改变,胰腺癌的发病率将继续增长,成为威胁人类生命健康的重大公共卫生问题。

尽管胰腺癌的具体发病机制目前尚未阐明,大量的观察性研究将胰腺癌的风险因素分为可调节因素(如肥胖、吸烟、饮食及毒素)和不可调节因素(如年龄、家族性肿瘤综合征、非洲裔、遗传史及非 O 型血)。2 型糖尿病与胰腺癌的关系一直是流行病学的研究热点,最近两项研究得出了不一致的结论。一项纳入 3200 万名参与者的 Meta 分析发现,即使在充分矫正混杂因素后,2 型糖尿病与胰腺癌的发生仍有因果关联;然而另一项研究指出,尽管 2 型糖尿病患者中胰腺癌发病率高,但是两者并无因果关联,而胰腺癌与新发糖尿病之间却有明显的因果关联。识别新的风险因素对胰腺癌的病因认识及早期筛查具有重要意义。近日,一项队列研究指出,血清单不饱和脂肪酸、Ω-3 脂肪酸及反刍反式脂肪酸与较低的胰腺癌发病率有关,而 Ω-6 脂肪酸,尤其是花生四烯酸则与较高的胰腺癌发病率有关。此外,一篇基于全基因组关联的 Meta 分析识别了 GP2 的一个单核苷酸多态性(single nucleotide polymorphism,SNP)为亚裔胰腺癌的风险位点,功能研究表明这个 SNP 与 KRAS 的激活密切相关。

然而,传统的观察性研究存在混杂因素难以控制、随访资料难以收集和类别有限及不能明确因果关系等局限性。近年来,将 SNP 作为工具变量研究表型与疾病因果关联的孟德尔随机化方法应用广泛,不少研究运用这种方法探索与胰腺癌存在因果关系的风险因素。例如,一项最新的孟德尔随机化研究指出,较高的低密度脂蛋白水平也是胰腺癌的风险因素。此外,Langdon 等利用全表型关联的孟德尔随机化方法识别了与胰腺癌发生相关的两种代谢物,其中一种为纤维蛋白原裂解肽,其氨基酸序列为 ADp SGEGDFXAEGGGVR,与胰腺癌的发生呈正相关,而另一种 O-磺基-I-酪氨酸与胰腺癌的发生呈负相关。

2. 文献回顾

中医并无胰腺癌这一病名,本病大多归于"腹痛""积聚""黄疸"的范畴之中,如《黄帝内经》:"民病胃脘当心而痛,上支两胁,膈咽不通,饮食不下",可见古代医家对本病所表现的临床症状已有一定的认识。

中医医籍中关于胰腺的最早记录见于《难经》:"脾重二斤三两,扁广三寸,长五寸,有散膏半斤,主裹血,温五脏,主藏意",此处"散膏"从解剖关系上推测可与现代医学之胰腺相对应。之后关于胰腺的描述并未出现明显的进展,直至现代解剖学的出现。清王清任在《医林改错》中指出"脾中有一管,体象玲珑,易于出水,故名珑管",在人体解剖中已发现胰腺,但仍归于脾,称为脾中"珑管"。清叶霖《难经正义》不仅第一次将"珑管"与"胰"相对应,更为重要的是第一次提出了胰的概念并定义了其生理功能,其中记录"胰,附脾之物,形长方,重约三四两,横贴胃后,头大向右,尾尖在左,右之大头,与小肠头为界,左之小尾,与脾相接,中有液管一条,由左横右,穿过胰之体,斜入小肠上口之旁,与胆汁入小肠同路,所生之汁,能消化食物,其质味甜,或名之甜肉云"。张锡纯《医学衷中参西录》:"脾有散膏半斤,即西人所谓甜肉汁,原系胰子团结而成,方书谓系脾之副脏,其分泌善助小肠化食,实亦太阴经之区域也。为其经居于腹之中间,是以腹满为太阴经之病",明确了腜、散膏即为胰腺。中医所言"积聚""黄疸"病症也有多种分类,其中不少涉及胰腺癌范畴的描述,如,《黄帝内经》中提到的积、瘕、肠覃、肉瘤、肠瘤等积聚;《难经》提出了五脏积的分类,曰"肝之积名曰肥气,在左胁下……脾之积,名曰痞气,在胃脘,覆大如盘",其中脾积患者的临床表现类似胰腺癌的消化不良、食欲不振及腹水等症状;《金匮要略》中提到的谷疸、酒疸、黑疸以及孙思邈提到的胃疸、心疸、肠疸、膏疸、肉疸等均与胰腺癌患者有相似的临床表现。

3. 西北燥证与胰腺癌

西北燥证属中医证候,其病因分为内因和外因,外因以燥邪为主,风、寒、火次之。周铭心等研究指出燥邪是西北燥证的主要病因,正气亏虚是罹患西北燥证的内在因素。中医学认为"正气存内,邪不可干""积之成也,正气不足,而后邪气踞之""壮人无积,虚人则有之",说明积聚产生的内因在于正气亏虚,胰腺癌亦是如此。西北地区的胰腺癌往往合并西北燥证。

4. 病因病机

患者或因年老体衰,脾肾亏虚,或因饮食失调,损伤脾胃,或因久患慢病,渐损正气,导致正气亏虚,御邪无力,毒邪袭人,再者因气为血行,气为津行,正气亏虚,气虚力缓,气机阻滞,津血失运,内生瘀血、水湿,诸邪胶结,变生癌毒,湿瘀毒结聚,日久形成肿块,聚于胰腺,发为本病。毒邪阻滞,进一步影响脾胃功能及气血运行,以致脾胃更损,正气倍伤,久则伤及肝肾,最终可导致脾、肝、肾俱虚,阴阳双亏之重症。故胰腺癌患者既可出现乏力、精神不振、食欲下降等脾胃失运、正气亏虚的表现,亦可伴有腹部疼痛、腰背疼痛、身黄目黄等湿瘀毒阻滞之症,还常见恶心呕吐、腹泻便秘、腹部胀满等脾胃气机升降失调相关的症状。因此,本病中医病机可概括为脾胃虚损、正气亏虚为本,湿瘀毒内蕴为标,标本相互影响,相互转化。需要指出的是,本病之癌毒较其他肿瘤更为凶猛,癌肿生长迅速,转移快,进展快,易变生他证,预后极差。

5. 临床表现与诊断

(1)临床表现:

主症如下:

①腹痛:疼痛是胰腺癌的主要症状,不管癌位于胰腺头部或体尾部均有疼痛。除中腹或左上腹、右上腹部疼痛外,少数病例主诉为左右下腹、脐周或全腹痛,甚至有睾丸痛,易与其他疾病相混淆。当癌累及内脏包膜、腹膜或腹膜后组织时,在相应部位可有压痛。

②黄疸:黄疸是胰腺癌,特别是胰头癌的重要症状。黄疸属于梗阻性,伴有小便深黄及陶土样大便,是由于胆总管下端受侵犯或被压所致。黄疸为进行性,虽然可以有轻微波动,但不可能完全消退。

③消化道症状:最多见的为食欲不振,其次有恶心、呕吐,可有腹泻或便秘甚至黑便,腹泻常常为脂肪泻。其与食欲不振和胆总管下端及胰腺导管被肿瘤阻塞,胆汁和胰液不能进入十二指肠有关。

④消瘦、乏力:和其他癌不同,常在初期有消瘦、乏力。

⑤腹部包块:胰腺深在,于后腹部难摸到,腹部包块系癌肿本身发展的结果,位于病变所

在处,如已摸到肿块,多属进行期或晚期。慢性胰腺炎也可摸到包块,与胰腺癌不易鉴别。

⑥症状性糖尿病:少数病人起病的最初表现为糖尿病的症状,即在胰腺癌的主要症状如腹痛、黄疸等出现以前,先患糖尿病,至伴随的消瘦和体重下降被误为是糖尿病的表现,而不去考虑胰腺癌。

兼症如下:

①腹水:一般出现在胰腺癌的晚期,多为癌的腹膜浸润、扩散所致。腹水可能为血性或浆液性,晚期恶病质的低蛋白血症也可引起腹水。

②精神症状:部分胰腺癌患者可表现焦虑、急躁、抑郁、个性改变等精神症。

③血栓性静脉炎:晚期胰腺癌患者出现游走性血栓性静脉炎或动脉血栓形成。

④其他:发热、明显乏力。可有高热甚至有寒战等类似胆管炎的症状,故易与胆石症、胆管炎相混淆。

(2)诊断:

①参照 NCCN 胰腺癌诊断标准。

②胰腺手术标神农本草经病理、组织学证实者。

③剖腹探查、腹腔镜探查、胰腺穿刺采得胰腺活检组织标本,大网膜、肝等部位转移灶活检组织标神农本草经组织学诊断为胰腺癌者。

④淋巴结、腹壁或皮下结节等转移灶活检,组织学表现符合胰腺癌,并且胰腺疑有胰腺癌存在,临床上又能排除其他器官原发癌者。

⑤胰腺原发灶细针穿刺、转移灶细针穿刺等细胞学标本、胰液及十二指肠引流液、腹腔冲洗液及腹水,镜下所见符合胰腺癌细胞学标准者,诊断可确立。

胰腺癌的诊断多依据临床表现、影像学检查、病理学和细胞学检查以及血清学检查进行综合判断,其中病理学、细胞学检查结果是诊断胰腺癌的金标准。

6.治疗

(1)辨证论治:

中医治则:扶正祛邪,明辨正邪衰盛、病变部位、病程阶段,早期祛邪为主,中期扶正祛邪兼顾,晚期扶正为主、祛邪为辅。

中西结合治则:辨病与辨证相结合;扶正与抗癌祛邪相结合;局部与整体相结合;短期与长期治疗相结合。

①湿热瘀郁证:

主症:腹痛(钝痛),腹胀,恶心,呕吐,痛如针刺,急躁易怒,舌质红苔黄腻,脉滑或弦或涩。

治法:清热燥湿,行气化瘀。

方药:可选用半夏泻心汤、四逆散与失笑散合方(法半夏、黄连、黄芩、干姜、甘草、人参、蒲黄、五灵脂、延胡索、白术)。

②寒湿瘀郁证:

主症:腹痛(钝痛),腹胀,恶心,呕吐,痛如针刺,急躁易怒,餐后疼痛加重,或夜间加剧,或情绪低落,或失眠,或手足不温,或大便干结,或大便溏泻,舌质淡苔白腻或厚,脉沉或弦或涩。

治法:温阳散寒,行气化瘀。

方药:桂枝人参汤、四逆散与失笑散合方(桂枝、人参、干姜、甘草、蒲黄、五灵脂)。

③湿热积滞证:

主症:腹痛,脘腹胀闷,恶心,呕吐,厌食,嗳腐,渴不欲多饮,肢体困重,或头沉,或嗳气,或身目发黄,或胁肋胀痛,或胸中烦热,或不思饮食,或大便不畅,舌质红,苔黄厚或腻,脉滑或滑数。

治法:清热燥湿,消食导滞。

方药:可选用半夏泻心汤与枳实导滞汤合方(法半夏、黄连、黄芩、干姜、甘草、人参、枳实、厚朴)。

④寒湿积滞证:

主症:腹痛,脘腹胀闷,恶心,呕吐,厌食,嗳腐,口淡不渴,手足不温,或疼痛因食凉加重,或肢体困重,或头沉,或嗳气,或身目发黄,或不思饮食,或大便不利,舌质淡,苔白厚或腻,脉滑或沉。

治法:温阳化湿,消食和胃。

方药:可选用理中丸、平胃散与保和丸合方(桂枝、赤芍、人参、白术、干姜、厚朴、陈皮、神曲、山楂等)。

⑤阴虚血瘀证:

主症:腹痛,脘腹胀闷,恶心,呕吐,咽干口燥,痛如针刺,舌暗夹瘀斑,手足心热,或疼痛因进凉食缓解,或盗汗,或低热,或形体消瘦,或失眠多梦,或不思饮食,或大便干结,少苔,脉细数或涩。

治法:滋补阴津,活血化瘀。

方药:化瘀养阴汤与增液汤合方(当归、赤芍、桃仁、桂枝、蒲黄、丹参、生地黄、黄精、沙参、川楝子、砂仁、玄参、麦冬)。

⑥阳虚血瘀证:

主症:腹痛(钻痛),脘腹胀闷,恶心,呕吐涎沫,口淡不渴,痛如针刺,手足不温,或疼痛因进凉食加重,或自汗,或黄疸,或不思饮食,或大便溏泄,舌暗夹瘀斑,苔薄白,脉虚弱或涩。

治法:温阳散寒,活血化瘀。

方药:当归四逆汤与桂枝茯苓丸合方(当归、干姜、人参、桂枝、茯苓、桃仁、红花等)。

⑦肝热脾寒证:

主症:腹痛(钝痛),脘腹胀闷,恶心,呕吐,口苦口干,手足不温,痛胀因寒加重,或急躁易怒,或胁肋烦热,或口渴不欲多饮,或黄疸,或不思饮食,或大便溏泄,或大便干结,舌质红,苔薄白或腻,脉浮或虚弱。

治法:清泻肝热,温脾益气。

方药:栀子柏皮汤与桂枝人参汤合方(黄芩、白芍、生甘草、黄柏、栀子、红枣、桂枝、人参等)。

⑧肝脾郁热证:

主症:腹痛(灼痛),脘腹胀闷,焦虑,失眠,口苦口干,口渴,腹痛放射至腰背部,或腹中烦热,或急躁易怒,或喜食冷食,或食则腹胀或腹痛,或黄疸,或不思饮食,或大便干结,舌质红,苔薄黄或腻,脉浮数或弦数。

治法:清肝疏肝,健脾泻热。

方药：可选用栀子柏皮汤、四逆散与半夏泻心汤合方（黄芩、白芍、生甘草、黄柏、栀子、法半夏、黄连、干姜、甘草、人参）。

对症加减：

- 黄疸：加茵陈、青蒿、栀子等。
- 腹痛：加延胡索、木香、八月扎、香附、枸橘子等。
- 痞块：加天龙、干蟾皮、蜂房、山慈菇、浙贝、藤梨根等。
- 出血：加三七、茜草、蒲黄、白茅根、大蓟、小蓟等。
- 便秘：加大黄、虎杖、蒲公英等。
- 腹泻：加防风、土茯苓等。
- 厌食：加六神曲、山楂、鸡内金、莱菔子等。
- 腹水：加车前子、大腹皮、泽泻、猪苓等。
- 血瘀：加三七、红藤、虎杖等。

在上述辨证论治的基础上，可以加用2～3味具有明确抗肿瘤作用的中草药。

（2）辨证选择口服中成药：

消癌平片、华蟾素片、八宝丹、西黄丸（胶囊）、鸦胆子口服乳液、榄香烯口服乳液、平消胶囊（片）、金龙胶囊、养正消积胶囊、肿节风片、康莱特软胶囊、槐耳颗粒、百令胶囊/金水宝胶囊、保和丸等。

（3）辨证选择静脉中药注射液：

消癌平注射液、鸦胆子注射液、榄香烯注射液、肿节风注射液、华蟾素注射液、康莱特注射液、复方苦参注射液等。

（4）与手术、放化疗等其他治疗相结合：

①根据病情及临床实际应用可选择高强度聚焦超声（high intensity focused ultrasound，HIFU）、射频消融等治疗。根据胰腺癌以脾虚论治的观点，应用HIFU联合中药健脾解毒方治疗中晚期胰腺癌，结果发现在疼痛、睡眠、黄疸等临床症状方面均有较好的治疗效果，能有效提高患者的生存质量，延长生存期，说明中药既能扶正，又能抗癌，有治病求本的作用。

②根据病情及临床实际应用可选择中药介入/灌注治疗。

③根据病情需要选择，如足三里穴位注射治疗化疗后白细胞减少症，涌泉穴电刺激预防/治疗化疗引起的恶心呕吐，中药腔内灌注治疗恶性胸腔积液/腹水等。

④胰腺癌围手术期使用中医药，为手术创造有利条件，促进术后恢复，延长术后稳定期。生物治疗、物理治疗与中医药联合使用可起协同作用，增强机体免疫力，提高疗效。

⑤对并发症的治疗：

- 疼痛：晚期胰腺癌患者上腹部疼痛是最常见的症状。除了西药止疼药，中药打粉外敷对缓解疼痛临床疗效较好。
- 黄疸：胰腺癌为阴证，其黄疸多为中医所称"阴黄"，可用茵陈五苓散加减口服。何裕民教授以利黄散外敷退黄疸。
- 腹胀及肠梗阻：中药外敷、灌肠。胰腺癌晚期患者全身辨证为虚，临床腹胀以虚证多见，应辨证用药，临床常用温补脾阳如高良姜、乌药、肉桂等中药打粉外敷止痛，也可配合针灸促进肠道蠕动。

根据病情选择敷贴疗法、中药泡洗、中药熏药治疗等外治法。根据病情及临床实际应用可选择体针、头针、电针、耳针、腕踝针、眼针、灸法、穴位注射、穴位埋线和拔罐等方法。

7. 西北地区胰腺癌的特点

不同的地域,其人文、饮食、人群体质、气候地理环境不同,均影响疾病的发生发展。新疆地处西北,多风少雨,气候寒冷干燥,居民喜食肉类烧烤及辛辣刺激之品,更喜烟酒,致燥邪滋生,成为燥邪致病的高发地区。燥性干涩,易伤津液,故病机以血枯、津亏为主。胰腺癌患者合并西北燥证,多见阴虚内热之证、湿热蕴结证,西北地区患者饮食习惯形成了其证型规律和特点。

8. 护理治疗

护理治疗包括基础护理、中医辨证护理、饮食护理、并发症的护理等。

(1)基础护理。

(2)辨证护理:

①湿热蕴结证:患者上腹部胀满,发热,口苦口干,大便干燥或闭结,注意忌韭菜、羊肉、杧果等热性食蔬。

②热毒炽盛证:患者多潮热、盗汗、夜寐不安,应该注意监测体温,保持病区夜间安静。

③阴虚内热证:适量食用养阴清热的食物,如藕汁、莲子、鲜芦根。

④湿阻中焦证:中药汤剂宜浓煎,少量分次热服。

⑤气血亏虚证:适量食用补益气血的食物,不宜过量运动。

(3)饮食护理。不吃烧焦和烤煳的食品,少吃高脂、高油、多盐的食物,在饮食中增加纤维类、胡萝卜素、维生素 E 和必要的矿物质摄入,控制食盐摄入,避免暴饮暴食。

(4)并发症的护理。针对阻塞性黄疸、腹水、消化道出血进行护理。

(5)健康教育。慎起居,生活要有规律;调畅情志,避免七情过极;适当进行体育锻炼,劳逸结合。

9. 进展与展望

胰腺癌发病隐匿,进展极快,80%～85%的胰腺癌患者被诊断时已丧失手术切除机会。如何促进胰腺癌的"三早预防"是一个亟待解决的问题。外科手术切除仍是目前胰腺癌最重要的治疗方式,可手术切除的胰腺癌患者预后明显优于不可切除的患者。化疗是胰腺癌治疗的重要手段,目前临床上常用的有术前新辅助化疗、术中热灌注化疗及术后辅助化疗。新辅助化疗在理论上具有诸多优势,不但可以将部分交界性可切除患者和局部进展型患者转化为手术可切除状态,同时也能够促进肿瘤微环境中免疫细胞的浸润和富集。近年来,新辅助化疗在临床上得以广泛应用,许多研究证实相比于直接手术,新辅助化疗可以带来更多的生存获益。胰腺癌的肿瘤微环境中缺乏肿瘤浸润淋巴细胞,且大多数 T 淋巴细胞处于耗竭状态,是典型的"冷"肿瘤之一。如何提高胰腺癌对免疫治疗的敏感性是胰腺癌研究领域中的难点和重点。Lorkowski 等开发了一种新型免疫刺激性的纳米颗粒,能够将肿瘤微环境中的树突状细胞和浸润淋巴细胞的丰度提高 11.5 倍。日本金泽大学的一项研究表明,联合应用抗 PD-1 抗体和吉西他滨可以通过提高 M1 型巨噬细胞活性和 Th1 型反应促进抗肿瘤免疫的增强。

相比于化疗,胰腺癌对放疗并不敏感,然而其对放疗的抵抗机制尚不清楚。

Oweida 等的研究指出,放疗可以诱导胰腺癌免疫微环境的重塑,促进骨髓来源的抑制细胞和中性粒细胞的富集进而削弱抗肿瘤免疫的活性。在此过程中,放疗诱导的信号转导和转录活化因子 3(signal transducer and activator of transcription 3,STAT3)起着关键作用,抑制 STAT3 的同时联合放疗可以显著提高肿瘤细胞对放疗的敏感性。电场疗法是利用交替电场治疗各种类型癌症的一种非侵袭性方法。一项来自韩国高丽大学的研究发现,电场疗法可以显著提高胰腺癌细胞对放疗诱导的凋亡的敏感性,提示电场疗法与放疗联合使用或是胰腺癌治疗的可选组合。奥拉帕利对 BRCA 突变的转移性胰腺癌患者一线铂类药物化疗后维持治疗,可明显延长无进展生存时间。

基于基础研究的成果,临床上多药多靶点联合的临床试验逐步开展,安全性和疗效均较可观;新辅助化疗模式的成熟与推广让更多不可切除型胰腺癌患者获得手术根治的机会,进而使这部分人群生存获益。未来将继续在充分认识胰腺癌发生、发展分子机制的前提下实现基础科研成果向临床应用的转化,进一步拓宽胰腺癌的诊疗手段并改善胰腺癌患者的预后,引领胰腺癌诊疗进入精准医疗、个体化治疗的新时代。

4.3.8 肾 癌

肾癌又称肾细胞癌,起源于肾小管的上皮细胞,可发生在肾实质的任何部位,是肾脏最常见的实质肿瘤。其属中医"尿血""癥积""肾积""中石疽"等病的范畴。

1. 概述

肾细胞癌(renal cell carcinoma,RCC)是常见的泌尿系统肿瘤,全世界每年约有 40.3 万 RCC 新发病例和 17.5 万死亡病例。约 65% 的 RCC 患者表现为局限性肿瘤,通过肾部分或根治性肾切除术可获得临床治愈。其余患者表现为转移性 RCC,通过手术切除无法治愈,常需要配合全身系统的治疗。RCC 的危险因素包括各种遗传性因素和非遗传性因素,其中目前研究最多的是 VHL 基因等。在 RCC 中,VHL 基因往往沉默或丢失,导致缺氧诱导因子-1α 靶基因的无限活化,血管内皮生长因子(vascular endothelial growth factor,VEGF)等的基因上调,从而驱动高血管化病理改变。蛋白激酶 B(protein kinase B,PKB/Akt)-哺乳动物雷帕霉素靶蛋白(mammalian target of rapamycin,mTOR)途径的激活是 RCC 的关键驱动因素,许多调节血管生成、代谢和细胞生长的 mTOR 下游效应分子在 RCC 中表达和活性失衡。近年来,许多一线和二线治疗均集中于以上分子靶点。对于晚期 RCC 患者,以往的全身治疗以干扰素和白细胞介素-2 为主,但仅在少数患者(7%～8%)中反应良好,且存在严重的不良反应,患者的中位生存期仅为 12 个月。目前潜在的新疗法主要包括小分子药物、生物制剂、免疫疗法、肽类药物和非生物制剂。

2. 文献回顾

中医学无"肾癌"病名,属于"积""癥""虚劳"等范畴。如《诸病源候论》:"癥瘕者,皆由寒温不调,饮食不化,与脏器相搏结所生也……其病不动者,名为癥,若病虽有结瘕而可推移者,名为瘕。"再如《医宗必读》曰:"积之成者,正气不足,而后邪气踞之。"其病机多归为本虚标实,其本虚可分为脏腑功能低下,气血阴阳虚损,其标实为湿、毒、瘀等。其中脾之阳气不足、气血运化失常而致"积"是其重要病因,阳虚阴结、虚阳浮越从而造成肾癌相关的多种复杂证候。

《黄帝内经》:"阳气者,若天与日,失其所,则折寿而不彰",指出了阳气的重要性。阳气耗损,生理之火不足,脏腑失于温煦而功能低下,致"生气"递减而出现肿瘤疾患。《类经》:

"火,天地之阳气也……故万物之生,皆由阳气。"肾癌患者机体阳气不足,同时肿瘤具有生长旺盛、发展迅速、易流窜全身等特点,提示肿瘤病灶阳气升腾,阳热火旺。然该阳气并非人体正气,而是浮越于外的虚阳,火亦非"少火",而是病理之"壮火"。"少火生气,壮火食气"(《黄帝内经》),肾癌患者少火不足,壮火有余,正气逐渐消蚀而出现疲乏不能缓解;"邪之所凑,其气必虚"(《黄帝内经》),肿瘤患者正气本虚,加之虚阳进一步耗损;"热伤气,气伤痛"(《黄帝内经》),最终形成疼痛难耐的证候;肿瘤阳热妄动,蒸腾阴精,"阳加于阴谓之汗",故汗出较多,不能自止。肾癌高发于 50~70 岁,平均 65 岁。《黄帝内经》:"女子七岁,肾气盛,齿更发长……七七,任脉虚,太冲脉衰少,天癸竭,地道不通,故形坏而无子也。丈夫八岁,肾气实,发长齿更……八八,天癸竭,精少,肾脏衰,形体皆极则齿发去。"根据中医基本原理,以"男八女七"为成长周期,女子"七七"、男子"六八"之后,肾气亏虚与年龄增长呈正比。肾癌之所以高发于 50~70 岁,肾元不足、肾脏功能衰退是根本原因和决定因素。

《证治汇补》指出:"治惟补肾为先,而后随邪之所见者以施治,标急则治其标,本急则治其本,初痛宜疏邪滞,理经隧,久痛宜补真元,养血气。"

3. 西北燥证与肾癌

研究发现,西北燥证除与燥邪有关外,与体质也有关。通过多地区的临床观察和量表调查,得出了西北燥证的患病率存在民族差异和地区差异,西北燥证是以外感燥邪为主要病因,以肺系病变为主要病机,以干燥症状为主要症候表现的特发于西北地区的中医综合病证。西北燥证的证候特点为以肺卫孔窍皮肤燥证为主证,兼有肝肾精血不足证、肺心脾风火燥证、心肾阴虚证、脾胃阴虚证、冲任血虚证和脾胃蕴湿证。《黄帝内经》:"肾咳之状,咳则腰背相引而痛,甚则咳涎。"久居西北,燥邪伤肺,久而久之伤及肾脏。

4. 病因病机

中医学认为本病病因病机分虚实两类,虚为肾气不足或脾肾阳虚及肾阴虚;实证由湿热、气滞、血瘀、痰凝,肾气不足,水湿不化,湿毒内生,或外受湿热邪毒,入里蓄毒,内外合邪结于水道所致。肾虚失摄而溺血尿,腰为肾府,肾虚则腰背痛;湿热结毒,日久气滞血瘀而形成肿物包块。

肾癌症位在肾,以尿血、腰痛、肿块为主症。肾虚是发病关键,又与脾、肝有关。虚实之证可互为因果,因虚致实,或因实致虚。

5. 临床表现

以疼痛、包块、血尿三联征为主要表现的典型病例已不常见,三联征齐全时多已属晚期,很少能长期存活,25%~30%的病人没有与肾脏有关的任何症状,常在 B 超或放射线检查时发现;有学者提出"血尿、疼痛、肿物、发热"统称四联征,见表 4.2 和表 4.3。

(1)肾癌主症:

①血尿:可为肉眼或镜下血尿,多为全程性,且伴疼痛,有条状血块为上尿路部位出血。

②疼痛:持续性腰钝痛,甚至呼吸及腰活动时更明显。

③肿块:发现肿块时多硬质,表面不平,无压痛,肿物随呼吸活动,较固定时多为侵犯周围脏器。

(2)肾癌兼症:

①发热:多低热,持续或间歇,个别高热就医发现肾癌,手术后体温正常。

②贫血:与失血、流血有关,更与肿瘤毒素或肾组织破坏导致代谢与造血系统功能紊乱

有关。

③高血压。

④转移症状:肺转移时咳血;骨转移者可见骨折;压迫神经可致坐骨神经痛、偏瘫;体表包块或颈部淋巴结转移。

表 4.2　肾癌的临床表现

症状、体征	病人发生率/%
典型三联征	10
血尿	40
疼痛	40
包块	25
消瘦	33
发热	20
高血压	20
高血钙	5

表 4.3　肾癌有关的瘤外症状

综合征	病人发病率/%
血沉增快	55
高血压	35
贫血	33
恶病质、消瘦	33
发热	20
肝功异常	15
高钙血症	5
红细胞增多症	3
神经肌肉病变	3
淀粉样变	2

6. 诊断与鉴别诊断

(1)诊断:

①实验室检查:作为对患者术前一般状况、肝肾功能以及预后判定的评价指标,包括尿素氮、肌酐、肝功能、全血细胞计数、血红蛋白、血钙、血糖、血沉、碱性磷酸酶和乳酸脱氢酶。

②影像学检查:胸部、腹部、盆腔增强 CT 或增强 MRI,腹部 B 超。存在骨相关症状的患者,行骨 ECT 扫描。存在脑转移相关症状的患者,行头颅 MRI 增强、PET-CT。最终确诊靠病理结果。

（2）鉴别诊断：

①肾囊肿。肾囊肿是最常见的肾脏占位性病变，单纯的肾囊肿是一种良性病，但对于囊肿壁不规则的增厚，或者是囊肿内有出血，或是囊壁有分隔等情况，需要引起重视，做进一步的 CT 或者磁共振的检查，用来排除囊性肾癌的可能。

②肾脏错构瘤，也叫血管平滑肌脂肪瘤。这是一种比较常见的良性肿瘤，在 B 超和 CT 上看，肾脏的错构瘤都有比较特征性的表现，容易与肾癌鉴别。但是有时候会遇到不典型的肾脏错构瘤，脂肪成分非常少，这时候很难与肾癌鉴别，往往需要进一步做 CT、磁共振来诊断，还有一些病人只能通过手术之后的病理来与肾癌做鉴别。

③肾脓肿。肾脓肿的患者有感染和发热症状，往往有脓尿，血象比较高，需要通过细菌培养、穿刺检查来鉴别。

④肾脏的淋巴瘤。比较少见，在影像学上缺乏特异性的表现，大多呈结节状或者是弥漫性浸润整个肾脏，肾脏的外形明显增大，往往腹膜后的淋巴结受到浸润，多为全身淋巴瘤的局部表现。

⑤肾脏的黄色肉芽肿。同样非常少见，这是一种慢性的肾实质感染的特殊类型。

⑥肾盂癌。其是指发生于肾盂黏膜或者是肾脏黏膜的恶性肿瘤。早期容易出现血尿，通过 CT、计算机体层摄影尿路造影（computed tomography urography，CTU）的检查能够发现肾盂内有占位性病变，或者是明显的充盈缺损，往往尿脱落细胞学检查或者尿核基质蛋白检查是呈阳性的。

7. 治疗

（1）辨证论治：

①心肾阴虚证：

主症：腰部包块较小，边缘清楚，质中硬，固定不移，腰痛喜按，心慌，手足心热，小便色黄带红，舌尖红苔薄，脉沉细。

治法：滋阴补肾，凉血止血。

方药：六味地黄汤（《小儿药证直诀》）加减（生地黄、山药、山茱萸、茯苓、桑寄生、鳖甲、三七粉、阿胶、半枝莲、白花蛇舌草）。

②肾阳虚衰证：

主症：腰部肿块明显，尿血不多，腰痛，四肢不温，溲清便溏，舌淡苔薄，脉沉细。

治法：温阳补督，祛瘀解毒。

方药：肾气丸（《金匮要略》）加减（肉桂、附片、熟地黄、山药、山茱萸、茯苓、淫羊藿、三七粉、人参、丹参、半枝莲、白花蛇舌草）。

③湿热蕴肾证：

主症：腰痛，坠胀不适，尿血，低烧，身体沉困，饮食不佳，腰腹部肿块，舌苔白腻中黄，舌体胖，脉滑数。

治法：清热利湿，解毒化瘀。

方药：八正散加减（木通、大黄、栀子、白术、潘石、蒲蓄、马鞭草、白花虾、舌草、瞿麦、草河车、薏苡仁、车前子、赤芍、灯心草。热盛者加黄柏、龙胆草）。

④瘀血内阻型：

主症：面色晦暗，血尿频发，腰部钝痛，腰腹部肿物日渐增大，肾区发胀不适，口干舌燥，舌质紫黯或瘀斑,舌苔薄黄,脉弦或涩或结代。

治法:活血化瘀,理气散结。

方药:桃红四物汤加减[桃仁、红花、延胡索、香附、枳壳、丹参、马鞭草、白花蛇舌草、瞿麦、草河车、薏苡仁、赤芍川贝母、夏枯草。腰痛尿血加三七粉(冲服)、大小蓟]。

随证加减:

- 血尿多:炒蒲黄、阿胶、三七粉、仙鹤草、白茅根、生侧柏叶、茜草。
- 腰痛甚:怀牛膝、续断、杜仲或延胡索、乳香、土鳖虫。
- 腹痛甚:金铃子散。
- 肿块大:三棱。
- 低热者:青蒿、鳖甲。
- 肾阴虚:山茱萸、女贞子、枸杞子、制鳖甲。
- 肾阳虚:菟丝子、鹿角胶。
- 汗多者:五味子、煅牡蛎、煅龙骨。
- 腹泻:炒扁豆、诃子、莲子肉、补骨脂。
- 恶心呕吐:陈皮、焦三仙、法半夏、竹茹。

(2)辨病论治:

①常用中草药:

白英、蛇莓、龙葵、草河车、半枝莲、半边莲、商陆、苦参、木通、黄柏、大黄、黄芩、土茯苓、莪术、蟾蜍、猪苓、瞿麦、萹蓄。

②常用中成药:

六味地黄丸、平消片、金匮肾气丸、康赛迪、康莱特注射液、西黄丸。

(3)中西结合治疗:

与手术结合以滋补肝肾、补气养血为主,注重术后改善症状;与放疗结合以清热解毒、滋补肝肾、养阴生津立法。

8.西北地区肾癌的特点

干旱是本区的主要自然特征,独特的自然环境导致了疾病的不同。干旱、寒冷的自然环境致使阳虚体质的高发,脾肾阳虚、虚阳浮越是肾癌发生的重要因素。《理虚元鉴》指出"阴虚统于肺,阳虚统于脾"。脾阳充沛,全身的阳气才能发挥其温煦、推动等功能,气血津液才能正常运化和输布,而不致形成痰、瘀等病理产物,从而不会形成有形之"积"。同时,温补脾胃阳气可收敛浮越于外的虚阳。土居中央,涵养万物,脾阳充盛则火归其位,少火渐生,壮火日散,故恶性肿瘤消耗性症状减缓,使正气逐渐恢复,有形邪积缓慢消磨,因此可消肿瘤有形之块,防止其复发转移。

9.预防调摄

(1)做好日常的饮食调理:

在我们日常生活中,饮食除了要保证营养,蛋白质、维生素等要合理搭配,还要有目的地食用一些抗癌物质,如菌菇类、大蒜等。这是在对肾癌的预防中要注意的,也属于肾癌的预防措施。

(2)禁食变质食物:

所谓病从口入,一些发霉变质的食物切不可食用,日常也要少吃一些腌制的食物,比如咸菜、酸菜、腌肉等。这对肾癌的预防比较重要。

（3）早期积极治疗：

积极治疗是针对肾脏其他疾病而言的，比如肾囊肿，这些病症若不及时治疗，很容易发生恶质病变，诱发肾癌。长期的临床研究也表明，肾脏本身有疾病的人要比正常的人患病概率高。这也是肾癌的预防方法。

10. 现代进展

随着分子生物学的进展，遗传性肾癌进入人们视野，尽管它只占肾癌的 2%～4%。手术相关的加利福尼亚大学洛杉矶分校肾癌预后分级系统（UCLA integrated staging system，UISS）、晚期肾癌靶向治疗相关的国际转移性肾癌数据库联盟（international metastatic renal cell carcinoma database consortium，IMDC）晚期肾癌预后模型，在临床比较实用。其对手术局限性或局部进展的肾癌仍是首选的治愈手段，在不耐手术的消融、局部栓塞、立体定向放疗中都有应用。

转移性肾癌的内科治疗分低、中、高危层次，透明细胞与非透明细胞癌分治。低危人群更适合靶向治疗如舒尼替尼、培唑帕尼、索拉非尼；中高危靶向治疗联合免疫治疗如帕博利珠＋阿昔替尼，在二、三线治疗中已取得进展。非透明细胞癌的化疗、化疗加靶向治疗、免疫治疗都有研究。

中医药在克服免疫治疗不良反应方面，值得探索。

4.3.9　前列腺癌

前列腺癌是发生在前列腺腺体的恶性肿瘤。在中医历代文献对其相关症状体征的描述中，类似于"癃闭""血淋""尿血"等病证。

1. 概述

前列腺癌是常见的恶性肿瘤之一，严重威胁男性健康。20 世纪 80 年代末 90 年代初，前列腺癌的发病率迅速升高，成为男性最为常见的肿瘤。前列腺癌的发病率与年龄呈正相关，通常随年龄增长而增加，我国的发病率比欧美低，但随着人们生活状态的改变，近年来发病率有所增加。在我国，大多数前列腺癌患者被发现时已经处于晚期或转移状态，这使得低五年生存率和高病死率成为我国前列腺癌流行病学的主要特征。目前，前列腺癌的发病机制尚不完全清楚，大量的临床资料表明它与性激素有关，可能为体内雄激素比值失衡导致。在临床上，阻断雄激素常用于治疗前列腺癌，但大多数雄激素依赖性前列腺癌经过一段时间治疗后，将最终进展为去势抵抗性前列腺癌。

前列腺癌在大多数亚洲国家或地区的发病率较低，而在北美和斯堪的纳维亚半岛地区的发病率较高，前列腺癌在非裔美国人中的发病率为世界最高。目前，美国前列腺癌发病率已经超过肺癌，成为第一位危害男性健康的肿瘤。在欧洲，每年被确诊的前列腺癌新发病例约 260 万人。在亚洲，前列腺癌发病率虽然远低于欧美，但近年来呈逐步上升趋势。在中国台湾、上海，同期肿瘤发病率的相关资料表明：在过去的近 20 年里，前列腺癌在上述地区的发病率依次增加了 8.5 倍、3.3 倍。现如今，前列腺癌在中国台湾的发病率大于 15/100000。近年来，美国前列腺癌患者的病死率下降到 30.3/100000，目前仍处于下降趋势，主要归功于逐年进步的前列腺特异性抗原（prostate specific antigen，PSA）筛查方法和治疗手段。然而，该病的发病率和病死率在亚洲却逐年上升。

2. 文献回顾

(1)症状:

《杂病源流犀烛》:"血淋者,小腹硬,茎中痛欲死""闭癃之异,究何如哉,新病为溺闭,点滴难通也,久病为溺癃,屡出而短少"。

《圣济总录》:"积气在腹中,久不差,牢固推之不移者,癥也……按之其状如杯盘牢结,久不已,令人身瘦而腹大,至死不消。"

(2)病因:

《黄帝内经》:"胞热移于膀胱,则癃溺血",因于热。"积之始生,得寒乃生,厥乃成积也",因于寒。

《诸病源候论》:"劳伤而生客热,血渗于胞故也,血得热而妄行,故因热流散渗于胞而尿血""诸淋者,由肾虚而膀胱热故也……"内因劳伤,外因于热。

《景岳全书》:"有因火邪结聚小肠、膀胱者,此以水泉干涸而气门热闭不通也;有因热居肝肾者,则或以败精,或以槁血,阻塞水道而不通也。有因真阳下竭,元海无根,气虚不化而闭;有因肝强气道,移碍膀胱,气实而闭。"责虚实两端。

《丹溪心法》:"小便不通,有气虚、血虚、有痰、风闭、实热。"概述较全面。

(3)治疗:

《医学正传》:"大凡腹中有块,不问积聚癥瘕,俱为恶候,切勿视为寻常等疾,而不求医早治,若待胀满已成,胸腹鼓急,虽扁仓复生,亦莫能救其万一,然斯疾者,可不惧乎?"早治也。

《备急千金药方》:"若脏中热病者,胞涩,小便不通……为胞屈僻,津液不通,以葱叶除尖头,内阴茎孔中深三寸,微用口吹之,胞腹胀,津液大通,便愈。"

《丹溪心法》:"譬之滴水之器,闭其上窍,则下窍不通,开其上窍,则下窍必利。"

《血证论》:"又有积聚之证,或横亘心下,或盘踞腹中,此非凝痰即是裹血,通以化滞丸主之。"

《景岳全书》:"火在下焦而膀胱热闭不通者,可以利之;肝肾实火不清者可去其火,水必自通;肝强气逆,道癃闭不通者,可破气行气。"

(4)预后:

《景岳全书》:"小水不通,是为癃闭此最危最急症之一,不辨其所致之本,无怪其多不治也。"

3. 西北燥证与前列腺癌

"因地制宜"源于《黄帝内经》,其中"黄帝问曰:医之治病也,一病而治各不同,皆愈何也?岐伯对曰:地势使然也"。这表明了地域特点在疾病的发生、发展、变化过程中的重要性。周铭心教授曾指出"环境因素对人体生理病理变化确有影响,不同地区、不同时间的发病与患病也各不相同"。现代地理学中自然区划概念下的西北地区与《黄帝内经》"西方之域"大致相当,西北地区位于我国内陆,气候干燥,冬冷夏热,降水与南方各地区相比均偏少,此与《黄帝内经》"金玉之域,沙石之处""水土刚强,地高多风,气机收引,燥气偏盛"等"西方之域"的地域气候环境特点别无二致。西北地区燥邪为主要致病因素,如《黄帝内经》"西方生燥,北方生寒",再如《医原》"西北地高,燥气胜",故西北之处必多燥气,非时之气即为邪,燥邪亢盛易伤津耗液,阴虚,内生湿热,故西北地区疾病的发生多与地域之"燥"所致的湿热有关。

4. 病因病机

(1)饮食不节:

过食五味,湿热内蕴,湿阻气血,热酿成毒,结于下焦,气化不利,小便不通或艰涩难下,血络受伤,而见尿血。

(2)肝郁气滞:

七情内伤,肝失疏泄,三焦水液运化失常,水道失调,尿路受阻,气滞经脉,脉络瘀阻,结于会阴而病。

(3)外感湿热:

湿热邪毒,由外而入胞中,热毒内蕴,小便不通,与现代认识前列腺癌危险性增加与性传播疾病史尤其是淋病之论相类似。

(4)劳倦体弱:

房劳过度,素体不足,久病体弱,脾肾两虚,瘀血败精聚积下焦,发为小便滴沥,甚或不通,肾虚失摄,虚火伤络或脾不统血,而见血随尿出。

中医认为湿热、瘀血阻于下焦,膀胱气化不利是主要病因病机。病位在肾,兼及肝脾、膀胱。辨证虚实两端,湿热邪毒、瘀血内阻、肝气郁滞为实,脾气不升、肾气亏虚为虚,治疗兼顾标本虚实。

5. 临床表现与诊断

(1)表现:

早期"三无"特点:无任何自觉症状,无临床检查发现,直肠指诊正常。

典型的四大主症多见于晚期:

①小便淋沥。中医认为是肾虚、湿热痰毒移于膀胱,见为尿流变细或缓慢,继为尿频急、中断、淋漓不尽,尿道涩痛。

②排尿困难。尿无力,尿不尽,甚尿失禁,多由湿热、气滞血瘀致三焦水路不通。

③会阴疼痛。酸沉、胀满、下坠、针刺感,总因经络不通、气滞血瘀,关于肝肾、任督二脉。

④前列腺硬结。多由肛门指诊触及,常坚硬如石,大小不一,为肾气亏虚、毒邪瘀滞导致。

转移症状如下:

①骨痛或骨折:腰、肢痛或骨折,甚至瘫痪。

②咳嗽、咳血:肺转移时可见之。

③胁痛、肝大:多为肝转移表现。

④局部或全身淋巴结肿大、下肢水肿:淋巴结转移的表现。

全身症状为消瘦、乏力、低热、贫血、恶病质、尿毒症及高钙血症、肌无力综合征等。

(2)诊断:

①临床表现。

②直肠指检(digtal rectal exam,DRE)对早期诊断和分期有价值。

③前列腺特异性抗原检查。有家族史者 45 岁、其他男性 50 岁后每年常规 PSA、DRE 检查。PSA 4~10 ng/mL 者应结合血清总 PSA(tPSA)、游离 PSA(fPSA)、PSA 密度(PS-AD)、PSA 速率(PSAV)检查。

④前列腺穿刺活检是最可靠的检查。病理级分推荐使用 Gleason 评分系统,按 5 级

评分。

⑤MRI、CT、ECT 有助诊断和分期。

6. 鉴别诊断

前列腺上皮内瘤可以进展为前列腺癌;非典型性瘤样增生等应与之鉴别,主要取决于病理。

分期:参照 AJCC 第 7 版。

诊断为局限性前列腺癌后,应根据患者 PSA 水平、DRE 病理分级、前列腺癌穿刺阳性针数、PSA 密度和影像学等,进行风险分级、评估癌灶的侵袭性。

7. 治疗

(1)辨证论治:

①湿热型证候:

主症:尿急尿频,时有尿痛,或伴见尿血,纳差,舌苔白腻,脉滑数。

治法:清热利湿,解毒通淋。

方药:八正散加味(萹蓄、瞿麦、白茅根、龙葵、半枝莲、白英、海金沙、泽泻、车前子、黄柏、木通、白术、炙甘草)。

②肾虚型证候:

主症:腰痛乏力,头昏目眩,排尿余沥不尽,尿线变细,尿频,身体消瘦,水肿,舌淡红苔白,脉沉细尺部脉弱。肾阳虚者伴见畏寒怕冷、便溏、阳痿等症,肾阴虚者伴见口干、心烦失眠、盗汗等症。

治法:肾阳虚者宜温补肾阳,肾阴虚者宜滋养肾阴。

方药:肾阳者用右归饮加味(制附子、肉桂、熟地黄、枸杞子、杜仲、山药、菟丝子、炙甘草)。

肾阴虚者用六味地黄丸加味(药用:黄精、云苓、泽泻、车前子、生地黄、山药、炙甘草)。

③瘀毒型证候:

主症:腰部疼痛或及背痛,小腹坠胀疼痛,排尿困难或血尿,舌质紫有瘀斑,脉沉弦。

治法:清热解毒,活血化瘀。

方药:五味消毒饮加味(白茅根、龙葵、半枝莲、白英、蛇莓、连翘、蒲公英、苦参、野菊花、黄柏、冬葵子、甘草)。

随症加减:

● 小便不畅:沉香、乌药、白茅根。

● 小便淋漓:金樱子、芡实。

● 血尿:小蓟、生地黄、旱莲草。

● 小便黄浊:车前子、瞿麦、滑石、金钱草。

● 尿痛:沉香、郁金、延胡索、桃仁、王不留。

● 便干:瓜蒌、麻仁或枳实、大黄。

● 便溏:党参、山药。

● 头晕眼花:何首乌、枸杞子。

● 口舌生疮:导赤散。

● 口黏无味白痰:半夏、桔梗。

● 口干:玄参、石斛、麦冬。

- 纳差：神曲、鸡内金。
- 呕吐：半夏、姜竹茹。
- 烦躁易怒：龙胆草、石菖蒲。
- 胸闷胸痛：丹参、川芎、苏梗。
- 心悸气短：党参、五味子。
- 肌肤麻木：全蝎、僵蚕。
- 胁痛：柴胡、郁金。
- 腰骶部痛：三棱、莪术、蜂房。
- 会阴部痛：细辛、乌药、制马钱子。
- 发热：白花蛇舌草、龙葵。
- 肾阳不足：淫阳藿、肉苁蓉、巴戟天。
- 肾阴不足：麦门冬。
- 血虚明显：熟地黄、阿胶。
- 脾胃虚弱：党参、茯苓、白术、山药。
- 气血两亏：黄芪、制首乌、当归、阿胶。

（2）辨病用药：

①中草药：龙葵、半支莲、山慈菇、白英、仙鹤草、重楼、白花蛇舌草、桑螵蛸。

②中成药：艾迪针、华蟾素片针、鸦胆子油乳针、新癀片辨证选取。

（3）外治：

在改善尿潴留、尿痛方面，药物敷脐、取嚏法常用。

（4）针灸：

可改善小便不利、尿潴留、腰部疼痛。

（5）兼变证治：

①尿毒症：呕吐、拒食、少尿、无尿、便秘，属脾胃阳虚，津液枯竭，镇逆止呕、泻浊解毒法治之。

②水肿：足肢肿、活动差，因于邪热蕴结，破气活血、清热解毒；因于水湿互结，利水去湿、解毒利水。

③便秘：多以承气汤或四磨汤灌肠。

④骨痛：轻中度可用中药辨证施治；肾气亏虚、热毒寒浊者，阳和汤温阳通络、去寒化滞；邪热蕴结，清热解毒，化瘀散结；气滞血瘀，破血化瘀，解毒散结。配加经验方：制乳香、没药、补骨脂、徐长卿、威灵仙、紫草根。或三骨汤：骨碎补、透骨草、补骨脂。

对前列腺增生、慢性前列腺炎应积极干预。

8. 西北地区前列腺癌的特点

前列腺癌的高发人群是有地域分布的，地域分布不一样发病率也不一样，像拉美欧洲这些地方的患病率比亚洲明显要高。在我国北方的前列腺癌的患病率是明显高于南方的，前列腺癌的患病率是随着年龄的增加逐渐升高的。西北燥证是以燥邪为主要病因的方域性、复合型中医证候，病因多元、证候结构复杂、病机交错变化是其主要特点；西北燥证可诱发或加重方域性疾病，是西北地区常见病、多发病的共同病理本质。西北燥邪伤津耗液，致使阴虚、内生湿热，故西北地区疾病的发生多与地域之"燥"所致的湿热有关，临床应重点关注。

9. 调摄与康复

(1)节欲与养生。

(2)针对病人及病人的男性家族,建议改变生活方式,降低动物脂肪摄入,增加水果、谷类、蔬菜、红酒的摄入量。

(3)国内共识:50 岁以上有下尿路症状的男性,每年常规 PSA、DRE 检查;对有前列腺癌家族史的男性人群,从 45 岁开始定期检查、随访。早期发现、早期治疗。

(4)坚定信心:前列腺癌自然生存期 31 个月,有转移者中位生存 9 个月。中西医结合,对各期前列腺癌疗效肯定,综合治疗,可延长生存、提高质量,病人家属应有信心,接受科学、规范的治疗与随访。

(5)回归社会,珍重家庭。

10. 进展与展望

局限性前列腺癌:低危患者主要是主动监测、根治术、外放射治疗(external beam radiation therapy,EBRT)或者粒子植入放疗,低危初治予以主动监测,根治术或外放射治疗及近距离放疗,辅助治疗采用外放射、前列腺癌雄激素剥夺治疗(androgen deprivation therapy,ADT);中危者采取根治术加盆腔淋巴结清扫、EBRT+周期 4～6 个月 ADT,辅助以 EBRT、ADT、随访、放疗加 4～6 个月 ADT;高危与极高危患者初治 EBRT±近距离放疗+ADT(1～3 年)、根治术加盆腔淋巴结清扫,辅助以 ADT±EBRT。

转移性激素敏感前列腺癌仔细评估,可选择的策略:①低瘤负荷:单纯 ADT、ADT+比卡鲁胺、ADT+醋酸阿比特龙+泼尼松、ADT+恩扎鲁胺、ADT+阿帕他胺。②高瘤负荷:ADT+醋酸阿比特龙+泼尼松、ADT+多西他赛±泼尼松、ADT+恩扎卢胺、ADT+阿帕他胺。

去势抵抗性前列腺癌,非转移性,PSADT≤10 个月,阿帕他胺、达罗他胺、恩扎鲁胺治疗;PSADT>10 个月,观察。转移性,一线治疗:阿比特龙、多西他赛、恩扎鲁胺、镭-226。二、三线治疗:奥拉帕利等,帕博利珠单抗有探索运用,用于 MSI-H 或 dMMR 者。

当前前列腺癌诊治进展较快,应跟上时代,学习运用指南,结合中医辨证论治,发挥中西医结合的优势。

4.3.10 乳腺癌

乳腺癌多是来自上皮细胞的恶性肿瘤。中医古籍多以"乳岩"命之,现代中、西医病名有统一于西医之势。

1. 概述

2021 年全球女性乳腺癌发病居第一位。国家癌症中心的数据显示,2015 年中国女性乳腺癌新发病例为 30.4 万例,占女性恶性肿瘤新发病例数的 17.1%,2015 年中国女性乳腺癌死亡病例约 7.0 万例。乳腺癌是一种异质性的恶性疾病,其发生涉及复杂的生理学过程。综合治疗是乳腺癌最普遍的治疗手段,常见方法是手术、放疗、化疗、分子靶向治疗、免疫治疗、内分泌治疗、中医治疗等手段。在我国,晚期乳腺癌仍然占乳腺癌患者的主体,大多数采用化疗,会产生很多不良反应,还有一定复发转移的概率。还有部分患者经过手术治疗后,体内瘤毒未尽,正气受损,运用内分泌疗法治疗后,部分患者会出现类更年期综合征、骨质疏松、血脂异常等状况。中医药治疗乳腺癌主要以"扶正抗瘤"为指导思想,重视整体观念,全身调理,调节患者体质,增强患者免疫力,减轻患者临床症状,提高生命质量和远期疗效。近十余年,中医药在癌症治疗中的使用增加了 2.5 倍以上,近年来更是逐年增加,特别是在中西医结合治疗乳腺癌和直接利用中医药治疗乳腺癌方面都取得了一定的成果。因此,致力于中医药研究,成为延缓或逆转乳腺癌进展的新策略。有研究者发现不同分型的晚期乳腺癌患者,用不同的中医药干预方法,不同的干预时机和干预时间,效果也是不尽相同的。

目前研究已明确的危险因素如下:①良性乳腺疾病:部分良性乳腺疾病(如乳腺囊肿和乳腺上皮不典型增生等)患者的乳腺癌发病风险增高。②子宫内膜异位症。③高内源性雌激素水平,无论是绝经前还是绝经后女性,高内源性雌激素水平均会增加乳腺癌发病风险。④月经生育因素:初潮较早或绝经较晚,初潮年龄较早与乳腺癌发病风险较高有关;未经产与初次妊娠的年龄较高,未经产和初次妊娠较晚的女性患乳腺癌的风险增加;流产。⑤乳腺癌家族史。⑥基因突变:乳腺癌易感基因(BRCA)突变增加乳腺癌发病风险。具有 BRCA1 或 BRCA2 致病性突变的患者发生乳腺癌、卵巢癌及其他癌症的风险增加。对于 BRCA1 突变携带者,小于等于 70 岁时乳腺癌累积风险为 55%～70%,BRCA2 突变携带者的相应累积风险为 45%～70%。此外发现,BRCA1 突变携带者从成年早期到 30～40 岁时的乳腺癌发生率升高,BRCA2 突变携带者从成年早期到 40～50 岁时的乳腺癌发生率升高,此后至 80 岁为平台期,发生率为(20～30)/1000 人/年。与 BRCA2 突变携带者或 BRCA1 或 BRCA2 突变阴性者相比,BRCA1 突变携带者更可能发生三阴性乳腺癌。⑦肥胖。⑧生活方式因素:饮酒、吸烟。⑨暴露于治疗性电离辐射。

2. 文献回顾

目前中西医病名对照乳腺癌即"乳岩",乳岩首次出现于南宋陈自明《妇人大全良方》中,在古籍中尚有"乳癖""乳石痈""妒乳""奶岩""石榴翻花发""石奶"等的命名,按中国传统文化,上述命名带有象形和会意两方面的含义。

(1)症状:

《诸病源候论》:"……其肿结确实,至牢有根,核皮相亲……"肿块固定,浸及皮肤。"肿而皮强,上如牛领之皮,谓之疽也。"橘皮样水肿。

《备急千金要方》:"妇人女子乳头生小浅热疮,痒搔之黄汁出浸淫为长……"与今之湿疹样癌相似。

《证治准绳》:"左乳侧疮口大如碗……好以手捋乳头,遂时时有溢出……"乳头溢液。

《外台秘要》:"乳痈大坚硬,赤紫色,衣不得近,痛不可忍。"

《医宗金鉴》:"乳岩初起结核隐痛……坚硬岩形引腋胸,顶透紫光先腐烂,时流污水日增疼,溃后翻花怒出血,即成败证药不灵。"转移到腋、胸壁,溃疡出血等。

《疮疡经验全书》:"此毒阴极阳衰……"提出阴毒论。

(2)病机:

《外科证治全生集》:"……是阴寒结痰。"

朱震亨《丹溪心法》:"忧怒郁闷……肝气横逆,遂成隐核……"指出肝气郁结是发病原因。

陈实功《外科正宗》:"又忧郁伤肝,思虑伤脾,积想在心,所愿不得志者,致经络痞塞,聚结成核。"进一步指出气郁、气滞是主要病机之一。

薛己《女科撮要》:"乳岩属肝脾二脏郁怒,气血亏损。"冯兆张《冯氏锦囊秘录》也指出了气血亏虚是乳癌发病的重要因素。

《诸病源候论》:"恶核者……此风邪挟毒所成",强调毒邪蕴结的作用。

祁坤《外科大成》:"是症也……男子多发于腹,必由房劳恚怒伤于肝肾。"男性乳癌与房劳过度,耗伤肝肾有关。

高思敬《外科三字经》:"惟乳岩多孀居,情志乖,或室女,或尼姑。"尼姑、孀居、未婚者多患之。

(3)治疗:

《外科图说》:"若未破可疗,已破难治……早治得生。"早治观念十分重要。

疏肝理气应贯穿治乳疾之始终。

古文献还确立了清肝解郁、培补气血、化痰散结、补益肝肾、清热解毒等原则,用药各具特色。

《疡科心得集》:"如能清心静养,无挂无碍,不必勉治,尚可苟延,当以加味逍遥散、归脾汤或益气养荣汤主之。"

《千金翼方》《东医宝鉴》有不必治岩,补其阴阳气血,自可带病延年之说。

3. 西北燥证与乳腺癌

乳腺癌属厥阴病,乃六经病之一,其属于阴阳胜复、寒热错杂的证情。厥阴病病机具有阴阳往复、动荡生风的理论基础,即厥阴从阴阳论,为两阴交尽,一阳初生之经;而从六气论,则厥阴之上,风气治之。阴进阳退则寒生,阳进阴退则热长,阴阳往复,则成寒热交互错杂之象,且由此风气乃成。厥阴虽归属手足厥阴两条经脉,但实为足经司令而主脏在肝,故认为厥阴病本质为阴阳不和,寒热错杂,肝风内动。恶性肿瘤多痰、瘀、热、毒、虚等混杂为患。体质是人群及人群中的个体,在遗传基础和生长发育过程中形成的形态、结构、机能、代谢相对稳定的特殊性,是某一群体或个体区别于其他群体或个体的特征,在生理上表现为个体的生理反应特性,在病理上则表现为个体的发病倾向。西北地区燥邪淫盛,而六淫的发病与体质因素密切相关,人体的体质类型、正气虚实客观地决定了发病的类型、特征及其演变方向。阴虚之五心烦热、咽燥口干,肝虚之肢体麻木、双目干涩,均为内燥体质,易受燥邪的侵袭,内外相招,相合为病。

4. 病因病机

乳腺癌发病原因和机理归纳为以下五方面:

(1)肝郁气滞:忧思郁怒,七情内伤,肝郁乘脾,肝郁则气血瘀滞,脾伤则痰浊内生,痰瘀互结,阻于乳络,发为乳岩。

(2)冲任失调:冲任之脉系于肝肾,肝肾不足,冲任失调,月经失常,气血运行不畅,经络阻塞而成乳岩。

(3)瘀毒蕴结:气滞血瘀,结聚日久,化火成毒,结于乳络,而成乳岩,溃则臭秽血水。

(4)气血两虚:病程日久,耗伤气血,损及脾胃运化,气血生化无源,则见乳房肿块,神疲乏力。

(5)寒热错杂:在经络关系上,女子"乳头属肝、乳房属胃"。人体脏腑机能的平衡有赖于一身气血运行的调畅;乳房疾病的发生多因情志失调、肝气郁结,为厥阴病,多痰、瘀、热、毒、虚等混杂为患,临床表现各异,多有阴阳乖违、寒热错杂之象。

中医认为在正气虚衰,即气、血、阴、阳俱虚,同时气郁、痰浊、瘀血、热毒等邪气盛实的基础上,产生因虚致实、因实而虚、虚实夹杂的复杂病理过程,以致气滞、痰凝、血瘀、邪毒内蕴,结滞于乳络而形成乳岩。位在乳房、乳头,乳房分属肝、胆、胃经。

乳腺癌治疗之后的复发转移,病因机理有以下五方面。①正气内虚是乳腺癌复发的前提及决定因素;②余毒未尽是关键;③冲经失调是重要因素;④血瘀是重要条件;⑤七情内伤、饮食不节、过度劳累是不可忽视的因素。

5. 临床表现与诊断

(1)临床表现:

主症如下:

①乳房肿块:早期较小,晚期较大,一般形态不规则,边缘欠整齐,表面不光滑,质地较坚硬,固定难推动。

②乳房疼痛:早期一般不痛,晚期剧痛,不随月经变化。

③乳头溢液:常单侧、单乳溢液,量较多,呈血性、水性或浆液性。

④乳头乳晕:乳头缩短、偏歪、扁平、回缩、凹陷,甚至完全缩入乳晕下;乳头乳晕糜烂,湿疹样改变;两侧乳头不在同一水平线。

⑤皮肤异常:皮肤湿疹或菜花样;病灶周围卫星结节;皮肤浅表静脉扩张;肿块表面皮肤凹陷,呈酒窝征,乳房皮肤水肿,毛孔加深加粗呈"橘皮样变"。

⑥恶病质:乳房与足阳明胃经有关,经脉受癌毒浸润,胃主受纳衰退,厌食恶心,加之肝血亏损,全身衰竭。

兼症如下:

①胸水腹水:晚期乳腺癌胸腹膜转移,多见血性胸、腹水、呼吸困难或腹大如鼓。

②呛咳血痰:多见于肺转移。

③关节疼痛:多见于骨转移。

④出血不止:见于乳房溃破,病人可见贫血貌,乏力倦怠,气血亏耗,冲任失调。

⑤头痛、偏瘫:见于脑转移。

(2)诊断:

应当结合患者的临床表现、体格检查、影像学检查、组织病理学甚至分子生物学等进行乳腺癌的诊断和鉴别诊断。

①临床表现:早期乳腺癌不具备典型症状和体征,不易引起患者重视,常通过体检或乳腺癌筛查发现。以下为乳腺癌的典型体征,多在癌症中期和晚期出现。

● 乳腺肿块。80%的乳腺癌患者以乳腺肿块首诊。患者常无意中发现肿块,多为单发,质硬,边缘不规则,表面欠光滑。大多数乳腺癌为无痛性肿块,仅少数伴有不同程度的隐痛或刺痛。

● 乳头溢液。非妊娠期从乳头流出血液、浆液、乳汁、脓液,或停止哺乳半年以上仍有乳汁流出者,称为乳头溢液。引起乳头溢液的原因很多,常见的疾病有导管内乳头状瘤、乳腺增生、乳腺导管扩张症和乳腺癌。单侧单孔的血性溢液应进一步检查,若伴有乳腺肿块更应重视。

● 皮肤改变。乳腺癌引起皮肤改变可出现多种体征,最常见的是肿瘤侵犯 Cooper 韧带后与皮肤粘连,出现"酒窝征"。若癌细胞阻塞了淋巴管,则会出现"橘皮样改变"。乳腺癌晚期,癌细胞沿淋巴管、腺管或纤维组织浸润到皮内并生长,形成"皮肤卫星结节"。

● 乳头、乳晕异常。肿瘤位于或接近乳头深部,可引起乳头回缩。肿瘤距乳头较远,乳腺内的大导管受到侵犯而短缩时,也可引起乳头回缩或抬高。乳头湿疹样癌,即乳头Pagets 病,表现为乳头皮肤瘙痒、糜烂、破溃、结痂、脱屑、伴灼痛,甚至乳头回缩。

● 腋窝淋巴结肿大。隐匿性乳腺癌乳腺体检摸不到肿块,常以腋窝淋巴结肿大为首发症状。医院收治的乳腺癌患者 1/3 以上有腋窝淋巴结转移。初期可出现同侧腋窝淋巴结肿大,肿大的淋巴结质硬、散在、可推动。随着病情发展,淋巴结逐渐融合,并与皮肤和周围组织粘连、固定。晚期可在锁骨上和对侧腋窝摸到转移的淋巴结。

②乳腺触诊:

进行乳腺触诊前应详细询问乳腺病史、月经婚姻史、既往肿瘤家族史(乳腺癌、卵巢癌)。绝经前妇女最好在月经结束后进行乳腺触诊。

受检者通常采用坐位或立位,对下垂型乳房或乳房较大者,亦可结合仰卧位。乳腺体检应遵循先视诊后触诊,先健侧后患侧的原则,触诊时应采用手指指腹侧,按一定顺序,不遗漏乳头、乳晕区及腋窝部位,可双手结合。

③影像学检查:

● 乳腺 X 线摄影:

常规体位包括双侧内外侧斜位(MLO)及头足位(CC)。对常规体位显示不佳或未包全乳腺实质者,可根据病灶位置选择补充体位。为使病灶显示效果更佳,必要时可开展一些特殊摄影技术,如局部加压摄影、放大摄影或局部加压放大摄影等。

适应证:乳腺肿块、硬化,乳头溢液,乳腺皮肤异常,局部疼痛或肿胀;筛查发现的异常改变;良性病变的短期随诊;乳房修复重建术后;乳腺肿瘤治疗时;其他需要进行放射检查或放射科医师会诊的情况。

对 40 岁以下、无明确乳腺癌高危因素或临床查体未见异常的妇女,不建议进行乳腺 X 线检查。

● 乳腺超声:

用于所有疑诊乳腺病变的人群,可同时进行乳腺和腋窝淋巴结的检查。乳腺超声扫描体位常规取仰卧位,扫描范围自腋窝顶部至双乳下界,包括全乳及腋窝。

适应证:年轻、妊娠、哺乳期妇女乳腺病变首选影像学检查;对临床触及的肿块及可疑异常进行确认,进一步评估临床及影像所见;评估植入假体后的乳腺病变;引导介入操作。

● 乳腺核磁共振成像(MRI)检查:

可作为乳腺 X 线检查、乳腺临床体检、乳腺超声检查、发现疑似病例的补充检查措施;可与乳腺 X 线联合用于 BRCA1 或 BRCA2 基因突变携带者的乳腺癌筛查;可用于乳腺癌分期评估,确定同侧乳腺肿瘤范围,判断是否存在多灶或多中心性肿瘤;初诊时可用于筛查对侧乳腺肿瘤。同时,有助于评估新辅助治疗前后肿瘤范围、治疗缓解状况,以及是否可以进行保乳治疗。

乳腺癌术后复发风险分组见表 4.4,乳腺癌分子分型的标志物检测和判定见表 4.5。

表 4.4　乳腺癌术后复发风险的分组

危险度	判断要点	
	转移淋巴结	其　他
低度	阴性	同时具备以下 6 条:标本中病灶大小(pT)≤2 cm;分级 1 级[a];瘤周脉管未见肿瘤侵犯[b];ER 和(或)PR 表达;HER2/NEU 基因没有过度表达或扩增[c];年龄≥35 岁

续表

危险度	判断要点	
	转移淋巴结	其　他
中度	1～3 个阳性	以下 6 条至少具备 1 条：标本中病灶大小(pT)>2 cm；分级 2～3 级；有瘤周脉管肿瘤侵犯；ER 和 PR 缺失；$HER2$ 基因过度表达；扩增或年龄<35 岁
		未见 $HER2$ 过度表达和扩增且 ER 和（或）PR 表达
高度	≥4 个阳性	$HER2$ 过度表达或扩增或 ER 和 PR 缺失

[a] 组织学分级/核分级；[b] 瘤周脉管侵犯存在争议，它只影响腋淋巴结阴性的患者的危险度分级，但并不影响淋巴结阳性者的分级；[c] $HER2$ 的测定必须是经由严格质量把关的免疫组化或 FISH 法、CISH 法。

表 4.5　乳腺癌分子分型的标志物检测和判定

分子分型	标记物	备　注
Luminal A 型	Luminal A 样	ER、PgR、Ki-67 表达的判定值建议采用报告阳性细胞的百分比。Ki-67 高低表达的判定值在不同病理实验中心可能不同，可统一采用 14% 作为判断 Ki-67 高低的界值。同时，以 20% 作为 PgR 表达高低的判定界值*，可进一步区分 Luminal A 样和 Luminal B 样（$HER2$ 阴性）
	ER/PgR 阳性且 PgR 表达	
	$HER2$ 阴性	
	Ki-67 低表达	
Luminal B 型	Luminal B 样（$HER2$ 阴性）	上述不满足 Luminal A 样条件的 Luminal 样肿瘤均可作为 Luminal B 样亚型
	EP/PgR 阳性	
	$HER2$ 阴性	
	且 Ki-67 高表达或 PgR 低表达	
	Luminal B-like（$HER2$ 阳性）	
	ER/PgR 阳性	
	$HER2$ 阳性（蛋白过表达或基因扩增）	
	任何状态的 Ki-67	
ERBB2＋型	$HER2$ 阳性	
	$HER2$ 阳性（蛋白过表达或基因扩增）	
	ER 阴性和 PgR 阴性	
Basal-like 型	三阴性（非特殊型浸润性导管癌）	三阴性乳腺癌和 Basal-like 型乳腺癌之间的吻合度约 80%。但是三阴性乳腺癌也包含一些特殊类型乳腺癌如髓样癌（典型性）和腺样囊性癌，这类癌的复发转移风险较低
	ER 阴性	
	PgR 阴性	
	$HER2$ 阴性	

*以 20% 作为 PgR 表达高低的判定界值，目前仅有一篇回顾性文献支持（参考文献，J Clin Oncol 2013,31:203-209）。

6. 鉴别诊断

乳腺癌需与乳腺增生、纤维腺瘤、囊肿、导管内乳头状瘤、乳腺导管扩张症（浆细胞性乳腺炎）、乳腺结核等良性疾病，乳房恶性淋巴瘤以及其他部位原发肿瘤转移到乳腺的继发性乳腺恶性肿瘤进行鉴别诊断。鉴别诊断时需要详细地询问病史和仔细地进行体格检查,并结合影像学检查(乳腺超声、乳腺X线摄影及乳腺核磁共振等),最后还需要细胞学和/或病理组织学检查明确诊断。

7. 治疗

中医治则:扶正祛邪,明辨正邪衰盛、病变部位、病程阶段,早期祛邪为主,中期扶正祛邪兼顾,晚期扶正为主、祛邪为辅。

中西结合治则:辨病与辨证相结合;扶正与抗癌祛邪相结合;局部与整体相结合;短期与长期治疗相结合。

(1)辨证论治:

①冲任失调型:

主症:乳房内肿块,质地硬韧,粘连,表面不光滑,五心烦热,午后潮热,盗汗,口干,腰酸膝软,兼有月经不调,苔少有裂纹,舌质红,脉细或细数无力。

治法:滋阴降火,软坚解毒。

方药:知柏地黄汤加减(知母、黄柏、生地黄、山药、山茱萸、丹皮、茯苓、泽泻)。

②肝郁气滞型:

主症:乳房肿块初起胀痛,引及两胸胁作胀,情绪抑郁或急躁,心烦易怒,口苦咽干,头晕目眩,苔薄白或薄黄,舌质稍暗,脉弦滑。

治法:疏肝理气,化痰散结。

方药:柴胡疏肝散加减(当归、甘草、茯苓、白芍、白术、柴胡)。

③气血两虚型:

主症:乳中结块,与胸壁粘连,推之不动,乳房遍生疙瘩,头晕目眩,面色苍白,神疲气短,舌苔少,舌质淡或淡胖,脉虚弱。

治法:益气养血,解毒散结。

方剂:归脾汤加减(黄芪、白术、陈皮、升麻、柴胡、党参、甘草、当归)。

④瘀毒蕴结型:

主症:乳腺包块,红肿热痛,固定不移,舌质暗红,苔白或腻,脉弦滑。

治法:化瘀解毒散结。

方药:仙方活命饮加减(银花、连翘、贝母、天花粉、防风、白芷、当归、陈皮、甘草、白芍、乳香、没药、皂角刺)。

⑤寒热错杂型:

主症:乳房肿块,两胸胁作胀,乏力纳差,肢冷畏寒,情绪抑郁或急躁,心烦易怒,口苦咽干,头晕目眩,苔白舌质稍暗,脉弦滑。

治法:清上温下。

方药:乌梅丸加减(乌梅、细辛、黄连、黄柏、当归、泽泻、人参、花椒、干姜、黑顺片)。

随证加减:

● 局部破溃,渗出恶臭:加土贝母、白芷、青皮、生黄芪、露蜂房、炒栀子、仙鹤草、白鲜皮。

● 肺转移,咳嗽,咯血,喘息气短:加麦冬、无味、百合、枇杷叶、杏仁、桔梗、前胡、川贝、鱼腥草、仙鹤草、桑白皮、百部、延胡索、白英、白茅根、蜜麻黄、鳖甲、地骨皮。

● 骨转移见疼痛,活动不利:加补骨脂、骨碎补、透骨草、寄生、续断、杜仲、海风藤、木瓜、鸡血藤、牛膝、海藻、白屈菜、罂粟壳、延胡索、莪术、葛根、丝瓜络、桂枝、徐长卿。

- 肝转移见肝大胀痛,腹大胀满,目黄尿赤,口苦呕吐:加茵陈、龙胆草、鳖甲、败酱、八月札、黄芩、栀子、泽泻、车前子、赤小豆、青蒿、川楝子、延胡索、丹皮、大黄、水红花子。

- 脑转移见头痛,头胀,眩晕,耳鸣,心烦易怒,恶心呕吐:加天麻、钩藤、葛根、石决明、牛膝、杜仲、菖蒲、川芎、延胡索、白芷、羌活、细辛、全蝎、蜈蚣、胆南星、半夏、旋覆花、代赭石、竹茹。

- 胸膜转移见胸腔积液,胸闷,气短难卧,胸痛:加葶苈子、大枣、芫花、猪苓、泽泻、龙葵、甘遂、延胡索、赤芍、鸡血藤。

- 癌性发热,自汗盗汗,五心烦热:加银柴胡、地骨皮、鳖甲、知母、栀子、青蒿、龟板、丹皮、仙鹤草、五倍子、浮小麦。

当代中医肿瘤专家余桂清治乳癌的处方一般由三部分构成:第一辨证论治,占大部分;第二对症治疗,用1～2味中药减轻主要症状,如胸痛用郁金,腹痛用延胡索,骨痛用威灵仙;第三辨病抗癌,如山慈菇、公英、白花蛇舌草、半枝莲、夏枯草、草河车、郁金、白英、蛇毒、蜀羊泉,临症时选1～2味,病有主药,注意轮服,以防药毒。

(2)辨病方药:

①乳腺癌辨病中草药:山慈菇、蛇六谷、露蜂房、紫草、艾叶、天冬。

②辨病常用中成药:平消胶囊,攻坚破积、解毒止痛;康赛迪,清热解毒、消瘀散结;康莱特,健脾化痰、补益气血;小金丹,化痰祛湿、祛瘀通络;犀黄丸,解毒化痰、活血散结;榄香烯,化瘀抗癌;华蟾素等,以毒攻毒。

(3)外治:可手术的乳腺癌建议手术,局部禁用针刺、艾灸、外敷腐蚀药,禁用中医切开法。

(4)与手术、放疗、化疗、内分泌治疗、靶向治疗相结合。

①中医在乳腺癌术后,可以解决诸多并发症:皮瓣坏死,中医立益气健脾、活血化瘀、清热解毒法,拟人参养荣合血府逐瘀汤;上肢水肿,活血化瘀、解毒消肿,补阳还五汤加减;术后体虚,调补气血、健脾和胃,八珍汤加减。

②乳腺癌放疗毒副反应的中医治疗集中在:放射性皮炎,滋阴养血、清热解毒,五味消毒饮合当归养血汤加减;放射性肺炎以及肺纤维化,养阴清肺、化痰通络,增液汤合清燥救肺汤加减;放射性食道炎,清咽利肺、降逆和胃,凉膈散合左金丸。

③乳腺癌化疗不良反应的处理,随着止吐、升白、升红药物的不断发展,中医治疗化疗毒副作用主要集中在:化疗性肝损害,清利肝胆湿热,茵陈蒿汤加减;化疗性肺损害,养阴润肺、化痰止咳、活血化瘀,百合固金汤加减;化疗性肾损害,补肾活血、利尿解毒;化疗性神经损害,滋阴清热、通利筋脉。新的化疗药层出不穷,其毒副作用的中医防治是一个重要课题,应引为重视。

④中医药具有双向调节性激素水平的作用,辨证施治也可防治内分泌治疗引起的不良反应:使用三苯氧胺、甲羟孕酮等常见雌激素样效应,见月经失调、恶心等,分属气血亏虚,气滞血瘀,肾气不足,分证治之;水钠潴留以五苓散、猪苓汤;视力减退予杞菊地黄丸等。

⑤乳腺癌靶向治疗不良反应处理:抗 HER2 药物的心脏毒性,炙甘草汤,桃红四物汤加减;腹泻,半夏泻心汤加减,胶黄灌肠方保留灌肠,附子理中汤加减;白细胞减少,八珍汤加减。

8. 康复治疗

随着乳腺癌综合治疗水平的提高,大量的病人被治愈,但复发和转移问题仍是困扰乳腺癌远期生存的关键因素。从中医观点出发,康复治疗应重视:疏肝理气,抑肝平肝,调整机体阴阳平衡;与现代医学研究成果相一致,"过餐五味"与乳腺癌相关,术后应节制膏粱厚味;中医肿瘤学认为乳腺癌同样是一种局部病变的全身性疾病,局部属实,全身属虚,控制复发转移,必须重视扶正为主,祛邪为辅;对于术后肢体康复应及早开始,以免影响患侧上肢功能与生活质量,具体可进行爬墙运动、直臂回轮、托肘上举、滑竿运动、短棒运动等。

(1)上肢淋巴水肿的预防:

①预防感染:保持患侧皮肤清洁;不宜在患肢手臂进行有创性的操作,如抽血、输液等;洗涤时戴宽松手套,避免长时间接触有刺激性的洗涤液;避免蚊虫叮咬;衣着、佩戴首饰或手表时一定要宽松。

②避免高温环境:避免烫伤;患侧手臂不要热敷,沐浴时水温不要过高;避免强光照射等高温环境。

③避免负重:术后 2~4 周内避免上肢负重,一般不超过 500 g,4 周后,需缓慢、逐渐增加肌肉及肌耐力的活动;但仍需避免提、拉、推过重的物品,避免从事重体力劳动或较剧烈的体育活动。

④避免上肢近端受压:避免紧身衣、测量血压、患侧卧位。

⑤注意睡姿,保证睡眠质量:平卧位患侧肢体垫高,手臂呈一直线,手掌高度要超过心脏水平。良好的睡眠能够帮助患者放松心情,兴奋迷走神经,激活淋巴系统,预防并改善淋巴水肿。

⑥其他:尽快恢复手臂功能,不要忽视轻微的手指、手背、上肢的肿胀;乘坐飞机或长途旅行时戴弹力袖套;在医生指导下进行适当的体育锻炼,避免过度疲劳。

应当对所有绝经后及使用第三代芳香化酶抑制剂的患者宣教骨折事件的预防,并进行生活方式干预。骨折风险评估为中高危患者,除需改善生活方式外,还应及时给予适当的药物(补充钙剂、维生素 D 及使用双磷酸盐制剂等),并密切监测骨密度。

(2)生活方式管理:

越来越多的循证医学证据表明,乳腺癌患者的生活方式影响预后。乳腺癌患者诊断以后的膳食营养状况、体质量变化、体力活动状况及吸烟饮酒等个人生活方式相关因素与乳腺癌患者的转移复发、无病生存和死亡率相关。乳腺癌患者长期生存,不仅需要长期医疗和康复服务,而且需要对日常生活进行指导,帮助乳腺癌患者形成和坚持健康的生活方式,从而提高治疗效果,改善预后,提高生活质量和生存率。

(3)体质量管理:

乳腺癌患者在治疗结束以后,应尽量使体质量恢复到正常范围,即 BMI 在 18.5~23.9 kg/m² 的范围内,或按照《中国成人超重和肥胖症预防控制指南》达到体质量正常标准。对于已经超重或肥胖的乳腺癌患者而言,推荐降低膳食的能量摄入和接受个体化的运动减肥指导。对于积极抗癌治疗之后处于营养不良或体质量过轻状态的患者,必须由专科医生和营养师进行评估,制订和实施营养改善计划;也推荐这些患者进行一定的体力活动,帮助改善身体机能和增加体质量,但应避免高强度剧烈运动。

(4)营养与运动:

按照"中国居民平衡膳食宝塔"选择食物,安排一日三餐的食物量。推荐富含水果、蔬菜、全谷类食物、禽肉和鱼的膳食结构,减少精制谷物、红肉和加工肉、甜点、高脂奶类制品和油炸薯类食物摄入。建议乳腺癌患者不吸烟,避免被动吸烟;不饮酒,避免含有酒精的饮料。

建议乳腺癌患者在诊断后应避免静坐生活方式,尽快恢复诊断以前的日常体力活动。18～64 岁的成年人,每周坚持至少 150 min 的中等强度运动(大致是每周 5 次,每次 30 min),或者 75 min 的高强度的有氧运动;力量性的训练(大肌群抗阻运动)每周至少 2 次,建议每天锻炼以 10 min 为一个间隔,最好每天都锻炼。超过 65 周岁的老年人应尽量按照以上指南进行锻炼,如果患有使行动受限的慢性疾病,则根据医生指导适当调整运动时间与运动强度,但应避免长时间处于不运动状态。

9. 进展与展望

乳腺癌应采用综合治疗的原则,根据肿瘤的生物学行为和患者的身体状况,联合运用多种治疗手段,兼顾局部治疗和全身治疗,以期提高疗效和改善患者的生活质量。

对于可手术治疗的乳腺癌,应对患者基本情况(年龄、月经状况、血常规、重要器官功能、有无其他疾病等)、肿瘤特点(病理类型、分化程度、淋巴结状态、HER2 及激素受体状况、有无脉管瘤栓等)、治疗手段(如化疗、内分泌治疗、靶向药物治疗等)进行综合分析,若接受化疗的患者受益有可能大于风险,可进行术后辅助化疗。

乳腺癌新辅助治疗的目的应该从实际的临床需求出发,以治疗的目的为导向,主要包括将不可手术乳腺癌降期为可手术乳腺癌,将不可保乳的乳腺癌降期为可保乳的乳腺癌,以及获得体内药敏反应的相关信息,从而指导后续治疗以期改善患者预后,而并非所有需要行辅助化疗的乳腺癌患者都适合推荐行新辅助化疗。三阴性型和 HER2 阳性型并不能作为优选新辅助治疗的单一依据,当同时伴有较高肿瘤负荷时可优选新辅助治疗。常用的含蒽环类和紫杉类药物的联合化疗方案及注意事项:HER2 阳性患者建议加曲妥珠单抗单靶治疗或曲妥珠单抗＋帕妥珠单抗/拉帕替尼的双靶治疗,以提高 pCR 率。

晚期乳腺癌的主要治疗目的不是治愈患者,而是提高患者生活质量、延长患者生存时间。根据原发肿瘤特点、既往治疗、无病生存期、转移部位、进展速度、患者状态等多方面因素,因时制宜、因人制宜,选择合适的综合治疗手段,个体化用药。一般而言,乳腺癌可以根据 ER、PR、HER2、Ki67 等指标不同分为 Luminal A、Luminal B、HER2 阳性和三阴性四种类型,针对不同类型给予不同的全程管理方案:Luminal A 型乳腺癌需要以内分泌治疗为主;Luminal B 型乳腺癌需要根据实际情况考虑化疗、内分泌治疗或抗 HER2 靶向治疗;HER2 阳性乳腺癌需使用针对性的抗 HER2 靶向治疗联合化疗,如曲妥珠单抗、帕托珠单抗、吡咯替尼、TDM1 等;三阴性乳腺癌则主要以化疗为主。

4.3.11　卵巢癌

卵巢癌指发生于卵巢表面、体腔上皮和其下卵巢间质的恶性肿瘤,其一般属于中医古籍中"癥瘕""肠覃"范畴。

1. 概述

在女性生殖器三大恶性肿瘤中,卵巢癌的病死率在妇科肿瘤中居于首位,严重威胁女性健康。全球范围内,每年大约 20 万人被诊断为卵巢癌,12.5 万人死于此病。根据我国最新恶性肿瘤流行情况分析,卵巢癌的发病率为 7.60/100000,死亡率为 3.61/100000。卵巢癌目前病因尚不明确,可能与遗传、生育、生殖内分泌因素相关,亦不能除外环境、种族、饮食、病毒等因素。其中未生育女性罹患上皮性卵巢癌的风险是已生育女性的 2 倍,因此生育年龄早、早绝经和使用口服避孕药可降低发生卵巢癌的风险。在卵巢恶性肿瘤中,上皮性癌最为常见,占 80%～90%,总的五年生存率为 40%～50%,中晚期生存率为 30%。卵巢癌的发病率随着年龄的增长而增加,上皮性卵巢癌好发于 50～70 岁女性,中位年龄为 63 岁,卵巢癌的扩散方式包括淋巴、血道、局部浸润、种植。手术联合化疗是卵巢癌的主要治疗方式。近年来,抗血管生成靶向治疗、多腺苷二磷酸核糖聚合酶[poly(ADP-ribose)polymerase,PARP]抑制剂应用于上皮卵巢癌取得显著进展,其中分子靶向为肿瘤治疗的全新手段,相对于传统的卵巢癌治疗手段,具有特异性强、用药量少、毒副反应小、人体耐受性好等优点。随着目前卵巢癌的治疗发展,分子靶向治疗大量应用于临床,给患者带来了更大的生存获益。

2. 文献回顾

《黄帝内经》:"黄帝曰:肠覃何如?岐伯曰:寒气客于肠外,与卫气相搏,气不得荣,因有所系,癖而内著,恶气乃起,息肉乃生""石瘕如何?岐伯曰:石瘕生于胞中,寒气客于子门,子门闭塞,气不得通,恶血当泄不泄。衃以留止,日以益大,壮如怀子"。寒气侵袭,卫气不荣也。

《黄帝内经》有"燥盛则干"。

《金匮要略》:"妇人素有癥病,经断未及三月,而得漏下不止,胎动在脐上者,为癥痼害……所以血不止者,其癥不去故也,当下其癥,桂枝茯苓丸主之。"

《外台秘要》:"病源积聚癥结者,是五脏六腑之气,已积聚于内,重因饮食不节,寒温不调,邪气重沓,牢痼盘结者也,久即成症。"

《济阴本草纲目》:"病源曰:八瘕者,皆胞胎生产,月水往来,血脉精气不调之所生也。"

《医宗必读》:"积之成也,正气不足,而后邪气居之。"该书卷七曰:"女子癥瘕,多因产后恶露未净,凝结于冲任之中,而流走之新血,又日凝滞其上以附益之,逐渐积而为癥瘕矣。"虚,瘀也。

《医学入门》:"气不能作块成聚,块乃痰与食积、死血有形之物而成,积聚癥瘕一也。"痰瘀食积也。"郁结伤脾,肌肉消薄,与外邪相搏,而成肉瘤。"郁结也。

《妇人良方》:"妇人痞,由饮食失节,脾胃亏损,邪正相搏,积于腹中,牢固不动。"饮食失节,脾胃亏损也。

《诸病源候论》:"癥瘕者,皆由寒温不调,饮食不化,与脏气相搏结所生也。"寒温不调饮食不化。

《三因极一病证方论》:"多因经脉失于将理,产褥不善调护,内作七情,外感六淫,阴阳劳逸,饮食生冷,遂致营卫不输,新陈干忤,随经败浊,淋露淋滞为癥瘕。"

《景岳全书》:"或由经期,或由产后,凡内伤生冷,或外受风寒,或暴怒伤肝,气逆而血留;或忧思伤脾,气虚而血滞;或积劳积弱,气弱而不行;总由血动之时,余血未净,而一有所逆,则留滞日积,而渐以所成徵也。"则综合概括了其病因病机。

3. 病因病机

在祖国传统医学中,卵巢癌属于"癥瘕""肠覃"范畴。关于卵巢癌的病因病机,主要体现在外因及内因致病两个方面,外因包括情志、寒、火、燥几个方面,内因包括先天禀赋不足,主要体现在痰、气、瘀、寒、虚、湿等方面,为内外因合并而致病。新疆地处祖国西北地区,因为特有的地理环境、生活环境,卵巢癌的发生发展存在地区差异性。笔者在长期临床工作中,对卵巢癌进行了大量临床经验总结,提出了西北燥证相关卵巢癌的病因病机学说。西北燥证在卵巢癌的发病中主要体现在内燥方面,五脏虚赢状态对西北燥证的发生也存在很大的影响。脏腑虚弱,主要表现在肝肾脏腑不足,燥邪外侵,耗伤精血故见口干盗汗、舌质红,烦躁易怒、失眠多梦,如燥邪在冲任,表现为冲任血虚证,为女性燥类范畴。可见西北燥证在卵巢癌中病因病机之根本为脏腑虚弱为本,加之六淫、七情、饮食劳逸等外因而致本病。

(1)禀赋不足,脏腑虚弱:患者先天禀赋不足,正气内虚,加之邪毒外侵,留而不去,致使气血运行失司,瘀血、痰饮内生,积聚胞宫,发为本病。

(2)饮食失节,损伤脾胃:患者饮食失节,脾胃受损,运化失调,聚湿生痰,阻于冲任,日久生积,而致此病。

(3)情志内伤:平素情志失调,肝气不舒,气郁化火,气血热毒瘀结冲任,发为癥瘕。

(4)冲任失调:素体虚弱、久病内损,冲任督带失于统摄,气滞血瘀,痰浊内阻而发病。

4. 临床表现与诊断

(1)表现:

主症:早期多无表现,中晚期多见少腹坠胀、疼痛甚见包块,伴见纳呆、恶心、消瘦。

兼症如下:

①阴道出血,阴道不规则出血,或则月经期、量改变,出血量大者甚至休克。

②腹水量大,甚者影响呼吸,气短难卧,下肢水肿,抽水多为血性。

③肠梗阻,大便不通或绞痛。

④排尿不畅,尿频、急。无尿、少尿等。

⑤蒂扭转,为妇科常见急腹症,好发于瘤蒂长、中等大、活动度大的瘤体,表现为一侧下腹剧烈疼痛,伴恶心呕吐,甚至休克。

⑥肿瘤破裂,可有腹部剧痛,有时导致腹腔内出血,腹膜炎及休克。

⑦恶病质,常表现为全身消瘦、无力、贫血、全身衰竭等症。

⑧转移征象,其四种播散方式均可见到,主要表现在肺、肝、胸膜肠道等,转移表现随部位各异。

(2)诊断:

出现不明原因的胃肠道症状、消瘦、下腹疼痛或不适、腹部包块、不规则阴道流血或绝经再行,体检触及下腹不规则包块,固定不移,甚伴腹水等。进一步进行阴道、宫腔、腹水等细胞学检查;肿瘤标志物 CA12-5、人绒毛膜促性腺激素(human chorionic gonadotropin,HCG)、CEA 检测等,尤其是前两者临床意义重大;X 线、CT、MRI、B 超等影像学检查,放射免疫显像均有助诊断与分期;腹腔镜、穿刺或剖腹探查取得病理证据更为重要。

(3)中医鉴别诊断:

①妇人腹痛:本病虽有小腹或少腹疼痛,甚者包块等症状,但本病多由冲任阻滞、胞脉失畅所致,可伴有发热等症,借助 B 超、实验室检查可鉴别。

②癃闭:是指尿液在膀胱内积聚,不能尿出,而导致小腹部膨隆、胀、满、痛等症,但导尿后可消失,可资鉴别。

5. 治疗

初病多实,攻邪为主,久病多虚实夹杂,扶正兼顾祛邪,实则气滞血瘀,痰浊凝结,湿热郁毒,寒凝经脉,主要表现为痰、气、瘀、寒、湿、燥。虚表现为脏腑虚弱,气血阴阳失调,主要为补益肝肾、调理冲任、益气养阴。其中与西北燥证辨证相结合,表现为脏腑虚弱为本,导致气血阴阳失调,兼属于西北燥证内燥之范畴,表现为津液燥证、精血燥证两证。其中津液燥证多因久病伤津耗液,津液亏虚,不能濡养五脏,燥由内而生。精血燥证在卵巢癌中表现为冲任血虚证,因此在对其辨证论治时,应结合西北地区发病特点,结合脏腑辨证、西北燥证辨证相结合。

(1)辨证论治:

①冲任失调型:

主症:少腹包块,隐痛不适,乏力盗汗,骨蒸潮热,带下量多,色淡量多,舌质红少苔,脉细数。

治法:调理冲任。

方药:六味地黄丸加减(熟地黄、泽泻、丹皮、酒萸肉、炒山药、茯苓)。

②气滞血瘀型:

主症:少腹包块,坚硬固定,胀痛或刺痛,痛而拒按,或则夜间加重,时伴胸胁不适,月经不调,或则崩漏,面色晦暗,肌肤甲错,舌质紫暗有瘀点、瘀斑,脉细涩。

治法:行气活血,软坚消积。

方药:膈下逐瘀汤合桂枝茯苓丸加减(五灵脂、当归、川芎、桃仁、丹皮、赤芍、乌药、延胡索、甘草、香附、红花、枳壳、桂枝、茯苓)。

③痰湿凝聚型:

主症:少腹胀满疼痛,痛而不解,或可触及包块,胸脘痞闷,面浮懒言,带下量多、色黄,质黏稠,舌质淡胖,边可见齿痕,苔白腻,脉滑。

治法:健脾利湿,化痰散结。

方药:六君子合导痰汤加味(党参、茯苓、白术、甘草、陈皮、半夏、天南星、枳实、桔红)。

④湿热蕴毒型:

主症:下腹隐痛或胀满不适,或可见局部皮肤溃破,或见带下量多、色黄,或见大便频、质稀,黏液血便,舌质红苔黄腻,脉滑数。

治法:清热利湿,解毒散结。

方药:除湿解毒汤加味(白鲜皮、大豆黄卷、薏苡仁、土茯苓、山栀子、丹皮、金银花、连翘、紫花地丁、木通、滑石、生甘草)。

⑤气血两虚型:

主症:面色少华,头晕目眩,倦怠乏力,少气懒言,纳差,舌质淡苔薄白,脉细。

治法:益气养血,滋补肝肾。

方药:八珍或人参养荣汤加减(党参、茯苓、白术、甘草、熟地黄、当归、白芍、川芎、黄芪、陈皮、五味子、制远志、桂心)。

⑥伤津内燥型:

主症:少腹包块,隐痛不适,喜冷怕热,心烦,汗出多,口渴欲饮,带下稀少色红,舌质红苔燥,脉细弦。

治法:润燥生津。

方药:沙参麦冬汤加减(北沙参、麦冬、生地黄、五味子、乌梅、天冬、石斛、玉竹、玄参、知母)。

随证加减：

- 腰痛胀甚：川楝子、延胡索、水红花子、九香虫。
- 两胁胀痛：玄胡、白芍、郁金。
- 腰部坚块：土鳖虫、水蛭。
- 腹大如鼓：车前草、大腹皮、猪苓、川楝子。
- 阴道血多：仙鹤草、阿胶、三七粉。
- 阴虚盗汗：生（熟）地黄、山芋肉、丹皮、女贞子、旱莲、龟板。
- 动则汗出：防风、浮小麦、糯稻根。
- 毒热甚者：败酱草、龙胆草、苦参、蒲公英。
- 身倦乏力：党参、黄芪、白术。
- 食少纳呆：焦山楂、炒麦芽。
- 大便干结：生大黄、麻子仁、白芍。
- 口干：石斛、北沙参、麦冬、知母。

（2）辨病用药：

①中草药：半枝莲、半边莲、龙葵、白英、干蟾皮、白花蛇舌草、苦参、莪术、土鳖虫、人参、鸦胆子、贯众。

②中成药：西黄丸、博尔宁、平消胶囊、参一胶囊、复方苦参注射液辨证。

（3）兼症论治：

①腹水：气虚湿阻，健脾益气利水，六君子汤加味；阳虚水泛，温阳化气行水，附子理中或济生肾气丸加味；水瘀互结，化瘀利水药；湿热蕴结，清热利湿、攻下水饮，中满分消合舟车丸。

②腹痛：应辨虚实，气血阴阳之虚随证调之，实为气滞及血瘀。

③阴道出血不止：应辨其虚实，实为血瘀、热毒，虚为气血阴阳之虚，随证治之。

（4）中医与现代医学相融合：

中药配合手术主要是术前扶正培本、增强体能，术后长期、间歇服中药，巩固疗效；与放疗相互配合，调整机能，保护骨髓，增强疗效，减少不良反应；与化疗相融合，减少不良反应，提高疗效。中医与现代医学治疗方式相融合在改善患者生活质量以及延长生存期方面有着显著效果。

6. 预防调摄

目前认为预防是降低死亡率、提高治愈率的根本方法之一。已取得的成果有：占卵巢癌10％的为遗传性，其与遗传性非息肉性大肠癌及 BRCA1、BRCA2 基因突变有关，预防性卵巢切除是可选择的降低发病风险的策略之一；口服避孕药对卵巢癌有肯定的预防作用，对 BRCA1 或 BRCA2 突变携带者也能降低其卵巢癌的发病风险；视黄醛及环氧化酶-2 抑制剂已试用于卵巢癌预防。上述方法尚未取得根本性的突破。

卵巢癌由于发病原因尚不明确，病位较深，不易早期发现，因此采取积极措施是预防的主要方式：开展卫生教育；饮食宜高蛋白、富含维生素 A，忌高胆固醇食物；高危妇女宜服避孕药预防；30 岁以上的妇女应每年进行妇科检查，同时可行 B 超及相关血清学检查。

中医治疗在卵巢癌的预防调摄方面主要体现在"治未病理论"。中医在卵巢癌手术前、手术后及放化疗后都起到减毒增效的作用，增加患者治疗依从性，尤其是在随访期患者，使用中医调理脏腑气血阴阳,可以降低患者复发及转移风险。在西北地区,针对卵巢癌特有的发病特点,采取中医中药调理脏腑虚实,改变现有的饮食习惯,进行情志疏导,降低卵巢癌的二次复发或转移,提高患者的生活质量。

7. 康复

随着现代医学的发展,卵巢癌的治疗手段日益增多,有效率也有大幅度提升,但主要仍旧是手术治疗,而手术治疗对患者身心都有一定伤害,因此对卵巢癌的中医康复成为新兴发展趋势。针对卵巢癌术后患者予以中医情志治疗更有助于患者术后康复及提高生活质量。中医情志康复《黄帝内经》中记载:"百病生于气也,怒则气上,喜则气缓,悲则气消,恐则气下,寒则气收,炅则气泄,惊则气乱,劳则气耗,思则气结。"七情过度,导致脏腑功能失调,肝郁气不得舒,脾虚水湿难化,经络瘀滞,血脉壅遏,痰湿郁阻,留而不行,渐积成块,形成岩瘤。中医"以情胜情"模式:根据中医七情相胜的理论指导,如《黄帝内经》中记载"喜胜忧""喜则气和志达,营卫通利",意为欣喜欢快之情可以使人体血脉得以通利、气血调和,而使悲哀忧愁的病态得以平复。良好的心情更有助于提高患者术后生活质量。

8. 进展与展望

(1)现代医学治疗进展:

应关注可见于卵巢癌黏液癌的 CEA、CA19-9 增高,病理学诊断已开始评估 *BRCA1* 或 *BRCA2*、MSI-H 或 dMMR 以及 CYNCH 遗传综合征。手术病理分期更常用 FIGO2014 版。手术联合化疗及靶向药物治疗是主要方式,早期手术后辅助化疗,晚期围绕满意减瘤与否,给予新辅助化疗 2~3 个周期,或术后辅助化疗,新辅助加辅助化疗共 6~8 个周期,化疗后完全或部分缓解的,可以根据 *BRCA1* 或 *BRCA2* 突变与否采用 PARP 抑制剂或贝伐珠单抗维持治疗。铂敏感复发可再次减瘤,术后二线辅助化疗及靶向药物治疗维持。铂耐药复发,化疗非铂单药,可联合抗血管药物,MSI-H、dMMR 者可更改治疗,鼓励患者参加临床试验,应该是最有希望的治疗。

(2)中医学治疗进展:

中医药对卵巢恶性肿瘤的治疗目前采用辨证与辨病相结合、扶正(如益气养阴)祛邪(如解毒散结)兼顾的治法。相关研究表明,中药对卵巢癌皮下移植瘤增殖具有抑制作用,如桂枝茯苓丸、化积丸、西黄解毒胶囊等,均可用于术后辅助治疗。中医外治包括针灸、中药封包外敷包块局部,配合内治法,可以有助于消毒散结止痛。由此可见,中医治疗贯穿于癌症患者就诊的各个方面,不同方面治疗特点均以扶正祛邪理论为总原则,并随症加减。在配合西医治疗的同时,其以恢复体力、减毒增效、提高生存质量为主要目的。

但是目前中医治疗方面仍缺乏前瞻性的大样本调查资料,治疗大多为个人经验或认识为主,因此治疗中存在一定的局限性。而卵巢癌患者的病情较重,如单纯中医药治疗存在风险,患者也不一定能够完全接受,因此更加提倡中西医相互融合。

第5章 中医肿瘤康复

《"健康中国2030"规划纲要》指出,充分发挥中医药在疾病康复中的核心作用,探索肿瘤康复安全性管理中医特色,并提升中医药参与度。

中国肿瘤康复医学有了较大发展,提出了肿瘤康复的初步概念,成立了不同性质、不同规模的肿瘤康复组织;全面开展了心理、营养、躯体功能等康复技术在肿瘤幸存者康复中的应用;肿瘤康复理念及康复教育逐渐普及;开始关注康复对提高幸存者生活质量的意义。中医药在肿瘤康复中发挥了重要作用,将针灸、推拿、气功、导引等在内的综合疗法用于肿瘤康复,在改善症状方面具有独特优势。

当然,肿瘤康复在国内发展不平衡,中国化模式尚未形成,中医肿瘤康复研究与临床有待提高。

5.1 基本概念

广义的肿瘤康复定义:肿瘤幸存者的身体、功能、心理、社会等各方面可能有存在的问题,并且从癌症诊断开始贯穿肿瘤康复的全程。狭义的肿瘤康复定义:以物理治疗与康复手段为基础的专业医学学科分支。

中国老年学和老年医学学会肿瘤康复分会定义肿瘤康复医学:基于多学科合作团队,以癌症幸存者需求为中心,从癌症诊断开始直至生命结束,所提供的一系列身心及社会支持、医疗与服务,以帮助肿瘤患者回归自我、回归家庭、回归社会。

这里涉及癌症幸存者概念,广义的是指从被确诊恶性肿瘤直至生命结束的任何个体,包括生命终末期肿瘤患者,甚至还扩展至癌症患者的亲人及朋友,这个定义很重要,针对这个人群,更应针对全人群需要面对的"生死观念"。狭义的特指已经结束肿瘤根治治疗的患者。

中医肿瘤康复学:是在中医学的基本理论指导下,研究康复理论、康复治疗方法及其运用的一门学科。以中医学基本理论为基础,强调肿瘤患者整体康复、辨证康复、功能康复和预防康复,主要包括针灸、推拿、中药、情感、饮食、传统体育、传统物理、环境疗法等。

全程管理:肿瘤康复全程管理是从肿瘤患者的早期诊断、综合诊疗、康复随访到临终关怀的一系列疾病发展过程的介入、干预和指导管理模式。这种管理模式从简单的患者管理上升为疾病管理,转变为健康管理。

依据三因制宜原则,阶段式管理可以既突出重点又分清主次。①诊断期康复管理,突出心理教育和健康教育。②治疗期康复管理,围绕化疗、手术、放疗、靶向治疗、免疫治疗的不良反应,以功能障碍并发症与癌性疼痛为重点,心理、职业障碍等的预防为纠正。③随访期的康复管理,肿瘤随访监测、不良反应管理,这是一个比较长期的过程。④复发期的康复管理,再评估复发对心、身影响,恢复机体功能,防止功能衰退,维持生命活动与质量。⑤终末期的康复,针对不再接受积极抗肿瘤治疗的进展性的预期生命在 6 个月以内的晚期肿瘤病人,重点在于癌痛康复、营养康复、心理康复,维护患者尊严、人格独立、生活质量,与家属一同做好临终关怀工作。同时患者家属的照护,尤其心理关爱是姑息医学的重要内涵,也是广义肿瘤康复的内容之一。当然预防性康复期,在于广泛普及防癌治癌的知识、三早原则,预防身心功能障碍的发生,在治未病处已述及,这里可以归为第六阶段。

医护管理与患者自我管理相结合,发挥病人的主观能动性。自我管理是通过患者的行为来保持和增进自身健康,监护和管理自身疾病的症状和征兆,减少疾病对自身社会功能、情感和人际关系的影响,并持之以恒地治疗自身疾病的一种健康行为。提高患者对疾病的正确认识,增强健康信念,形成良好遵医行为,调整适应社会角色,自觉改变不良生活行为方式等,形成与医护的良性互动。

患者自我管理,有条件时应该融入"基于小组活动的管理"中,比如肿瘤康复中心乳腺癌团体活动小组,在团队激励中实现自我康复。

5.2　肿瘤康复技术概要

肿瘤康复是物理医学领域解决癌症及癌症诊疗带来的疲劳、疼痛、虚弱、纤维化、尿失禁、淋巴水肿、水肿、移动能力下降、心肺功能受损、平衡受损、步态改变、安全问题、性功能障碍、吞咽障碍、认知问题。以下治疗方法,均应该在受过专业培训的康复师在执业范围内提供。

5.2.1　运动康复

运动可预防癌症发生、降低癌症复发、促进康复、正向调整心理状态、增加免疫系统功能。运动康复一般仍然按照美国恶性肿瘤协会关于恶性肿瘤患者每周 5 天,每次 30～60 min,中等到较大强度体力活动的建议。相对而言,关于运动的细节和注意事项,应接受相关专业人士的指导。

5.2.2　物理因子康复

物理因子康复是指用声、光、电、力、磁、温热等物理因素治疗肿瘤或肿瘤治疗所致的身体损伤的方法。安全的如冷疗法、电离子渗入疗法、生物反馈疗法,应避开肿瘤部位的如按摩、推拿、叩诊、神经肌肉刺激、脊椎机械牵引等。

(1)直流电药物离子导入法:基于中医经络理论,结合直流电的温热刺激作用,使药物直达病所,药效维持时间长、无痛苦、易于接受,可镇痛、改善淋巴水肿,有临床运用。

(2)生物反馈疗法:利用电子仪器把体内的活动状态加以放大,变成人能感知到的信号,通过视觉或听觉呈现给人们,人们可以通过操纵、对付、改变这种信号,从而达到操纵改变体内原来觉察不到的不受人们意识支配的生理活动,改变自己的躯体和内脏反应,在肿瘤伴发便秘、神经衰弱、失眠、紧张、焦虑,前列腺癌术后尿失禁有运用。

（3）石蜡疗法:利用加热熔解的石蜡作为传导热的介质,将热能传至机体,达到治疗作用,在肿瘤康复中用于缓解痉挛、软化瘢痕、减轻关节挛缩、预防拉伤,与针灸、推拿配合提效。

（4）气压治疗:预防深静脉血栓形成,促进四肢循环,消除肿胀,缓解疼痛、麻痹不适肢体的康复,在铂类药外周神经毒性反应、乳腺癌相关淋巴水肿、治疗预防血栓形成等方面有研发和运用。

（5）冷疗法:通过寒冷刺激引起机体发生一系列功能性变化而达到治疗目的的方法,用于止痛、防水肿,通过冷喷雾、冷水疗法、冰按摩、冰敷路径实现,在口面肿瘤术后、化疗药物渗漏有运用。

5.2.3　营养康复

"肿瘤营养治疗是一线治疗"观念正在形成,它贯穿于手术、化疗、放疗等抗肿瘤治疗的全过程并融会其中。其包括营养筛查与评估、营养干预、疗效评价三环节。

《中国肿瘤营养治疗指南 2020》建议恶性肿瘤康复期患者应定期至专业营养（医）师处寻求营养建议。

膳食以大量摄入蔬菜和水果,减少红肉及加工肉类,选择低脂乳制品,经常食用全谷类食物,选用坚果或橄榄油,利于提高总生存率。上述选择有循证医学证据支持。

营养状态评估主要运用患者主观整体评估（patient-generated subjective global assessment,PG-SGA）、营养风险筛查（nutrition risk screening,NRS）、微型营养评定（mini-nutritional assessment,MNA）。干预方式有肠外营养支持（parenteral nutrition,PN）,包括完全肠外营养支持（total parenteral nutrition,TPN）、部分肠外营养支持（partial parenteral nutrition,PPN）;肠内营养支持（enteral nutrition,EN）。它们各自有相应适应证、并发症,需专业使用评估疗效,可改善预后、延长生存。

5.2.4　作业康复

作业康复是指应用与日常生活及职业有关的各种作业活动或工艺过程,指导残疾者或部分恢复功能的患者参与选择性活动的一门科学和艺术。

为提高生存质量,训练肿瘤患者成为生活的主动角色,面对社会,根据肿瘤患者的个人喜好、优势、目标选择,定制个体规划,安全有效,减轻疼痛。

可选项目如日常生活活动训练、职业技巧训练、家务活动训练、工艺疗法、文娱训练、游戏疗法、工作疗法、书画疗法、感知训练、认知训练、园艺疗法、轮椅处方、日常生活自助器具订购和指导作用、手矫形器和夹板的制作与使用指导、家居环境咨询、就业咨询、职前训练、卫生教育,共计 18 项。

5.2.5　心理康复

20 世纪 70 年代中期,美国出现了一个新兴交叉学科——心理社会肿瘤学,研究恶性肿瘤患者及家属在疾病发展的各阶段承受的压力和他们所出现的心理反应,以及心理、行为因素在恶性肿瘤的发生、发展及转化中的作用。

癌症患者在不同阶段包括诊断期、治疗期间,病人及家属会有相应的心理特点,诊断期主要由震惊、回避、恐惧到寻求治疗;治疗期间关注疗效和不良反应;随访期,受脱离医护的不确定感困扰;疾病进展的生存危机、死亡恐惧、生命缩短的紧迫感;生命终末期的恐惧、孤独及生活不能自理者的失去控制、失去尊严感;居家期家人的抑郁、复杂与延迟性哀伤等,诸如此类的问题需要医护人员的帮助。《中国肿瘤心理临床实践指南 2020》给出了表格式问题、建议,可供参阅。

专业的心理治疗包括个体心理干预、团体心理干预、夫妻和家庭干预、跨越不同生命周期的干预,均有不同的方法,应由专业医师实施。其中,支持性心理治疗为必备要素,简录如下:

(1)为患者提供一个安静的、支持性氛围,与患者一起探索其精神世界中运行的深层心理动力模式。

(2)耐心倾听患者的故事,并对患者的不良情绪给予理解、正常化和共情的回应,减轻他们的病耻感。

(3)与患者一起讨论造成紧张气氛、引起他们强烈情绪反应或影响其应对疾病的信息,帮助患者积极处理负性情绪。

(4)为患者及其家人提供他们需要的信息和可利用的资源。

(5)在患者遭遇打击而出现心理危机时给予危机干预。

(6)通过认知和行为技术及问题解决策略帮助患者改善认知,做出合理的决策。

(7)促进患者与照顾者和医护人员的沟通。

(8)如果有必要,在患者允许的情况下,也可以将家人纳入支持治疗当中。

现在谈一些肿瘤医生相关的心理问题应对:

(1)沟通技巧:临床医生在与患者沟通中应该注意共情,"将客体进行拟人化的过程,并感受到自己进入客体内部与其共通的过程",了解患者的感受,识别患者的心理痛苦,建立起合作、和谐的医患关系模式。问诊以开放性问题开始,以封闭式问题结束,采用语言与非语言方式包括音调、表情、姿态、动作等,提高患者满意度、降低病人痛苦,达成良好医患关系。同时,以患者为中心的咨询方式比以医生为中心的沟通模式更多照护患者对疾病的感受、体验、决策参与,降低焦虑,增进对医生的信任。

(2)病情告知:在安静、保护隐私的地方,有充分的时间面对面告知,一般应有家属陪同。国内通常的方式是告知患者家属全部实情,尊重家属选择,全部或部分告知患者本人;诊断、预后、治疗方式与风险。当然,给病人以保有希望的方式告知是提倡的,像一个支持和鼓励的教练,尤其是告知坏消息,宜态度诚实、清楚易懂、用词委婉、鼓励提问、表达关心,一起努力,即 SHARE 模式。

(3)调适家属:病人家属在陪护患者,掌握医疗信息,做出医疗决策,给予家人情感、生活、经济等支持方面作用巨大。但面对的问题也很多,医护能满足家属的信息、沟通、资源方面的需求,同样可减轻其心理痛苦。

(4)医护减压:多年来肿瘤临床医护人员常面临职业耗竭,也应获得心理社会肿瘤学的照料,以健全的人格、饱满的热情投入服务肿瘤患者的工作中去,以获得更高的职业满意度。

(5)缓和医疗:可减轻患者躯体和心理症状负荷、改善生活质量、提高善终比例、减轻照料者负担,部分患者甚至延长了生存。通过预见、防止、减少痛苦来支持患者、家属、照料者获得最佳生活质量,适于疾病的全过程,并与其他治疗相辅相成。安宁疗护:预期生存 3～6 个月的缓和医疗阶段。

（6）居丧关怀：几乎所有沮丧哀伤患者，50%～70%的家属、照料者有居丧关怀的需求。医护关注患方文化、宗教、风俗，给患者充分表达感情的机会。在哀伤反应的麻木和不相信、分离痛苦、抑郁悲伤、恢复四阶段历程中，临床医生应给予支持。

5.2.6　自然疗法

自然疗法是指亲近自然，防治疗养，放松身心，舒缓情绪。

1. 水疗法

李时珍在《本草纲目》中将矿泉分热泉、冷泉、甘泉、酸泉、苦泉，按所含物质分为硫磺泉、朱砂泉、矾石泉、砒石泉等，指出了治疗方法和适应证。恶性肿瘤特别是早期、术后患者可行矿泉浴，鼓动阳气，温通经络，流畅气血，改善全身状态，增强抵抗力。

2. 日光疗法

对于放化疗后，表现纳差、自汗、乏力、懒言等，正邪两衰、气血阴阳两虚之人采用日光疗法，"日为太阳之精，其光壮人阳气"，晒背温通督脉，晒面及全身，助病恢复，多与气功、导引联合运用。皮肤癌禁用之。

3. 森林疗法

清新之空气，茂盛之万物，争艳之百花，融入葱郁之森林，病之郁闷心情为之一扫，沉闷之情怀为之一振，心胸开阔，情志舒畅。如《备急千金要方》有"山林深处，固是佳境"，有助康复。

4. 香花疗法

赏花乃雅事，悦目又增寿，如嵇康《养生论》有"合欢蠲忿，萱草忘忧"，《儒门事亲》有"兰除陈气"。望花色，五彩斑斓；观花态，千娇百媚；闻花味，沁人心脾。香花疗法，是利用香花的颜色、形态、馨花的气息作用于患者的心神，使患者爽神悦心，调畅情志，益智醒脑，活血舒筋，尤其适合于情志郁闷、信心不足的肿瘤患者。养花也是一种愉情的实践，有益身心胜于吃药。

5. 高山疗法

绿色世界，湖光山色，环境幽静，空气清新，阳光温煦，花木多姿，古迹寺庙，别具风韵。走进山峦，烦恼顿消，心身舒畅，"山光悦鸟性，潭影空人心"，助于疏解痛苦、压抑心情。

6. 洞穴疗法

洞穴温度低，湿度高，空气清新，负氧离子丰富，并且不同的地质结构会有不同的微量元素，对改善患者疲劳、改善睡眠、增进食欲、改善肺之换气功能、增强免疫力有助益。

7. 泥土疗法

国内以泥浴法、泥衣法、泥埋法、泥嗅法、泥卧法、泥敷法、泥贴法用之，如利用矿泥含阴离子、阳离子、有机质和微量放射元素，促进血液循环、新陈代谢，从而消炎、消肿、镇静、止痛、提高免疫功能，对皮肤癌、淋巴瘤有一定康复作用。

5.3　中医肿瘤康复方法

在中医理论的指导下，遵循"天人合一"和"形神合一"的整体观念，运用望、闻、问、切四诊合参的诊疗手段,探求病因、病性、病位、病机,观察人体内脏腑经络、气血阴阳的盛衰变化,判断邪正消长,进而得出病症分型,以辨证论治为指导原则,制定"汗、吐、下、和、温、清、补、消"等治法,指导临床。一种将中药制成各种丸散膏丹等剂型用于内服、外用,以调和气血、阴阳,减轻和消除患者形神功能障碍,促进其身心康复的方法,是中医康复技术中最常用方法之一。

现在介绍林洪生教授倡导的"四调一管理"康复法,从而帮助患者达到:疾病状态改善、体能状态改善、营养状态改善、心理状态改善,实现生活质量全面提高的"四个改善,一个提高"的目的。

5.3.1 一调:中药调养

首先是中医辨证康复,它是肿瘤康复个体化治疗的集中体现和高度概括,根据病情不同、发展阶段不同,理清轻重缓急、正虚邪实,采用膏方、汤剂、中成药、中药注射剂等内用的调养方法及中药手足浴、中药外敷、穴位贴敷等中药外治法。其次是中医辨病康复,依据古代文献记载,结合现代药理学研究结果,选用一些具有抗肿瘤的药物,如软坚散结山慈菇、重楼、胆南星,活血化瘀地龙、壁虎,清热解毒蛇舌草、黄药子。

同时针灸也用于康复,针刺加强血液循环,促进新陈代谢,促进肿瘤萎缩、吸收,同时调节各系统,提高抗病能力,抑制肿瘤生长、发展、转移,体现在镇痛、调整、免疫调节、组织修复等方面。艾灸用于肿瘤合并虚寒病症,如痰饮、水肿、腹痛、呕吐、痿痹等,具温经通络、散寒除湿、升阳举陷、扶阳固脱、预防疾病、保健强身、拔毒泄热、引热外出之效。

5.3.2 二调:体能调整

良好的锻炼习惯和适当的运动方式,通过对免疫系统的激发作用,增强机体对肿瘤细胞的清除能力,如前文已述及的八段锦、太极拳等不同方式,小强度多次重复的耐力运动,养成运动的兴趣和习惯,当然专业医师的指导也是必不可少的。

5.3.3 三调:饮食调整

康复期的食谱由营养师制定,出院后应参加培训,自我学习,学会用饮食助力康复。

认知良好的营养状态的益处:①心情愉快;②保持体力和精力;③维持体重及体内储存的营养;④比较能忍受治疗引起的不良反应;⑤降低感染的风险;⑥加快复原的速度。

其实,临床营养师会对病人进行营养评估、营养诊断、营养介入、营养监测与评质,也是一个专业性比较强的工作。患者应主动联系正规的营养师或肿瘤医生,获得帮助。

这里说一下"发物",通常指会引起过敏、气喘、皮肤起疹、身体发热的食物,如某些海鲜、菇类、鸭鹅、杞果、笋子等,如果病人本人就对这些食物过敏,就应避免,用同类食材替换,获得相应营养成分。病症食忌。《黄帝内经》云:"辛甘发散为阳,酸苦涌泄为阴,咸味涌泄为阴,淡味渗泄为阳。"据此,癌症表现为热证、阳证者,应忌辛辣、温燥、煎炒、炙等热性食物;而癌症表现为寒证、阴证者,应忌苦酸、咸味、油腻、荤腥等食物;癌症表现为湿证、痰证者,应忌甘甜、黏腻的食物;癌症证属气滞血瘀者,则忌壅滞气血的食物,如马铃薯、花生、生冷的瓜果及寒凉的蔬菜等。无论饮食之宜与忌,均应体现辨证施食,根据疾病的证候类型指导患者选择不同属性的食物,以达配合治疗的目的。以低脂肪、适量蛋白质、高热量、高维生素、高无机盐、多样化食物,平衡膳食,满足营养素需求,提高对癌症的抵抗力,有助于提高疗效。

5.3.4　四调:心理调整

心理指导实际上贯穿肿瘤诊疗的始终。患者面临的挑战,简而言之有以下四条:①情绪问题,初诊时的哀伤与无助,治疗时的内心挣扎,康复中对复发的恐惧,每个人情绪反应不同,痛苦水平会随着时间而改变,影响患者的预防、筛查、诊疗和长期生存。②心理问题主要包括自我概念,即对自身存在的体验,包括现实自我、社会自我、理想自我;体象,即对自身身体、外表、功能的感知和评估;性问题;人际交往等,全部会受到影响与改变。心理痛苦影响生活质量,依从差,预后更差。精神问题包括焦虑障碍、抑郁障碍和谵妄。③躯体症状,平均每天会表现八种不同的症状,如恶心、疼痛、乏力、便秘、认知问题、交流困难、生育问题等。④实际问题,医保、商保、信息咨询、交通、住宿、照顾子女和老人、工作、家务等,凡此种种引发了经济、思想、情绪等诸多负担。⑤临终问题,临终者需面对不断出现的躯体症状,更面对存在与灵性的问题等。

心理调护需要心理或身心科医生的协助,肿瘤内科医生与之相互会诊、转诊,通过个体咨询、集体座谈、心理讲座、音乐治疗等帮助患者平静走过每一阶段,坦然应对纷繁复杂的问题。

5.3.5　一管理:对患者症状的管理

中医的内治与外治相结合,与现代医学相结合,举例管理以下的症状。

1. 癌痛

《癌症疼痛诊疗规范(2018 年版)》及《NCCN 成人癌痛指南》均阐明:无痛是患者的基本人权,医患需共同努力;癌痛是恶性循环构成的疾病,需尽早控制;癌痛治疗是以三阶梯镇痛原则为指导的综合治疗;对癌症患者要进行全人、全家、全程、全队的"四全"照顾,疼痛作为第五大生命体征需持续监测和管理。癌痛治疗主要包含了病因治疗,如抗癌之手术、放疗、化疗、靶向、免疫、内分泌、骨调节剂等治疗;药物即三阶梯镇痛策略;非药物如微创介入、经皮电刺激、认知与行为的训练、社会心理支持治疗等,中医针灸也在其中。当然,在中国还发布了《难治性癌痛专家共识(2017 年版)》,规划了其体系与疗程,突出了自控镇痛、神经毁损、经皮椎体成形术、放射粒子植入、鞘内药物输注系统植入术等微创介入的鲜明亮点。

中医中药治疗癌痛的独特之处:预防疼痛的发生,减轻疼痛的程度,减少疼痛发生的频率;减少出现三阶梯止痛疗法药物不良反应,患者可接受长期治疗;可以止痛抑癌;简便验廉,患者易于接受;剂型多样化,可据患者不同情况选择合适的剂型。

韦绪性老中医论痛证病机有五:不通则痛、不荣则痛、不通不荣相关论、"诸痛属心"论、"久痛入络"论。关于癌痛,倡"癌毒"说,多由气滞、血瘀、湿聚、痰凝、热壅等日久胶结而成,具局部癌毒壅实、整体正气亏虚的病机特点,施以且攻且补,固顾"胃气",贯彻始终,辨证论治为法,佐辨病配伍。以下经现代药理研究有抗癌作用的中药,能抗癌止痛,提高疗效。

(1)虫类止痛药:如蟾皮、蜈蚣、露蜂房、全蝎、土鳖虫、壁虎、斑蝥、水蛭等。

(2)化瘀止痛类:如赤芍、莪术、三棱、丹参、桃仁、大黄、紫草、延胡索、郁金、石见穿等。

(3)祛痰化湿类:如瓜蒌、贝母、天南星、半夏、百部、海哈壳、牡蛎、海藻、猪苓、泽泻、防己、土茯苓、瞿麦、萆薢等。

(4)清热解毒类：如白花蛇舌草、半边莲、半枝莲、藤梨根、龙葵、重楼、蒲公英、野菊花、苦参、青黛等。

中药制剂或中成药也有辨证应用，复方苦参注射液、气滞胃痛颗粒、血府逐瘀口服液、元胡止痛片、新癀片、桂参止痛合剂、复方蟾酥膏等。

2. 疲乏

NCCN定义：一种与癌症或癌症治疗相关的，扰乱日常功能的、持久的主观疲劳感。患者自我报告结局（patient-reported outcome，PRO）已成为全面评估疲乏的标准方法，NCCN将其分为轻、中、重度：零分为无疲乏症状，1～3分为轻度，4～6分为中度，7～10分为重度。非药物治疗主要是生活安排、心理社会干预、营养支持、体育锻炼。药物治疗主要是精神兴奋剂如哌甲酯、莫达非尼；抗抑郁药物如帕罗西丁，伴随睡眠困难和抑郁的，去甲替林和阿米替林可能获益，另如安非他酮；皮质类固醇，从促进食欲、减轻厌食入手，平均8周的孕酮类激素疗法可能获益；纠正贫血如输血、促红素使用，酌情补铁叶酸维生素 B_{12}。

中医治疗与康复，有研究表明人参对肿瘤患者总体精力水平，心理、躯体、精神、情感指数均有改善。中医辨证使用中草药，中成药也有改善作用，针灸可以改善疲乏症状。

3. 失眠

入睡困难或睡后易醒，常伴生活功能障碍包括疲劳、记忆障碍、注意力不集中、警觉性下降、功能障碍加重、生活质量下降等。临床观察就近诊断或接受治疗的癌症患者中30％～75％的人有睡眠障碍。采用药物治疗：苯二氮䓬类药物，如奥沙西泮、替马西泮、劳拉西泮、艾司唑仑，使用最小有效剂量，短疗程（不超过2周）；非苯二氮䓬类药物，是较好替代品，如佐匹克隆、扎来普隆、唑吡坦；镇静抗抑郁药如曲唑酮、米氮平、阿米替林、多塞平。

现代医学非药物疗法主要是认知行为疗法。

中医学辨证论治胆气虚、心脾两虚、肾阴亏虚、心火上炎、肝胆湿热、痰火扰心、饮食积滞、虚实两端，针刺、耳穴、足浴可助眠。

4. 潮热

乳腺癌、前列腺癌患者多见，多伴燥热、焦虑、心悸、汗出。现代医学对非激素依赖性肿瘤治疗后的潮热，金标准是雌激素替代疗法，文拉法辛、可乐定、帕罗西汀也有用。

中医辨证用药，针灸亦有效。

通过"四调一管理"，综合运用康复手段，疾病状态改善、体能改善、营养改善、心理状态改善，生活质量提高可期。

5.3.6　生命关怀

王一方教授指出，现代医学高消耗、高技术的尝试，或许可暂时对付疾病因子的消长，却难以治愈那些受伤的灵魂，这是现代医学的盲点与痛点。循证医学忽视了社会、心理、灵性的眷顾，精准医学失去了生命关怀的全貌，专科化的临床视野存在日益限缩的趋势等，都从各自侧面反映了医学发展的艰辛、高光时刻下的阴影。弥补医学缺憾，需要纯技术化的不断探索，更要求医者成为一个彻悟苦难、豁达生死且超然于技术之上的呵护者、关怀者，兼顾两者，虽"蜀道难，难于上青天"，但医者一直在砥砺前行。

触及"优逝"的话题，是因为身为一名肿瘤内科医生，见过太多的生死离别。我们的医学教育生涯，只教生、老、病，却没有教死或者善终的学问，生命有限，并非别人的事——死亡也是我们自己生命中的一部分。医者死亡教育的缺失,更无力帮助患者临终面临的危机与困惑,更平添了医者的震撼感、失败感、无助感、矛盾感、不知所措、无言以对等。提升对死亡认知的观念,强化临终照护的实践,病人虽未愈而死亡,家属都万分感激时,医护人员会获得意义感、满足感、尊重感等,消解"职业耗竭"。

"身无痛苦,心无牵挂,人有尊严,灵无恐惧"的"身心社灵"俱安,是符合逝者利益的选择。

生存抑或死亡始终是人类面临的艰难选择,这就是人类的生存悖论。优生是大家津津乐道的话题,优逝(优死),即直面死亡,探讨死亡,进行死亡教育,体悟人生的意义和价值,最终达到庄严、从容、自然、安详地走向死亡,像泰戈尔描述:生如夏花之灿烂,死如秋叶之静美。

1. 死亡

医学上的死亡定义是现代人科学死亡定义的最重要的一种,尽管它还涉及法律、道德、伦理、文化等。

丧失生命、生命终止、停止生命是生存的反面。医学传统定义生命:一是一种活着的状态,即新陈代谢、生长、繁衍、对环境的适应性,动植物器官完成功能的状态;二是有机体出生到死亡之间的时间;三是与生命物体与非生命物体区别开来的特征。

死亡:包括非感受性与非反应性、无运动与呼吸、无反射作用及脑电图平直状态。

健康的死亡即正常的死亡,人的一生始终处于身心与生存环境的和谐适应状态,像机器磨损到极限而自然损坏一样,实现生命的自然终结,古曰:"形与神俱,而尽终其天年,度百岁乃去。"

非健康的死亡是人与生存环境非和谐适应而导致死亡的泛指,如病死、灾害事故致死、他杀和自杀等。

2. 死亡的哲学观

死亡的哲学(memento mori)是拉丁语,即要牢记:人们都必将死亡。

死亡哲学是对死亡的事实与现象进行总体的、全方位的、形而上的考察,也就是以理论思维的方式表现出来的关于死亡的"形而上学"或"死而上学"。

正确的人生哲学:生得其益,死得其所,即节制、正义、勇敢、自由、真理,而且从容不迫地等待死亡。学习死亡就是认识、理解死亡,进行死亡教育,实质是生命教育。在知识层面、情感层面、行为层面,尤其是价值层面树立正确的死亡观,面对生死问题理性思考,让心灵获得安顿。

中国传统的死亡观:①顺应自然,是中国传统吧死亡观的主流。《论语》:"亡之,命也乎。"老子曰:"人法地,地法天,天法道,道法自然。"②重生观念,即尽一切努力挽救人的生命。佛家,救人一命胜造七级浮屠;道家,炼丹求仙以希长生;儒家,乐生恶死,延寿保命。

西方的"安乐死"观,是一种安详无痛苦的死亡方式,维护逝者临终的尊严并减轻其痛苦,减少社会医疗资源不必要的浪费。

5.4 西北燥证视角下的中医护理

5.4.1 西北燥证与体质

1. 中医对体质的认识

《黄帝内经》对体质有了早期的认识，云："以母为基，以父为楯；失神者死，得神者生也"，说明人之生命以父母之阴阳交合而始，并且以父母精血为物质基础。又云："血气已和，营卫已通，五脏已成，神气舍心，魂魄毕具，乃成为人"，说明人的神志活动是以父母阴阳交合并以父母精血为基础，而后天体质的形成都是以此为开始，因此先天物质状态决定了身体的结构特征、先天精气神的旺衰，以及神志活动状态。还云："先立五行金木水火土，别其五色，异其五形之人，而二十五人具矣"，运用阴阳五行学说将人分为木火土金水五种类型，再根据阴阳属性等不同，将每一类型细分成 5 种亚型，总共 25 种体质类型。《伤寒杂病论》根据体质差异将人划分为"强人""瘦人""尊荣人""羸人"等不同类型。明代医家张景岳在《景岳全书》中按照脏气的强弱和禀赋的阴阳将体质划分为阴脏、阳脏、平脏三种，并认为"阳常不足"是人体常见的一种生理体质。因此，《黄帝内经》将体质内涵着眼于人体先天禀赋的体质状态。

2. 现代体质分类

现代中医经过多方面的研究与观察，对人体体质的分型比较多，因其观察指标不同及其观察人群地域不同，而形成不同的体质分类，如田代华等根据脏腑经络和阴阳气血津液的盛衰虚实，将体质分为阴虚型、阴寒型、阳虚型、阳热型、气虚型、气滞型、血瘀型、血淤型、津亏型、痰湿型、动风型、蕴毒型 12 种类型。赵进喜参照《伤寒论》三阴三阳体质思想，将体质划分为太阳体质、阳明体质、少阳体质、太阴体质、少阴体质、厥阴体质 6 个类型。匡调元在中医学理论指导下，根据其临床所见的形证脉色特征，将体质以体质六分法区分，分别为正常质、晦涩质、腻滞质、燥红质、迟冷质、倦㿠质 6 种类型。王琦根据人体特征综合分析，将体质分为平和质、气虚质、阳虚质、阴虚质、痰湿质、湿热质、血瘀质、气郁质、特禀质 9 个基本类型，目前已有相关教材问世。何裕民等根据临床观察结果，将患者的体质类型分为正常质、阴虚质、阳虚质、阴阳两虚质、痰湿质、瘀滞质 6 类。由此可以看出，其不同分类取决于分类思想的不同，具有差异性而又具有共性。

3. 西北地区体质基础

热能伤津耗液而为燥，刘完素引用《周易》中"燥万物者，莫熯乎火"来阐发火热能耗液而为燥的病理，如"热气燥灼于筋，则挛瘛而痛，火主燔灼、燥动故也"。因此，总结西北燥证特点有"燥发无时，非独秋有""外燥内湿""凉燥多于温燥""外燥多于内燥""外燥寒，内燥热"，这些特点无不与燥、风、寒、热等邪气密切相关。

4. 西北燥证与体质

西北燥证的发生是因为六淫侵袭，亦与人体自身因素有关，在人体自身因素中，又分为体质原因和调摄失宜两个方面，其体质原因则又有素体虚实和反应性强弱之分，而调摄失宜亦有防护不当和饮食偏嗜之别。

气血阴阳虚实和五脏虚实其实都是中医体质学内容。其实,以气血阴阳、五脏六腑为纲领进行体质划分是既明显、确切,又省力、实用的方法。因为阴阳气血辨证和脏腑辨证对各类证候的划分,已经含有体质分类内容,而且这些内容对辨别证候是最直接的证据。周铭心教授在研究西北燥证时发现内燥证与气血阴阳虚证之间的病机关联性大于外燥证,可见,气血阴阳体质状况与西北燥证内外证候的关系,是与西北燥证主要病因是感受六淫燥邪的道理是统一的。这是因为,燥邪侵袭人体,首先引起外燥证,然后由外燥证逐渐传变转化为内燥证,当然内燥证还可向外侵染,但因果关系是由外而内的;相对而言,外燥证受外因影响为主,内燥证受体质因素影响势必要大于外燥证。脏腑辨证是中医辨证论治的核心,包括虚证和实证两部分,五脏虚证是其中最基本和最重要的内容,因为它反映了人体五脏系统的生理状况和病理变化,其余所有辨证内容都以此为中心展开。通过对西北燥证与五脏虚实的研究发现:五脏虚证是在气血阴阳虚证辨证基础上结合五脏病位定性划分的辨证类型,五脏各有自身的专有症状,是提供定性辨证的依据,如心悸为心脏虚证专有症状,咳嗽为肺脏专有症状等。五脏虚证和西北燥证的证候结构趋势相似,存在对应关系,其中肺卫孔窍皮肤燥证与肺虚证对应;肺心脾风火燥证、脾胃阴虚证、脾胃蕴湿证与脾、胃虚证对应;肝肾精血不足证、心肾阴虚证与心、肝、肾虚证对应。这一研究充分说明了,西北燥证罹患者和非罹患者气血阴阳虚证比率、虚证繁度和平病状态指标显著不同,西北燥证罹患者之四种虚证比率均大于非罹患者;虚证繁度越高,罹患西北燥证的相对比率越大;平人态的人中无西北燥证罹患者,潜证态中亦较少,西北燥证罹患者多数集中于显证态和准证态人群之中。

5.4.2　西北燥证相关肿瘤症状与中医护理

1. 不寐

(1)概述:

不寐,又称失眠,是以经常不能获得正常睡眠为特征的一类病证,是最常见的睡眠障碍性疾病。不寐之名首见于《难经》,《黄帝内经》谓之为"目不瞑""不得卧",《伤寒论》谓之为"不得眠"。《黄帝内经》:"营气衰少,而卫气内伐,故昼不精,夜不瞑",指出不寐与营卫失调相关。《类证治裁》:"阳气自动而之静,则寐;阴气自静而之动,则寤;不寐者,病在阳不交阴也",指出不寐的基本病机是阴阳失交。《黄帝内经》:"卫气昼行于阳,夜行于阴,行阳则寤,行阴则寐,此其常也。若病而失常,则或留于阴,或留于阳,留则阴阳有所偏胜,有偏胜则有偏虚,而寤寐亦失常矣。"《景岳全书》:"盖寐本乎阴,神其主也,神安则寐,神不安则不寐,其所以不安者,一由邪气之扰,一由营气之不足耳。有邪者多实证,无邪者皆虚证",论述了不寐多责之神魂君相安位,各司其职。在临床表现中,不寐表现为睡眠时间、深度的不足,不能消除疲劳及恢复体力与精力。轻者入睡困难,或寐而不酣,寐而易醒,或时寐时醒,或醒后不能再寐;重者彻夜不眠,常伴有头痛、头晕、健忘等。现代社会生活节奏日益加快,导致失眠的发病率正逐年上升,本病虽无生命之虞,但易造成焦虑、抑郁、精神疲乏、激惹、情绪不稳定等问题,严重影响人们的正常生活、工作以及学习的健康。西北地区由于其燥邪较胜,易伤阴耗气,易导致脏腑功能失调及阴阳失衡,因此在肿瘤患者中其不寐的症状也较易罹患。

(2)病因机制:

人体卫气感应自然阴阳变化,昼行阳经而夜行阴脏,这种运行特点决定了人昼寤夜寐的生物节律。新疆及西北地区燥气最盛,西北燥证外感病因首推燥邪,次责火邪,亦关乎风寒二邪,加之西北地区居民喜欢吃辛辣腌煎烤等食物,偏好重口味食物,经常喝咖啡、可乐、酒等都可能导致热邪内蕴伤耗津液发生内燥证,而在外燥入六腑时,则会导致阳气外浮,外浮则不能入归于阴,则会出现热证及不寐。

《黄帝内经》:"伤寒二日,阳明受之:阳明主肉,其脉侠鼻络于目,故身热,目疼而鼻干,不得卧也。"阳明受邪,经病则热,腑病则燥,西北地势高峻,降水稀少,沙漠广布,植被稀疏,日晒期长,水分蒸发迅速,而胃喜润恶燥,燥则胃不和降,这些火热之物侵犯中焦,在损伤人体胃络后出现胃热亢盛,伤及胃阴,易引起胃癌的发生,外有热扰,内有胃逆,故而胃不和则卧不安而发。《黄帝内经》中有肝热导致的"不得安卧":"肝热病者,小便先黄,腹痛,多卧,身热,热争则狂言及惊,胁满痛,手足躁,不得安卧。"再加之西北燥证加重身体内燥,内燥伤阴耗液致使肝阴不足促使肝火更旺,加重肝火亢盛,引发阳不入阴而致不寐的发生。《黄帝内经》:"人之不得偃卧者何也……肺者,脏之盖也,肺气盛则脉大,脉大则不得偃卧,论在《奇恒阴阳》中。"邪气盛则实,故肺脉大。肺为娇脏,喜润恶燥,不耐受寒热,易被燥伤,邪热耗津、烟毒秽气均会伤损肺部,导致肺阴不足。西北地区特殊的地理环境、煤炭作为供暖能源大量长期使用、典型的沙尘暴天气带来的大气污染、空气寒冷干燥引起外邪导致肺癌的发生,邪盛于肺则肺失宣肃气逆为喘,平卧则气促而急,因而不能平卧。

而在肿瘤发生、发展的过程中,肿瘤相关症状的发生大多都与外在邪气的盛衰有着密切的关系,当机体与内外环境之间的动态平衡状态被打破,导致阴阳失调,可表现为阴阳偏胜、阴阳偏衰、阴阳互损、阴阳转化,甚至阴阳格拒、阴阳亡失。《黄帝内经》:"阴平阳秘,精神乃治,阴阳离决,精气乃绝。"不寐正是由阴阳失调,阳盛阴衰,阴阳失交所致。由此可见,导致肿瘤产生的病机以及肿瘤发生、发展过程中的病理变化都会导致不寐的产生。放疗与化疗是治疗肿瘤的重要手段,但放疗的放射线属火热毒邪,其属于阳邪,加之西北地区外燥偏盛,极易损伤人体正气,正气虚弱后,火热毒邪更易滞留于人体,导致体内火热毒邪过盛,伤津耗液,以致阴虚内热,虚火上扰心神,可致不寐。化疗药物及化疗期间激素的使用则易导致机体气血阴阳耗伤,脾胃功能失调,肝肾功能受损,阴阳失衡,入夜阳不入阴,以致夜不能寐或寐浅易醒。由此可见,在肿瘤发生、发展的过程中,西北地区由于其独特的气候特点,更易导致不寐的产生。

(3)辨证要领:

①辨外感内伤:

外感者,其为外感燥、火之邪较多,燥、火之邪易耗气伤阴,导致津液内亏,阴阳失衡而躁动,其表现多为阳证,如口舌生疮,皮肤干燥,鼻窍、口腔干燥不适,易流鼻血等;内伤者,病机复杂,五脏皆有可能出现燥、火征象,如肺燥之干咳无痰,胃燥之腹胀灼热大便干,肝燥之两胁不适、眼干涩不适,肠燥之便秘等。

②辨虚实:

失眠虚证,多因外邪伤阴而致阴血不足,心失所养,阴阳失调,虚火扰神,心神不宁所致。心脾两虚证多表现为不寐,兼有体质瘦弱,面色无华,神疲懒言,心悸健忘;阴虚火旺者多表现为心烦不寐,兼有心悸,五心烦热,潮热;心胆气虚者入睡后容易惊醒,平时善惊。失眠实证多因肝郁化火,肝火扰心,痰热内扰,扰动心神,心神不安所致。肝火扰心证多表现为心烦易怒,不寐多梦,兼见口苦咽干,便秘溲赤;痰热扰心证多表现为头重,痰多胸闷。

③治疗原则：

治疗当以补虚泻实、润燥滋阴、调整脏腑阴阳为原则。实证泻其有余,如疏肝泻火,清化痰热;虚证补其不足,如益气养血,健脾补肝益肾。在此基础上安神定志,如养血安神、镇静安神、清心安神等。

（4）辨证施护：

①症状护理：

观察患者睡眠时间、睡眠深度和睡眠质量,注意不寐的临床表现及轻重程度,观察患者睡眠形态及习惯,观察患者夜尿情况,观察有无头晕、头痛、心悸等伴随症状,并注意观察护治效果,及时调整护理计划,采取相应护理措施。

②用药护理：

按时准确给药,中药浓煎,实证饭后偏凉服,虚证饭后热服。服药后食热粥、热饮可助药力;安神药睡前 30 min 服;助热温阳药上午服;酸枣仁、五味子睡前服;服药后 1 h 忌食生冷、辛辣、油腻之品。严格遵医嘱定时定量服药,避免长期依赖安眠药物。肝郁化火,痰热内扰,乃导致不寐的实证,汤剂宜少量多次分服,以防呕吐,或服药时口嚼生姜少许。

③饮食护理：

《黄帝内经》:"五脏实而不能满,六腑满而不能实",六腑以通为用,腑气宜下行不宜上逆,饮食不节,过饥过饱都会引起胃肠功能失调,腑气不降导致不寐。应注意饮食调理,新疆地区人们口味偏重,指导患者睡前避免饮浓茶、咖啡、烟酒及进食辛辣刺激食物。晚餐不宜过饱,睡前饮用适量牛奶。肝郁化火型者,宜食具理气化滞解郁作用的柑橘、新疆野生黑枸杞等;心脾两虚型者,宜食具补益心脾作用的小麦、新疆大枣、罗布麻等;胃中不和者,宜食具消食导滞作用的昆仑胎菊、荸荠等;痰热扰心者,宜食具清热止咳化痰作用的新疆天山的乌梅、无花果干等。

④生活护理：

指导患者多饮白开水,注意保暖,春防风、夏防热、秋防凉、冬防寒,以免六淫之邪侵袭机体,防止津液的耗竭,秋末冬初气候日渐寒冷,外感表寒症居多。

《黄帝内经》:"以一日分为四时,朝则为春,日中为夏,日入为秋,夜半为冬",所以临床护理中应嘱患者顺应一日阴阳气机的变化,早睡增加夜间阴气收敛的力量,以助人体滋阴潜阳,增强肺脏的功能。随着昼夜阴阳进退消长,尤其新疆的夏季天气炎热,昼长夜短,在一天之中人体的新陈代谢会发生很大的变化,容易引起内生燥火,应适当延长午休时间。冬季天气寒冷,昼短夜长,应早睡晚起。每日患者睡眠不宜过长,否则会使人精神倦怠,气血瘀滞;若睡眠不足,又亦耗伤阴血。古有"服药千朝,不如独眠一宿"之说,特别是以昼作夜,阴阳颠倒,更耗精血。因此,人应当依据昼夜阴阳的变化规律合理安排作息,促进患者养成良好的作息习惯,按时起卧。居处环境要做到绿树掩户,花果棚蔓,曲径通幽。绿树掩户,是指庭院中树木占据重要地位,居室掩映于绿树之下;花果棚蔓,是指庭院中遍植花卉果木,以花果为架,藤蔓为棚;曲径通幽,是指庭院内路径设置于花木之间,棚蔓之下,静谧幽深。庭院中树果种类主要为白杨、沙枣、桑、杏、桃、李、无花果、榆、石榴、玫瑰、葡萄、啤酒花等。

⑤情志护理：

《黄帝内经》:"怒伤肝、悲胜怒、喜伤心、恐胜喜、思伤脾、怒胜思、忧伤肺、喜胜忧、恐伤肾、思胜恐。"而忧思、郁怒等不良情绪可造成脏腑功能失调,加重失眠。癌症病人初期会出现激动、愤怒、悲观、忧郁或其他的异常行为,应理解病人的复杂心情,多关心病人、开导病人,让病人能够接受客观现实,树立战胜疾病的信心;鼓励家属、亲友多与病人接触,关心病人,给予病人心理上的支持;指导患者保持乐观、平静的良好心态,睡前可做一些放松的活动,有时放松,反而能加快入睡,睡前也可以倾听旋律轻松优美的音乐,音乐是心灵的治愈师,在轻松愉快的旋律里神游物外,沉浸在幸福愉快之中而忘记烦恼,这样可以营造良好的睡眠氛围,防止不良情绪对睡眠的影响。

(5)中医特色护理技术:

①温针灸:

取穴:脾俞、心俞、三阴交和阳陵泉。

方法:先取长度在 1.5 寸以上的毫针,刺入穴位得气后,在留针过程中,于针柄上或裹以纯艾绒的艾团,或取约 2 cm 长之艾条一段,套在针柄之上,无论是艾团还是艾条段,均应距皮肤 2~3 cm,再从其下端点燃施灸。在燃烧过程中,如患者觉灼烫难忍,可在该穴区置一硬纸片,以稍减火力。每次艾团可灸 3~4 壮,艾条段则只需 1~2 壮。

②穴位贴敷:

取穴:涌泉。

方法:用 8 g 吴茱萸研成粉末状,再用白醋调均匀似糊状,放到医用的纱布敷贴上制成药贴,指导患者睡前用温水浸泡双足 20 min 后擦干,把吴茱萸药贴贴于双足底前 1/3 处的凹陷处即涌泉穴固定,每次贴 6~8 h,如患者没有特殊不适可贴敷 24 h。每天换药一次,换药前可将上一次药贴取下后用温水洗净足底即可,7 天为一个疗程,连用 4 个疗程。

治疗过程中注意观察患者皮肤情况和疗效,若有过敏现象如足底出现红疹、瘙痒、水疱、破损时,或有特殊不适时,应立即停止贴敷并给予对症治疗处理。

③耳穴压豆:

取穴:神门、交感、肾、皮质下、心等对应耳部穴位。

方法:协助取合适体位,用 75%酒精消毒及脱脂耳部穴位,左手托持耳郭,右手用镊子夹取备好的粘有王不留行籽的胶布,对准用探棒定好的耳穴紧贴压其上,并轻轻揉、按、捏、压 1~2 min,局部会感到热、麻、胀、痛。一般贴 5~7 穴为宜,两耳同时贴压。

留埋期间,告知患者每天按压耳穴 3~5 次,每次 1~2 min,隔 3 天更换一次,如有污染、潮湿及时更换。

④刮痧:

取穴:头部加双侧足太阳膀胱经(心俞至肾俞)刮痧。

方法:头部刮痧——操作者站于左侧左手固定患者头部,右手持刮痧板自百会穴向四神聪方向呈放射状刮拭;自神庭穴经百会穴刮至哑门穴,用刮痧板前板呈 30°反复刮动,至头皮发红;予以百会、神庭、哑门、络却、天柱、太阳、风池局部点刮。背部刮痧——清洁背部皮肤,均匀涂抹刮痧油,先刮拭左侧足太阳膀胱经,自心俞穴刮至肾俞穴,从上到下反复刮动,刮至皮肤出现红色甚至紫色痧斑。同法进行右侧足太阳膀胱经刮拭。

3~5 天痧退后方可进行第二次刮痧,一般刮痧 4 次为一个疗程,女性避开月经期。

(6)健康指导:

●注意精神调摄,喜怒有节,心情愉快,每日有适当的活动,增强体质。

●养成良好的生活习惯,生活有规律,睡眠时间尽量固定,维持和形成良好的生物钟规律。

●尽量避免睡前的兴奋因素,如睡前禁止喝咖啡、浓茶、烈酒等兴奋大脑皮层的饮料以及睡前避免激烈地讨论事情、看情节惊险和刺激的影视作品等。

●不要带着问题睡觉,避免过度思考出现精神高度紧张而导致失眠。

●古有"服药千朝,不如独眠一宿"之说,因此应指导患者定时休息,准时上床,准时起床。

2. 喘证

(1)概述:

喘证简称喘,也可称喘逆、喘促、喘息,为中医内科常见的一种病证。喘证是以症状命名的疾病,既是独立性疾病,也是多种急、慢性疾病过程中的症状。其多由外邪侵袭、饮食不当、情志失调、素体虚弱等引起。"喘"在《黄帝内经》中含义有三:一为呼吸,与息相同;二为气喘,呼吸急促;三为脉喘,脉来急促。主要表现以呼吸困难,甚至以张口抬肩、鼻翼扇动、不能平卧等为主要特征。严重者喘促持续不懈,并出现烦躁不安、面青唇紫、肢冷、汗出如珠等症状,可发展为"喘脱"。

《黄帝内经》最早记载喘证,"肺病者,喘息鼻张""肺高则上气肩息"。《景岳全书》:"实喘者有邪,邪气实也;虚喘者无邪,元气虚也。"林佩琴《类证治裁》:"喘由外感者治肺,由内伤者治肾。"可见喘证病变主要在肺、肾,并涉及肝、脾,痰邪壅肺、宣降不利、精气虚衰、肺肾出纳失常。喘证有虚实之分,实喘在肺,外邪、痰浊、肝郁气逆,邪壅肺气,宣降不利导致发病;虚喘责之肺、肾,阳气不足,阴精亏耗,以气虚为主。喘证严重时,患者肺肾俱虚,血行瘀滞,甚至喘汗致脱,危害严重。

(2)病因机制:

《黄帝内经》认为六淫侵袭为喘证的外在诱因,七情不调为喘证的内在诱因,体质与气候、饮食分别为喘证的内、外在因素,并极为强调外感邪气的致病作用。在六淫中,风邪、寒邪、热邪常交织作用于人体而发病,为喘证的致病邪气。外感之邪侵犯机体,肺最易受邪,"肺者,气之本",肺对调节气的升降出入运动有着重要作用,风寒之邪侵袭,肺失宣降,则肺气上逆,引发病症。

《黄帝内经》中"肺热病者……热争则喘咳""阳胜则身热……喘粗为之俯仰"为邪热壅肺致喘;"形寒寒饮则伤肺"为寒邪犯肺致喘。新疆位于我国西部地区,是典型的沙漠干旱地区,全年降水量少,风沙大,植被覆盖面积小,主要以耐寒耐旱的沙枣树、荆棘为主,由于沙漠面积大,早晚温差大,形成了新疆特有的偏寒偏燥的气候特点;新疆人又喜食膏粱厚味,恣饮烈酒,食湿面潼酪,隆冬时节寒风刺骨,但你可以看到街头不少人身披雪花,围着火炉在吃西瓜,在这些寒燥气候的侵袭下,最易导致喘证的发生。

《黄帝内经》:"阳气者,若天与日,失其所则折寿而不彰。"阳气不足则气血推动无力,同时若阳气虚则寒邪内侵,日久变为积聚,故《黄帝内经》有"阳化气,阴成形"。西北地区冬季寒冷干燥,阳明燥金司天则燥气更胜,极易化生燥邪,燥邪因其清冷、收敛等特性,易寒化,寒性收引,影响气血津液的运行。而津液的生成与输布,主要依赖于脾的运化、肺的通调、肾的气化,脏腑功能失调,津液输布失常,湿邪内生,引发相关肿瘤疾病的发生。晚期恶性肿瘤相关性喘证多因三阴伏寒,痰饮内盛,导致肺失宣降,肺气上逆或气无所主,肾失摄纳,以致呼吸困难,甚则张口抬肩,鼻翼扇动,不能平卧,严重者可由喘致脱出现喘脱之危重证候。

（3）辩证要领：

①辨证要点：

● 辨外感内伤：

外感起病急，病程短，多为表证；内伤病程长，反复发作，无表证。

● 辨虚实：

喘证的辨证首当分虚实，可从呼吸、声音、脉象、病势急缓等方面辨别，呼吸声长有余，呼出为快，气粗声高，伴有痰鸣咳嗽，脉象有力病势多急者为实喘；呼吸短促难续，深吸为快，气怯声低，少有痰鸣咳嗽，脉象微弱或浮大中空，病势徐缓，时轻时重，遇劳则甚者为虚喘。

②治疗原则：

喘证的治疗原则就是辨证论治，首先应该分清虚实，调整阴阳。一般而言，实喘的患者起病都比较急，病程短，呼吸深长，喘气的时候比较粗，会出现痰鸣的声音，嗓子呼噜，以呼出为快，治疗上应该益气平喘。虚喘的患者起病比较缓慢，病程比较长，呼吸的时候气短，难以接续，就像上气不接下气一样，呼吸声音低微，活动之后气喘明显严重，症状时轻时重，治疗上应以培补摄纳为主，重在补肺补肾。

（4）辨证施护：

①症状护理：

观察喘证发作特点、持续时间、诱发因素及神志、呼吸、面色、缺氧等情况，呼吸困难类型，呼吸频率、节律、深度、体温、脉搏、汗出等伴随症状。观察有无皮肤红润、温暖多汗、球结膜充血、搏动性头痛等二氧化碳潴留的表现。痰白清稀者，为风寒袭肺；痰多色白黏腻者，多为痰浊阻肺；色黄稠者，多为痰热郁肺。若发现患者呼吸急促而不整，张口抬肩，鼻翼扇动，端坐不能平卧，稍动则喘剧气不得续，烦躁不安，面青唇紫，肢冷汗出，体温、血压骤降，脉微欲绝或浮大无根，或见结代，多为肺气将绝、心肾阳衰的喘脱危象，应立即报告医生，并做好抢救准备。

②用药护理：

风寒闭肺型者，喘息，痰稀白，鼻塞恶寒，舌苔薄白而滑，脉浮紧，肺气不宜，应着重顾乎阳气，汤药宜热服。痰热遏肺型者，喘咳气雍，痰液稠黄，身热面红，便结冷饮，舌苔黄，脉滑数，系痰热雍肺，肃降无权，汤药宜凉服。痰浊阻肺型者，喘咳痰多，胸满闷窒，苔厚腻色白，脉滑，乃痰浊阻肺，肺气失降，汤药宜温服。喘证患者禁用镇静剂，慎用强烈的镇咳剂，以防痰液阻塞引起窒息而亡。

③饮食护理：

西北地区人们喜嗜烧烤等辛辣刺激之品，易引起肝火犯肺，应指导患者饮食忌肥甘厚味、辛辣刺激生冷之品，戒烟酒，以免肝郁化火，木火上升，耗伤肺金，导致肺阴耗伤，下降不急而喘，因此饮食宜进甘淡偏寒，以利甘润养肺，如百合、莲藕、枇杷、新疆特有的库尔勒香梨等；风寒雍肺者宜食葱白、洋葱、生姜等辛温之品，以助驱邪外出，忌食生冷瓜果；肾不纳气者可食血肉有情之品，如猪、牛、羊等动物的肾脏、骨髓或脊髓，多食核桃、黑芝麻等补肾纳气定喘之品。

④生活护理：

《黄帝内经》："平旦至日中，天之阳，阳中之阳也；日中至黄昏，天之阳，阳中之阴也；合夜至鸡鸣，天之阴，阴中之阴也；鸡鸣至平旦，天之阴，阴中之阳也，故人亦应之。"早睡以顺应阴精的收藏,早起以舒迭阳气。应嘱患者保持规律的作息习惯,密切关注气候变化,在西北地区春夹风寒,夏夹温热,秋夹肃凉,冬夹严寒,或发风燥,或发温燥,或发凉燥,或发寒燥,四时之病,无不兼燥。指导患者注意保暖,春防风、夏防热、秋防凉、冬防寒,以免六淫之邪侵袭机体,防止津液的耗竭,秋末冬初气候日渐寒冷,外感表寒症居多,保持病室阳光充足,空气新鲜,温度 18～20 ℃,湿度 55％～60％为宜。对于燥证的患者,应安排在凉爽背阴的病室,病室温度略低于普通病室,光线可以稍暗,可在病室内多放置绿色植被,以保持病室空气的清新,还可在病室内放置加湿器保持环境的湿润;寒证的患者应安排在温暖向阳的病室,病室温度应稍高于普通病室,光线应该明亮。喘证发作时取半坐卧位,必要时设置跨床小桌,以便患者伏桌休息。

⑤情志护理:

喘证病程迁延,病情复杂,患者治疗信心多丧失,忧思气结,肝气犯肺,升多降少进而引发气逆,可加重或诱发喘咳。故需重视开展情志干预,如移情疗法,护理人员加强疏导,使患者注意力转移至疾病以外,积极参加文娱活动,进而保持心神稳定。依据患者的具体情况与其谈心,随时了解患者的心理动态,帮助消除不良心理反应,耐心安慰和满足其合理要求,建立对医护人员的信任感,积极配合治疗与护理,教会自控方法,保持良好的心态,安心养病,防止七情内伤诱发而加重本病。喘证患者尤当戒怒,遇事应沉着冷静,避免因情志不畅加重病情。

(5)中医特色护理技术:

①穴位贴敷:

取穴:大椎、天突、定喘、肺俞。

方法:炒紫苏子、炒白芥子、肉桂、细辛、麻黄各取 5 g,研磨成粉,使用姜汁调匀,将药物贴敷在上述穴位,使用胶布外固定。贴敷时间 4～6 h,以局部皮肤出现疼痛、潮红时为宜。

如有起泡通常无须处理,部分起泡严重者可使用消毒针挑破水泡,消毒处理后用纱布固定,7 天为一个疗程,观察预后效果。

②中药离子导入:

取穴:定喘、肺俞、膏肓。

方法:取炙甘草 6 g,苏叶、陈皮、姜半夏、桑叶、茯苓、浙贝母、荆芥、僵蚕、黄芩各 10 g,瓜蒌、鱼腥草各 15 g,水煎成药液,经离子导入法给药。根据疾病的部位选择合适的体位,将衬垫浸湿药液,拧至不滴水,紧贴穴位皮肤处,根据药物选择电极,将带负电的药物衬垫放在负极板下(黑色导线),带正电的药物衬垫放在正极板下(红色导线)。连接好以后把塑料薄膜盖在电极板上,用沙包和绷带固定。将直流感应电疗机电位器输出端调节到"0"位,接通电源,缓慢增至预定的电流强度。

每天一次,每次 15～20 min,治疗结束时,先将电位器输出端调至"0"位,再关闭电源开关,以免病人受到突然断电的电击感而感到不适。

③耳穴压豆:

取穴:耳屏、下屏、肺、下肢端、神门等对应耳部穴位。

方法:协助取合适体位,用 75％酒精消毒及脱脂耳穴,左手托持耳郭,右手用镊子夹取备好的粘有王不留行籽的胶布,对准用探棒定好的耳穴紧贴压其上,并轻轻揉、按、捏、压 1～2 min,局部会感到热、麻、胀、痛。一般贴 5～7 穴为宜,两耳同时贴压。

留埋期间,告知患者每天按压耳穴 3～5 次,每次 1～2 min,隔 3 天更换一次,如有污染、潮湿及时更换。

④针灸:

取穴:中脘、下脘、气海、关元、天枢(双)、大横(双)、内关、丰隆、足三里、三阴交、照海、风门、肺俞、厥阴俞、大椎、陶道、身柱。

方法:以脐为中心的腹部十字取穴法,纵向中脘、下脘、气海、关元,横向天枢(双)、大横(双)、内关、丰隆、足三里、三阴交、照海、风门、肺俞、厥阴俞、大椎、陶道、身柱。足三里、三阴交、照海用补法,丰隆用泻法,余穴平补平泻。

留针 30 min,每天一次,10 天为一疗程。

⑤拔罐疗法:

取穴:大椎、风门、肺俞。

方法:急性期在大椎、风门、肺俞闪罐,至皮肤潮红,留罐 5～10 min,隔天一次。平稳期在膀胱经第 1、2 侧走罐,并留罐 5～10 min,隔天一次。

⑥健康指导:

注意生活起居,要保证充足的睡眠,避免疲劳。

居室环境宜冷暖适宜,空气清新,阳光充足。

饮食宜易消化有营养之品,忌肥甘厚腻、辛辣煎炸食品,戒烟酒。

调畅情志,愉悦心情,避免忧思、郁怒等不良情绪。

喘病发生时,应卧床休息,或取半卧位休息,充分给氧。

恢复期指导患者进行呼吸功能锻炼,改善肺功能。

3. 发热

(1)概述:

发热主要是由于发热激活物作用于机体,导致内生致热原的产生并入脑作用于体温调节中枢,发热中枢介质释放后,引起调定点的改变而引起的。中医认为发热可由外感而引起也可由内伤而导致。外感发热指感受六淫之邪或温热疫毒之气,导致营卫失和、脏腑阴阳失调,出现病理性体温升高,伴有恶寒、面赤、烦躁、脉数等主要临床表现的一类病症。癌性发热是恶性肿瘤直接导致的发热。癌性发热消耗患者体力,还给患者心理上造成压力,影响患者食欲,降低生活质量,甚至会影响进一步的治疗计划。

(2)病因机制:

癌性发热的病因机制纷繁复杂,癌症患者病程多迁延日久、正气不足、阴血耗损、阳气虚衰,而致湿热蕴结、瘀血内结、痰浊郁伏、情志郁久不畅或因放疗、化疗损伤等均可导致机体阴阳气血耗损,或阴阳气血逆乱而成为内伤发热。病变涉及多个脏腑,包括肺、脾(胃)、心、肝、肾,而以肝、脾、肾为主。

(3)辨证要领:

中医学认为癌性发热应分虚实两端。癌肿为有形之邪,阻碍气血的运行,进而使气机郁滞而化热,其为机体正气奋起与邪争的实性表现;癌肿生长于人体,乖戾没有节制,损伤机体正气,产生气血阴阳虚衰,从而引起虚性发热。

(4)辨证施护:

①症状护理:

● 观察生命体征的变化,尤其是体温的变化,应定时测量体温,有变化时随时测量。

- 注意观察发热的时间、性质并及时记录,向医生报告。
- 观察病人的神志、舌苔、脉象变化,防止发生惊厥、出血和虚脱现象。
- 高热病人需给予高蛋白、高维生素饮食,以清淡素菜为宜,并鼓励病人多进食、多饮水,以增加抵抗力。
- 发热病人忌食油炸、肥甘厚味。长期低热病人需给予补充大量液体和充足的营养,以补充病人体内物质的消耗。
- 患者出现高热,可遵医嘱用冰袋、冷帽冷敷头部,减轻脑血管充血和脑细胞的损害,同时可选用 35%～45%乙醇擦浴。
- 发热伴心烦睡眠差的患者应保持病室安静,睡觉之前温水泡脚,按压内关、三阴交等。发热伴口渴舌燥的患者鼓励其多饮水及清凉饮料、绿豆汤等。
- 应观察出汗部位、出汗的时间及气味,及时报告医生,以配合治疗。
- 加强口腔护理,预防舌炎及口腔溃疡的发生。

②用药护理:

遵医嘱按时准确给药,中药浓煎少量,饭后半小时温服,高热时适合稍凉服。服药期间忌食辛辣刺激性强的食物。发热伴恶心、呕吐的患者可以中药保留灌肠,给药后注意观察患者的不良反应及症状改善情况,密切观察生命体征的变化尤其是测量体温。

③饮食护理:

宋陈自明《外科精要》:"畜、禽、菜、粮等,宜者制造如法,勿令太饱;忌者慎勿尝啖。"其指出于疾病有益者如法食之,对疾病有碍者应忌食。饮食宜清淡、富含营养、易消化的半流质或软食,忌油腻、煎炸、辛辣、生冷之品,以免损伤脾胃。发热时机体消耗大量的维生素,应多食蔬菜瓜果补充,如雪梨味甘性寒,含苹果酸、柠檬酸、维生素 B_1、维生素 B_2、维生素 C、胡萝卜素等,具生津润燥、清热化痰之功效,特别适合秋天食用。暑天应多吃西瓜,有清热解暑、养阴生津之功效。

发热常在劳累后加剧,倦怠乏力、气短、懒言、食少便溏、苔白脉弱。原因是脾胃虚弱,运化失调,久病消耗,气血两伤。治疗的主方为补中益气汤。方中黄芪补中益气、升阳固表,为主药;党参、白术、炙甘草甘温益气、补益脾胃,为辅药;脾胃为气血营卫生化之源,脾虚易致气滞,故用陈皮理气化滞,升麻、柴胡协同黄芪升阳举陷;气虚则血虚,故用当归补血和营,均为佐使药。此方起到了补中益气、健脾温而除热的功效。

④生活起居:

新疆地区地处西北,夏季气候炎热,冬季寒冷,冬夏季节长,春秋季节短暂,年降水量少,气候属于典型的大陆干旱型气候。肿瘤患者身体抵抗力较差,对寒冷比较敏感,生活中特别要注意冷暖的调节,室内空气要流通,但要避免使患者直接受风,提醒患者随天气增减衣被。患者因久病体虚,应寒暖有节,防止复感外邪。夜间发热的患者,测体温及其他操作应安排在睡前或已形成规律的发热时间。睡眠时光线宜暗,最好拉上窗帘,并且保持绝对安静,以保证睡眠充足。发热盗汗者,要保持衣服和被褥清洁干燥,避风寒,防止着凉感冒,要加强口腔护理和皮肤护理预防感染。

⑤情志护理:

《医学正传》指出"喜、怒、忧、思、悲、恐、惊,谓之七情,七情通于五脏:喜通心,怒通肝,悲通肺,忧思通脾,恐通肾,惊通心肝。故七情太过则伤五脏……",说明情志变动可以损伤内脏,其中首先是心,因心为五脏六腑之大主,为精神之所舍。另外,不同的情绪变化,对内脏又有不同影响,如《黄帝内经》中有"喜伤心""忧伤肺""怒伤肝""思伤脾""恐伤肾"。但一般说,情志伤脏,常以心、肝、脾三脏的症状多见。心理护理为重点,因其常感身热心烦,故多安慰、鼓励患者,使之心情舒畅,劝慰其正确对待事物,安心养病。可在其发怒后用暗示疗法转移注意力,帮助其回顾自身或他人的优点、长处及愉快的经历,使患者增强信心。

(5)中医特色护理技术:

①耳尖放血:

患者取舒适体位,医者用 75% 医用酒精消毒后,将耳尖穴处揉搓至局部发红、发热,将耳轮自然向耳屏对折,用一次性采血针或一次性注射器针头或小号三棱针在耳尖穴直刺约 2 mm 深,接着医者采取双手拇食指一捏一放,同时用 95% 的酒精擦拭点刺处(便于血液的顺利外泄),以见血色由黑紫变为淡红为度,按压止血并碘伏消毒。根据发热程度可采取一侧取穴或双侧同时取穴,可以一天一次也可以一天两次施术。耳尖穴又名耳涌,是经外奇穴,位于耳郭向前对折的上部尖端处,即耳轮 6、7 区交界处,其下分布有耳颞神经及耳后动脉,是针灸临床常用的穴位之一。放血疗法古代称为"刺络",是祖国医学中一种独特的针刺治疗方法,通过针刺人体的一定部位,放出适量血液,以达到治疗疾病目的。

②刺络拔罐:

《黄帝内经》:"凡十二经脉络者,皮之部也。是故百病之始生也,必先于皮毛。"十二皮部与经络、脏腑关系密切,运用皮肤针叩刺皮部,激发调节脏腑经络功能,以疏通经络,调节气血,促使机体恢复正常,从而达到防治疾病的目的。

方法:选定治疗部位后,用 75% 酒精棉球消毒皮肤,先用梅花针、三棱针快速点刺局部,以皮肤红润稍有渗血为好。将火罐迅速拔在刺血部位,火罐吸着后,留置时精心观察出血多少决定拔罐的时间。血少可时间稍长,血多即刻取罐。一般每次留罐 12 min。起罐后,用消毒纱布擦净血迹,每次吸出的血不可太多。

③健康指导:

自我精神调摄,保持乐观情绪。寒温适宜,避免复感外邪。注意休息,适当活动锻炼,增强体质。

保证病房的安静整洁,室内温度稍高,使患者保持充足的睡眠,避免劳累;怕冷患者应多穿衣物,严禁吹风受凉,以免发展为外感病症。

注意饮食调理,饮食宜清淡,富有营养而又易消化,避免寒凉、腻滞,多吃蔬菜及水果,饮温热水。

4. 鼓胀

(1)概述:

鼓胀系因肝脾受伤,疏泄运化失常,气血交阻致水气内停,以腹胀大如鼓、皮色苍黄、脉络暴露为主要临床表现的病症。

鼓胀病名最早见于《黄帝内经》,并对其临床特征进行了详细的描述。《黄帝内经》所述"五脏六腑胀"即寓有本病最早的分类意义。本病病因病机在古书亦有记载,《黄帝内经》有"浊气在上""有病心腹满,旦食则不能暮食……名为鼓胀……治之以鸡矢醴……此饮食不节,故时有病也";《丹溪心法》有"七情内伤,六淫外侵,饮食不节,房劳致虚……遂成鼓胀"。

（2）病因病机：

鼓胀的病因主要为饮食不节、情志失调、虫毒感染和病后继发，病位主要在肝脾，久则及肾，本虚标实，多见于肝硬化、腹腔肿瘤等引起的腹水阶段。

（3）辨证要领：

①辨缓急：

鼓胀虽然病程较长，但在缓慢病变过程中又有缓急之分。若鼓胀在半月至一月之间不断进展，为缓中之急，多为阳证、实证；若鼓胀迁延数月，则为缓中之缓，多属阴虚证。

②辨虚实的主次：

鼓胀虽属虚中夹实，虚实并见，但虚实在不同阶段各有侧重。一般说来，鼓胀初起，新感外邪，腹满胀痛，腹水壅盛，腹皮青筋暴露显著时，多以实证为主；鼓胀久延，外邪已除，腹水已消，病势趋缓，见肝脾肾亏虚者，多以虚证为主。

③辨气滞、血瘀、水停的主次：

以腹部胀满，按压腹部，按之即陷，随手而起，如按气囊，鼓之如鼓等症为主者，多以气滞为主；腹胀大，内有积块疼痛，外有腹壁青筋暴露，面、颈、胸部出现红丝赤缕者，多以血瘀为主；腹部胀大，状如蛙腹，按之如囊裹水，或见腹部坚满，腹皮绷紧，叩之呈浊音者，多以水停为主。以气滞为主者，称为"气鼓"；以血瘀为主者，称为"血鼓"；以水停为主者，称为"水鼓"。

（4）辨证施护：

①症状护理：

● 观察腹胀的部位、性质、程度、持续时间，每日测量腹围和体重等。

● 注意观察患者神志、腹部形态、尿量及喘促、出血、呼吸、气味等。

● 注意观察记录患者腹部膨隆的程度（即每天记录腹围），腹壁皮肤色泽，脉络显露情况，腹部触诊的软硬，及有无包块及压痛等，注意观察患者二便的情况，有无出血倾向，并做好记录。顺时针按摩腹部，每日 2 次，每次 10～15 min，以利于消胀。呼吸困难者协助半坐卧位或舒适体位，必要时给予氧气吸入。皮肤瘙痒者，可用温水擦浴，避免使用刺激性皂液，避免抓挠，防止破损，如有破溃及时处理。

②用药护理：

● 中药：中药汤剂浓煎温服，水湿困脾者趁热服用，湿热蕴结者凉服，服药后观察效果和反应。服攻下逐水药前，应向患者解释服药方法、作用、服药后可能出现的反应及注意事项。服用中药汤剂后注意观察二便情况，湿热蕴结证方宜饭前顿服。有出血倾向者，将药丸、药片研成粉剂吞服。

● 西药：遵医嘱按时按量服用，用量不可过大、时间不可过长，用药前要测量并记录腹围、体重、脉搏，服药后密切观察患者神志、尿量、腹围、体重。

● 外用：中药涂擦前注意观察腹围、局部皮肤有无破溃，如有皮肤破溃避开破溃部位，遵医嘱敷药，敷药时间不宜过长。

③饮食护理：

饮食调护是鼓胀病治疗的基本手段，对于疾病恢复意义重大。

● 饮食多以利湿清热、活血行气及退黄利水等为主。比如新疆的葡萄，甘酸、平涩、无毒，归脾、肝经，葡萄果肉有补血强志利筋骨，健胃生津除烦渴，益气逐水利小便之功效。西瓜：味甘性寒，有清热解暑、泻火除烦、开胃、助消化、利尿之功能。

● 宜高热量、高蛋白、富含维生素、易消化、低盐饮食;合并肝昏迷者,宜低盐低蛋白饮食;合并出血者暂禁食,出血停止后 24 h 进冷质流食,以少量多餐为宜。忌食辛辣、油腻、生冷、煎炸、刺激性或硬固食物,限制钠盐的摄入,忌烟酒。

● 气虚血瘀者饮食宜低盐或无盐,宜食补中益气、活血的食物,如牛肉、山药、木耳、大枣等,忌刺激性食物。

● 严重肝功减退或有肝性脑病征兆者要对蛋白质摄入量进行严格的限制,必要时禁食。对于食管胃底静脉曲张的患者,饮食上要注意减少渣类食物,体积小而光滑,避免坚硬、粗糙食物。

④生活起居:

少量腹水者尽量平卧,以增加肝肾血流量。大量腹水者应尽量采取半卧位,以减少呼吸困难,必要时给予氧气吸入。做好患者的口腔护理,若口苦则多漱口,或者用麦冬、金银花等泡水饮。若皮肤瘙痒则用温水洗浴,用苦参煎水洗浴或擦外用止痒药,禁止患者抓挠,避免感染。鼓励患者每天大便,确保肠道通畅。肝肾阴虚者,病室应偏凉、偏湿润。从燥证病理分析,虽因"燥胜则干"而致,但其病理定位关联于肺、脾、胃、肠、肾。《黄帝内经》"燥论"信息在病因方面主要提出:"西方生燥""岁金太过,燥气流行,肝木受邪"。应指导患者室内保持温湿度适宜,可养一些花草保持室内空气清新,使人心情舒畅,以免燥气伤肝。

⑤情志护理:

中医把喜、怒、忧、思、悲、恐、惊称为七情,认为七情是人的正常精神状态。中医讲七情内伤亦可致病,《黄帝内经》载"怒伤肝""喜伤心""思伤脾""忧伤肺""恐伤肾""怒则气上,喜则气缓,悲则气消,恐则气下,惊则气乱,思则气结""恬淡虚无,真气从之,精神内守,病安从来……""精神不进,志意不治,故病不可愈"。由于鼓胀病的病程比较长,难以根治,并发症多,患者生活质量下降等,因此患者常常会出现悲观绝望的情绪,使其难以配合治疗,影响恢复。使用暗示法时,医护人员应在语言、行为、表情、环境上给患者以温馨舒适的感觉,以获取患者的信任,为实施暗示法并达到最佳效果创造良好条件。同时应有针对性地对患者因势利导、循循善诱以调节其情绪,排除心理障碍,促进机体康复。

(5)中医特色护理技术:

①中药直肠滴入:可促进肠道毒素排出,改善肝肾功能及醒脑开窍。

②脐疗法:取神阙穴,以攻下逐水,适用于鼓胀腹水明显者。

③耳穴压豆:可选肝、胆、脾、肾等穴位进行耳穴压豆以健脾益气、除湿消肿。

④艾灸:选足三里、神阙穴,隔姜灸,每次 30 min,每日 1～2 次,以温中散寒、健脾益气,适用于鼓胀之脾虚、腹泻、纳差、腹胀者。

(6)健康指导:

①起居有常,避免过度劳累,适当运动,提升正气以抗邪。

②饮食有节,以营养丰富的清淡饮食为主,保持大便通畅。

③注意床单床位的清洁、干燥。注意观察皮肤情况,皮肤瘙痒的患者外用止痒药,禁止患者抓挠,避免感染。

④注意调畅情志,保持乐观心态,尤其避免抑郁恼怒。

5. 黄疸

(1)概述:

黄疸是以目黄、身黄、小便黄为主症的一种病证,其中尤以目睛黄染为主要特征。

（2）病因机制：

黄疸病因分为外感、内伤两个方面，外感多是湿热疫毒所致，内伤常与饮食、劳倦、病后有关，内外病因又互有关联。其病理因素有湿邪、热邪、寒邪、疫毒、气滞、瘀血六种，但其病机关键是湿邪。西北地区新疆地带人民饮食不节，喜嗜酒肥甘，机体侵入疫毒，均可加重脾胃受损，产生湿邪。《金匮要略》："黄家所得，从湿得之。"由于湿邪壅阻中焦，脾胃失健，肝气郁滞，疏泄不利，致胆汁输泄失常，外溢肌肤，下注膀胱，而发为目黄、肤黄、小便黄之病症。

（3）辨证要领：

黄疸有阴黄、阳黄之分，若由湿热所伤，或素体胃热偏盛，则湿从热化，湿热交蒸，发为阳黄；若由寒湿所伤，或素体脾阳受伤，则湿从寒化，寒湿瘀滞，发为阴黄。阳黄又有热重于湿和湿重于热的区别。如阳黄热毒壅盛，邪入营血，内陷心包，可见卒然发黄，神昏谵妄，惊厥出血等危重症，称为急黄。

阳黄、急黄、阴黄在一定条件下可以相互转化。阳黄误治、失治，迁延日久，脾阳损伤，湿从寒化，则可转为阴黄；阳黄治疗不当，病状急剧加重，热毒鸱张，侵犯营血，内蒙心窍，引动肝风，则发为急黄；阴黄复感外邪，湿郁化热，又可呈阳黄表现，病情较为复杂。黄疸各证，久病不愈，气血瘀滞，伤及肝脾，则有酿成癥积、鼓胀的可能。

（4）辨证施护：

①症状护理：

● 观察黄疸部位、色泽、程度、消长以及二便颜色的情况，以便于区别急黄、阳黄与阴黄，以及病证虚实、湿热偏重等，及时掌握其病机转化，以进行相应的处理。若发现黄疸迅速加深，其色如金，皮肤瘙痒，高热口渴，胁痛腹满，神昏谵语，烦躁抽搐，或见衄血、便血，或肌肤瘀斑等症状，则提示患者病情加重，发为急黄，应及时通知医生处理。

● 保持病室空气新鲜、温湿度适宜，避免灰尘及刺激性气味。黄疸病人往往多为各类型肝炎、肝癌等疾病，对患者用具、食具、衣物要进行消毒，减少探视，避免交叉感染加重病情。

● 注意皮肤清洁，黄疸患者常常会有皮肤瘙痒症状，可用中性无刺激香皂、温水或苦参煎水帮助沐浴，保持皮肤湿润、清洁；穿棉质柔软舒适的衣物，并嘱患者勤剪指甲，切勿搔抓，以防皮肤破损感染；勤换衣物、床单，使之干燥、平整。

● 保持口腔清洁，可选用淡盐水、温开水、金银花甘草液等漱口，防止口腔炎症、牙龈肿胀等症状，对于食欲不振、恶心、呕吐病人，在进食前先给予口腔护理，以促进食欲。

②用药护理：

黄疸根据其证型不同，治疗通常采用清热解毒、利湿退黄、温中化湿等治疗原则。关于药物煎煮时间，清热利湿类药物煎煮不宜过久，煮沸后 15～20 min 为宜；补益类药物则需久煎，煮沸后 30～40 min 为宜，以利有效成分析出；若方中使用附子等有毒药物，则要遵医嘱久煎 2 h，向患者交代清楚防止中毒。还应根据病人症状而取药汁量的多少，腹胀尿少、纳呆食少、肢体浮肿者宜取少量；黄疸而无腹水者可取较多药汁，以利于排尿退黄。嘱患者按时服药，若服药困难，可采用少量频服；呕吐频繁者，也可用姜汁滴舌或点按中脘、内关穴位；昏迷者可用鼻饲或灌肠给药。对于肝气郁滞者，忌过早使用补益之品；对于湿热壅盛者，忌辛温助阳之品；对肝肾阴虚者，忌服辛香燥热之品，同时忌用具有肝损害的药物，如非甾体抗炎药、部分抗生素，具有肝损害作用的中成药、保健品等。

③饮食护理:

新疆地区气候干旱,降水稀少,蒸发强烈,干热风沙和寒热悬殊,会出现口、鼻、咽喉、皮肤干燥和干咳,这些都会诱发或加重黄疸症状。常言"三分治疗七分养",因此必须注意黄疸各证的饮食护理,既要注意营养,还要起到疏肝通便退黄之目的。

● 为病人制订适宜的饮食计划,提供高蛋白质、高维生素、适当热量、易消化的清淡饮食,如精肉、蛋类、鱼、乳类、蔬菜、水果等,以促进机体的修复,同时保证营养的全面摄取,以满足机体的需要。阳黄者宜多食蔬菜水果,如西瓜、冬瓜、梨、番茄、芹菜等;阴黄者宜食温热之品,如南瓜、糯米、瘦肉、牛奶、鸡蛋、莲子粥、红枣粥、羊肉汤等,注意避免生冷寒凉油腻之品以及土豆、黄豆、大豆易使脘腹胀气的食物和黏腻甜硬等不易消化、助湿生痰之品;急黄者宜食有助于清热解毒、凉血开窍之品,如绿豆、西瓜汁、黄瓜汁、水果汁,当然也要重视鱼肉奶蛋营养较高之品。

● 注意饮食和饮水卫生,养成良好的饮食习惯,不吃腐坏变质和发霉的食物,多吃新鲜蔬菜和水果,以提高机体抵抗力。加强营养,补益正气,可食用扁豆、红枣、莲子等补气之品。

● 病人应严格禁酒戒烟,禁止吃辛辣刺激之品,禁食油腻之品。有腹水者应限制盐的摄入量。

● 黄疸伴有食管胃底静脉曲张的病人,为防止出血,忌食坚硬、带刺、过烫等食品。肝癌病人出现黄疸症状,常出现凝血功能低下,故应食用补血、止血之品,尤其是富含维生素 K 的食物,如乌梅、山慈菇、蚌等。也可常吃一些提高免疫力及有抗癌作用的食物,如胡萝卜、苦瓜、茄子、木耳、海参、桃、梨等之品。

● 食物中应保证纤维素的含量,以保持大便通畅。条件允许时鼓励患者饮水,以利尿退黄,保持大小便通利,以便湿热之邪外泄。

● 常用食疗:阳黄者可选茵陈粥、冬瓜粥、赤豆鲤鱼汤等具有清热利湿作用的食疗方,有利于退黄,平时可用茵陈、麦冬等泡水代茶饮;阴黄者可用扁豆粥、生姜粥、薏苡仁粥、茯苓粉粥以温脾化湿。腹胀者可服用萝卜、山楂、金橘饼以消胀助运,保持大便通畅。

● 新疆地区由于其独特的地理环境和气候,盛产瓜果蔬菜,患者在进行治疗过程中,也可以通过饮食来调理,很多水果蔬菜也都可药用,因此平时可多食用一些新疆的特色食物。洋葱营养成分十分丰富,是新疆地区广大群众日常饮食中最常见的蔬菜之一,不仅富含钾、维生素 C、叶酸、锌、硒及纤维质等营养素,洋葱的防癌功效来自它富含的硒元素和槲皮素,而且洋葱中含有植物杀菌素如大蒜素等,有很强的杀菌能力,能有效抵御流感病毒、预防感冒。这种植物杀菌素经由呼吸道、泌尿道、汗腺排出时,能刺激这些位置的细胞管道壁分泌,所以又有祛痰、利尿、发汗以及抑菌防腐等作用。其利尿、发汗的作用可以将黄疸病因中的湿热之邪通过小便和汗液排出体外。

④生活起居:

● 为病人提供良好的休养环境,阳光充足,光线适宜,温、湿度适宜,病室安静整洁。阳黄者,居室宜偏凉,室温以 15～18 ℃为宜;阴黄者,居室宜偏温热,室温以 22～27 ℃为宜。

● 起居有常,保证充足的睡眠,合理安排日常生活、休息与活动。避免劳累,减少体力消耗,因《黄帝内经》记载"人卧则血归于肝",新疆秋冬季天气寒冷,要减少外出活动,避免着凉。同时要随四时寒、热、温、凉气候变化而增减衣被。春季不可因天气转暖而顿减衣被,应逐渐减少。夏季天气炎热多困,但不可多眠,久眠则神昏,更不应在外纳凉或睡觉,以防贼风所袭,切勿多食冰水、冷饮。冬天严寒,不可轻出,触冒风寒,谨防感受外邪。总之,应当根据四时的变化,加以调护。

● 病人应注意休息,重症者须绝对卧床休息,待病情好转或黄疸完全消退后,方可活动,活动量以不感到疲劳为度。体力允许的情况下,可进行轻微活动如外出慢步 15 min;或练静功听呼吸,患者取仰卧位,以舒适为度,两耳留意听呼吸,周而复始。待病情明显好转后,可逐渐恢复活动,以散步、打太极拳等为宜。掌握活动的原则,逐渐增加活动量,避免剧烈活动。

● 长期卧床的重症病人,应指导并协助其在床上做简单的肢体锻炼,以免肌肉萎缩,定期给予翻身、叩背等或在骨隆突处如肩、臀、踝等部位垫气圈、海绵垫等预防压疮。

⑤情志护理:

● 根据中医肝喜条达恶抑郁的理论,要关心、安慰、帮助、支持和鼓励病人,耐心解释病情,了解其心理状态,使用婉转的语言劝导病人避免忧思恼怒,把自身的注意力转移到其他感兴趣的事情上去,学会自我心理调节和自我平衡,控制情绪波动,使肝气条达,树立战胜疾病的信心,积极配合治疗。

● 提高病人对本病的认识,以解除紧张情绪。对于过分忧虑、不能保证休息睡眠的病人睡前给予适量的镇静剂,使病人情绪稳定,产生安全感,避免病情加重。

● 向病人讲解不良心理因素和疾病的关系,使病人保持心态平和,勿焦躁、勿过分激动,因为情绪的变化会引起内分泌系统紊乱,降低机体抵抗力。

● 告知患者皮肤发黄、目睛发黄能随病情的好转减退或消失,消除思想顾虑,平日多与患者沟通交流,倾听患者心声,随时了解不良情绪,多安慰劝导,使患者保持情志舒畅,利于疾病恢复。

(5)中医特色护理技术:

①耳尖放血具有清热泻火功效:

方法:

取穴:耳尖。首先反复按摩耳尖穴耳郭,待耳尖部位处于充血状态后,予以皮肤常规消毒,一只手将耳郭固定,另一只手使用三棱针快速点刺,然后双手加压耳尖放血 5～8 滴,使用干棉球按压止血;放血后嘱患者适当饮水。一般患者每天 1 次,症状严重患者可每天 2 次,体温正常 3 天后停止。

②拔罐疗法具有缓解腹胀、恶心、便秘之功效:

选穴:

● 腹胀:中脘、天枢、足三里。

● 恶心:内关、胃俞、中脘、足三里、上巨虚、下巨虚。

● 便秘:天枢、大横、下脘、足三里。

方法:

操作前检查病情,明确诊断,是否合乎适应证,检查拔罐的部位和患者体位是否合适,检查罐口是否光滑和有无残角破口。先用干净毛巾,蘸热水将拔罐部位擦洗干净,然后用镊子镊紧棉球稍蘸酒精,火柴燃着,用闪火法,往玻璃火罐里一闪,迅速将罐子扣住在皮肤上。留罐时间以 3～6 min 比较合适。起罐时左手轻按罐子,向左倾斜,右手食、中二指按准倾斜对方罐口的肌肉处,轻轻下按,使罐口漏出空隙,透入空气,吸力消失,罐子自然脱落。间隔时间可根据病情来决定。一般来讲,慢性病或病情缓和的,可隔日一次。病情急的可每日一次;但留罐时间不可过长。

③督灸疗法具有振奋阳气之功效:

选穴:

取督脉的大椎穴至腰俞穴作为施灸部位。

方法:

令患者裸背俯卧于床上,医者用拇指的指甲沿脊柱(督脉)凸处按压"十"字痕迹,以75%酒精棉球自上而下沿脊柱常规消毒三遍,沿脊柱凸部医者按压"十"字痕迹处涂抹姜汁,撒督灸粉呈线条状。将宽 10 cm、长 40 cm 的桑皮纸敷盖在药粉的上面,桑皮纸的中央对准督脉,把姜泥牢固地铺在桑皮纸中央,要求姜泥底宽 3 cm、高 2.5 cm、顶宽 2.5 cm,长为大椎穴至腰俞穴的长度,呈梯形。在姜泥上面放置锥形艾炷,艾炷直径如病人手指的中指中节直径,长度与姜泥一样。以线香点燃艾炷的上、中、下三点,任其自燃自灭。一壮灸完后再换一壮,共灸三壮。灸完三壮后取下姜泥,用湿热毛巾轻轻揩干净灸后药泥及艾灰。

(6)健康指导:

①注意个人卫生、饮食和饮水卫生,防止病从口入,忌食生冷、辛辣、油腻之品,忌烟酒。

②注意调畅情志,宜心胸豁达,尽量节制发怒,保持心情愉快。

③病情好转或身体状况允许的情况下,可进行适当的活动,如散步、练气功、打太极拳、打八段锦等。

④出院后仍要慎起居,适寒温,注意休息,避免过度疲劳,防止淋浴涉水,避免暑湿等外邪的侵袭。

⑤根据病情,坚持服药,以巩固疗效。

⑥肝炎病毒携带者应坚持规范治疗,定期复查,必要时服药调理。

6. 咳嗽

(1)概述:

中医认为咳嗽是指肺气上逆作声,咳吐痰液而言,有声无痰为咳,有痰无声为嗽,一般痰声并见,故以咳嗽并称。西北地区常见证型有风燥伤肺、肝火犯肺、肺阴亏虚等,燥证所致以干咳少痰多见,常伴有痰中带血,口鼻干燥,咽干口渴,甚咽喉肿痛,口舌生疮等症。治疗以疏风清肺、清肺泻肝、润肺止咳为主。

(2)辨证施护:

①症状护理:

● 观察呼吸、咳嗽状况,有无咳痰,痰液的性质、颜色、量;观察口腔、鼻腔黏膜完整度,是否有发红、肿胀等症状。

● 保持病室空气新鲜、温湿度适宜,避免灰尘及刺激性气味。

● 教会患者有效咳嗽、咳痰、深呼吸的方法,指导患者不用力吸气、屏气、剧咳,喉间有痰轻轻咳出。

● 保持口腔卫生,每日清水或淡盐水漱口,预防口腔感染,增进食欲。

● 鼻咽干燥者可每日用清水或生理盐水清洗鼻腔,缓解鼻咽干燥。

● 口舌生疮,可用新鲜芦荟去皮榨汁每日含漱 5~6 次。

● 风热、燥邪犯肺咳嗽多干咳少痰,黏稠难咳出,可加强气道湿化,必要时每日遵医嘱雾化吸入,以利痰液咳出。

②用药护理:

指导患者遵医嘱服用祛痰止咳的药物,服用化痰止咳药物后不要立即饮水,以免冲淡药液降低疗效。中药汤剂服用时应温凉适宜,服药后注意观察咳嗽咳痰、咽痛、口鼻干燥等症状改善情况。咳嗽剧烈者即刻给药,必要时遵医嘱给予阿片类镇咳药物,给药后注意观察患者的不良反应及症状改善情况。

③饮食护理:

新疆地区居民喜食肥甘厚腻,且多食辛辣、腌制之品,这些都会诱发或加重咳嗽症状。应指导患者饮食宜清淡、易消化,忌肥甘厚腻、辛辣刺激之品,戒烟酒,如为过敏性体质患者,应忌食鱼腥虾蟹。风热犯肺者宜食用疏风清热之品,如菊花、白萝卜、梨、薄荷叶等,忌辛热助火之品,避免食用酸涩之物;燥邪伤肺者宜多食黄瓜、番茄、油菜等多汁蔬菜及梨、枇杷等新鲜水果,也可服用川贝炖梨,以清热润肺化痰,忌温燥煎炸之品;肝火犯肺者可选用疏肝泻火之品,如芹菜、香菇、柑橘等,忌油炸、香燥之品;肺阴亏耗者可选银耳、百合、甲鱼等滋阴之品,多食水果,或用麦冬沙参等养阴之品泡水代茶饮。

④生活起居:

中医认为合理的作息起居是保证人体阴平阳秘、阴阳调和的重要手段。早睡增加夜间阴气收敛的力量,以助人体滋阴潜阳,增强肺脏的功能。冬季天气寒冷,昼短夜长,应早睡晚起。因此,人们应当依据昼夜阴阳的变化规律合理安排作息,促进患者养成良好的作息习惯,按时起卧。

⑤情志护理:

不同的情志变化对内脏有不同影响,如《黄帝内经》有“喜伤心,忧伤肺,怒伤肝,思伤脾,恐伤肾”。肿瘤患者病程长,易产生忧郁、焦虑心理,应给予安慰和鼓励,消除思想顾虑、增加治疗的信心。指导患者畅情志,避免不良情绪刺激。病情反复,迁延不愈者易产生愤怒情绪,怒伤肝,肝失条达,肝火上炎犯肺,对于此类者要劝慰其戒怒、宽容,避免七情刺激加重病情。

(3)中医特色护理技术:

①呼吸操疗法:改善肺功能。

平静呼吸;立位吸气,前倾位呼气;单举上臂吸气,双手轻压腹部呼气;平举上肢吸气,双臂下垂呼气;平伸上肢吸气,双手轻压腹部呼气;抱头吸气,转体呼气;立位上肢上举吸气,蹲位呼气;腹式缩唇呼吸,先缓慢呼气,用鼻吸气,嘴巴呈鱼嘴状,缓慢呼气,双手轻压腹部,尽量呼尽气体,呼吸比是 1∶2～1∶3。

做呼吸操时应取站位,每日两次,每次 10 min。强调三个丹田共振,并可经常练习太极拳,以提高人体心肺功能。

②穴位贴敷疗法:治疗咳嗽咳痰。

取穴:大椎、肺俞、定喘、风门、膻中、丰隆。

方法:用白芥子、细辛、丁香、苍术等药材,研磨成细粉,加入介质(醋或蜂蜜),调成糊状,涂抹于纱布,贴于穴位上,胶布固定,每日一次。保留 4～6 h 后,摘去纱布,热毛巾擦拭或清水洗净皮肤。

注意:贴敷之前询问有无药物或胶布过敏等。

③耳穴贴压疗法：

取穴：支气管、肺俞、脾俞、神门、咽喉、交感。

方法：核对好穴位后，酒精棉球自上而下消毒耳部皮肤，将粘有王不留行籽的胶布，用镊子夹住并贴敷于所选取耳穴的部位上，同时给予按压。嘱患者每日自行按压5～6次，每次120～150下。

（4）健康指导：

①注意四时气候变化，防寒保暖，避免外邪侵袭。改善生活环境，避免烟尘、花粉及刺激性气体。

②注意增强体质，适当锻炼，可以进行八段锦、简化太极拳等锻炼。指导患者呼吸操训练以增强肺功能。

③注意饮食有节，忌肥甘、辛辣、过咸之品，戒烟禁酒。

④调节情志，解除顾虑与烦恼，避免急躁易怒。

7. 腹泻

（1）概述：

腹泻是指大便次数增多，粪质澹薄或完谷不化，甚至泻出如下水样。古有将大便澹薄者称为泄，大便如水样者称为泻，现在临床上统称为腹泻。腹泻是内科常见病，一年四季都可发生，但以夏秋两季较为多见。发病主要因湿邪壅盛，脾胃功能失调而致清浊不分，水谷混杂，并走大肠而致。

癌性腹泻是指恶性肿瘤引起的腹泻，多见于大肠癌，亦可见于其他消化道恶性肿瘤及其他癌肿。

（2）病因机制：

中医认为泄泻的病因主要为感受外邪、饮食所伤、情志失调及脏腑虚弱，病位在脾胃及大、小肠，与肝、肾密切相关。六淫伤人，脾胃失调，皆能致泻，但其中以湿为主，而常兼挟寒、热、暑等病邪。脾恶湿喜燥，湿邪最易伤脾，故有"无湿不成泄"之说。感受外邪、饮食所伤、情志失调均可影响脾胃气机，导致运化失常，浊气不降，清气不升，水湿停滞，可致泄泻；而长期饮食失调、情绪不畅或素体脾虚、久病伤正等皆可损伤脾胃，甚至损及肾阳，脾虚运化无力，或阳虚不化，均能导致水湿内停，发为泄泻。泄泻的基本病机是脾虚湿盛。恶性肿瘤引起的腹泻也不外乎这些病因病机，肠道肿瘤主要是由于湿毒和热毒的壅塞。消化系统肿瘤的生成还常常可因饮食不节、情志失畅等，而中晚期肿瘤病人多有脾气亏虚的表现，这些都能导致脾失健运，气机不畅，食物不能化作精微物质被人体吸收，而反变成为湿浊，下注大肠，造成腹泻。

（3）辨证要领：

①辨证要点：

中医学认为，癌性腹泻主要与邪毒内蕴、脾胃虚弱、脾肾阳虚、湿毒内攻诸因素有关。

②治疗原则：

脾胃虚弱证治以益气健脾止泻；脾肾阳虚证治以温补脾肾，固涩止泻。

（4）辨证施护：

①症状护理：

● 密切观察腹泻的次数，大便的色、质、量、味及有无腹痛等。

● 注意观察患者的神志、生命体征、舌脉、尿量、口干等情况，预防患者出现脱水症状。

● 口干患者应多喝温水或者温盐水。

②用药护理：

● 中药：中医汤剂以饭后温服为宜，出现气阴两伤、阴竭阳脱者除多饮淡盐水，热服、频服中药汤剂外，应及时进行输液。服中药汤剂后观察大便的次数、色、质、量及腹痛的情况。

● 西药：思密达1袋，每日3次，每次以50 mL温水搅匀服，首次加倍。

● 外用：中药保留灌肠，是将中药煎剂或掺入散剂，自肛门灌入，保留在直肠结肠内，通过肠黏膜吸收治疗疾病的一种方法。

③饮食护理：

《黄帝内经》说："人以水谷为本，故人绝水谷则死。"水谷即人饮食之物，饮食水谷是人们赖以生存的最基本条件。对于新疆西北地区特有的干燥特点，不同民族居民的生活方式和饮食习惯独具特点，各不相同，也形成了适宜于该地域环境的生活方式以及饮食种类。

饮食有节，以免加重脾胃负担，宜以清淡卫生、温热细软易消化、富有营养的食物为主。

沙枣果实：沙枣是西北地区经常见到的一种植物，沙枣单味生食或水煎服，具有健脾止泻的作用。腹痛患者可以单味水煎服。

大枣有治脾胃湿寒，饮食减少，长期腹泻，完谷不化之功效。方剂：白术9 g，干姜6 g，鸡内金10 g，熟枣肉12 g。

若暴泻损伤胃气，可给予淡盐汤、饭汤、米粥等以养胃气；若脾胃虚弱，用大蒜烧熟，嚼食，每次3片，每日3次；若脾肾阳虚者，宜食莲子、芡实、公仁（炒）、藕粉等补益脾肾之品。

④生活起居：

起居有常，劳逸结合，保证充足睡眠，避免外邪侵袭。保持适度的活动和锻炼。肿瘤患者体质虚弱做好腹部保暖，便后及时清理，开窗通风。天气适宜时，早晚通风30 min；西北地区冬季寒冷，易受寒燥所侵袭，通风10 min左右即可，防止寒气侵袭。注意观察肛周皮肤，加强肛周皮肤的护理。

⑤情志护理：

西北地区气候干旱，地域环境特殊，再加上腹泻影响患者的睡眠和生活质量，引起人群心理健康状况的异常改变，主要表现为焦虑、忧郁、易怒等情志异常波动倾向。医护人员应在语言、行为、表情、环境上给患者以温馨舒适的感觉，积极疏导患者情绪以获取患者的信任，为实施暗示法并达到最佳效果创造良好条件。同时应有针对性地对患者因势利导、循循善诱以调节其情绪，排除心理障碍，促进机体康复。

（5）中医特色护理技术：

①脐疗法：中医穴位又称"神阙"，中医认为肚脐是心肾交通的"门户"。此法是把中药直接敷贴于患者脐部，激发经络之气，疏通气血，调理脏腑，用以预防和治疗腹泻。

②拔火罐：适用于脾胃虚寒型腹泻。取穴：①天枢、关元、足三里、上巨虚；②大肠俞、小肠俞、足三里、下巨虚。按取穴部位选择不同口径火罐，取上述两组穴位交替使用，每日或隔日一次，进行拔罐治疗。

③耳穴压豆：取大肠、小肠、脾、胃、肝、肾、交感等穴。

除了以上中医特色治疗，还可以用针灸、雷火灸达到治疗癌性腹泻的目的。

（6）健康指导：

①起居有常，顺应四时气候变化，慎防外邪侵袭。

②注意腹部保暖,可用热水袋热敷腹部,以减弱肠道运动,减少排便次数,并有利于腹痛症状的减轻,慢性轻症者可适当活动。

③便后用柔软的纸巾擦拭干净并用温水清洗肛周,再涂抹氧化锌软膏,保护肛周皮肤。

④恢复期加强营养,健运脾胃,可予五指毛桃、太子参、莲子、薏米、陈皮等健脾祛湿行气之品煲汤或煎水代茶,增强体质。

⑤加强锻炼身体,可选八段锦等健身运动,使脾气旺盛,促进血脉流畅。

8. 虚劳

(1)概述:

腠理开合失职,水津不布,留滞体内,久而化湿,表现为外燥内湿;湿阻气机,可引起津液运行输布障碍而致燥自内生,燥而兼湿,湿而夹燥,即既有外燥、内燥、兼有内湿。湿邪内积,耗伤阳气,郁而化热,损伤津液。燥邪外侵,耗损阴液,阴液亏虚,阴虚火旺,灼伤阴液,日久导致阴阳两虚,影响各脏腑正常生理功能,发为虚劳。虚劳的治疗以"虚则补之"为主要原则,根据病性的不同分别采取益气、养血、滋阴、温阳的治法,需将药物治疗、饮食调养与生活调摄相结合以提高疗效。

(2)辨证施护:

①症状护理:

● 卧床休息,保持病室空气清新与流通、温湿度适宜。

● 避风寒,适寒温。虚劳过程中,感受外邪,耗伤正气,通常是病情恶化的重要诱因,而虚劳病人由于正气不足,卫外不固,更易招致外邪入侵,故应注意冷暖,及时增减衣物,避风寒,适寒温(室内温度保持在 18～25 ℃,湿度保持在 50％～60％),尽量减少接触外邪。

● 评估患者生活自理能力,协助其生活调理,对于重症及老年患者密切观察生命体征。

● 密切观察静脉输液部位有无异常变化,如疼痛、风疹、坏死等。

● 观察潜在感染的部位,如口腔、咽喉、腋下、会阴、肛周等部位有无红肿热痛。评估患者的呕吐及大便情况并记录出入量及体重等。

● 充分评估患者营养状况及心理状态,必要时遵医嘱给予营养支持及心理疏导。

②用药护理:

清代著名医学家徐大椿曾言"病之愈不愈,不但方必中病,方虽中病而服之不得其法,则非特无功而反有害……",就指出了正确服用汤剂可以加速病情好转,而错误的服用方法会贻误治疗甚至会使病情恶化。现代医学认为选时服药可发挥其最佳疗效,这是因为选时服药顺应人体生物钟变化,能充分利用人体积极的抗病因素增强药力,同时还可诱导紊乱的人体节律恢复正常从而达到治疗目的。就西北燥证病机基础上的虚劳患者而言,燥邪外侵,耗损阴液,阴液亏虚,阴虚火旺,灼伤阴液,日久导致阴阳两虚,方多以辛散疏润为主,佐以酸收甘濡苦利之法,嘱患者宜饭后半小时温服,并可嘱患者将润燥的药物代茶饮,如辛凉散邪而润的桑叶、甘寒养阴润肺的麦冬、辛温祛风除燥的白芷等。服用药物期间忌食辛辣刺激、滋腻厚味、醇酒之品,以免降低药剂疗效。服药后注意观察患者不良反应及症状改善情况。

③饮食护理:

《黄帝内经》有"天食人以五气,地食人以五味""饮入于胃,游溢精气,上输于脾,脾气散精,上归于肺",可见饮食可养人,亦可治病。周铭心教授等在对新疆 49 种饮食和烹调用油依据常规类型分类,并与西北燥证罹患及气血阴阳体质状态的关系进行非线性典型相关分析中发现,除米面主食外,其余各类食品与西北燥证罹患及气血阴阳体质状态之间均有一定的关联性,其中饮酒,嗜食甜食、腌制熏制品、动物油烹调等食品以及富含油脂食品的人群易罹患西北燥证,适量食用酸奶、马奶、奶酪、玫瑰花酱、无花果酱、新鲜蔬菜、鱼类食品、动物油烹调人群可能有益于预防西北燥证。故而应积极指导新疆虚劳患者进行基于西北燥证理论支持下的饮食管理,以期达到防病治病的作用。

推荐如核桃、杏干、桃干、巴旦木、红枣等温热、平性之品打粉食用,主食应以玉米、面粉、大米为主;建议多食用新鲜蔬菜如大、小白菜,胡萝卜以及梨、甜瓜、西瓜、桑葚、杏、石榴等鲜果;宜食细软易消化的食物,增加优质蛋白的摄入量,忌暴饮暴食;忌食抓饭、烤肉、火锅等肥甘厚腻及辛辣刺激之品;戒烟酒,过敏体质者忌食鱼腥虾蟹。

④生活起居:

《黄帝内经》:"法于阴阳,和于术数,食饮有节,起居有常,不妄作劳,故能形与神俱,而尽终其天年,度百岁乃去。"指导基于西北燥证理论基础的虚劳患者生活起居应顺应四时季节的变化、阴阳变化的规律。春季宜晚睡早起,初春午暖还寒时注意添加衣物。夏季宜晚卧早起,中午暑热最盛之时适当保暖,防止感冒。秋季宜早睡早起,衣着要根据季节的变化加减,以避炎热。冬季宜早卧晚起,衣着尤其注意保暖。恶病质或水肿者,做好基础护理。保持局部皮肤清洁、干燥,每 2 h 更换体位避免皮肤长时间受压,预防压疮的发生。

⑤情志护理:

《黄帝内经》有"怒伤肝""喜伤心""忧伤肺""思伤脾""恐伤肾",说明情志变化可影响病情。

● 针对患者忧思恼怒、恐惧紧张等不良情志,指导患者采用移情相制疗法,转移其注意力,缓解负面情绪。

● 针对患者焦虑或抑郁的情绪变化,可采用暗示疗法。

● 多与患者沟通,了解其心理状态,指导家属多陪伴患者,给予患者安慰和精神支持,帮助建立积极乐观的人生态度,以提高机体的抗癌能力。

● 鼓励病友间多交流疾病防治经验,视病情而定,鼓励患者参与丰富多彩的文化娱乐活动。

(3)中医特色护理技术:

①耳穴贴压:

方法:

● 核对穴位,手持探棒自耳轮后上方由上而下在选穴区寻找耳穴的敏感点。

● 消毒局部皮肤。

● 用菜籽小方块固定在耳穴部位,指导患者按压方法。

● 观察患者局部皮肤有无不适。

②针灸:

取穴:百会、印堂、太阳(双侧)、内关(双侧)、合谷(双侧)、三阴交(双侧)、阴陵泉(双侧)、足三里(双侧)、阳陵泉(双侧)、太冲(双侧)、太溪(双侧)。

方法:

针刺操作:用 75% 酒精棉常规消毒针刺局部的皮肤,再用 0.25 mm×25 mm/0.30 mm×40 mm 一次性用的消毒毫针垂直进针,施平补平泻手法,以患者有酸麻胀重感为度,留针

30 min,每 15 min 行针一次,隔天一次,每周治疗三次。两周内完成六次疗程。癌痛患者一般已是癌症晚期,形体较瘦,故进针浅,手法轻,不在癌灶局部针刺,以防造成扩散。

③督灸:

方法:

患者裸背俯卧于床上,取舒适的体位。脊柱处用医用酒精消毒三遍,然后涂抹调制好的姜汁,在脊柱处洒下督灸粉,将裁好的桑皮纸覆盖在药粉上面,铺上姜泥,姜墙厚度 2~3 cm、宽 8~10 cm,最后放上艾炷,点燃艾炷的上中下三点,反复三次。施灸过程中要严密观察,灸前嘱咐患者不动或少动,结束后用温毛巾擦去药粉。

(4)健康指导:

生命在于运动,运动是强身健体的良方,能起到活血通络、防病治病、调和气血、平衡阴阳的作用。运动能提高癌症患者的生活质量,提高体能,调节情绪,延长生存期。

● 因人、因时、因地、因证制宜,灵活选用不同的运动康复方法,如下棋、打牌、散步、打太极拳、练保健操等。每天 1~2 次,每次 30 min,以不感到疲劳为宜,循序渐进。

● 长期卧床的患者,适合进行床上的主动、被动运动和腹式呼吸等呼吸运动,预防并发症的发生。

● 应用抗肿瘤药物期间,适当减少运动的时间和强度,保证充足的睡眠。

● 饮食以清淡为主,禁食肥甘厚味、辛辣刺激之品。

9. 血证

(1)概述:

中医血证一般有广义与狭义之分,广义血证是指因各种原因引起血液的质、量以及在机体的循环途径中出现异常变化的一类病症,包括各种出血、血瘀、血热等病症;狭义的血证是指由于机体的火热熏灼或气虚不摄,致使血液不循正常道路,或者上溢于口鼻,或者下泄于前后二阴,或者渗之于肌肤体表,以出血为临床表现的一类病症。

最早关于中医学血证的记载,根据目前考古文献记载,甘肃武威出土的《武威汉代医简》最早就有"积""瘀"等的论述,同时也针对性地提出了一些关于治血治则,"瘀当下从大便出"。继其后,在著名的长沙马王堆医书《五十二病方》中,也可以看到关于血证治疗的记载,比如"止血出者燔发,以安其痏"。汉张仲景《金匮要略》最早记载了泻心汤、柏叶汤、黄土汤等治疗吐血、便血的方剂,沿用至今。另根据血汗同源理论提出的"亡血的患者不可运用汗发进行治疗"等治疗原则,指导着现代临床辨证选方用药;对于预后,正强邪轻者可自愈,如"太阳病……身无汗,自衄者愈",正危邪胜者预后差,如"夫吐血……其脉数而有热,不得卧者,死"。

(2)病因机制:

中医学认为,出血多由外邪侵犯、情志过极、饮食不节、过度劳累、久病等引起脉络损伤或血液妄行,从而导致失血。《黄帝内经》有"卒然多饮食,则肠满,起居不节,用力过度则伤脉络,阳络伤则血外溢,血外溢则衄血,阴络伤则血内溢,血内溢则后血",提出血证多为致病因素损伤脉络而致。《景岳全书》:"凡病血者,虽有五脏之辨,然无不由于水亏,水亏则火盛,火盛则刑金,金病则肺燥,肺燥则络伤而嗽血,津涸而成痰,此其病标固在肺,而病本则在肾也。"

恶性肿瘤总的病因病机为"瘀""毒""虚"互结,瘤块之中必有瘀,瘀血可致出血,血液溢出脉外也会致瘀,两者互为因果,所以瘀血是肿瘤患者出血的主要原因。"瘀""毒""虚"互结可影响气血运行。针对恶性肿瘤合并出血,肿瘤血证多与"热邪""气病""瘀毒内结"有关,病机主要有三类:其一,癌肿属"癥瘕积聚"范畴,癌肿积于体内,日久化热。放疗治疗后,阳热炽盛或久病阴虚,热邪灼伤脉络,血溢脉外,是发生恶性肿瘤血证的病机基础之一;其二,肿瘤患者久病体虚,气血不足,脾气亏虚不能摄血,血溢脉外,亦可发生血证;其三,瘀毒内结或癌肿压迫,血不能循经而动,血溢脉外,且在一定条件下,病机可相互转化,如火热之邪引起出血反复不止,导致血随气脱,可致阴虚、气虚的病机改变,阴虚、气虚又可导致邪实更盛,如此循环,亦是血证难以治愈的主要原因。

（3）辨证要领:

①辨外感内伤:

外感六淫之邪,使脉络受伤而引起出血。风、热、燥等外邪犯肺,伤及肺络,而致衄血、咳血。七情内伤,郁热伤肝,肝郁化火,火邪犯肺,损伤肺络,而致咳血,或肝气横逆犯胃,损伤胃络,迫血上溢而吐血,或火热之邪上循肺胃二经,灼损脉络,而致齿衄、鼻衄。

②辨虚实:

血证由火热熏灼、热迫血行引起者为多,但火热之中,有实火及虚火的区别。血证有实证及虚证的不同,一般初病多实,久病多虚;由实火所致者属实,由阴虚火旺、气虚不摄血甚至阳气虚衰所致者属虚。

（4）辨证施护:

①症状护理:

注意观察患者神志、面色、血压、脉象、舌象、汗出及皮肤肢温等变化。观察出血情况,包括出血部位、出血量、色、质及次数,了解出血的原因,记录 24 h 出入量。注意及时发现新的出血部位,若血色鲜红深紫,质浓而稠,多为热盛;若血色暗淡,质稀散漫,多为气虚;若血色鲜紫夹杂血块,多为血瘀。咳血患者注意口中有无怪味感、口渴、胸闷、胸部异样感、失眠等情况,防止血块阻塞气道发生窒息;吐血患者注意有无恶心、胃脘不适、头晕等先兆,高度警惕血脱现象的发生;便血的患者注意观察大便的次数、性状、颜色、量,必要时留取标本送检。若出血量多,面色苍白,冷汗不止,语言低微,脉沉细或散大,为气随血脱的危证,应立即准备配合医师抢救,尤应保证静脉通道通畅。

②用药护理:

中药:对于火热熏灼出血者,中药汤剂宜偏凉服用;气虚出血者,中药汤剂宜温热服用,但出血期间仍不宜过热。服药时不宜与西药止血剂同服,以利观察药后反应。中药丸剂应研成细末加凉盐水吞服,服用散剂切勿直接倒入口腔,避免吸入气管引起呛咳,加重出血。脾气亏虚者可口服归脾丸,肾气亏虚者可口服肾气丸。

西药:去甲肾上腺素 4～8 支,加入冷盐水 500 mL 中,分次服用,50 mL/次,以收缩血管止血。应用垂体后叶素、思他宁等止血药物时,患者出现不适及时上报医师。

③饮食护理:

唐容川指出:"失血家胃气清和,津液自生,火自降,痰自顺,而病亦自愈矣。"也就是说,饮食要清淡有营养,使失血患者脾胃功能恢复正常。新疆地区人们口味偏重,喜嗜辛辣刺激之品以及腌制制品,喜欢夜晚吃烧烤加啤酒当宵夜,极易造成失血患者的脾胃功能失调。"若伤饮食,则中宫壅滞,气与火不得顺利,上冲于肺则为咳嗽,由于血不得宁因之复发名为食复。"因此,应指导患者要注意节制饮食,避免辛辣刺激食物,可"肆服梨胶、莱菔汁、白蜜等"以滋养胃津,或"多饮独参汤"益气护津,开胃健脾以巩固疗效,即使胃纳虽佳,需求进补,也当以不腻脾运、不伤胃阴为度。急性出血期应禁食(除药液外),血止之后宜给流质或半流质饮食,并少量多餐,忌食辛辣动火之品,以防再伤胃络而出血。恢复期应多食蔬菜、水果等清淡富营养之品,并视寒热虚实指导患者进行食疗,以巩固疗效。

④生活起居:

新疆地区居住条件不能抵御干燥环境,与干燥环境不相适应,易引起癌毒导致出血。西北燥证虽以感受外邪为主要病因,而人体防护失宜、体质异禀等亦为不可忽视的因素。因此,应指导患者出血期间,要静卧休息,避免不必要的体检和搬动。待血止后,可根据体力情况,逐渐增加活动量,使脉络通畅,利于疾病恢复。保持病室整洁安静,温度适宜,及时清除污物。对于出血量多的患者,应保持呼吸道通畅,取侧卧位,头偏向一侧,以防窒息。

⑤情志护理:

《医宗金鉴》云:"灸后风寒须谨避,七情过极慎起居,生冷醇酒诸厚味,惟菇蔬淡适其宜。"情志护理辨证施护在于心、肝,使心气乐怡,肝气条达,脏腑相使之道开通。而本病病程长,易产生急躁或悲观心理,应指导患者掌握疾病相关知识,提高自我防治疾病的能力,消除轻视、麻痹的思想,养成良好的行为习惯。善于体贴和同情患者,随时了解患者的思想动态,以诚挚的态度加以规劝和说明,指导患者自我调整情绪,保持心情舒畅。

(5)中医特色护理技术:

①针灸:

取穴:内庭、合谷、曲池(泻法)、中脘、胃俞(平补平泻)穴位。

方法:每一个均留针 30 min,每日一次,7 天为一个疗程,共治疗 1～2 个疗程。

②穴位按摩:

取穴:燥热伤肺型咯血者,可选取迎香、尺泽、少商、合谷等穴;胃热壅盛型吐血者,可选上脘、曲池、内关、合谷等穴;肠道湿热型便血者,可选下脘、血海、足三里、太冲等穴。

方法:取适宜体位,协助患者松开衣着,暴露治疗部位,注意保暖。在治疗部位上铺治疗巾,腰、腹部按摩时,先嘱病人排尿,按确定的手法进行操作,操作时压力、频率、摆动幅度均匀,动作灵活。

(6)健康指导:

①指导患者生活起居有常,劳逸结合,避免过劳,注意精神调摄,保持良好的心境及乐观的生活态度。

②加强体育锻炼,如保健操、太极拳等,以增强机体正气。

③饮食要有节,宜进食清淡、易消化、富营养的食物,如新鲜蔬菜、水果、瘦肉、蛋等,忌食辛辣刺激之品,不饮浓茶、咖啡等。

④加强病症及相关知识宣教,使患者及家属了解可能发生出血的原因,加强针对性的预防。

第6章　西北燥证用药解析

6.1　西北燥证方药分析

周铭心教授认为西北燥证的治疗分为外因施治和内因施治,在其《西北燥证诊治与研究》中进行了阐述,笔者结合周教授的理论,对重点药物进行解析及扩展。

6.1.1　外因施治

对西北燥证是以外感病因为决定因素的证候,其外因已经明确,主要责之燥邪为患,其次是火、风、寒邪。

1. 治燥

基本治法:辛散疏润为主,佐以酸收甘。

(1)燥袭表:桑叶、薄荷、麦冬、沙参。

(2)目睛燥:桑叶、菊花、薄荷、白芍。

(3)鼻窍燥:白芷、辛夷、薄荷、羌活。

(4)咽喉燥:桔梗、麦冬、玄参、甘草。

(5)口舌燥:西洋参、沙参、麦冬、五味子。

(6)肌肤燥:白芥子、白鲜皮、蝉蜕、麻黄。

(7)肺系燥:麻黄、杏仁、枇杷叶、五味子。

概括治燥大则,不外三条:其一,燥之初袭,宜御宜发;其二,燥之已侵,宜散宜宣;其三,燥之所伤,宜润宜滋。以此原则为指导,结合临床经验,可以拟定治燥之基本治法与单元药组。

方药分析:桑叶、薄荷、白芷、辛夷、羌活、麻黄、蝉蜕、白芥子,其味皆辛,而性又温凉,以祛除外袭燥邪,使邪由表散;白芍、桔梗、枇杷叶、沙参、麦冬、五味子、玄参、洋参、白鲜皮、甘草、杏仁,或苦或酸或甘,以润燥开结,并保津液。临床诊治病人时,可根据燥邪侵袭的不同部位与途径,选用其中一列或几列单元药组作为临证处方构成部分。

主要涉及的药材介绍如下:

(1)桑叶(霜):

春夏的桑叶是升散药,性凉,而秋天的桑叶收敛下行,入肺经,性寒凉、味苦甘、质润,升降浮沉性能是沉降,功效是清、敛、降、润。

功效如下:

①降肺气：

- 降肺气而关毛孔，止汗神药：春夏的桑叶是解表药，而霜桑叶是阖表药，关毛孔止汗。
- 降肺气而止咳平喘。

降肺气助肺气下行而止咳平喘降肺气而通大小便：肺与大肠相表里，促进肺气速降可通便；肺与膀胱有别通，肺热会引起小便不利、短赤，清敛降润、合毛孔，水气就可以下行至膀胱，间接利小便。

②润肺：

润肺而止咳，治咽干咽痒：清肺热养肺阴，治疗肺热肺燥所致咳嗽；火从喉窍上冲，可出现咽痒、鼻痒、眼睛痒，看似过敏症状，实际上是肺热肺燥，可予清燥救肺汤加减。

③佐金平木而清肝胆：

- 秋金之气，解春夏温热之邪：以桑菊饮为代表，治疗春温或风温初起。
- 平肝潜阳而治风：平肝潜阳治疗肝阳上亢或肝阳化风。

④金水相生而滋肾水，水足而泻心火：

肺气下行可助肾水滋养，如扶桑丸。肾水足，可以间接泻心火，治疗心烦不寐、水亏火旺、盗汗遗精等。

注意：脾胃阳虚加寒湿的患者慎用或忌用。

（2）薄荷：

薄荷气辛香，性寒凉，归肝胆经。薄荷的别名有一个叫"升阳草"，意思是它可以升肝阳，升达肝气。还有一个别名叫"夜息花"，可以用薄荷治疗不寐。

功效如下：

①清升散肝胆郁热：

它治疗的主要是在卫分和气分阶段，这个层次没有到营血分，属于经典的辛凉散火、火郁发之的药，被称为"解郁妙药"。其经常配伍柴胡或者香附，如逍遥散。疏肝间接也可以利胆，它可以间接治疗胆囊炎、胆结石、胆息肉等。

②清利头目：

可治肝胆经火毒上行引起的肝胆经循行部位出现的郁火证，比如头面、五官、七窍。清利头目的代表方：上清散，川芎茶调散，即薄荷、川芎、荆芥。还有一个代表方是凉膈散，治疗上中二焦郁热，其实就是肝胆火热上延至心，进而影响到了头面，导致头面、五官、七窍出现各种各样的火毒证。比如目赤肿痛、耳鸣耳聋、脓耳或者口舌生疮、牙龈肿痛、湿火乳蛾、瘰疬、瘿瘤等。

上焦热夹痰会引起语言不利，即我们经常说的语言謇涩，可见于中风后遗症。代表方地黄饮子，是治疗上盛下虚、上热下寒的喑痱证，方中以清利头目为主。

③治疗温病初起：

温病初起，温邪上受，首先犯肺，在卫分阶段就可以用薄荷，经典的代表方就是辛凉平剂银翘散。如果是有传染性的疾病，比方说白喉，经典处方叫养阴清肺汤，养阴清肺汤里面主要用的就是薄荷，以清利咽喉，虽是肺热，但是可以从肝来治，这是一个经典的间接功效。

④治二便：

肝与大肠通，表邪下陷入里，薄荷可以散肝胆郁热，间接治疗下痢脓血、血痢或者痔疮肿痛、肠风下血、脏毒下血等。

疏肝清热,也可以间接利小便,因为小便也与心肝有关系,血分有热的时候,小便也会浑浊,或者出现血淋、尿血现象,所以薄荷叶可以间接利小便。

⑤治肝脾不和:

薄荷可疏肝助木来克土,它可以克脾胃之土。在五行相克上,木克土是个正常的生理现象,但是木不克土或者木过克土,这就是个病理现象。如果过克会出现肝脾不和或者胆胃不和的现象,如反酸、口苦、呕吐、泄泻尤其是痛泻,我们可以用薄荷,单纯用就可以疏肝解郁,间接地就可以升脾降胃。

⑥治睡眠异常:

肝为心之母,用薄荷来助肝气的条达升发,间接地就可以治疗心病。心病者经常会出现神志不清,或者是头脑昏沉,嗜睡或者是失眠,这种现象在临床非常常见。薄荷可以治疗嗜睡,也可以治疗失眠。胆热会好眠,胆热心火偏旺,热令神昏,可以用薄荷 10 g 或者 15～20 g,根据胆热的严重程度选用。

注意:薄荷为辛散耗气药,气虚、阴虚患者慎用,妊娠期妇女或者哺乳期的女性要慎用。

(3)菊花:

菊花气味清香,味甘,微苦,性寒凉。它的升降浮沉性能是升浮还是沉降,历代学者有争议。

功效如下:

①清、升、散肺经的郁热或风热:

温病的初期,温邪上受,首先犯肺,春温、风温、暑温等,代表方是辛凉轻剂桑菊饮。肺为风热所感,经常会出现咳嗽,肺开窍于鼻,又会形成鼻塞、鼻衄或者鼻涕黄稠;肺与大肠互为表里,它又会影响大肠的传导功能;肺与膀胱是脏腑别通,又会引起小便问题,疏散了肺经的风热,就可以间接治鼻、大肠和小便的问题。

②清散肺经郁热以降心火:

清散肺经的郁热以后间接降心火。肺热导致心火旺盛,热扰心神,就会出现心烦不寐,神昏嗜睡,小便短赤,有的患者会出现胸痹心痛的现象,可以通过清肺经间接泻心火。

③佐金平木:

清肺热可以行使肺的肃降功能。肺经肃降就可以佐金平木,也可以叫清金制木,间接可平肝潜阳,息风止痉,治疗肝阳上亢、头痛眩晕。可配伍桑叶、贝母、茯神等。

④金水相生:

通过肺的清肃,达到金水相生的作用。经典配伍就是菊花配生地黄,菊花配枸杞子。代表方杞菊地黄丸,在临床使用非常有效。

⑤清利头目、醒脑开窍:

菊花不仅可以治疗实证的火、热或者火毒上攻,火性炎上导致的眼睛、鼻子、耳朵、嘴巴出现各种各样的热象,比如肺开窍于鼻,所以鼻塞、鼻衄;喉窍通于肺,所以咽喉肿痛;心开窍于舌、寄窍于耳,所以口舌生疮、耳鸣耳聋;肝开窍于目,有目赤肿痛,种种的火热之象都可以用菊花。配伍金银花、连翘辛凉升散,火郁发之。菊花也可以治疗阴虚火旺导致的七窍不利,或者头目不清,即水亏火妄行。即菊花具有两种不同的作用,一是治疗实证,二是治疗虚证或者虚实夹杂证,这也体现了"壮水之主,以制阳光"的思路。

菊花在眼科被列为明目要药。五脏六腑之精华皆上注于目而为之睛,当五脏六腑有问题时,特别是有热时,眼睛就会出现种种症状,比如肺热上攻,白睛就是巩膜,气轮就会红;心火亢盛,内外眼眦就是血轮,就会红肿;肝火旺,虹膜也就是风轮,就会出现病变;肾经、胆经有热,水轮就会出问题,瞳孔会出现变化,都可以使用菊花。

注意:

● 不宜直接空腹服用。菊花性寒凉,容易伤脾胃的阳气,不宜空腹直接喝,建议饭后少量频服。

● 慎用硫熏的菊花。硫黄纯阳大热,跟菊花配伍会改变菊花的某些药性。

(4)五味子:

古人说它果肉酸甘,种子辛苦,都带咸,所以叫五味子,有五种味。其性温,主要归肺经,升降浮沉是敛、降。

功效如下:

①治疗咳喘及出汗异常:

温润、敛涩肺和大肠,可以治疗肺系的很多疾病,比如肺寒、肺燥,肺气上逆导致的咳、喘,或者是自汗、盗汗。经典处方是小青龙汤,在外寒内饮时,就可以用五味子。

如果没有外感,单纯是内伤病,肺肾两虚有七味都气丸,治疗虚喘。简单的有五味子丸,单用就有效。如果患者痰多,五味子配伍白矾。

②治疗五更泄泻:

治疗大肠的问题,大肠虚寒性的泄泻,如治疗五更泄泻,其主要的病因在肝。轻症用五味子散,五味子配茱萸两个药;如果比较严重的话,采用四神丸加上补骨脂和肉豆蔻,再配上生姜、大枣,做成药丸,治疗效果很好。

③治疗尿频、尿急、遗尿:

肺与膀胱别通,肺气虚就有可能出现尿频、尿急、遗尿,比较常见的有中老年女性出现膀胱咳,一咳嗽小便失禁,叫"上虚不能制下故也",代表方有甘草干姜汤,但是如果是小便特别多,可以用甘草干姜汤加五味子。

④生津止渴:

从它的药性上看,五味子酸、甘、润,具有生津止渴作用,所以可以治疗霍乱、吐泻、转筋或者是消渴等这类津伤或者是气阴两虚的病症。经典的代表方是生脉散,用人参、麦冬、五味子,治疗暑伤、气阴津伤口渴。

治疗消渴的代表方有张锡纯先生的玉液汤,五味子在这里面不仅可以生津止渴,而且有缩尿作用,减少小便的排出,叫"缩泉"。

⑤补肾固精:

用五行相生的金水相生法,其间接可以滋肾阴、补肾水,敛涩肾精,具有固精作用,可以治疗肺肾两脏的阴虚,或者是肾精亏虚的很多病症。一来是金水相生,二来固精,不让它再丢失,让肾精充足。代表方有《杨氏家藏方》的桑螵蛸丸以及麦味地黄丸,麦冬、五味子加熟地黄、山茱萸,这是它的核心药对,也体现了金水相生法。

⑥佐金平木:

用佐金平木法,治疗肝的阴虚阳亢,肝火上炎。"肝体阴而用阳",阴血不足时,它的"用"就会受到影响,五味子可以补肝体,就可以助肝用,如治疗阳痿。

⑦收敛神气：

助肺藏魄，收敛神气。肺藏七魄，五味子可以治疗由于魄出问题引起的神志不安。代表方就是治疗夜寐不安的天王补心丹。另外，最常见的问题就是打鼾。打鼾西医认为是气道的问题，中医看这主要是肺藏魄出现问题，把肺的虚寒或者是热清干净，同时配用五味子进行加减变化。

注意：

● 用法：醋制，增加酸收作用；蜜制，增加润肺作用；酒制，可以助肝气的升发，可以泡酒，还可以用酒送服。敛肺用量比较轻浅，一般我们就用 3～5 g；滋阴时量要大。

如果要止泻，治疗大肠的虚寒久泻，要止泻的时候，敲碎使用，敲碎以后它的辛、苦作用增强，具有温、涩、升的作用，"下陷者必升举"，所以它止泻效果更好。补肾滋阴时，不要敲碎，它的酸甘味就比较强。在眼科疾病中的烂眩风眼，五味子配用蔓荆子，煎汤外洗。

● 常用配伍。常配伍麦冬，甘寒加上酸甘。如果是痰比较多，可以加半夏或陈皮，就是在敛降肺气的同时来化痰，降胃降逆。小青龙汤里面就是配的干姜、五味子加细辛，干姜温脾，间接可以温肺，细辛可以散寒，治疗寒嗽，肺寒引起的咳嗽、气喘。配吴茱萸，如五味子散治疗五更泄泻的轻症，重症配肉豆蔻和补骨脂。配伍白芍或者山茱萸，补肝体、助肝用效果很好。金水相生法的经典配伍就是麦冬、五味子，就是润肺、养阴。降气，意思是让肺经肃降。熟地黄配山茱萸是属于乙癸同源法，肝肾同补，麦冬、五味子加熟地黄、山茱萸，这种配伍方为金水相生法，有滋补人体精血作用。

（5）蝉蜕：

蝉蜕味辛香、性凉，药性升浮，主要归肝经，间接可以入心或者脾。李时珍解释说，蝉蜕是土木之气所化，所以它主要可以入肝和脾。蝉蜕可以凉、散、升肝胆的郁热或郁火，也就是说它首先可以疏散风热。风气通于肝，所以跟风邪有关的，或者是风热，或者风火有关的，都可以用蝉蜕。

功效如下：

①疏散风热：

比方说外感风热，温病里的风温、春温初起都可以用。在《时病论》里面有雷少逸先生的辛凉解表法，这里面就用蝉蜕。更著名的是《伤寒瘟疫条辨》的升降散，也配有蝉蜕，即蝉蜕、僵蚕、姜黄、大黄。

②治疗风疹：

经典处方就是《外科正宗》的消风散，蝉蜕皮以达皮，如果是轻症的风疹，加薄荷叶配伍即可。再如《杨氏家藏方》里的蝉蜕膏，也可以治疗风疹轻症，重症以消风散进行加减。

③治疗麻疹或水痘：

对于温病中的麻疹或者水痘，蝉蜕有透疹、消斑、祛痘的作用。《普济方》里有蝉蜕膏，《景岳全书》里也有类似的处方，专门治疗麻疹。这都是关于祛风、清热、疏散肝经郁热郁火的。

④息风止痉：

治疗肝经有热，热极生风引起的急惊风，它具有间接的息风止痉作用，小儿多用，如天竺黄散。也可以治疗慢惊风，有蝉蝎散，配蝎子研成粉末。也就是急惊风、慢惊风都可以用蝉蜕来达到息风止痉的作用。

⑤明目退翳：

蝉蜕还可以治疗肝胆所开的窍，因肝开窍于目，它可以在清散肝经郁热的基础上达到明目退翳的作用。在《银海精微》有一个方叫蝉花(无比)散，治疗目生翳障效果很好。

⑥治疗聤耳：

胆经入络于耳，蝉蜕也可以治疗聤耳、出脓。配麝香，如《海上方》，加麝香，把蝉蜕研成粉吹耳。

⑦治疗小儿夜啼：

蝉蜕可以通过凉肝，间接可以清心，凉肝可以安魂，清心可以安神，所以善于治疗小儿夜寐不安、夜啼或者容易受惊吓。在《医林纂要》和《赤水玄珠》里面都有配钩藤或者是薄荷叶，煎汤送服，治疗小儿夜啼效果非常好。也可以单味用蝉蜕，烧成灰，用水送服。

⑧治疗暗哑：

蝉蜕可凉散心和肝的郁火，间接达到清理咽喉的目的，从而达到利咽开音的作用，治疗暗哑。

⑨治疗急中风：

蝉蜕可以用于治疗急中风，即有外感风邪引起的半身不遂、口眼㖞斜这些症状。在《奇效良方》里面，有一个蝉蜕丸，配伍的就是麻黄、蝎子、蜈蚣，散寒加通络的药。

⑩治疗咳嗽、哮喘：

蝉蜕通过疏散肝胆的郁热，间接可以治疗肺的问题。比方说咳嗽、哮喘，我们可以升肝间接降肺，它有止咳作用。在《小儿卫生总微论方》里面有个蝉壳汤，可以配伍降肺气的药来止咳。

注意：

● 蝉蜕经常配伍，可以配伍辛凉散火药，比方说薄荷叶、僵蚕、钩藤或者是蛇蜕。还经常配银花、连翘、栀子、牛蒡子等，心和肝的火一块散。兼有外感风寒的话，可以加麻黄。也可以配合清润降肺止咳药，比如说配滑石、麦冬或者是生石膏、胖大海等。还可以配清热泻火药，比方说配一些泻肝胆火的，像龙胆草；如果夹湿的，可以加茵陈、车前子；如果是兼有心火，可以加黄连。

● 妊娠期妇女要慎用，容易耗人元气、伤阴耗气，气虚少用；少数人会发生过敏。

(6)杏仁：

杏仁味苦，性微温，也有医家认为是平性，有小毒，要把皮尖去掉再用。升降浮沉性能是降为主，入肺和大肠经，还可以入心与小肠经。

功效如下：

①润燥降肺：

在润降之中，李时珍等医家认为，润降中它有散的作用，即有散结、润降肺和大肠的作用。润指的是润燥，可以治疗肺燥；降指的是降气，降肺和大肠气；散指的是散结。主要是治疗肺气上逆导致的咳喘，比方说外感风寒导致的咳喘，有著名的麻黄汤、三拗汤、麻杏甘石汤等。

如果是外感风热风温或者春温，代表方有辛凉轻剂桑菊饮。如果是肺燥，分外燥和内燥。如果是外燥，有外感的凉燥，经典方有杏苏散。有外感的温燥，如果是初期比较轻浅，代表方有桑杏汤；如果严重的话，温燥伤肺重证，有清燥救肺汤。如果是治疗内燥，肺的阴虚内燥也可以用，配合天冬、麦冬、五味子或者是人参之类来滋阴、润燥。

②润肠通便：

入大肠可以润肠通便,治疗肠燥津亏型便秘。肠燥津亏型便秘,不同于阳虚便秘或者是阴虚便秘。阳虚便秘,可以用济川煎之类,阳虚甚,可以用四逆汤之类的桂附来温之、温化之。而阴虚便秘,要滋补肾水,金水相生经常用熟地黄、生地黄、山茱萸之类的柔润药润之。然而肠燥津亏,一般多见于老年人,经典的一个代表方叫脾约麻仁丸,就是麻子仁丸。有的患者兼有血虚或者是血瘀,这时候就可以配伍,比方说一个经典的方子叫五仁丸(松子仁、柏子仁、杏仁、桃仁、郁李仁,再加陈皮)。

③治疗湿温：

杏仁治疗湿温,代表方有三仁汤,这里杏仁可让肺气宣通。肺主一身之气,气化湿亦化,所以用三个仁——杏仁、白蔻仁和薏苡仁,要宣上、畅中、渗下,达到气化湿亦化的目的。

④消食化积：

它所治疗的食积是治疗像绿豆、黄豆等及粉条等引起的食积。

⑤治疗癃闭：

若小便不通,是肺气郁闭引起的,可用杏仁宣肺气,同时肺与膀胱别通,也可以解释为什么可以治疗癃闭。如果是心引起的,心与小肠相通,那杏仁可以降肺气、降心气,通到小肠,一般用杏仁,大概 14 g,去皮尖,炒黄研末,米汤送服,效果立竿见影。

⑥解毒疗疮：

杏仁具有一定的解毒疗疮作用,可以用它来治疗脓耳,即化脓性中耳炎,耳聋(暴聋)。还有鼻内生疮,龋齿牙痛,目赤、目生翳障,眼睛瘙痒疼痛等,都可以用杏仁。

注意：杏仁有小毒,去皮尖使用,妊娠期妇女慎用。杏仁治疗肺实的咳喘,肺虚的咳喘一般是慎用或忌用。大便溏者慎用。

2. 治火

基本治法：咸寒酸濡为主,佐以辛开苦发甘润。

(1)火袭表：金银花,连翘,薄荷,牛蒡子。择要介绍。

牛蒡子：

牛蒡子味辛、苦,性寒,归肺、胃经。

功效如下：

疏散风热,解毒透疹,利咽散肿。

①用于外感风热、咳嗽咯痰不利及咽喉肿痛等证。牛蒡子疏散风热,清肺利咽,较为常用。常配伍薄荷、荆芥、桔梗等,如银翘散。

②用于麻疹初期,疹出不畅及风热发疹等证。本品能疏散风热和透泄热毒,促使疹子透发。常与金银花、薄荷、荆芥等配伍;若热毒塞盛之证,则常配伍大青、紫草、升麻等药。

③用于热毒疮肿及痄腮等证。本品能清热解毒、散结消肿。常与板蓝根、连翘、野菊花等配伍。

注意：用量 3～10 g,用法煎服或入散剂。使用时注意本品能滑肠,气虚便溏者忌用。

(2)肺家热：鱼腥草,黄芩,枇杷叶。

黄芩：

黄芩味苦性寒,归肺、胆、胃、大肠经。

功效如下：

清热燥湿,泻火解毒,止血,安胎。

①用于湿热所致的多种病证,如湿温、黄疸、泻痢、热淋、痈肿疮毒等。本品苦寒,燥湿泄热,并能解毒。治湿温发热、胸闷、苔腻之证,须配伍滑石、通草、白蔻仁等渗利化湿药,如黄芩滑石汤;治湿热发黄,可为栀子、茵陈等药的辅佐,以增强清肝利胆之功效;若肠胃湿热所致的泻痢,则多配伍黄连;治下焦湿热、小便涩痛,可配伍生地黄、木通,即火府丹;用于痈肿疮毒,常配以天花粉、白芷、连翘之类。

②用于湿热病壮热烦渴、苔黄脉数等证。本品能清气分实热,并有退热功效。常与栀子、黄连、石膏等配伍。本品有清解热邪作用,配伍柴胡,用于寒热往来证,可解少阳之邪,如小柴胡汤。

③用于肺热咳嗽。本品长于清肺热。单用即为黄芩散;配伍半夏、天南星,即小黄丸,可治咳嗽痰壅之证。

④用于内热亢盛,迫血妄行所致的吐血、咳血、衄血、便血、血崩等证。黄芩具清热与止血双重作用。可单用黄芩炭,或配伍生地黄、白茅根、三七等药。

⑤用于胎热不安。黄芩有清热安胎功效。常与白术、当归等配伍,如当归散。

注意:用量3～10 g,用法煎服或入丸散。清热多用生黄芩,安胎多用炒制品;清上焦热可用酒芩;止血则多炒成炭用。

(3)胃家热:生石膏,知母,栀子。

(4)火伤阴:生地黄,玄参,苦参。

玄参:

玄参味苦、甘、咸,性寒,归肺、胃、肾经。

功效如下:

清热,解毒,养阴。

①用于温热病热入营分,伤阴劫液,身热、口干、舌绛等证;常与生地黄、黄连、连翘等配伍以泻火解毒,凉血养阴,如清营汤;又用于温热病邪陷心包、神昏谵语之证,可配伍犀角、连翘心、麦冬等共奏清心解毒、凉血养阴之效,如清宫汤。

②用于温热病血热壅盛、发斑,或咽喉肿痛,甚则烦躁谵语之证。本品能滋阴降火以解毒消斑。常与犀角、石膏、知母等配伍,如化斑汤;亦可配伍升麻、甘草,即玄参升麻汤。

③用于咽喉肿痛、痈肿疮毒、疔痂痰核等证。本品有清热解毒、散结消痈的功效。咽喉肿痛由外感风热引起的,常用与牛蒡子、桔梗、薄荷等配伍治疗;若内热所致的,可配伍麦冬、桔梗、甘草等,即玄麦甘桔汤。对于痈肿疮疡,多与银花、连翘、紫花地丁等同用;若配伍银花、甘草、当归等,可用于脱疽,如四妙勇安汤。治瘰疬痰核可配伍贝母、牡蛎,即消瘰丸。

注意:用法为取10～15 g,煎服或入丸散。本品性寒而滞,脾胃虚寒,胸闷少食者不宜用。本品反藜芦。

(5)火结咽:马勃,山豆根,橄榄。

(6)阴分热:鳖甲,五味子,地骨皮。

地骨皮:

地骨皮味甘、淡,性寒,归肺、肾经。

功效如下:

凉血退蒸,清泄肺热。

①用于阴虚血热、小儿疳疾发热及骨蒸潮热、盗汗等证。本品善清虚热。常与知母、鳖甲等同用,如地骨皮汤。

②用于肺热咳喘。本品能清泄肺热,热去则肺气清肃而喘咳自止。常与桑白皮、甘草同用,如泻白散。

③用于血热妄行的吐血、衄血等证。本品可清血热而收止血之效。常与白茅根、侧柏叶等凉血止血药同用。

④可用于消渴尿多证。本品泄热邪而止烦渴,须与养阴生津药如地黄、天花粉等配伍,又能泻肾经浮火而止虚火牙痛。

注意:外感风寒发热及脾虚便溏者不宜用。

(7)火生疮:白芷,紫花地丁,蒲公英,皂角刺。

(8)火成毒:马齿苋,败酱草,鱼腥草。

(9)泄相火:黄柏,知母,当归。

知母:

知母味苦、甘,性寒,归肺、胃、肾经。

功效如下:

清热泻火,滋阴润燥。

①用于温热病,邪热亢盛、壮热、烦渴、脉洪大等肺胃实热证。知母有清热泻火除烦的作用。与石膏配伍有协同之效,如白虎汤。

②用于肺热咳嗽或阴虚燥咳、痰稠等证。本品有清泻肺火、滋阴润肺之效。常与贝母同用以清肺化痰止咳,即二母散。

③阴虚火旺,肺肾阴亏所致的骨蒸潮热、盗汗、心烦等证。知母有滋阴降火的作用。常同黄柏相须为用,配入养阴药中,如知柏地黄丸。

④用于阴虚消渴,症见口渴、饮多、尿多者。本品有滋阴润燥、生津止渴之功效。同天花粉、五味子等配合使用可增强疗效,如玉液汤。

注意:本品性质寒润,能滑肠,故脾虚便溏者不宜用。

(10)除烦热:栀子,竹叶,豆豉。

竹叶:

竹叶味甘、淡,性寒,归心、肺、胃经。

功效如下:

清热除烦,生津,利尿。

①用于热病,烦热口渴。竹叶能清心除烦,生津。常与石膏、麦冬、芦根等同用。

②用于心火上炎,口舌生疮及小儿惊热诸证。本品能清心火,并可宁神定惊。常与木通、生地黄等同用治口糜,即导赤散;若配伍钩藤、蝉蜕等清热息风之品,则可以清心宁神定惊。

③用于热淋及心火移热于小肠所致的小便淋痛。本品有清心、利尿作用。常配车前子、灯芯草、木通等药同用。

《黄帝内经》之"热者寒之""结者散之""急者缓之""燥者濡之"为治火法则。而《黄帝内经》之"热淫于内,治以咸寒,佐以甘苦,以酸收之,以苦发之"与"火淫于内,治以咸冷,佐以苦辛,以酸收之,以苦发之",以及"火淫所胜,平以酸冷,佐以苦甘,以酸收之,以苦发之"等论述,足可作为用药性味选择参考。

　　方药分析:鳖甲之咸,玄参、生石膏、知母、黄芩之寒,五味子之酸,均有清热之力;生石膏之辛润,玄参之甘润与五味子之酸收,栀子、苦参、黄芩之苦,各成清火保津之功;鱼腥草、败酱草、马齿苋、地骨皮、枇杷叶、薄荷、牛蒡子、金银花、连翘、马勃、山豆根、橄榄性味有别,或专治上焦,或主治中焦,或偏在下焦,俱能清邪热而保阴分。另有相火妄动者,不可不预置清泄之法,姑拟三药,以黄柏、知母为主,使已越入气分者得泄,而未出阴分者得清;佐以当归,使营气和顺,肝血归藏。又有心经郁热,烦热懊侬,躁扰不宁者,用栀子、竹叶、豆豉清解之。至于火毒生疮之治,非唯清热解毒,尤当和营血而透肌腠,故用紫花地丁、蒲公英合以白芷、皂角刺当之。临证见燥邪夹有火热为崇时,可随证取用。

　　主要涉及的药材介绍如下:

　　(1)马齿苋:

　　马齿苋味酸、甘,性寒凉,质润,比较黏滑。升降浮沉性能是沉降。归经:五脏都可入,重点入的是肺和大肠,间接也可以入心、肝、胆。

　　功效如下:

　　①清润敛降肺和大肠:

　　治疗肺热、肺燥等:清、润、敛、降肺和大肠,可以治疗肺热、肺燥、咳嗽、哮喘,包括咽喉干痒,有的患者是咽喉肿痛,嗓子痒痒的咳嗽或者是鼻衄、鼻衄、流鼻血。

　　②治疗泄泻:

　　大肠有湿热,湿热下注,出现泄泻。入血分容易出现痢疾,热毒血痢,轻症都可以用马齿苋。它经常与蒲公英或者是白头翁同用、治疗痢疾。

　　③治疗痔疮:

　　湿热引起的痔疮、肠风下血,也可以用马齿苋内服加外敷,熏洗坐浴都可以。治疗肛旁脓肿,肛痛。治疗肛旁脓肿可以把它直接新鲜捣烂外敷,同时内服马齿苋,煮汤喝或者直接喝马齿苋的汁都有效。肛漏如果比较轻,早期可以用马齿苋做成一个栓剂,直肠给药,同时内服,5～7天可明显好转。

　　④泻心火、利小便:

　　从心的角度说,清润降它间接可以泻心火、利小便,所以也可以叫利尿通淋。其治疗热淋血淋的效果好。急性的泌尿系统感染,尿频、尿急、尿痛,用新鲜马齿苋捣烂内服,效果好。如果是心烦急躁,甚至会夜寐不安,马齿苋也可以考虑使用。

　　⑤治疗肝胆火旺:

　　肝胆系统的火旺,或者肝火上炎,湿热熏蒸,热重于湿的类型,可以使用马齿苋。因为火性炎上,经常表现为五官七窍或者是皮肤外面的一些燥热之象,这时候都可以使用马齿苋。五官七窍可以表现为目赤肿痛,或者目生翳障,耳鸣耳聋,或者牙龈肿痛,头痛,头顶痛或者头颞侧痛,鼻塞、鼻衄等。

　　⑥治疗湿疹等:

　　湿疹、湿疮是热重于湿的可以用马齿苋,如果湿比热重则马齿苋不适合,因为马齿苋比较黏滑,质润,易助湿。缠腰火丹患者有一种烧灼感的疼痛,马齿苋捣烂外敷,可以迅速消肿止痛。

　　⑦治疗虫类咬伤:

　　马齿苋可以用于皮肤科的疾病,像虫蛇咬伤,比方说被蜜蜂蜇了、蜈蚣咬了、蝎子蜇了,都可以用它外敷。其还可治疗发背、顽疮或者是臁疮、丹毒等,用马齿苋的汁,内服或者外洗。

外用的比较多,在《圣济总录》里面有马齿苋汁,还有马齿苋外敷方,治疗这种病都非常多。赵炳南先生是近代皮肤科的专家级、泰斗级人物,在他的《赵炳南临床经验集》里,总结有马齿苋的洗方,还有像复方马齿苋外洗方等,可以治疗急性湿疹、过敏性皮炎、接触性皮炎、药物性皮炎、黄水疮等,在临床使用非常广泛。

⑧治疗痤疮粉刺:

痤疮粉刺可以分成阴证和阳证。阳证的痤疮粉刺可以用马齿苋,就是明显的痤疮粉刺,长得红肿热痛,或者带痒情况,比较适合。把新鲜马齿苋洗干净后,捣汁直接外敷。治疗扁平疣,可用马齿苋洗,这在《中医皮肤病学简编》里有收录。

⑨治疗白疕:

白疕俗称牛皮癣,西医叫银屑病。马齿苋可以叫"止痒神药",历代医家对它推崇备至。该病痒的特点就是燥热干痒。银屑病是湿夹热,有热重于湿的,也有湿重于热的类型。如果是湿比热重的银屑病,使用马齿苋效果不好,可以先用燥湿药,再用马齿苋。

⑩治疗神经性皮炎:

马齿苋质润,可以补充水分,同时兼有一定的润肤止痒作用,建议配上当归、凡士林,则润肤作用更好。

⑪治疗足跟皲裂:

马齿苋打粉跟猪油和在一起,或者马齿苋的汁跟猪油和在一起,外擦,治疗足跟皲裂效果很好。

⑫治疗消渴:

马齿苋酸甘凉润,有间接的生津止渴作用,所以可以用于消渴。直接马齿苋捣汁内服,可以和增液汤,像天冬、麦冬、石斛、玉竹、天花粉、芦根这种甘凉润的药同用,它补充水分效果很好,可以辅助治疗糖尿病。

注意:马齿苋性寒,滑利,所以对脾胃虚寒或者是寒湿中阻、寒湿下注的患者忌用;有明显的红肿热痛、干痒,甚至出血,但是比较燥,这种为疮疡肿毒的阳热证,使用马齿苋最好,阴证疮疡不能用,包括痤疮和粉刺;妊娠期妇女忌服,可滑胎。

(2)黄柏:

黄柏味苦、性寒,降——就是浮而降。归经一般认为是入肾经、膀胱经,也有医家认为其可入肝经,间接可以入胆经。还有医家认为它色黄也可以入脾经。

功效如下:

①清透肝肾湿热:

可以清、透肝、肾的湿热。苦可以坚阴,寒可以清热,同时黄柏树皮比较燥,有燥湿的作用,所以传统认为它具有清热燥湿、泻火解毒之功效。用得最多的功效就是黄柏可以泻相火,所谓的相火其实主要是在肝和肾。肝和肾所说的相火是跟心的君火相对而言的。

②治疗黄疸:

治疗湿热黄疸,像《伤寒论》里面有栀子檗皮汤、大黄硝石汤。其中栀子檗皮汤就跟肝、胆有密切关系。栀子是清热泻火药,主要归经为肝、胆、心包、三焦。黄柏可以清透肝胆的湿热,透热达表。

③治疗肠风脏毒:

肝与大肠通,它也可以治疗肠风脏毒、下血,包括痔瘘,单利用黄柏即可。如果比较严重,可以加龙胆草、秦皮之类的,或者槐花、地榆。对于下痢脓血,有个经典处方叫白头翁汤,用的是黄连、黄柏和秦皮,其中黄柏的作用就是清透肝胆湿热。

④治疗蛔厥:

肝胆湿热也会生虫,最常见的就是蛔虫。《伤寒论》里面有个著名的处方,就是治疗蛔厥的乌梅丸。乌梅丸里面用黄柏,同时也用黄连和大剂量的乌梅,主要是治疗肝胆疾病。

⑤清透肾经湿热:

● 治疗湿热下注:

治疗湿热下注引起的妇科的带下,治疗黄带的经典处方有易黄汤。湿热下注引起小便浑浊、淋漓不尽,湿热膏淋。程钟龄《医学心悟》的萆薢分清饮,治疗湿热下注效果非常好。

● 治疗痿证:

最经典是朱丹溪先生,用黄柏来治痿证。湿热成痿,丹溪先生认为痿证的主要病因病机是肺热与脾伤。为什么会肺热呢?原因是心火太旺。为什么会心火旺呢?丹溪认为是肾水不足,肾水不足,心火才旺,心火旺了后,火来伤肺,就导致肺热了,而肺热了后,肝无所制,就来乘脾,脾就开始虚了。所以他选用了两个药治这个病,一个是黄柏,苦寒坚阴来补肾水,救肾水,另一个用苍术来健脾燥湿。这两个药就是治疗痿证的一个核心药对,即二妙散。后世在这基础上发展有三妙和四妙,分别加的薏米和牛膝。丹溪先生自己的一个加减法,有大补阴丸和虎潜丸,其中以虎潜丸最为有名。大补阴丸是单纯地治疗阴火旺,也可以叫相火旺、肾水亏的药,用的苦寒坚阴法。配熟地黄还有猪脊髓,是一个用甘寒养阴法,同时用了咸寒潜阳法的药,这里面用的龟板,做成药丸长期内服。虎潜丸可以说是二妙散的增强版,它治疗下肢痿证效果更快。

在临床上有一些慢性病跟肾阴虚、虚火上炎有关系,有个经典处方叫封髓丹。用到黄柏、砂仁、炙甘草,清肾的虚火,同时把虚火潜藏到命门里面。在临床上治疗阴虚火旺、虚火上炎,也可以说是一个寒温同用法。

● 治疗阴虚火旺:

张元素先生对黄柏推崇备至。他说黄柏苦寒坚阴,可以泻膀胱相火,补肾水不足,坚肾壮骨髓,所以他治疗很多肾阴虚火旺的病症都用黄柏,特别是盐水炒黄柏。

● 治疗下消:

黄柏也有治消渴的作用,尤其善于治疗下消,尿的多,身体消瘦,多食。在临床上,糖尿病病人如果明显地具有这种中消或者下消症状,就可以考虑使用黄柏。

另外,黄柏还可以治疗下焦湿热引起的阴囊部位多汗,阴汗多。如果是湿多,可以配泽泻同时使用,清热燥湿,加上甘淡渗湿,效果很好,这是它的主要功效。

⑥泻心火:

泻心火治疗心病的心悸怔忡,或者男科常见的梦遗、滑精,小儿科常见的尿床,全部都与心有关系,代表方有清心丸。配清心开窍的冰片,也可以加上养阴、润肺、清心的麦冬,做成丸药。甚者再加煅牡蛎和知母来加强养阴与潜阳的作用。

⑦治疗流行性脑脊髓膜炎:

黄柏治疗流行性脑脊髓膜炎,单用黄柏内服,做成流浸膏口服,或者是黄柏加甘草保留灌肠,在临床使用确实非常有效。这个原理其实是心与脑同病,也可以说流行性脑脊髓膜炎可以理解为热陷心包。从补肾水的角度治热陷心包,它的心和脑的热全部都可以消散。

注意:常用的配伍:如果主要是肝胆湿热,经常配伍白头翁、秦皮,或者龙胆草,加强它的清热燥湿、泻火作用。如果湿多了,可以加车前子或者茵陈。如果从肾的角度说,肾经的肾水真阴不足,相火旺,配知母。知母的作用病位是肺、胃、肾,它是清、润、降肺、胃、肾。这两个药配伍有金水相生之意。另外,黄柏配生地黄或者是配玄参,这是苦寒配甘寒,苦寒坚阴,甘寒是养阴。配龟板就是咸寒,咸寒是潜阳,如大补阴丸,就是这种配伍方法。加上猪脊髓是益精填髓,血肉有情之品,来加强补肾填精作用。除了配伍养阴的药,可以配砂仁,配砂仁具有水中补火的意思,或者叫引火归元的意思,这是一个寒温同用配伍。如果下焦湿气很多,可以配伍泽泻,或者萆薢。痿证中黄柏配苍术的配伍也是常用的,就是肾水不足,同时心火太旺,肺经有热,脾经又虚,黄柏配苍术或者苍术加白术一块用,效果也很好。如果心火旺加黄连,三焦有热加栀子,这就是它常用的药对。内服的话,患者如果是脾胃阳气虚弱的,不能长时间大量服用。苦寒易伤阳,不要空腹服用。阴虚的患者也不能长期用。

(3)栀子:

栀子味苦、酸,性寒,浮而降。归经:味酸可以入肝胆经,味苦可以入心经,所以它主要入的是肝、胆、心包、三焦经。肝经和心包经可以归属在血分,胆经与三焦经归属在气分,所以栀子这个药既可以入气分,也可以入血分。

功效如下:

①清降肝胆郁火,治疗肝热搐搦:

栀子的主要功效是清、散、降肝胆、心包的郁火,这个郁火有气分,也有血分。首先,它清、散、泻肝胆的郁火,具体表现在比方《小儿药证直诀》里面有泻青丸,经常治疗在小儿肝胆有热,出现肝热搐搦。这个方治疗小儿病,热极生风可以用。另外,龙胆泻肝汤这一名方其实是治疗目赤肿痛,或者脓耳、耳鸣、肝胆火往上跑,肝胆湿热很重的患者。还有治疗上中二焦郁热的,其实就是肝胆和心包三焦的郁热,代表方是《太平惠民和剂局方》的凉膈散,这里面集中用的连翘、薄荷辛凉药,加黄芩、栀子苦寒药,再加调胃承气来釜底抽薪。这里面既有火郁发之,也有釜底抽薪的治法。这个方在功效上要比龙胆泻肝汤作用更快更强。还有一个经典名方就是加味逍遥,加的是丹皮、栀子,治疗肝血虚夹郁引起的郁火,用丹皮和栀子来清散郁火,凉血散郁。

如果是这种杂病里面的郁症,丹溪先生有一个著名的经典方叫越鞠丸,越就是越桃,越桃就是栀子,鞠叫山鞠穷,就是川芎。越鞠丸治疗六种郁,气郁、血郁、痰郁、湿郁、食郁和火郁,其中治疗火郁的就是栀子。

②清降肝胆郁火,治疗黄疸:

如果郁的时间长,由气分到血分,就有可能引起黄疸,治疗黄疸的经典处方就是治疗阳黄的茵陈蒿汤。此方先煮茵陈然后下栀子和大黄。在《金匮要略》中提到,"诸病黄家但利其小便",这个黄从小便排出。所以吃了茵陈蒿汤以后,会出现小便尿如皂角汁状,黄从小便排出。但是又讲了"假令脉浮,当以汗解之",如果有表证可以发汗来解,所以治疗黄疸有很多方法,但主要就是发汗和利小便。有表证先解表,如果里证多,主要从小便来治。这是治疗肝胆的郁热、郁火,从气分到血分都有。

③清降心包、三焦郁火:

可以清、散、泻或者降心包和三焦的郁火。如果热在气分,经典的方子有栀子豉汤,治疗心烦懊恼。与此对应的像栀子甘草豉汤、栀子生姜豉汤,还有像栀子干姜汤、栀子厚朴汤等,里面都用的是栀子。这些治疗的郁热,主要郁在心、心包处。

④开窍醒神:

如果热深入到了血分,热陷心包,出现神昏谵语这种严重的病症,有一个名方是安宫牛黄丸。安宫牛黄丸里面用的黄连、栀子,苦寒泻心火,配上黄芩,泻肺和胆的火,加朱砂重镇安神。配了四个香,分别是郁金草之香、雄黄石之香、艾叶木之香、麝香精血之香,用芳香逐秽开窍法。因此,栀子也可以用于治疗热陷心包。

⑤凉涩止血:

如果血热妄行,有一个经典方是十灰散,把栀子烧成灰,用的是凉涩止血法。出现血热妄行、吐血、衄血,可以用这个方法。心与小肠互为表里,当出现湿热下注,火热下移小肠时,出现热淋血淋,其中有非常有名的八正散,里面也用栀子。八正散跟导赤散其实有相似的地方。如果是三焦都有热,有一个很有名的方子,叫黄连解毒汤——用黄芩、黄连、黄柏加栀子。这个方是个大苦大寒的药,脾胃虚弱的人严格慎用。

⑥清热解毒:

在《黄帝内经》病机十九条里面有"诸痛痒疮,皆属于火",有的写的是"皆属心火",心又开窍于舌,所以身上长疮疡时,经常可以用栀子内服或者外用,它有非常好的清热、泻火、解毒作用。有个经典处方叫阳毒栀子汤,主要治疗伤寒壮热,百节烦痛,身发斑疹而且溃烂,就用这个汤来进行加减。

⑦治疗消渴:

《黄帝内经》中提到,三焦是决渎之官,水道出焉,所以它跟水代谢有密切关系,小便出问题时可以用栀子。如果三焦有热,出现上、中、下三焦不通的消渴症状——分上消、中消、下消,而栀子可以辅助治疗消渴并且主要善于治疗的是上消,必要的话可以加黄连,加重它的清热泻火、解毒作用,同时配上石膏或者是知母来养阴泻火,这是栀子的直接功用。

⑧治疗热毒血痢:

栀子的间接功用是可以治疗热毒血痢。为什么?因为肝与大肠通。如果出现喝酒过多导致酒毒下血,甚至出现酒疸,《金匮要略》里面有栀子大黄汤,专治酒疸,可以把湿热从小便排出。

⑨治疗不寐:

泻心火可以间接补肾水,促进心肾相交,治疗不寐。经常配伍的药对,配伍黄柏或者知母、生地黄、玄参,促进心肾相交,水火既济。

⑩止咳平喘:

临床用得最多的其实是泻火存金,泻什么火?可以泻心火,泻心包火,同时也可以泻肝胆火,间接就可以达到止咳平喘的作用。在临床上经常用栀子配黄连,或者是栀子配连翘、银花,或者配黄芩来泻火,分别可以治疗心咳、肝咳、胆咳、三焦咳,病位在这些地方,但是主要病因是这四个脏腑有郁热、郁火,表现出咳嗽,肺在其中其实是一个"替罪羊",我们治病求本要从肝、胆、心包和三焦来治。

⑪治疗脾胃病:

另外泻火可以间接治疗脾胃病,泻肝胆火,有泻黄散,里面也用的栀子,大家可以参考。这是栀子的一些间接功用,最重要的就是泻火可以间接补水,泻火就可以存津,这是它的主要作用。

注意:常用配伍:常用栀子配伍,用凉散法,即辛凉散火法,用得最多的就是银花、连翘配栀子。它跟苦寒药配伍用得最多的就是黄连、黄芩、黄柏,如黄连解毒汤。如果水不足的话,可以配知母或者生地黄、玄参,补水泻火同时进行。如果湿比较多,可以配伍木通、泽泻、车前子这些清热利湿药。

在苦寒药里,如果是肝胆的火比较旺,可以加龙胆草,如龙胆泻肝汤。如果湿多了,就配茵陈,即茵陈蒿汤,这用得比较多。辛凉散火法用的比较频繁的还有一个药方就是与升麻同用,升麻具有辛凉散火解毒作用,制成栀子升麻汤,辛凉散火作用很好。如果肺热非常严重,可以与滑石或者石膏同用。如果大便不通,与大黄同用,制成栀子大黄汤,既可以通大便,也可以利小便,这是它的常用用法。总而言之,到底是配辛凉散火药,还是苦寒泻火药,或者是甘寒养阴药,又或者是苦寒坚阴药,要根据情况随机加减配伍。使用注意:栀子毕竟是一个苦酸性寒的药,容易损伤脾胃阳气,所以脾胃虚寒者需要慎用。

3.治风

基本治法:辛凉开疏为主,佐以甘辛缓平。

(1)风袭表:荆芥,防风,薄荷,菊花。

(2)风袭目:木贼,白蒺藜,石决明。

(3)头伏风:羌活,独活,川芎。

(4)鼻窍风:苍耳子,白芷,辛夷,薄荷。

(5)喉咽风:白僵蚕,桔梗,牛蒡子。

(6)面肤风:白芥子,白僵蚕,白芷,防风。

(7)皮肤风:浮萍,乌梢蛇,白鲜皮,地肤子。

(8)肝经风:钩藤,天麻,白芍,威灵仙。

方药分析:薄荷、浮萍、菊花、苍耳子、防风、牛蒡子,是辛凉开疏之品,专散在表之风;威灵仙、羌活、白芥子、荆芥,辛温善走,除经络之风;乌梢蛇、白僵蚕、钩藤、天麻,用于甘平祛风,兼治内外;至于木贼、白蒺藜、石决明、桔梗、白鲜皮、地肤子、白芍、全蝎、白附子等味,或关乎风,或关乎肝,亦治风所需者。临证选取各组药物,以供西北燥证调治组方之用。

主要的药材介绍如下:

(1)独活:

独活味苦、辛,性温质燥,升降浮沉是浮而降,归经主要入的是肾和膀胱经。

功效如下:

①祛风散寒除湿:

独活辛香走窜就可以祛风,性温可以散寒,味苦质燥又可以祛湿,所以这个药具有祛风、散寒、除湿这三大作用,可以治疗外感的风、寒、湿这三种邪或者三种邪合并引起的痹证,"风寒湿三气杂至,合而为痹"。它可以治疗一般的外感风寒,或者是外感风寒夹湿,或者是寒夹湿,或者是风、寒、湿三气都有的疾病。

②治疗外感风寒引起的头痛、身痛:

外感风寒表证引起的头晕、头痛或者是肌肤麻木,或者是重痛、无汗,有个典型代表方——独活寄生汤,与细辛同用治疗少阴头痛。如果是外感风邪中于经络,肢体出现问题,有名的治疗处方叫续命汤,有大续命汤、小续命汤、加减续命汤。张元素先生根据续命汤的加减,如果是下肢症状为主的有独活续命汤,即在续命汤的基础上加独活,它可以治疗由下肢的外感风邪引起的下肢活动不利,这都是跟风有关系的。

③治疗痹症:

如果是单纯的风痹,特别是腰痛或者是膝盖痛或者是踝关节痛,包括产后风,都可以单用独活泡酒喝或者泡酒外擦。经典的代表方是独活寄生汤。独活寄生汤一般治疗久痹顽痹,累及肝肾引起的腰和膝关节肿痛,或者是膝关节变形。

如果是寒湿证,即寒湿引起的腰痛或者膝关节痛,如久居寒冷,像东北或者西北地区得风湿的人非常多,产后风也非常多,除了内服也可以考虑使用外治法比如独活、祛湿的苍术、祛风的防风、走窜开窍的细辛、温里散寒的艾叶、干姜、花椒,各 20～30 g,把药放在下面,用大粒盐炒热,热敷在腰上或者膝关节上,就可以达到很好的祛风散寒、除湿止痛的效果。

④治疗上实下虚或上热下寒证:

独活可以把头上的气血向脚上引,治疗上实下虚或者上热下寒证。比如治疗肝阳上亢的高血压,或者是更年期综合征,或者是脑梗死,或者是脑出血后遗症。还有像鼻衄、过敏性鼻炎或者流鼻血、耳鸣、咽喉肿痛、口舌生疮、咳嗽,这些疾病的热主要在五官七窍,而且有更年期综合征的患者会有潮热、出汗,这种情况就可以使用独活,把热引到下面去。患者出现上热的时候经常合并下寒,上面实的时候经常下面虚,就可以配伍咸寒潜阳药,比方说珍珠母、牡蛎、石决明,引气血下行,这里面可以独活加川牛膝、怀牛膝一块用,这个方法在临床使用非常普遍,而且效果很好。

⑤治疗小儿五迟五软:

小儿五迟五软,表现在立时、行时下肢痿软,没有力量,先天不足的孩子比较多见,在滋补肝肾气血的基础上,如用金匮肾气丸进行加减,然后再加独活,效果就很好。

⑥治疗下肢寒湿瘀血:

独活可以用于治疗下肢寒湿引起的瘀血进而形成的冻疮,可以用独活直接煎汤外洗或者内服。加上祛风散寒活血药可以治疗腰以下各个肌肉或者关节的陈旧性的软组织损伤,也可以用独活配伍桃红花或者川芎、当归这些温经散寒活血药。

注意:在配伍方面,一般配伍有两大类:一类是配伍祛风散寒除湿药,这些风药同用,比方配伍有荆芥、防风、细辛、羌活,羌活主的是腰以上,它的辛苦温燥作用比独活更强。如果是全身都有,羌活、独活同用,一个走腰以上,一个走腰以下,但是一般认为羌活还偏于身体的前面、正面,独活偏于后面,形成的独活葛根汤、独活红花汤、独活川芎汤等,这里面用的全是风药,归属于不同的经络。但是不管是哪条经,只要加上独活,它就偏于治疗腰以下的风寒湿邪。另一类是配伍补肝肾的药,比方说配伍续断、杜仲,续断、杜仲可以温补肝肾,一个偏于散,一个偏于守,这样治疗肾虚夹寒湿的效果更好。如果偏于阴虚,可以配伍生地黄、黄柏,甘寒养阴一个循环。配伍白芷和秦艽,有独活白芷汤、独活秦艽汤,或者苦寒坚阴药同用。如果合并有血虚,可以配伍当归、鸡血藤来行气活血、补血通络,这是常用的配伍。一个经典的配伍是独活配伍蒲公英,蒲公英从前升,独活从后降,这个配伍方法是郭志辰先生的通天汤,专门治疗督脉和任脉不通,或者是需要打通人体公转路线的方法,大家可以参考一下。注意事项:独活毕竟是一个辛香走窜之品,而且苦温,比较燥,特别容易耗气伤阴,甚至会动血,所以对气虚、阴虚或者血亏的患者,都要慎用。另外,如果患者不是上实下虚而是上虚下实,或者低血压,腰以下肿或者有瘀血,比方下肢静脉曲张的患者不能用独活,应该改羌活。

（2）川芎：

川芎辛香，味辛辣，有点苦，但是回味有点甜，性温。药性是升浮，主要归经在肝。

功效如下：

①辛温散寒，苦温燥湿：

辛温散寒，苦温燥湿，还有风可以渗湿，所以它可以治疗外感风寒表证。还有风、寒、湿三气杂至合而为痹，治疗这种痹证的代表方非常多，像治疗外感风寒头痛的川芎茶调散很有名。治疗外感风寒以后头目昏重不清的方子叫清神散。张元素先生有著名的九味羌活汤，这里面体现了分经论治。治疗风湿痹症，如果湿盛，有羌活胜湿汤；风、寒、湿三气都有，有蠲痹汤，这是治疗外感风邪的。

②疏肝解郁：

内伤杂病里面，川芎可以疏肝解郁，温、散、升肝胆的郁气，主要是寒郁之气，代表方有柴胡疏肝散。一般认为川芎是一个"血中气药"，它可以行气兼活血，所以治疗气滞血瘀效果很好，主要是偏寒的气滞血瘀。

③散血瘀：

治疗肝经的瘀血效果也是很好的，这体现了"肝欲散，急食辛以散之"。肝体阴而用阳，川芎主要是助肝用，达肝郁，而治疗肝的阴虚血虚不是它所擅长的。它主要是助肝用，所以它治疗肝经的气滞血瘀，偏寒凝的效果最好，这里面最常配的药就是当归。当归加川芎，代表方叫佛手散，在妇科很常用，在内科也很常用。佛手散配伍补肝血、滋肾水的药，就是四物汤，有生四物汤和熟四物汤。其中生（熟）地黄、白芍偏阴，当归、川芎偏阳，一个偏于守，一个偏于走，但是理论上说守的要多一点，走的要少点，川芎和当归剂量要稍微少一点，否则会引起一些不良反应。但是如果瘀血很重，也可以加量活血药，比方说可以加桃仁、红花来破血逐瘀。王清任的五个逐瘀汤——血府逐瘀汤、膈下逐瘀汤、少腹逐瘀汤、身痛逐瘀汤、通窍活血汤，里面都加有川芎，包括补阳还五汤也很多用的都是活血化瘀药，这是中西结合用得最广泛的一个药物。这是它的直接功效，可以解表治疗气郁，也可以散血瘀。

④治疗心血瘀阻：

肝为心之母，在心血瘀阻时，也可以用川芎。代表方是常用的速效救心丸，川芎为主加点冰片，舌下含服。速效救心丸不光可以治疗心绞痛、冠心病，治疗头痛也是很好的。还有前面提到的血府逐瘀汤，也可以治疗冠心病、心绞痛，治疗心血瘀阻。治疗心血瘀阻夹有些虚热，虚烦不得眠，有著名的酸枣仁汤，这里面也用的川芎。如果是在血瘀的情况下，同时还伴有痰阻心窍，表现为喑哑或者中风后遗症，有一个很有名的汤叫清神解语汤，在《古今医鉴》里面有记载。这都与心血瘀或者是痰瘀互阻型相关，既有痰湿，又有瘀血，阻于心窍，就用清神解语汤，治疗心病在上焦。

⑤舒达中焦瘀滞：

在中焦，川芎可以疏肝解郁，它既可以治气郁，也可以治疗血瘀，间接可以带动中焦的脾气上升，助脾升阳，舒达中焦之瘀滞，代表方就是朱丹溪先生的越鞠丸。川芎配合香附，加上苍术，苍术专门舒达脾的寒瘀，再加上栀子和神曲，这就是很有名的越鞠丸。这方拓展一下就是治疗虚劳病，在《金匮要略》里面有著名的"虚劳诸不足，风气百疾，薯蓣丸主之"。薯蓣丸也用川芎，但不能滥用，它主要治疗的是虚症，气血两虚，加一些风邪，这是在补虚的基础上加上祛风的药，要长时间服用才有效。

⑥调经安胎：

可以治疗下焦的问题，比方最常见的就是下调经水，种子安胎，这里面汤非常多，如治妇科的、产后的生化汤，是瘀血化而心血生，所以叫生化汤。川芎具有祛瘀生新的功效，它可以把瘀血排出去。还有著名的温经汤，治疗月经不调、闭经或者痛经都可用，这里面用的主要是吴茱萸。还有胶艾汤，用阿胶、艾叶加四物汤，这个方在经典里用的也很多，主要就是阿胶补血，艾叶暖胞宫。

⑦治疗下痢或泄泻：

川芎可以间接地治疗下痢或泄泻。下痢、泄泻的主要病机如果是肝经的足厥阴风木郁而下陷导致血瘀出现的痢疾，就可以用川芎配合当归或者芍药来升达木气，肝气一上升，瘀血一散，下痢自然就停了，这是它的间接功用。

⑧降肺气：

升达肝气可以间接地降肺气，配合杏仁或者瓜蒌，或者黄芩来降肺止咳，这是它的间接功效，在临床用得不太多。

注意：配伍：川芎的常用配伍是配当归，这是佛手散的配伍。当归其实跟川芎是一个科，也是伞形科。当归也比较辛香走窜，但是偏于补血兼活血。川芎还经常配茶叶或者薄荷叶，茶叶一般是用绿茶，这是辛凉配辛温法，为川芎茶调散，这里面薄荷叶用了八两，川芎只用了四两。辛温配辛凉，辛温以散外寒，辛凉以清里热，一个寒加热或者是外寒里热证的头痛或者表证，就可以用这种治法。川芎还可以配天麻治疗头痛加眩晕，效果也很好。川芎可以在疏肝解郁的时候配香附，香附有气中之血药之称，川芎叫血中之气药，两者合用可以治疗肝血的气滞加血瘀。注意事项：川芎比较适合的是肝经的气质血瘀偏寒凝的这种类型，它外面的寒可以治，里头的虚寒也可以治。但是如果对于上盛下虚，阴虚阳亢，阴虚火旺，比方说表现为高血压的，或者有脑出血倾向的，或者脑出血后遗症的，或者是脑梗死且属上实下虚、头重脚轻型的，这些人要特别谨慎使用。称为汗家的这些容易出汗的，特别是更年期的患者不推荐使用。还有称为酒家的这些经常喝酒的人，呈现面色如醉、面红耳赤、两目暴突，不建议使用。还有经常爱流鼻血的衄家，包括皮下出血，血小板减少性紫癜的患者也不建议使用。川芎里面含有一些抗凝物质，它也可以抗血小板聚集，所以血小板少的患者本来就容易出血，川芎可能会加重出血，这个要特别注意。还有一类人不建议使用，就是肺脾气虚者，因为川芎走窜性很强，令真气走泄。

（3）天麻：

天麻气燥，味甘性平，质润，归肝经。它的升降浮沉是升浮。我们在中医基础里面学过五臭，即臊、焦、香、腥、腐，对应的就是肝、心、脾、肺、肾。臊气通于肝，所以天麻主要入的是肝经。

功效如下：

①祛风通络：

历代都认为天麻是一个治风神药，可以驱散外风，也可以祛风通络。比方说，《太平圣惠方》里面有治疗伤寒中风，经脉拘急的天麻散，它也可以治疗风寒湿痹；《医学心悟》里面有秦艽天麻汤；《杨氏家藏方》里面有天麻除湿汤，配白术和附子，还有一个专门治疗风痹，祛风通络的叫天麻除风丸，加的都是天麻。如果是因风毒入侵引起的破伤风，《外科正宗》里面有玉真散，还是加的天麻。

②息风止痉：

天麻祛外风的作用确实很好。如果是内风，它也可以间接息内风，可以息风止痉。天麻的一个独特优势是它既可以治疗热极生风，比方说《普济方》里面有珍珠天麻丸，还有《小儿药证直诀》里面有钩藤饮子，这里面配的都有天麻。另外还可以治疗脾虚慢惊风，《普济本事方》里面有个醒脾丸，也可以配天麻，这就是它的定风作用。这个风其实还表现在经脉拘急，或者是肌肉瞤动、口眼㖞斜等，这方面也可以用天麻。肝可以开窍于目，天麻也可以治疗肝风引起的眼疾，《景岳全书》里面有个天麻丸可以治疗痒眼，它这个眼病主要是肝胆有火毒上攻，所以配的龙胆草、青黛、黄连苦寒泻火药。

③明目退翳：

如果是垂帘翳障，也是肝风加上痰阻，导致视物不清，《银海精微》里面有天麻退翳散，这是一个著名的经典方，在眼科里面很常用。如果是口眼歪斜、目不敢开，《眼科菁华录》里面有一个茯苓天麻汤，这是加上祛湿的药。肝开窍于目，那么从补虚的角度说，天麻有补虚作用。在民间，它是一个著名的食疗上品。李时珍也解释说，"在上品五芝之外，补益上药天麻第一"。

④养肝阴，潜肝阳：

它可以补肝的虚证，所以间接可以平肝潜阳。经典处方叫天麻钩藤饮，治疗肝阳上亢，这是《中医内科》里面编录的一个方。《医学心悟》里面有半夏白术天麻汤，治疗风痰上扰引起的眩晕，其中这个风就是肝的风，痰是脾胃化生的痰，这两个合在一起引起眩晕，就可以用这个汤进行加减。像《普济方》里面也有天麻丸，治疗头风头痛。这些都是滋阴潜阳的处方，以治疗肝系的一些疾病。

⑤治疗咳嗽和哮喘：

《景岳全书》里面有天麻定喘饮，它通过疏散肝郁、祛风，间接治疗咳嗽和哮喘。这是一个对家治法。

⑥滋补肝肾：

它可以间接治心病和肾病。比方说肝肾亏虚时，《圣济总录》里面有个方叫鹿茸天麻丸，配伍的是巴戟天、牛膝、杜仲、肉苁蓉这些滋补肝肾的药，主要治疗肾虚骨痹、腰肌酸痛，这是它补的作用。

注意：配伍：第一类配伍，天麻经常可以与辛散祛风药同用。比方说防风、荆芥、白芷、羌活，最常用的就是与川芎、秦艽之类风药同用，加强祛风散寒的作用。如果风邪入了经络，需要配伍虫类来搜风通络，像全蝎、蜈蚣、地龙、僵蚕、蝉蜕，有的时候加蛇，像乌梢蛇、白花蛇，可以做成药丸或者泡酒。第二类配伍，如果窍闭厉害，经常加开窍药，比方说麝香或者是冰片。《太平惠民和剂局方》里面有龙脑天麻煎或者麝香天麻丸，专门治疗中风、半身不遂或者风寒湿痹，这都是一些常用的配伍。第三类配伍，就是可以配伍健脾化痰，经常用的是二陈汤，或者是半夏白术天麻汤，配合茯苓、半夏、白术、陈皮。第四类配伍，就是配伍苦寒泻火、清热泻火药。比方说黄连、黄芩、栀子、连翘这种辛凉散火加苦寒泻火以及龙胆草、青黛这种泻火药。风，特别是在阴阳属性上说，"风为阳邪，化热最速"，所以要加泻火药更好。如果是兼有肝肾的虚证，肝毕竟体阴而用阳，阴血不足时，可以用四物汤，生四物汤或者熟四物汤来滋阴补血。如果兼有阳虚，可以配合鹿茸、附子或者肉桂来温补肝肾，这是它常用的一些配伍。注意事项：首先，在临床发现有一些患者对天麻过敏，表现为皮肤生疮或者目赤肿痛，甚至会发热,身发斑疹,甚至丹毒,对这类患者要赶紧停用天麻。其次就是天麻气味容易挥发,有效成分主要是天麻素,也就是天麻苷,煮的时间长了容易散失,所以第一要盖上盖子煮,第二是不宜久煎。因为天麻稍微有点贵重,所以需要另炖不要跟别的药一块煮。一般加上盖子煮 5～10 min 就可以了,如果切成片状的,煮 5 min 就够了,打成粉状的煮的时间更短。最后是天麻作用力量比较慢,性缓而力柔。所以用药要持久,用量要少量递增,或者配伍他药,效果才能好。

4. 治寒

基本治法:辛温散寒为主,佐以咸泻苦利甘缓。

(1)寒袭表:麻黄,苏叶,羌活,生姜。

(2)寒侵肺:干姜,细辛,五味子。

(3)阳经寒:羌活,白芷,肉桂。

(4)阳虚燥:肉苁蓉,锁阳,蛇床子。

(5)肾阳虚:仙茅,淫羊藿,巴戟天。

方药分析:辛温散寒,是麻黄、苏叶、辛夷、干姜、细辛、羌活、白芷、生姜之所长,此常用之药;五味子酸收,可佐辛热药以保津存阴,肉桂本可温阳,却又引火归原、守阳驻阴,尤为燥证治疗佐药之佳制。至于肉苁蓉之甘咸,锁阳之辛甘,蛇床子之辛苦,三药俱温,并仙茅、淫羊藿、巴戟天之辛温益阳祛寒,同属温阳护体之制,西北燥证见有阳事不思者甚多,正可取用。

主要的药材介绍如下:

(1)生姜:

生姜味辛辣,性温,质润,在归经上主要入的是胃经,间接也可以入脾经和肝胆经。

功效:温、散、润胃。

①治疗胃寒:

它内服的直接功效是可以温、散、润胃。温胃,可以治疗胃寒。散胃,可以治疗胃中的寒气凝滞,聚而不散。胃燥就可以润胃,胃喜凉润,脾喜温燥,凉润则降,温燥则升,才达到一个正常的升降枢纽。同样的是胆宜凉,肝宜温,肺宜凉,大肠宜温,所以它才保持肺胃胆的降,肝脾肾的升,维持一个升降的有序平衡。

胃喜凉润,是相对于脾的温燥来说的,胃的凉不能太寒,也不能太热,生姜治的就是胃寒导致的气机不降。对于脏腑来说,脾胃是五脏气机升降的枢纽,如果这个枢纽出现问题,那么整个脏腑的气机全都会出问题。

生姜的主要功用就是可以温散润胃,它可以治疗胃寒导致的胃脘冷痛、呕吐、纳差纳呆,所以生姜被称为“呕家圣药”。但是要注意,呕吐不只是胃引起的,很多是肝胆引起的胃病,表现在恶心呕吐。

②助脾升阳:

胃气温润而降以后,可以间接助脾升阳。温胃的主要目的是让胃气下行,胃气下行可以帮助脾气上升,脾气上升,间接就可以止泻。这里面经常用的一个药就是生姜配大枣调和脾胃。

③培土生金:

中焦的寒湿一散,自然就可以让上焦热起来。这个说法可以理解为培土生金,就是温脾暖胃。脾属于己土,胃属于戊土,就是胃是阳土,脾是阴土。这个中焦的土,热了以后间接地可以把肺也带动热起来，甚至把大肠也带动热起来。代表方如甘草干姜汤、理中丸或理中汤都可以治疗肺寒导致的咳喘或者是痰饮，这就是所谓的培土生金法。脾胃在中焦热了以后，它的热气往上熏蒸就可以带动上焦的心或者肺热，这个有点类似于"釜底添薪法"。

④培土荣木：

培土荣木的意思就是，生姜散中焦寒湿以后，间接地可以帮助肝胆的阳气升发，有点类似于春天的阳气升发。肝胆的阳气升发以后，它可以达到的作用就是温散升肝胆。温散升肝胆就可以治疗肝胆经的寒证。

比方说肝经的寒证，如果是外寒，那么温散升肝经的寒就可以治感冒。我们一般认为感冒好像是肺引起的，其实这算是一个误解，感冒影响的主要是肝胆的阳气升发。那么肝胆阳气不能升发表现为好像是肺的病。其实后面提到的其他药，比方说麻黄，它的特点就跟生姜有点类似，但是麻黄直接作用在肝胆，间接作用在肺。生姜是通过中焦的胃间接治肝胆，它可以帮助肝胆阳气升散，所以可以治感冒。

如果是里寒，肝经的寒会导致局部或者全身的气滞血瘀，会导致很多的疼痛现象，那么用生姜也是可以的。

另外，肝经的寒治愈了以后，有的患者胆经有寒，用生姜可以达到温胆的作用。"胆寒不得眠"，就是胆经有寒了，睡觉睡不着，或者就是一睡就醒了，稍微有动静就醒了，叫心虚胆怯，用生姜也是可以的。一般用温胆汤，温胆汤有很多版本，但是真正的温胆汤必须要大剂量的生姜才可以温胆。

一般所说的温胆很多都是清胆，并不是温胆，就是要把胆调整到一个合适的温度，就是相对来说胆要凉而润，肝需要温而升。凉润才能降，胆气下行，但是肝气要升发。这是一个一般的规律，讲的是培土荣木法。

在升肝胆阳气时，可以帮助少阳之气从东方升起，有一个代表方就是桂枝汤。桂枝汤，其实它原名叫阳旦汤。阳旦者就是升阳之方，它可以帮助人体的气血上行，上达头面，治疗眩晕、头痛，所以桂枝汤可以治疗所谓的过敏性鼻炎，它其实跟阳气不能升发有关系。

⑤钻木取火：

通过治疗肝胆间接地可以治心或者肾。在生理上，一般认为肝木可以生心火，胆木可以生相火。那么很多心脏病的患者，比方说出现胸痹心痛，并不是在心前区疼痛，他表现为两胁痛、两肩痛或者是胃脘痛，即所谓的不典型心绞痛。

那么可以通过调整肝胆的阳气，让它升散，然后间接地达到温心阳、散寒止痛作用。从生理上看，木来生火，火又可以生土，即肝木可以生心火，有的医家认为心火是心包的火，心包火或者是心火，可以间接生阳明胃土，那么这里面就构成一个相生的链条，就是木生火，火生土。

⑥敦土治水：

基于相克来说，生姜还可以达到敦土而治水的作用。中焦有寒湿时，它会导致寒湿痹阻在带脉或者是腹部。其中有著名的肾着汤，不过里面用的是干姜。如果体内的火足，可以反克来治水，一般认为是水来克火，但是火太旺，它反过来可以治水。

所以从治疗学的角度说，大剂量摄入生姜也可以达到温阳利水的作用。比方说生姜配茯苓、生姜配猪苓或者配泽泻，都可以达到补火来治水的作用，也可以叫温阳利水。当然最好配伍其他药物，这是我们关于生姜的主要功用和主治内容。

注意:根据《黄帝内经》里面的三因说,使用任何一个药物,包括吃饭,都要因时、因地、因人而异。因时就是生姜适宜在春夏、早上或者中午用,秋冬或者是午后睡前就要少用。古人总结一句话叫:"冬吃萝卜夏吃姜,不用医生开药方。"原因就是夏季人体跟自然界是相应的,自然界是地上很热,地下偏凉;人体是头面、四肢皮肤热,但是横膈膜可以代表地平线的话,以下的胃、腹腔、盆腔就偏凉。南方的湿热之地可以多用生姜,北方寒燥之地要少用。另外,阴虚火旺的患者就应该少用,而阳虚加寒湿的患者就要多用。

（2）细辛:

细辛气味芳香,味辛辣,性温热,主要归经可以归属在肝经、肾经和心经。

功效如下:

细辛的主要功用是可以温开通诸经窍。温开通诸经窍重点治疗的是肝经、肾经和心经的风寒湿气,所以它的第一个功效就是可以治疗由受寒所导致的表证或引起的咳嗽,代表方就是小青龙汤。

①治疗表证:

小青龙汤治疗表有寒,里有水饮内停。如果有热的话,用小青龙加石膏汤。如果没有表证,把麻黄、桂枝、芍药去掉,即《金匮要略》里面的苓甘五味姜辛汤。还有《太平惠民和剂局方》里面的细辛五味子汤,是治疗咳嗽的。《金匮要略》里面还有咳而上气的,喉中有水鸣声的描述。水鸣就是青蛙的叫声,这主要是肺中有痰饮,阻塞气道引起的像青蛙样的鸣叫声,其实就是痰鸣音,射(ye)干麻黄汤主之,我们也叫射(she)干麻黄汤,都跟水有关系。

②治疗肝经疾病:

● 治疗肝脏虚寒引起的疾病。如果患者出现的症状还包含有肝脏的虚寒,胸膈气滞,四肢厥逆,两胁疼痛,《太平圣惠方》里面有补肝细辛散。另外,还可以治疗痎疟。痎疟是如何引起的?《黄帝内经》里面说:"夏伤于暑,秋为痎疟。"《痎疟论疏》里面记载,治疗少阴痎疟的有个方叫柴胡加细辛汤,其实就是小柴胡汤加细辛,效果很好。

● 治疗肝经头痛。还有一个治疗肝经最常见的疾病就是治疗头痛,如川芎茶调散。"风寒湿三气杂至,合而为痹。"但是如果是风邪为盛的话,它会引起风一吹头就疼的问题。《太平惠民和剂局方》里面有著名的川芎茶调散,《症因脉治》里面也有独活细辛汤或者细辛散,这些都可治疗风邪头痛,一般都是跟肝有关系的疾病。

● 治疗目病及阳痿病。肝开窍于目,所以眼睛的很多病,如果跟风寒湿有关系,也可以从肝来论治。另外,男科病里的阳痿病,如果是肝经受寒引起的,也可以用细辛。有一个方法就是贴脐疗法,用巴戟天、吴茱萸和细辛打成粉末贴脐,对治疗阳痿病有一定的疗效。

③治疗肾经疾病:

● 治疗肾阳虚兼有风寒。除了跟肝有关系,细辛还可以治疗肾的病。治疗肾经有寒,肾的阳虚,夹有外感风寒,有著名的麻黄附子细辛汤,《伤寒论》里面又称太少两感。其实就是一个肾阳虚,夹有一个外感风寒,也可以叫少阴表证。

● 治疗蛔厥腹痛。治疗肾有关疾病的药就是我们比较熟悉的乌梅丸。乌梅丸治疗蛔厥腹痛,也可以治疗久泻久痢。这些病机比较复杂,总而言之是一个上热下寒的症状。细辛在这里不是主要药,但是其可以散肾寒,而且它的辛辣可以治蛔,还可以止痛。它有好几个作用,都跟肾有关系。

● 治疗寒积便秘。在肾阳虚时,还可以导致便秘,也叫寒积便秘。寒湿凝集于大肠引起的便秘。治疗方有大黄附子细辛汤与麻黄附子细辛汤,两者刚好相反。麻黄解表,大黄泻下。如果比较严重,有寒气厥逆的话,用赤丸主之,其中用的炮乌头加茯苓。

④治疗心经疾病:

细辛可以温开心窍,可以开窍醒神,所以可以治疗痰湿内蒙心窍导致的寒痹神昏,中恶、痰厥或者癫痫。它主要治的病其实就是寒痰内蒙心窍。如果是痰热内迷心窍的热痹是不能用细辛的。

细辛可以温通心脉,治疗胸痹、心痛。《外台秘要》里面有细辛散,配伍的桂枝、瓜蒌、枳实这些药,类似于枳实薤白桂枝汤。

⑤利九窍:

细辛可以利九窍,主要是可以上开七窍。比方说细辛可以通鼻窍,开目窍,通耳窍,包括牙窍、后窍等。细辛通鼻窍用得最多,经典的有《普济方》里面的细辛散,《外台秘要》里面的细辛膏方,《景岳全书》里面的细辛散,可以直接吹鼻通鼻窍,当然也可以内服。

对于目窍不通,《银海精微》里面有明目细辛汤,治疗伤寒热病以及热病以后引起的外障眼病。《银海精微》里面也有细辛汤治疗拳毛倒睫。拳毛倒睫就是眼睫毛往内长,在西医经常要做个小手术,在中医看这是脾经的湿热,也可以用细辛。

《眼科精华》里面也还有像治疗肝虚积热而成内障眼病的补肝细辛散,用的也是细辛。因此,细辛在眼科用得很多,也可以通开眼窍。

通耳窍有《龚氏经验方》里面的聪耳丸,把细辛做成丸塞入耳朵就可以治疗耳窍不通,听力下降。

治疗跟牙龈有关的疾病,比方说牙龈肿痛,《太平惠民和剂局方》里面有细辛散,可以煎汤含漱,漱口。《圣济总录》里面也有类似的处方,如果牙齿松动不牢固,有擦牙细辛散,用细辛打成粉来擦牙,有一定的效果。

另外,细辛用得最多是治疗咽喉肿痛,其实就是扁桃体肿。扁桃体肿有实火和虚火两种区别。实火乳蛾经常用的是辛凉散火解毒药,一般不用细辛。但是如果是虚火乳蛾,经常用的一个处方就是麻黄附子细辛汤,也就是慢性的扁桃体增生或者肿大,用麻附辛效果还是很好的。

如果口舌生疮,也可以用《景岳全书》里面的细辛黄柏散内服,也可以漱口,都有一定效果。

《备急千金要方》里面还有治疗小儿解颅,就是小儿有先天或者后天脑积水,囟门迟闭,不合拢,有一个方法就是用细辛、桂心和干姜敷在颅骨缝上,干了以后就换,等到小孩脸红以后,解颅慢慢就合拢,这是一个外治法,但是内服还要从肝肾论治,这是它的间接功效。

⑥散寒止痛,温通经脉:

细辛可以辅助散寒止痛,温通经脉。《神农本草经》里面讲细辛可以治疗百节拘挛、风湿痹痛、死肌。它治的很多都是跟风湿病有关系的疾病。经典的代表方有《世医得效方》里面的独活寄生汤,治疗久痹、顽痹。在现代临床上,我们经常用它治疗顽固性的风湿或者类风湿性疾病。

《伤寒论》里面还有治疗血痹寒厥的当归四逆汤,用的也是细辛,在这里细辛主要偏于散寒,通脉止痛。

⑦麻醉镇痛:

现代研究发现细辛具有一定的麻醉镇痛作用,它不仅可以治疗头痛、牙痛、腹痛,也可以治疗坐骨神经痛、风湿痹痛等。其中治疗止痛的时候可以直接外用,比方说坐骨神经痛可以外敷在腰骶部、患处,膝关节的风湿痹痛可以敷在膝关节上。当然也可以内服,特别是严重的类风湿疾病,如类风湿性关节炎,手指或者脚趾或膝盖有变形,可以直接把细辛打成粉,配合独活、威灵仙或者是川芎、红花这种行气活血、温经散寒药,内服加外敷,效果更快。

注意:常用配伍:可以配伍辛温散寒药,比方说配麻黄、桂枝、川芎、白芷、生姜、干姜,也可以配伍比较厉害的附子乌头或者是川椒等,也可以配伍连翘、金银花、柴胡、薄荷叶这种辛凉散火药,称为辛温复辛凉法。辛温以开其表,辛凉以清里热,这种方法效果很好。另外,细辛也可以用来配合化痰药,细辛比较适合治疗跟湿或者痰或者水有关系的疾病,所以经常配合半夏、天南星、皂角或者明矾等化痰药,或者远志、茯苓等。要开窍经常配合的就是麝香、石菖蒲、冰片这种开窍药用得比较多。细辛这个药比较走窜,容易耗气动血伤阴,所以必要时配合补气和养血药,比方说配伍黄芪、党参、白术或者人参、西洋参等。养血经常配伍生(熟)地黄、白芍或者当归,这样使用细辛的同时,就不会对气血造成不必要的耗伤和损害。注意事项:第一是剂量,丸散的话一般小于 3 g。内服剂量要根据患者的严重程度来确定,可用 5 g、10 g 或者 15 g。特别要注意煎煮方法,建议放大剂量的话,要先煮 20~60 min,根据用药剂量来决定。第二就是这个药辛香走窜,温散升浮,所以对气阴两虚的患者要慎用。另外就是阴虚阳亢、阴虚火旺、头痛、眩晕的,还有肺燥、肺热咳嗽、干咳少痰、痰火扰心、热闭神昏的患者都要忌用。第三就是"诸参辛芍叛藜芦",即一般不能与藜芦同用,而事实上藜芦也很少用。

6.1.2 内因施治

"邪之所凑,其气必虚",凡罹患西北燥证之人,必然有体质的变异失常,导致对干燥环境敏感,即对以燥为主的自然环境致病邪气反应太过,这种不正常的机体状态,权称作"燥敏状态"。人体燥敏状态大致可分为营卫不和、宗气郁滞、肺失宣肃、肝失敷和、津液不足、阴血亏乏、血瘀气壅、痰结湿阻等类型,而与之对应的治法方药可以作为内因施治单元。

1. 调营卫
基本治法:调营达卫布津。
(1)达卫分:麻黄,白鲜皮,白芥子。
(2)和营分:当归,白芍,玄参。
(3)和表气:黄芪,防风,川芎。
(4)解表郁:白芷,皂角刺,白芥子,白及。
(5)生肌肤:黄芪,白及,乌贼骨,皂角刺。
调营卫为营卫不和而设,故其治疗应当以调营达卫布津为法。
调营卫常法当用桂枝汤,而对于西北燥证之燥敏状态者桂枝恐非所宜。故不用桂枝,却取麻黄。以麻黄辛温发散之力,辅以白鲜皮、白芥子之走肌腠、通络脉者,开达卫分,破解燥结,可成一组;以当归辛温和血之性,引领白芍、玄参之酸苦凉润者,直入营分,调和营气、布施津液,可成一组;黄芪、防风、川芎,固散相济,益气和血,兼调营卫,又为一组;后两组白芷、皂角刺、白芥子、白及与黄芪、白及、乌贼骨、皂角刺结构相类,皆取善走肌表筋膜之品,开合并用,既可开营卫之结涩,复能愈肌肤之疮溃,但前者开多合少、以开为主,后者开少合多、以合为主。各组用药,使营卫和谐,以御外侮。

2. 助宗气

基本治法:排闷宗阳。

(1)理心脉:旋覆花,丹参,茜草,檀香。

(2)司肺气:旋覆花,丹参,桑白皮,前胡。

(3)降胃气:旋覆花,丹参,砂仁,半夏。

(4)肃食道:旋覆花,丹参,黄芩,五倍子。

具体的药材介绍如下:

(1)砂仁:

砂仁闻上去气味芳香,性温热,以辛辣苦为主,还有咸味和酸味,回味还有点甜,可以说是五味俱全。主要归经一般认为是归脾胃经和肾经。其实从五味上看,它其实五脏都可以入。而从颜色看,它也可以入心,色红,种又黑可以入肾,酸入肝,辛入肺,甘入脾。

功效如下:

砂仁主要的功用在中焦,可以芳香化湿,和胃止呕,既能化胃的湿,也能祛脾的湿。和胃止呕善于治疗呕吐,同时芳香化湿,还可以温脾止泻,可以治疗脾阳虚兼夹泄泻。

①治疗寒湿中阻:

胃寒引起的呕吐,可以称为寒湿中阻。对于寒湿中阻证,方剂里面有一个处方叫平胃散,或者不换金正气散,它是平胃散的升级版。砂仁这一个药其实就可以代替平胃散,但是要加强它的功效。如果偏于脾阳虚泄泻,虚寒比较厉害,可以与理中汤合方叫香砂理中汤。脾胃都有寒湿可以与平胃散同用叫香砂平胃散。如果单纯的痰湿比较重,有香砂二陈汤。

它作用在中焦用的很多,都是治疗脾胃的寒湿,根据情况有偏于胃的,有偏于脾的,有脾胃两个都有的。木香与砂仁同用,是一个黄金组合。

②止呕安胎:

砂仁在妇科里面经常还用于止呕安胎,代表方有《济生方》的缩砂散,还有像《古今医统大全》的泰山磐石散,它止呕安胎的效果很好。如果产后出现呕逆,《胎产心法》里面有香砂生化汤,就是木香、砂仁与生化汤合方。在临床产后如果饮食不节,就很容易出现这个问题,配合生化汤效果很好。

③治疗崩漏:

砂仁可以治疗月经过多或者崩漏。女子血崩有一个单方就是用米汤送服砂仁,把它焙干,直接送服就可以。崩漏其实也有点算是脾虚夹湿,同时可能也有肾不固藏,肾的固藏中有失藏引起的问题,轻症就可以用砂仁。

④助阳气潜藏:

砂仁可以间接地敛降心火,助肾封藏。降心火可以益肾水,也可以叫纳气归肾。一个经典代表方就是封髓丹。封髓丹主要成分就是黄柏、砂仁、甘草三个药。最早记载是在《御药院方》里面,药非常简单。晚清的医家郑钦安先生在《医理真传》里面,对这个方非常推崇。他认为这个方是治疗一切虚火上冲的要药,比方说牙痛、咳喘、面肿、喉痹、耳肿、目赤、鼻塞、遗尿、滑精等,只要是虚火上乘,屡有奇效。这是他的经验,大家可以参看他的书籍。《医宗金鉴》也认为封髓丹是固精之要药,在《丹溪心法》《医学发明》《景岳全书》里面都对这个方非常推崇,在这个基础上增加了三个药——天冬、熟地黄和人参。天地人刚好构成三才,因此又叫三才封髓丹,增加了补肺金滋肾水的作用,效果就更加全面。

后世医家用封髓丹治疗的病,其实主要是心肾不交引起的失眠或者是遗精、滑精,在男科用得最多。像《先醒斋医学广笔记》里面有梦遗封髓丹,《重订广温热论》里面有固精封髓丹,都是主要治疗男科病的。但是封髓丹治的病不限于男科,砂仁有一个非常经典的功效,就是可以引气归宿丹田,也有的医家叫引诸药归宿丹田,把他药引到下焦丹田去,这是它的一个独特作用。

从助阳气潜藏这个角度说,砂仁可以敛降心火,治疗心悸、心烦、胸闷、短气、不寐、健忘等,好像都是心病。同时可以间接肃降肺气和胃气,可以止呕,帮助肺气肃降,止咳平喘。助肾收藏可以助肾纳气,同时可以治疗肾精亏虚导致的不孕不育等病症,即肾的虚证。

⑤温升肝脾肾:

从升的角度说,砂仁可以温肾暖脾,也可以说补火暖土。前面提到的香砂理中汤就是一个例子,如果患者兼有严重的肾阳虚,可以加附子,制成香砂附子理中汤。

砂仁在升肾阳气时,可以带动肝阳和脾阳上升,叫温升肝脾肾,也可以间接地疏肝达郁,治疗肝气下陷或者肝气郁滞。所以,砂仁的功效可升可降。

《本草乘雅半偈》有介绍说:"唯能若伏若匿,乃得能升能出。以一物之奇,具金匮济生之用。"这个药有点像金匮肾气丸或金匮肾气汤,可以升也可以降,非常玄妙,大家可以参考。以上都是它的一些主要功用。

注意:常用配伍:一般可以配芳香化湿药,比方说配白豆蔻、草豆蔻、藿香、佩兰。如果配辛香温燥的药,也可以配苍术、木香,木香配砂仁用得最多,木香比较辛香温燥。治疗寒重的,可以配伍辛温散寒药,比方说生姜、干姜,甚至配炮附子;需要温胃的可以配伍半夏、厚朴、陈皮,温胃化痰,降逆止呕;如果湿多了,可以配伍甘淡渗湿的茯苓、猪苓、泽泻;砂仁配的补阴药最多,一个经典搭档就是配熟地黄,熟地黄滋补肾阴,但是熟地黄容易助湿,助脾湿,影响中焦气滞。另外,其可配合苦寒泻火坚阴药,比方说配黄柏、知母或者黄连、黄芩这些泄心火滋肾水的药其实就是封髓丹的配伍方法。如果虚阳上越太厉害,可以配咸寒潜阳药,比方说加煅龙骨、煅牡蛎,潜阳有时也是非常必要的。如果虚汗特别多,带有气散而不收,可以加酸收药,比方说五味子、生白芍、山茱萸等。以上都是一些它的常用配伍。注意事项:肺脾气虚的患者要谨慎使用,因为砂仁芳香走窜,容易耗气,而且容易伤阴;肾阴虚的患者要慎用;明显地有心火旺,心火亢盛,肝火上炎,肺热咳喘热证的患者都要慎用或忌用。砂仁比较适合于寒湿中阻,如果是湿热中阻的话,也要谨慎使用。虽然它可以芳香化湿,但是如果是寒湿郁久化热,也可以用砂仁。另外就是砂仁可以安胎,但是对于血热妄行引起的胎动不安则不适合使用。

(2)旋覆花和丹参:

旋覆花苦辛微温,入肺脾胃肠诸经,升而能降,消痰气结滞,专解宗气之郁阻肺家分野者;丹参苦而微寒,入心与心包两经,活血消瘀,破癥结、除烦满,排闷宗阳之结滞心家分野者。二药为主,辅以檀香、茜草和血理气,用作宗阳郁滞偏累于心营者之制;辅以半夏、砂仁,斡旋中气,取为宗气壅阻有碍于中气者之制;辅以桑白皮、前胡,宣肃痰结,用作宗气郁阻不司肺气之制;辅以黄芩、五倍子,将火敛阴,用作宗气郁结化火逆灼食道之制。诸药组合,无非排降闷宗阳,可供组织西北燥证临证处方时选用。

3. 理肺气

基本治法:宣肃肺气。

(1)宣肺气:麻黄,桔梗,杏仁,甘草。

(2)除痰咳:前胡,新贝母,紫菀,款冬花。

(3)肃肺气:桑叶,桑白皮,地骨皮。

(4)制喘逆:紫苏子,白芥子,莱菔子,葶苈子。

配以桔梗之苦辛,开提肺气,并能祛痰散结;佐以杏仁之苦温,止咳定喘,共成宣肃之制。前胡苦辛微寒,善于降气化痰,清解风热;新贝母苦甘微寒,最能止咳化痰,清热散结;佐紫菀、款冬花,属辛温止咳化痰之药,亦成肃宣肺气之制。桑叶、桑白皮、地骨皮,清肺经气分阴分之热而平喘;紫苏子、白芥子、莱菔子、葶苈子,开宣肃降而除痰涎结聚,均开合肺家之制。诸组药品,各能使肺气宣畅,清肃靖和,自可抵御燥火风热之侵。

4. 养胃气

基本治法:调适胃气。

(1)滋胃阴:石斛,麦冬,沙参,玉竹。

(2)承胃气:大黄,厚朴,黑芝麻。

(3)降胃气:半夏,枳壳,生姜,白芍。

(4)行胃气:木香,延胡索,砂仁。

(5)益胃气:人参,太子参,白术。

(6)消胃积:山楂,麦芽,神曲。

(7)泻胃痞:半夏,干姜,黄连,黄芩。

(8)护胃体:白及,乌贼骨,煅瓦楞子。

方药分析:胃经用药虽众,而其中既利于和胃且有益于治燥者无多,大致石斛、麦冬、沙参、玉竹,可滋其阴;大黄、厚朴,可承其气,加黑芝麻则防其燥;降胃气取半夏、枳壳、生姜,配伍白芍兼顾其阴;至于行胃气用木香、延胡索、砂仁,益胃气用人参、太子参、白术,消导胃中食积用山楂、麦芽、神曲,俱属常法。至有心下痞满者,为胃中寒热搏结所致,取半夏、干姜、黄连、黄芩寒热两解而泻之;又有郁热积火,灼伤胃体,或胃阴久亏,或肝气犯之,胃体伤损,发为脘痛泛酸者,用白及、乌贼骨、煅瓦楞子补其阴而护其体。

主要药材介绍如下:

白术:

白术味甘、性温,甘温益气,"甘"有土之味。它稍微还带点辛苦味。"辛"是辛辣的意思,辛温可以散寒,苦温可以燥湿。那么甘、辛、苦味就兼有了土味、木味和火味。归经主要是归脾、胃经,间接地入肝和心,对肝和心也有一定的作用。

功效如下:

①治脾气虚夹湿:

白术主要作用部位是在脾,气味芳香,所以可以芳香化湿,刚好对应脾的特性——脾喜燥而恶湿,脾喜香而恶臭秽,脾喜温而恶寒,脾气喜升而恶下陷。综合起来,白术的作用都跟脾相对,所以被称为补气健脾第一要药,可以治疗脾气虚夹湿,尤其是夹寒湿的各种病症。

● 大便异常:

脾虚兼湿会有什么样的临床表现呢? 最常见的像脾虚便溏,脾虚泄泻,脾虚下利。反过来,脾虚到一定程度也可以导致便秘,就是要么腹泻,要么便秘,出现两种极端症状。代表方有四君子汤,像参苓白术散,还有藿香正气散。

如果便秘的话，单味药生白术就可以。白术里面有很多油，所以白术有一定的润肠通便作用。生白术直接打成粉稍微煮一下，时间不要太长，否则油挥发完就不能通便了。这是它的一个要点。如果要治疗泄泻、便溏的话，一般用炒白术或者土炒白术。

● 水饮：

脾虚也可以引起水湿运化不利，引起水肿、痰饮或者湿疹湿疮，这都是湿邪。针对脾虚的水肿，经常用真武汤或者附子汤，用的补火暖土法。治疗痰饮病有经典的苓桂术甘汤，还有治疗五饮的（分别是水停心下的留饮、水在两胁的癖饮、水停胃脘的痰饮、水在五脏的溢饮、水在肠间的流饮）方子。这些都可以用白术，配伍干姜或者桂枝或者肉桂来治疗。

● 湿疹：

脾虚也可以形成湿疹，可以内服或外用白术，湿主要分布在腰一圈，或者在下肢多见，它可以在脾经或者胃经上出现。寒湿如果在脾的话，面颊部容易出现痤疮粉刺，这是一种寒湿型的痤疮，也可以用白术。

● 腰痛：

脾虚引起寒湿内阻或者外来的寒湿入侵，引起腰痛。有个代表方叫肾着汤，又叫甘草干姜茯苓白术汤，就治"腰重如带五千钱"。在古籍里面记载，白术可以利腰脐间血，其实利的是腰脐间的气，间接可以治血，包括腰脐间的寒湿水饮。

● 流涎黄疸：

脾虚常见流涎，睡觉时，嘴巴张着，眼睛半睁半闭，小儿最多见，叫"露睛、流涎"，用单味药白术即可。脾虚如果影响了肝，可能引起黄疸，所以在《神农本草经》里面说可以治疗死肌、肢痉和黄疸病等病症。但黄疸比较复杂，如果判断确实是脾虚引起的，当然可以用。这是它的一些主治病症。

● 妇科病：

脾虚会引起腰脐之气不利，导致水肿，最常见的就是妊娠水肿，一般在孕后五个月，有的早的四个月就开始水肿，出现在腰以下，可以使用白术。

脾虚以后，可能会引起脾的造血功能异常，因中焦受气取汁变化而赤是为血，那它受的都是湿气，因而取不了汁，也变不了血。所以，用白术利腰脐之气、健脾、除湿，间接就可以补血，这就是它的间接功用。其补气而生血，健脾益气除湿而补血的代表方有经典的八珍汤、十全大补汤、人参养荣汤等，这都是气血双补的。

从理论上说，脾为后天之本，那它就可以补先天之虚。土可以生万物，所以可以补其他的五脏六腑，包括它自己。典型代表的一个方法叫培土荣木法，代表方叫逍遥散，我们经常说肝血虚夹郁，兼有脾气虚夹湿，其实就有培土荣木的意思。如果肝脾不和时，经常会有痛泻病症，代表方有痛泻要方，这个很经典，在夏天经常使用，里面也用白术。

培土也可以生金，代表方有参苓白术散，肺气太虚，从中焦治，把脾胃治好，那肺就可以慢慢地治好，可以做成丸药或者散剂。

②治气虚发热：

白术治疗脾气虚下陷，代表方是补中益气汤。补中益气汤治疗的病症是脾气虚以后下陷，肾阴虚，虚火上冲。但是后世把补中益气汤进行了剂量上的变化，增加剂量，比方说黄芪用到了30 g，白术用了30 g，这里剂量放大以后，它治疗的就不单纯是气虚发热，也可以治疗内脏下垂。这里面两个升提药就是用的升麻和柴胡。这个泻火的药，在后面加减里有，如果是火很旺,先加黄柏苦寒坚阴,效果差,加生地黄补水泻火或者朱砂安神丸,重镇泻火潜阳。

注意:常用配伍:白术可以加半夏来化痰止呕。白术可以加干姜和桂枝,治疗五种饮。白术加黄芩,可以补气健脾,清热安胎。白术加黄芪可以治疗自汗。白术加当归、白芍可以补肝血,即前面提到的培土荣木法。白术加茯苓,可以健脾渗湿,加了甘淡渗湿药。白术还可以有很多其他的配伍,比如加芳香化湿药、辛温散寒药。注意事项:白术毕竟是一个阳性的药,它治疗的是脾气虚,兼脾阳虚,夹有寒湿的这种类型。如果是阴虚,比方说脾阴虚、胃阴虚、肾阴虚或者肺阴虚,即表现为地图舌,甚至镜面舌,还有舌质裂的裂纹舌,白术通常是要忌用的。

5. 和肝家

基本治法:敷和肝家。

(1)疏和肝气:柴胡,香附,白芍。

(2)平和肝风:天麻,钩藤,白芍。

(3)潜和肝阳:龙骨,牡蛎,珍珠母。

(4)抑和肝逆:青皮,延胡索,金铃子。

(5)化和肝着:旋覆花,茜草,玫瑰花。

(6)清和肝热:龙胆草,青黛,栀子,黄芩。

(7)柔和肝急:龟甲,鳖甲,牡蛎。

(8)利和肝窍:密蒙花,谷精草,青葙子,夜明砂。

《黄帝内经》言肝木之平气为敷和,其太过者为发生,不及者为委和。柴胡、香附、白芍,疏畅肝气,佐以颐和肝阴肝血,此疏和之法;天麻、钩藤、白芍,平抑肝气,佐以益阴和肝,此平和之法;龙骨、牡蛎、珍珠母,潜纳肝阳,并敛养肝阴,此潜和之法;青皮、延胡索、金铃子,行气疏肝,使无横逆,此抑和之法;血气瘀郁,燥结于肝,而成肝着,施以旋覆花、茜草、玫瑰花,活血行气,化瘀去着,此化和之法;龙胆草、青黛、栀子、黄芩,清肝泄热,疏导经气,此清和之法;肝为罢极之本,具木性而喜柔,以预应之力而应急,不可过急,施以龟甲、鳖甲、牡蛎,缓而柔之,此柔和之法;肝开窍于目,肝经受燥火侵袭则目视失晰,施以密蒙花、谷精草、青葙子、夜明砂,清而利之,此利和之法。经言"木曰敷和",调肝皆取法于和,正合其旨。临床治疗西北燥证内证时,可借以组方。

主要药材介绍如下:

(1)柴胡:

柴胡气味芳香,味辛苦,性寒凉,主要入胆经,也可以入肝经,能够清透胆和肝的郁热,胆与三焦通,肝胆又相照,所以它可以清透肝胆三焦的郁热。同时还有一定的升的作用,但是具体要看剂量和用法。合起来它的功效就是清、升、散肝胆三焦郁热。

功效如下:

①治疗伤寒:

在伤寒里面治疗少阳病或者热入血室,经典的处方叫小柴胡汤。柴胡在这里用了半斤,注意是用的去渣再煎法。治疗少阳与阳明合病采用大柴胡汤,柴胡与大黄配伍;少阳与太阳合病,偏在太阳部分,用柴胡桂枝汤;治疗少阳与太阴同病,用柴胡桂枝干姜汤。其实从脏腑辨证看,它主要是胆有郁热,但是脾有虚寒,简称胆热脾寒。三阳合病的后世发展有柴葛解肌汤。

②疏肝解郁：

经典处方有逍遥散或者加味逍遥散、黑逍遥散，即柴胡与薄荷叶配伍。柴胡疏肝散，配对香附、川芎。

③升阳举陷：

升提肝胆阳气上升，在《长沙药解》中，柴胡可以降胆胃之逆，升肝脾之陷，间接可以治疗肝胆的气机下陷。它配伍的就是升麻，代表方有补中益气汤，剂量用很轻，不到 1 g。

④清心火：

柴胡通过清透胆经的郁热、郁火，可以间接地清心火，因胆气通心。症状主要表现为患者通常会手心很热，脚心并不热，心里很烦，失眠，可配伍黄连治疗。

⑤温肾水：

胆火降可以间接地温肾水，上清则下暖，胆火逆则肾水寒，胆火不降就会出现上热下寒证，表现为头、胸、颈部很热，但是腰以下很冷，典型的上热下寒证。在更年期综合征或者阴虚阳亢的患者里面经常出现，这时候可以配伍清上温下的方法。这里柴胡是一个枢纽，配伍肉桂或者是炮附子来同时清上温下。

⑥除骨蒸潮热：

胆火过盛，会造成相火下潜，出现骨蒸潮热、五心烦热、劳瘵。经典处方有朱丹溪先生的清骨散，柴胡与薄荷叶、生地黄配伍，也可以与青蒿、鳖甲这种养阴透热药配伍，以及丹皮、地骨皮这种凉血散血除蒸药配伍。治疗骨蒸潮热，实际就是治疗髓热，从胆来论治。

⑦治呕恶咳喘：

胆木横逆可以反胃吐，出现恶心呕吐现象，加半夏或者生姜；胆火过亢又会反侮肺经，导致咳嗽和气喘，经常配黄芩、瓜蒌或者石膏，有柴胡白虎汤，或者是柴胡陷胸汤等。

⑧泻心肺、胃肠之气：

胆气降，可以间接地泻心、肺、胃和大肠的气，有通便的作用。这里面是柴胡与大黄配伍。柴胡通过一系列配伍，可以促进心、肺、胃、胆气机下行，降阳扶阴，因而可以治疗阳不入阴的不寐。

⑨清胆明目：

胆在道家叫"金之精，水之气"，它属于金水之精英，所以胆的功能正常，眼睛功能才能正常，又瞳神与胆有关系，因而可以清胆而明目。柴胡经常配菊花，胆经有热时，出现视物昏花或者是飞蝇症，或者表现为玻璃体混浊等，可以从胆来论治。

注意：常用配伍：疏肝解郁，柴胡与薄荷叶经常同用。太阳与少阳同病，解表，柴胡经常与桂枝同用，为柴胡桂枝汤。肝胆与脾同病，柴胡与干姜同用，为柴胡干姜汤或者柴胡桂枝干姜汤。胆热脾寒，如果兼有胃气上逆、恶心呕吐，柴胡配半夏。需要升阳举陷，柴胡配升麻；需要清心火，柴胡配黄连；需要降肺气，泻肺止咳平喘，柴胡配黄芩或者柴胡配瓜蒌、生石膏；大便不通，柴胡配大黄。如果兼有肝的阴血亏虚，柴胡配白芍；兼有骨蒸潮热，柴胡配生地黄或者加地骨皮、牡丹皮、知母等。注意事项：柴胡能够劫肝阴，这是叶天士先生提出来的，所以对肝血虚和肝阴虚的患者需要慎用。阴虚可以用柴胡配白芍，柴胡配当归，缓解它对阴虚血虚的作用。肝风内动和肝火上炎的患者忌用。

（2）白芍：

白芍药用根，气微，味酸苦，性寒，主要入肝胆经，它的升降浮沉是沉而降。

功效如下：

它的功用主要可以敛肝之疏泄，养血柔肝，平肝潜阳，间接有敛阴止汗的功效。因为它主要入的肝胆，所以可以清相火，还可以平肝潜阳，间有一定的息风止痉作用。

①治疗月经病：

白芍可治疗妇科的月经病，月经不调、经闭、痛经都可以用。经典的处方有四物汤，基础方是佛手散。当归、川芎，加上白芍、生地黄就成了生四物汤。如果加熟地黄、赤芍就变成熟四物汤，这个白芍有生用和炒用，一般都生用。加减变化以后，可变成逍遥散或者加味逍遥散，是养血调经的一个主要方，它也有培土荣木的意思。《景岳全书》里面还有保阴煎，也用的是白芍。如果出现经行腹痛或者是经行泄泻，还可以用生化汤进行加减。

②治疗带下病：

白芍可以治疗带下病，即经带胎产。经典处方有治疗白带的完带汤，完带汤里面用的炒白芍，还用车前子、柴胡、荆芥穗等。这其实也是一个肝脾同治的处方。

③治疗妊娠恶阻：

在妊娠病方面，可以用白芍来治疗妊娠恶阻，或者妊娠腹痛。对于妊娠恶阻，有的患者可以长达 8～9 个月出现恶心呕吐，纳差、纳呆的现象，有的患者甚至会呕吐胆汁。妊娠恶阻一个重要的原因是肝血太虚，白芍是养血柔肝的首选药，所以它就可以治疗妊娠恶阻。对于妊娠腹痛，《金匮要略》里面有当归芍药散，它不仅可以治疗妊娠腹痛，还可以治疗妇人腹中诸疾痛。这个处方在临床用得非常广泛。

④治疗产后病：

产后腹痛，烦满不得卧，有很多药方，如枳实芍药散。《备急千金要方》里面有桃仁芍药汤、芍药黄芪汤，《圣济总录》里面有地黄芍药汤等，都可以治疗产后病。产后如果出现崩中下血有白芍药散，《太平圣惠方》有记载。

总之，在妇科里的经带胎产，白芍都可以大量地广泛使用。

⑤治疗肝阳上亢：

在内科杂病里面，白芍也可以治疗肝阳上亢，头痛眩晕。头痛可以表现在头顶痛，就是厥阴痛，在太阳穴就是颞侧痛，即少阳经头痛，可以用白芍。经典处方有建瓴汤，这是张锡纯先生提出的。

患者出现头痛时通常会血压增高，或者风吹以后就会加重，可用镇肝熄风汤。如果有风邪的话，可以加解表药、祛风药。肝开窍于目，风热上攻，目赤肿痛或者是眼屎很多，视物不清，有《原机启微》的芍药清肝散。肝阳上亢或者肝火上炎时，患者眼睛经常会出现胀、痛的症状，甚至有的患者眼内压会增高，一侧眼发现有青光眼，这时候也可以用白芍。

⑥治疗疝气：

疝气病，也可以加白芍，《活幼心书》里面有白芍药汤，治疗寒疝腹痛。疝气其实主要就是厥阴病，"七般疝气病在厥阴"。如果是偏于寒证，可以用天台乌药散进行加减。

⑦治疗肝劳：

肝的虚劳证，《普济方》里面有补虚芍药汤，专门治疗肝劳，现在肝劳的病人很多，可以用这个方进行加减。治疗像耳流黄水，耳窍不通，《四圣心源》里面有苓泽芍药汤，此病是因为中下焦有水气，上蒙耳窍，而主要的病因其实是胆的一个虚证，加上水气上凌，出现这种黄水现象，类似于现在的中耳炎及急慢性中耳炎，可以考虑用这个方进行加减。

⑧治疗口舌生疮：

如果心肝火旺，出现口舌生疮，还有芩连芍药汤，这也是出自《四圣心源》，都是治疗肝胆系统的一些疾病。肝特别虚的时候也有可能出现男科病、阳痿，可以配合当归或者是山茱萸，养血柔肝，大补阴血就可以达到治疗的目的。

⑨抑木扶土：

通过肝胆可以间接治脾胃病，即抑木扶土，调和肝胆脾胃这四个脏腑。肝胆脾胃木土不和时，患者经常出现腹痛、胁痛、口苦、反酸、胃痞或者纳差、呕恶等症状，有的患者还会出现腹痛泄泻，有很多方可用，比方说芍药甘草汤。芍药甘草汤，也叫甲己化土，其实是芍药来平肝，炙甘草来扶土，这是一个抑木扶土的基本处方。如果比较复杂，出现痛泻，有肝木乘脾的症状，用痛泻要方。

类似的有《景岳全书》的白术芍药汤，以及前已提到的逍遥散，其实也是调和肝胆脾胃四个脏腑的药，既有抑木扶土的意思，也有培土荣木的意思。

⑩钻木取火：

通过补肝木可以生心火，降胆木可以生肾火，间接就可以补心阳和补肾阳。代表方有真武汤，真武汤配用炮附子可以补肝来生心。

另外可以用逍遥散，加炒枣仁或者是丹参，可以滋肝养血生心火，患者出现心悸怔忡、心烦不寐时，有很多时候其实都是肝胆病，并不是心脏病，或者是心的阳气不振，可用桂枝加桂汤，专门治疗奔豚，它其实可以温通心阳，助阳化气，化气利水。这是它的主要功效。此外，有一些不太常见的，像太阳病里面的蓄血发狂，有大黄芍药汤，出自《圣济总录》；如果心肝火旺，出现鼻衄，有黄芩芍药汤，出自《医方考》；如果有湿热，引起湿疹，有芍药蒺藜煎，芍药与刺蒺藜同服，这是《景岳全书》里面的处方。

⑪治疗下利：

下利是最常见的一类病，其实就是与肝有关的。肝与大肠通，不仅会出现腹泻，有的患者甚至会出现下利，下利脓血。治疗方有刘完素先生的芍药汤，如果是有表证，则有防风芍药汤；如果症状比较轻，则有芍药柏皮丸。

这几个方都是治疗下利的，其主要病机其实是肝胆的木气下陷，它的热下注到了大肠，引起了血分的问题，即通过清肝来间接地清大肠。如果影响到心则加黄连，有黄连芍药汤，黄连芍药汤出自《嵩崖尊生》。经典的处方其实在《伤寒论》里面，叫黄连阿胶汤。"少阴病，得之二三日以上，心中烦不得卧，黄连阿胶汤主之。"

⑫治疗筋病：

白芍还有一些间接功用就是跟肝所主的筋有关系。"肝在体合筋"，筋管全身的关节，则它就可以治疗中风历节，有《金匮要略》里面的桂枝芍药知母汤，这是很有名的一个处方。它也可以治疗痹症、风寒湿病，有《圣济总录》的芍药饮。内科杂病里面如果是肝血虚、夹寒凝引起的血虚寒厥，有著名的当归四逆汤。这些其实都是治疗表现在四肢关节或者经脉上的病。

⑬治疗出汗：

白芍也可以治疗出汗，前面提到的桂枝汤其实就可以治疗出汗，它可以治疗中风的虚汗，也可以治疗内伤杂病的出汗。《金匮要略》里面还有一个治疗黄汗的处方，叫黄芪芍药桂枝苦酒汤。

⑭治疗中风：

像内科病,特别是春天容易出现中风、脑梗、脑出血、半身不遂,可以用《圣济总录》里面的芍药汤进行加减。

这均说明了白芍在内外妇儿疾病治疗的广泛运用。

注意:常用配伍:滋阴经常配伍生地黄、熟地黄或者麦冬、阿胶或者菊花,或者麻仁,如果要养脾阴,可以加饴糖;如果要养血,经常配伍当归或者丹参;如果要益气,可以配伍人参、党参、黄芪、炒白术;如果要专门补肝血、养肝阴,还要舒达肝气,可以配伍桂枝,也可以用柴胡、薄荷叶在逍遥散里面配伍;如果到了治疗血分的瘀,可以加香附、郁金;在血虚合并阳虚时,经常加附子、肉桂;在临床上比较常见的血虚,是肝血虚往往合并有肾阳虚,这其实是木虚不能生火导致的问题,所以炮附子与白芍是一个经典的药对。吴鞠通先生也说,辛与酸合,开发阳气最速,就是辛味与酸味配合使用,这样生阳补火速度最快,是一个常用的配伍。还有很多配伍,大家可以举一反三。注意事项:白芍是酸苦寒,容易伤阳气,所以脾胃有虚寒的,或者是寒夹湿的,不建议生用,可以炒着用,或者配伍以后再用。白芍其实偏润一些,肝胆有湿热或者寒湿证时,要谨慎使用,或者先把寒湿、湿热去掉再用。另外,"十八反"中有"诸参辛芍叛藜芦",所以不宜与藜芦同用。

(3)珍珠母:

珍珠母味咸,性寒,主要可以归入肾经,间接也可以入心经,其性沉降。

功效如下:

①治疗火水未济的疾患

火水未济最常见病,首先就是心肾不交、失眠,患者表现为夜寐艰涩,即入睡非常困难,心火在上,肾水在下,心肾不能交通,水火不能既济,需要清心火,温肾水,引火下行,潜藏水中。珍珠母非常适合治疗心肾不交的失眠症。

火水未济的病是上面是火,下面是水,上面热下面寒,所以它可以治疗上热下寒证,或者是上实下虚证。上热下寒表现为患者上焦心肺或者头面五官七窍非常热,这种热象经常同时出现在腰腹以下,包括膝盖、脚很冷,或者是心胸热,腰腹冷。患者通常会出现头重脚轻的现象,觉得头胀、眼睛发红、耳鸣、鼻塞、鼻衄、咽喉肿痛、口舌生疮,出现"七窍冒烟"的表现。同时患者心火很旺,心烦急躁易怒。另外,就是小便会短赤,心火下移小肠,出现热淋和血淋现象。其还可以治疗脱发,因为发上属火,这个火性炎上,火特别旺时,头发就会掉得很快。

当出现上热下寒、上实下虚的病症时,可以用珍珠母把上面的热清、下潜到下焦肾水中去。所以,患者用上一段时间以后,会明显觉得头慢慢地就降温了,腰腹部开始温热起来。这是一个清心火的作用。而温肾水的作用是它让肾水热起来,所以可以治疗腰膝足的冷。下焦如果水很寒,会出现水肿,主要表现为膝腰以下水肿,有的患者头面部也可能会水肿,严重的话会出现腹水。这时如果判断确实是一个阳虚水泛、虚阳上冒的问题,就可以使用珍珠母。

②壮骨坚骨:

珍珠母的骨头是中空的,外面很坚硬,中间是空心的,里面装的是骨髓,所以它是外刚内柔的,卦象属于离卦。根据同气相求的原理,珍珠母也可以用来壮骨坚骨,使骨骼坚硬有力。

临床研究发现,珍珠母包括其他的贝类,像石决明、牡蛎、紫贝齿,这些贝壳都可以促进骨骼的生长和修复。在骨科里面如果患者出现手术以后因为肾精不足而骨不连的问题,就可以使用这类贝壳药,尤其是患者睡眠还不好,必须加珍珠母。珍珠母加上以后,患者睡觉的同时就能促进骨骼生长。

③软坚:

珍珠母味咸性寒,咸可以软坚,但是没散结,散结是辛味药的作用。咸是软坚,就是使硬的东西变软,它治疗的一些疾病是与肾经或者是心经心火,或者是肝胆经、肺经有关的。其经常用来治疗瘿瘤、瘰疬和乳癖,即乳腺小叶增生、乳腺纤维瘤之类的病,甚至可以用它来治疗一些良性或者恶性的肿瘤,特别是在头面部和上焦心胸部位的、肺或者乳腺季肋部位的肿瘤疾病,运用的就是咸以软坚的原理。在这方面经常用的是牡蛎,而不是珍珠母,其实珍珠母效果也很好。珍珠母特别擅长的是治疗甲状腺疾病。

④清肺而止咳:

珍珠母外壳非常刚硬,边缘非常锐利,这个就是金象,坚硬的锋利的金之象。所以它在归经上兼可以入肺经,可以达到清肺经而止咳的作用,特别是咳嗽时,越咳脸越红,嗓子痒痒的,咳嗽面红,而且咳嗽不得卧时,可用珍珠母加青黛。

黛蛤散,在《丹溪心法》里有记载。黛蛤散治疗木火刑金的咳嗽效果很好,这里面用的清金制木法,也叫佐金平木法。从理论上看,这也是非常靠谱的,很可取,是治疗肺病,肺气不能肃降。

⑤清肝明目潜阳:

佐金平木可以平肝潜阳、清肝明目,治疗肝阳上亢和肝阳化风。这种病症经常合并有高血压或者是脑出血、脑梗死现象。珍珠母是一个非常常用的眼科药,它可以治疗火热上攻,这个火有可能是肝火,也有可能是心火。其中肝火引起目赤肿痛更为常见,尤其是合并有眼内压增高的青光眼,效果肯定。

⑥收敛固涩:

煅用珍珠母可以达到收敛固涩的作用。固涩什么?固涩诸下窍,比方说可以固精止遗、固崩止带、涩肠止泻、缩尿,治疗小儿尿床或者遗尿。还可以固涩外壳来止汗,这个作用在牡蛎散里面用得很多。牡蛎的止汗作用可能比珍珠母更快,但是珍珠母煅用以后同样可以起到这个作用。

注意:上虚者慎用:珍珠母是一个引火下行药,其性沉降,所以如果是低血压引起的头晕、头痛、耳鸣的患者,要谨慎使用。有表证者慎用:表邪未解者要谨慎使用。因为有表证,通常是在上焦,上焦的病,珍珠母其实是把药引到下焦肾去了,所以它很容易敛邪,把这个邪引到下焦,是非常危险的,一旦引到下面再想表证出来,就很难了。脾胃虚寒者慎用:珍珠母是个咸寒药,对于脾胃虚寒的患者需要配伍使用,保护脾胃。比方说可以加炙甘草,或者加陈皮,或者生、干姜之类的固护脾胃。

6. 养心阴

基本治法:养心怡神。

(1)滋心液:西洋参,麦冬,五味子。

(2)达心窍:麦冬,茯苓,远志,石菖蒲。

(3)怡心神:酸枣仁,合欢皮,夜交藤。

(4)养心血:龙眼肉,百合,桑葚。

(5)交心肾:龙骨,黄连,肉桂。

诸组药物,无非养心阴与宁心神之品。西洋参、麦冬、五味子,养心怡神而兼及肺胃,尤宜于燥证之治;麦冬、茯苓、远志、石菖蒲,养心阴而除痰结;酸枣仁、合欢皮、夜交藤,养心宁神,兼可和肝;龙眼肉、百合、桑葚,养心阴而兼可养血;龙骨、黄连、肉桂,养阴宁神于心,且下交于肾,要皆心经气分血分用药,故可适应于西北燥证临证组方之用。

主要药材介绍如下:

(1)茯苓:

茯苓外观的皮是黑褐色,五行属水,可以入肾。茯苓一般要寄生在腐朽的松根上,它带有腐烂之气,臊焦香腥腐,这个腐对应的也是肾,所以可以归属于肾经。白茯苓它内芯是白的,可以入肺。而白茯苓外面那层就是赤茯苓,所以又可以入心。它本身是抱松根之木而生,所以又可以入肝。它味甘淡,性平,则又可以入脾。所以,茯苓可以入肝心脾肺肾的五脏。而它主要入的是脾,因为它甘淡性平;色白又入肺,与肺有次要关系。

功效如下:

①健脾利湿:

茯苓的第一个功用就是在脾胃,因为它甘淡平,是平性的,可以补脾,可以把脾和胃里面的水通过毛孔和小便排出去。这个当然与肺有关系,《黄帝内经》中有"饮入于胃,游溢精气,上输于脾,脾气散精,上归于肺,通调水道,下输膀胱"。茯苓参与其中,可以帮助脾和肺的运化。所以,它有间接的健脾利湿作用。这个称为渗泄水湿,渗有发小汗的意思,泄是利小便的意思,即可以把多余的水通过毛孔和小便排出去。

代表方有治疗太阳蓄水证的五苓散;治疗水热互结水肿、小便不利的猪苓汤;治疗脾肾阳虚水肿,有配附子的真武汤;还治疗心悸、眩晕的苓桂术甘汤;治疗腰重如带五千钱的肾着汤,也叫甘草干姜茯苓白术汤。这些都是跟脾胃有密切关系的。

茯苓可以把水湿通过毛孔或者小便排出去,在排出过程中还不伤阴,且有一定的补益作用,即能渗能泄,同时可以补脾,还可以间接地补其他脏腑。经典的代表方有四君子汤、参苓白术散,这都是治疗脾虚夹湿或者脾虚泄泻的处方。它与治胃的处方合用的方子有二陈汤、茯苓半夏汤或者小半夏加茯苓汤,胃中有痰饮水湿就可以用这些配伍方法。还有经典的治疗梅核气的半夏厚朴汤、茯苓苏叶姜,治疗妇科的桂枝茯苓丸。如果水饮凝聚以后变成痰涎流注四肢经络,则有指迷茯苓丸。

②养肝安神:

茯苓是寄生在松树的根上,它是一个木,带有松木的灵气或者余气。松树四季常青,凌霜傲雪,它带有松树的生发之气,而且可以补养肝气。所以使用茯苓,经常用的其实是茯神或者是茯神木,它具有间接地平肝安魂的作用,可以息风止痉。羚角钩藤汤里就有用茯神或者茯神木。在临床研究发现,茯苓也具有保肝或者护肝作用,在临床有一个西医很常用的药用是茯苓多糖,起到提高免疫力、保肝护肝的作用,这算是一个中西结合的研究。

③治肾积奔豚:

茯苓外面是黑褐色,有的学者就认为它确实可以治疗肾积奔豚,有奔豚汤或者奔豚茯苓汤,在临床确实有用,如果水很多,中焦的水可以跑到下焦去。或者脾肾两个地方都有,前面提到的真武汤其实就是治疗脾肾阳虚,它治疗肾积奔豚也是单用就有效。

④治二便异常:

茯苓可以把水从小便和皮毛排出,因而大肠里面水相对就少,则可以利小便而实大便。

这是它的一个间接作用。还有一个归到脏腑,就是与肺有关系,色白入肺,它助肺的通调水道下输膀胱。所以,如果肺宣发肃降功能失常,小便出问题或者水肿,就可以配用杏仁、茯苓或者滑石茯苓;肺热的话可以用黄芩、茯苓来达到宣发肃降、利水消肿的作用。

⑤治疗心病:

心与小肠互为表里,很多医家都论述茯苓确实可以补心安神。其可以治疗心病的健忘、失眠,治疗小便不利,淋浊带下,或者小便频数。男科可能会有遗精滑精,小朋友经常会出现尿床,这其实就是心与小肠同病。

还有一个比较常见的虚证,就是心虚,心前区这部分出汗,经常叫"心汗"。患者一思考就出汗,不思考就不出汗,这就是一个虚证。这种几种情况都可以用茯苓。《本草纲目》有记载,用艾叶配茯苓,调茯苓末,治疗心与小肠互为表里的一个常见的处方叫桑螵蛸散,出自《本草衍义》,治疗膏淋、尿浊或者心悸失眠,效果都很好。其还可以治疗消渴,使用黄连配茯苓,可以加天花粉。如果是小便白浊,可以配山药。

注意:常用配伍:有桂枝配茯苓,桂枝茯苓丸。有白术配茯苓,白术茯苓汤。有茯苓配甘草,茯苓甘草汤。茯苓配半夏,或者是半夏、陈皮加茯苓叫二陈汤。茯苓如果与猪苓和泽泻同用,是五苓散的配伍方法。它也可以与肃降肺气的药,像滑石、杏仁或者黄芩来配伍,帮助肺进行通调水道。它要治心火旺可以配黄连,心血虚可以加当归。注意事项:无湿邪者要慎用或者禁用,阴虚火旺者禁用。

(2)酸枣仁:

酸枣仁生用甘、凉、质润,炒后甘、温、质润。升降浮沉的性能是下行。归经:主要入心经,间接入胆经。

功效如下:

①清心火助眠:

酸枣仁擅长治疗夜不能寐,心不能交于肾。心不能交于肾的主要原因是心火偏旺,肾水偏寒,一般是用生枣仁,如《金匮要略》云"虚烦不得眠,酸枣仁汤主之"。

②温胆助眠:

心虚胆怯造成的失眠,炒枣仁可以补胆,也可以温胆。心和胆虽相互独立,但又相互影响,心虚胆怯造成的失眠不但有入睡困难,还有易醒、易梦魇的表现。温胆使用炒枣仁,联合丹参、远志、茯神以补心安神。

③异常出汗:

"心在液为汗",汗出过少,属于心血不足,治以补养心血,归脾汤加减。出汗过多,尤其是盗汗,汗出不仅消耗卫气,也可导致营气虚,可以用牡蛎散加减,加黄芪、当归、炒枣仁。仅心前区汗出,属心阴虚火旺,用生枣仁。

④心悸胸痹:

心主血,心血不足,就会出现心悸胸痹这些症状,可以配伍当归或炒白芍。

⑤治小便涩浊:

心主小便,心与小肠互为表里,心血虚,会导致淋证,尤其是膏淋,惯用的处方是桑螵蛸散。另有茯神酸枣仁汤,出自《魏氏家藏方》,专治心气不足,小便涩浊、淋漓,枣仁生用,用量30～60 g。

⑥壮火培土:

心火可以生脾土,心脾同治的代表方剂有归脾汤。如果合并胃中有寒痰,出现恶心呕吐,可以合二陈汤。胆气横逆出现脾胃问题,可予温胆和酸枣仁汤以肝胆脾胃同治。

注意:酸枣仁偏于治疗心与肝胆的虚证,对心火亢盛、肝胆火旺、痰湿郁阻、心血瘀阻、肝胆气滞等这些实证、热证慎用或者禁用。

7. 生津液

基本治法:增液生津。

(1)养心脉:人参,麦冬,五味子。

(2)滋阴液:生地黄,天冬,玄参。

(3)生津液:沙参,西洋参,麦冬,石斛。

(4)养胃液:乌梅,百合,玉竹。

津少液亏,最是燥敏状态之特征证候。人参、麦冬、五味子,益气养液敛津,主治肺而及于心胃之制;生地黄、天冬、玄参,增液生津益阴,主治肺而及于胃肾之制;沙参、西洋参、麦冬、石斛,生津滋液益气,主治胃而及于肺之制;乌梅、百合、玉竹,生津而敛阴,专于养胃之制。临证治燥组方,多可选用。

择要介绍如下:

乌梅:

乌梅味酸涩,性平偏凉,质润,升降浮沉是沉降,向内向下,主要归经在肝胆。

功效如下:

①生用是清、润、敛降肝胆,治疗蛔厥。

乌梅丸治疗蛔厥,其治病机理比较复杂,用12个字概括就是肾水寒、心火旺、肝木燥、脾土湿。肾水寒就是肾的阳气不够,心火旺就不解释了,而肝木是一个虚证,就是肝木比较干枯、枯燥,脾土是虚,夹有湿,脾土湿。有的医家叫肝木枯,脾土败,意思差不多。它的主要治病机理牵涉到上、下和中,就是四个脏腑。乌梅丸的配方比较复杂,核心药物就是乌梅。针对这个复杂治病机理,温肾水用的是附子、川椒、细辛,泻心火用的是黄连、黄柏,其中黄柏有补水泻火的作用。脾土湿用人参、干姜,肝木燥用乌梅、当归。乌梅有清热养阴作用,同时可以敛降,大补肝胆木气。桂枝可以升发阳气,升肝的阳气。核心就是补肝体、助肝用。同时也有间接的杀蛔作用,治疗蛔厥效果很好。

②治疗疟疾:

除了治疗蛔虫,乌梅还可治疗疟疾。疟疾一般是少阳病,跟肝胆有关系。疟疾不仅仅是少阳胆的寒热,有寒热往来症状,还牵涉到荣卫的问题,荣就是阴,它的往来寒热主要是卫的寒热,营跟肝有关系,但是卫与肺有关系。这里还牵涉到一个中气,疟疾是金气、木气和中气三气的结滞,有一个方叫麦冬草果乌梅汤。麦冬开金气之结,草果开中气之结,乌梅开木气之结,此方临床使用效果很好。

③治疗月经不调:

治疗月经不调的经典处方有乌梅四物汤,《医门八法》里面有乌梅四物汤的加减方,有桂附乌梅四物汤,这是偏寒、偏阳虚的。如果夹有热,则有丹地乌梅四物汤。如果夹有气虚的,则有参芪乌梅四物汤。这些都是治疗月经不调的。

月经不调的一个主要病机,就是阴虚肝燥。肝的阴血不足以后,肝出现一个燥结病,而且出现多怒善郁。脾不能统,肝不能藏,所以出现月经或前或后、月经不调,包括更年期综合征,都可以用乌梅四物汤进行加减。

如果有妊娠恶阻,在民间有一个经验方,就是用生姜乌梅饮,生姜加乌梅和红糖煮水喝。生姜来温胃,乌梅有补肝胆养阴的作用,加上红糖可以温补脾胃,同时还可以补血。如果妊娠恶阻不严重,生姜乌梅饮这个方治疗效果就很好。

④生津止渴:

乌梅酸涩质润的特点还可以用来生津止渴,有个成语叫望梅止渴,如果增加它的作用,可以用乌梅木瓜汤治疗消渴。在《三因极一病证方论》里面,治疗中消用乌梅木瓜汤。李时珍在《本草纲目》里解释,舌下有四个窍,其中有两个窍通于胆液,在吃乌梅的时候,胆的液体就会自然地溢出来,这是同气相求,所以有生津止渴作用,这是他的观点。而从经络角度看,舌下有金津、玉液两个穴位,在下颌下还有廉泉穴,通过任脉可以通到肾经,脚底有涌泉穴,这些都跟水有关系。乌梅其实作用的重点主要在肝胆,所以间接可以滋补肾水治疗消渴。

⑤治疗出血:

治疗出血,尤其是便血、下痢脓血、尿血、崩漏等这些血证。便血的主要原因是肝胆的木气下陷,下陷于大肠,而肝与大肠别通,《医学正传》里面有一个方,就是配用僵蚕,做个醋丸子,用乌梅丸治疗下血。下痢脓血在早期其实不能用乌梅,我们一般是治疗久泻久痢时才用乌梅,久痢伤阴,《温病条辨》里面有人参乌梅汤,或者是冷痢用乌梅比较好,《备急千金要方》里面有一个乌梅丸,下痢脓血的时间长,才可以考虑使用。如果是尿血也可以用乌梅,其实用的就是一个收涩法、收敛止血法,也有引血归藏于肝。月经过多或者出现崩漏,有乌梅红糖饮,即乌梅加红糖。

⑥敛肺止咳:

乌梅通过敛降胆气下行,间接可以降肺气,所以它可以起到敛肺止咳作用。

⑦治疗不寐:

降胆可以间接清心,胆与心通,所以可以清心除烦,引阳入阴就可以治疗失眠不寐。《千金翼方》里面有一个乌梅汤,用乌梅配合豆豉、香豆豉,乌梅十四枚加豆豉,在《外台秘要》里面叫乌梅豉汤。豆豉在这里就可以起到升肾水、降胆火的作用。

如果心火很旺,可以配上栀子,叫栀子乌梅汤,在《活人书》里面有提到,其实是乌梅配栀子豉汤。栀子豉汤就是治疗大病瘥后虚劳虚烦不得眠的情况,虚烦不得眠的主要原因就是心肾不交,心火太旺导致肾水不升。如果合并有胆气不降,则栀子、豆豉加乌梅三个药,根据情况可以联合加减使用。

注意:常用配伍:相须的配伍就是增加酸味药,用白芍、山茱萸、木瓜、五味子这些酸收之品,增加肝的养阴作用。如果要驱虫,可以配花椒,主要治疗蛔虫。如果清心除烦,一般配栀子,严重的火,则加黄连;需要水火既济,配淡豆豉,即栀子豉汤。如果需要化痰,配二陈汤,但要注意二陈汤使用细节,即二陈汤喝的时候加乌梅一个,生姜三片,有时候加点盐,这里面乌梅的用量用法比较巧妙。如果要用乌梅治疗疟疾,可以加鳖甲。如果是治疗咳嗽,可以配五味子或者罂粟壳,但罂粟壳尽量少用。如果治疗便血,可以加僵蚕。如果痢疾很严重,可以加黄连。注意事项:乌梅毕竟是酸收之品容易敛邪,有实邪、表邪者要慎用。乌梅又特别酸,多食损齿伤胃。《黄帝内经》上讲,味过于酸,肝气以津,脾气乃绝,所以它容易助木来乘土,脾胃就败了。所以脾胃虚的患者特别要谨慎使用。另外就是痢疾初期或者痢疾的急性期,一般不用乌梅。急性期可以考虑用白头翁汤或者芍药汤这类方进行加减,乌梅是在中后期或者恢复期才使用。同时,乌梅酸涩质润,所以有寒湿、痰多者,如痰多咳嗽,乌梅就不适用,它容易助湿生痰。

8. 滋阴血

基本治法:滋养阴血。

(1)滋阴血:熟地黄,当归,白芍。

(2)乌须发:女贞子,旱莲草,何首乌。

(3)补肝血:桑葚,枸杞子,桑寄生,阿胶。

(4)填肾精:龟甲胶,鹿角胶,锁阳,肉苁蓉。

(5)固肾精:山茱萸,桑螵蛸,覆盆子,金樱子。

(6)强腰膝:杜仲,牛膝,续断,木瓜。

津液之于阴血,相互滋生,通盈亏而共虚实,却有浅深之别。养血而益阴,方称佳制者莫若四物汤,是以熟地黄、当归、白芍,滋养阴血之正方,凡阴虚血弱,均可用之;女贞子、旱莲草、何首乌,养肝阴之剂,多能乌须发;桑葚、枸杞子、桑寄生、阿胶,补肝血之剂,兼可益肾养心而宁神;龟甲胶、鹿角胶、锁阳、肉苁蓉,滋肾填精之味,尤长润燥;山茱萸、桑螵蛸、覆盆子、金樱子,敛阴益精,寓养于固,温润肾脏;杜仲、牛膝、续断、木瓜,益精气于肾而强腰,养阴血于肝而舒筋。各组药物皆治内燥之佳品。

主要药材介绍如下:

(1)杜仲:

杜仲气微,味稍微有点苦,性温,在归经上一般认为它入肝经和肾经。

功效如下:

①温、涩、补肝,治疗筋病:

筋全身都有,特别是骨与骨连接的地方。所以李东垣先生说:"杜仲能使筋骨相着。"筋骨相着就是筋骨相连,是使骨与骨连接的地方——筋,更致密,起到补肝养筋,主要是强筋的作用。所以它善于治疗全身的筋病,筋亏虚,比方说下肢或者上肢容易抽筋,筋惕肉瞤,尤其是膝关节的问题,膝为筋之府,有很多中老年有退行性关节病变,都可以用杜仲。有个经典的处方,就是青娥丸,配用的药是补骨脂、胡桃肉、小茴香之类,做成药丸,是一个药食两宜的处方。

②治疗迎风流泪:

如果是肝虚引起的迎风流泪,有可能会出现目赤或者是头痛,这是虚火上炎,也可以用杜仲。肝开窍于目,如果出现迎风流泪,或者是久病卧床以后的虚汗过多,经常配用煅牡蛎。将其与煅牡蛎等分为末,冲服就有效。如果汗特别多,可以用牡蛎散加浮小麦,或者加黄芪,或者加麻黄根,根据情况选择。

③治疗阳痿:

肝虚还容易引起男科的一个常见病——阳痿。阳痿病是一个肝的虚证,与肾有间接关系,可以重用杜仲,必要时可以加白芍和当归同用。

④治疗眩晕头痛:

临床还会出现肝的阴虚阳亢,阴虚阳亢患者经常会眩晕头痛,此时,需要肝与肺同治,杜仲可以间接地平肝潜阳,间接地可以降血压。这是它的主要功用,就是与肝有关系。在临床研究也发现,它的一个间接功用就是可以助肺气肃降。

⑤治疗腰膝酸痛：

如果肝和肾同病的话，会出现腰肌酸痛，俯仰不利。因肝在体合筋，肾又主骨，这类患者会出现一个症状，久站腰疼，有时还牵涉到下肢的膝关节，脚特别酸软无力，甚至时间长会抽筋，在临床最常见的就是腰椎间盘突出、腰椎滑脱，有的患者甚至颈椎出现滑脱病症，代表方就是独活寄生汤。这里面既有肝肾的亏虚，同时可能还有外面的风寒入侵，即虚实夹杂，"邪之所凑，其气必虚"。如果是虚实夹杂，用杜仲也是可以的。

⑥助肾藏精：

在直接功用中，除了入肝，它还可以助肾藏精。助肾藏精就可以壮腰治疗腰痛，当然也可以治疗不孕不育。

⑦治疗五更泄泻、大便稀溏：

肾主二便，它可以治疗小便频数、淋漓不尽，或者五更泄泻，在临床上杜仲重用，一般用20 g以上，它就可以治疗所谓的前列腺炎、前列腺肥大，包括五更泄泻、大便稀溏，可以与五味子、补骨脂、肉豆蔻等同用。

⑧辅助治疗强直性脊柱炎：

肾又主骨，如果是骨折筋伤，杜仲善于治疗筋伤，骨折的话配用骨碎补、续断。有一个方叫十补丸，它有间接接筋续骨的作用，效果很好，有的患者还有在整个脊柱上出现问题，比方说强直性脊柱炎，所以有的医家认为杜仲具有温肾通督作用，它可以辅助治疗强直性脊柱炎，可以配用狗脊，通督脉。如果项背强几几，肌肉酸痛，可以加葛根，这都显示出杜仲的温补肝肾的作用。

⑨治疗骨痿：

在临床它的主要功用叫温、涩、补肝肾精血，所以对于筋伤和骨折都有很好的作用。如果没有骨折，是骨质疏松或者是中医所说的骨痿，用杜仲效果更好，可以配用五子衍宗丸，治疗骨质疏松很好。现在研究发现，杜仲可以促进骨髓基质细胞的增殖和成骨细胞的分化，所以对于骨折愈后，包括中老年的骨质疏松病症，效果非常好。

⑩助肺气肃降：

从间接功用看，杜仲可以助肺气肃降，配用黄芩或者瓜蒌或者贝母，或者是用辛凉的桑叶、菊花来辅助，可以治疗肝阳上亢、肺气不降的头痛、眩晕、失眠、耳鸣，合并有高血压的，有一个名方——天麻钩藤饮，主要治疗高血压，肝阳上亢，确实很有效。

⑪治疗心病：

杜仲可以钻木取火，因为肝为心之母，心肾又相交，水、火又既济。杜仲的作用，是通过钻木取火和壮水制火两个作用来间接治疗心病。比方说心悸怔忡，它表现为心悸怔忡，但是有可能是肝和肾的亏虚引起的，这种情况下就可以用杜仲，这是它的间接功用。

注意：常用配伍：杜仲配伍最多的是续断，或者桑寄生、骨碎补同用，都属于温补肝肾、强筋骨、壮腰膝的。如果是下焦有风寒湿入侵，可以加独活，或者是荆芥、防风来祛风散寒；如果寒比较重，可以加麻黄；如果是血虚比较严重，可以加当归；如果肝主的筋亏虚的时间很长，可以用川、怀牛膝，引气血下行，也可以加白芍；如果是肾阴虚很严重，可以配用生地黄或者熟地黄；如果有阴虚阳亢，可以配伍介类，像煅牡蛎、石决明、珍珠母；如果是心火很旺，可以配用黄连、丹参或者栀子来清心泻火；中焦如果有湿气可以配用平胃散，即苍术、厚朴、陈皮、甘草；如果是湿气比较重，可以加茯苓，或者是炒薏米，根据情况选用；如果兼有肺热，配用桑叶、菊花,或者黄芩、瓜蒌、贝母来清金制木,同时也有金水相生的意思。杜仲在临床配伍很多,但最常见的配伍是配用温补肝肾药。注意事项:杜仲毕竟是偏温的药,所以阴虚火旺的患者,肾阴虚、心肝火旺的患者要慎用;还有下焦有湿热的患者,最好忌用。

(2)女贞子:

女贞子味甘、苦,性凉,归肝、肾经。

功效如下:补益肝肾,清热明目。

①用于肾阴虚之头昏目眩、腰膝酸软、须发早白。本品能补益肝肾,为一味清补之品。如二至丸,即以之与旱莲草合用,可治上述证候;《简便方》在上方中加入桑葚,功效更好。

②用于阴虚发热,阴虚生内热,本品补益肝肾之阴,善清虚热。多配伍地骨皮、牡丹皮、生地黄等。

③用于肝肾阴虚导致的视力减退、目暗不明。本品补益肝肾而有明目之效。可与熟地黄、菟丝子、枸杞子等补肝肾明目药同用,以治上证。

注意:本品虽补而不腻,但性质偏凉,如脾胃虚寒泄泻及阳虚者忌服。

(3)桑寄生:

桑寄生味苦,性平,归肝、肾经。

功效如下:祛风湿,补肝肾,强筋骨,安胎。

①用于风湿痹痛、腰膝酸痛等。桑寄生能祛风湿,舒筋络,治疗风湿痹痛,而尤长于补肝肾,强筋骨。故肝肾不足,腰膝酸痛者尤为适宜。常与独活、牛膝、杜仲、当归等同用,如独活寄生汤。

②用于胎漏下血、胎动不安。本品补肝肾,养血而安胎,可治肝肾虚损,冲任不固之胎漏、胎动不安,常与艾叶、阿胶、杜仲、续断等配伍。

9. 解壅滞

基本治法:化瘀解郁。

(1)化瘀血:当归,川芎,赤芍。

(2)解血郁:丹参,郁金,香附。

(3)活瘀血:益母草,泽兰,红花。

(4)破瘀血:桃仁,三棱,莪术。

(5)开血结:大黄,土鳖虫,地龙,水蛭。

(6)行滞血:乳香,没药,延胡索。

(7)行滞气:厚朴,枳实,木香。

瘀血在则燥结遂生,血瘀解则燥证可除,是则此非治燥正剂,乃间接治燥之法。活血化瘀之法近些年来推广极深,动辄用之,实有夸大之虞。此处于燥敏状态之属血瘀者,却不得不用。当归、川芎、赤芍,活血常剂,医共识之;丹参、郁金、香附,辛散活血,兼能行气;益母草、泽兰、红花,活血而涤瘀,颇有效验,非唯女科通经专用,内科更当用之;桃仁、三棱、莪术,破血之品,包块癥积者宜施之;大黄、土鳖虫、地龙、水蛭,化瘀重剂,唯瘀血积滞坚痼者用之;乳香、没药、延胡索与厚朴、枳实、木香,则属行气导滞与活血止痛之制。

主要药材介绍如下:

(1)丹参:

丹参味苦,性微寒,归心、心包、肝经。

功效如下：活血祛瘀，凉血消痈，养血安神。

①用于月经不调、血滞经闭、产后瘀滞腹痛、心腹疼痛、癥瘕积聚，以及肢体疼痛等证。丹参能通行血脉，功擅活血祛瘀，善调妇女经脉不匀。因其性偏寒凉，故对血热瘀滞者较为相宜。若遇瘀滞而兼有寒象者，亦可配合温里祛寒之品同用。用于上述妇科病证，常与活血通经药红花、桃仁、益母草等配伍；用于血瘀气滞所致的心腹、胃脘疼痛，可与行气之品檀香、砂仁配伍，即丹参饮；用于癥瘕积聚，可与三棱、莪术、泽兰、鳖甲等配伍。对于肢体关节疼痛，当辨证审因，选配适宜的药物，如属跌打损伤、瘀滞作痛，常合当归、红花、川芎等活血祛瘀止痛之品同用；如属热痹，关节红肿疼痛，则可与清热消肿、祛风通络之药忍冬藤、赤芍、秦艽、桑枝等同用。

②用于疮痈肿痛。本品既能凉血，又能散瘀，以之与清热解毒药相配，有助于消除痈肿。如用治乳痈肿痛之消乳汤，即是肘丹参、乳香等活血药与金银花、连翘等清热药配伍使用的例证。

③用于温热病热入营血，症见高热、时有谵语、烦躁不寐，或斑疹隐隐、舌红绛等，以及心悸怔忡、失眠等。丹参既以活血凉血见长，又能养血安神。对于前者，常与生地黄、玄参、竹叶心等药同用，即取其凉营血而安神之功，如清营汤；对于后者，可与夜交藤配伍，以增强养血安神之效。

注意：反藜芦。

（2）乳香：

乳香味辛、苦，性温，归心、肝、脾经。

功效如下：活血止痛，消肿生肌。

①用于痛经、经闭、胃脘疼痛、风湿痹痛、跌打伤痛及痈疽肿痛、肠痈等证。乳香辛散温通，既能活血化瘀，又可行气散滞。凡临床内、妇、外、伤诸科见有瘀滞疼痛之证者，用以活血止痛，其效颇佳。对于痛经、经闭，可配当归、川芎、香附等品；对胃脘疼痛，可配川楝子、延胡索等品；治风寒湿痹，可配羌活、秦艽、当归、海风藤等，如蠲痹汤；治损伤瘀痛，可配没药、血竭、红花、麝香等，如七厘散；治痈疽肿毒、坚硬疼痛者，可配没药、雄黄、麝香，即醒消丸；治肠痈，可配红藤、紫花地丁、连翘、银花等，如红藤煎。

②用于疮疡溃破久不收口。以本品配合没药，共研细末，即海浮散，外敷患处有消肿止痛、去腐生肌之效；也可配合其他收敛生肌药同用。

③临床常用本品配合活血散瘀或祛风止痛药，制成膏药作为敷贴剂，或洗剂入，外用治跌打损伤瘀滞肿痛或风湿痹痛等证。

注意：本品味苦，煎剂入汤液混浊，胃弱者多服易致呕吐，故用量不宜过多，对胃弱者尤应慎用。无瘀滞者及妊娠期妇女不宜用。

10. 除痰湿

基本治法：疏化痰湿。

（1）除湿痰：苍术，厚朴，半夏。

（2）运脾湿：白术，茯苓，枳壳。

（3）化胃湿：藿香，佩兰，甘松。

（4）化湿浊：薏苡仁，白豆蔻，草豆蔻。

（5）利湿滞：篇蓄，瞿麦，木香。

（6）化痰积：半夏，胆南星，浙贝母。

除痰湿治法乃为湿痰内结而设。湿之与燥,本相斥反,而恰于西北燥证中同时见之。盖虽燥湿同见,却不同位,即外燥内湿。反之,有内湿之人,其气血运行不畅,营卫易于窒碍,亦常感受燥邪侵害。

胃有湿阻,咽有痰结,时见闷满气逆,故取苍术、厚朴、半夏,化湿和中而降逆;湿停于中,易见饱胀食少,故以白术、茯苓、枳壳化湿理气;湿阻秽浊,故用藿香、佩兰、甘松,芳香化之;湿滞胃肠,故以薏苡仁、白豆蔻、草豆蔻温化之;湿阻小肠与膀胱,故将萹蓄、瞿麦、木香清利之;湿化为痰,故使半夏、胆南星、浙贝母蠲除之。诸组用药功治有别,临证可视证候情势斟酌选用。

择要介绍如下:

木香:

木香味辛、苦,性温,归脾、胃、大肠、胆经。

功效如下:行气,调中,止痛。

①用于脾胃气滞所致的食欲不振、食积不化、脘腹胀痛、肠鸣泄泻及下痢腹痛、里急后重等证。木香气芳香而辛散温通,擅长于调中宣滞,行气止痛。对脘腹气滞胀痛之证,为常用之品,可与枳壳、川楝子、延胡索等配用;治湿热泻痢,常配黄连以清热治痢,行气止痛;若食积气滞,湿热互阻,下痢后重者,可与槟榔、枳壳、大黄、黄连等配用,如木香槟榔丸。

②用于脾运失常,导致肝失疏泄。如证见湿热郁蒸、胁肋胀痛、口苦苔黄,甚或发生黄疸,可与疏肝理气的柴胡、郁金、枳壳及清热利湿的大黄、茵陈、金钱草等同用。

③用于脾胃气虚,运化无力、脘腹胀满、不思饮食,或呕吐腹泻、喜温喜按、舌苔白腻等证。可与党参、白术、砂仁等配伍,如香砂六君子汤。本品与补虚药同用,可奏补而不滞之效。

注意:木香生用专行气滞,煨熟用以止泻。本品辛温香燥,凡阴虚火旺者慎用。

6.2　药食同源

6.2.1　西北地区的地理气候特点

西北燥证属特殊自然环境所致方域性病证。西北方域的各民族居民,长期生活在干旱自然环境之中,已经形成了适应当地自然环境的生活习俗,同时也养就了"爱其处、宜其居、美其食、乐其俗"的固有观念。西北方域的特殊自然环境是由气温、空气湿度、气压、降雨、蒸发、风、革云、沙、尘、雪、霜、雾、雹、霾、烟等气象要素共同作用形成的。由于地理环境特殊性,北疆和南疆以及东疆地区,伊犁河谷地区都存在地区差异性。和田地区由于干旱、沙尘甚于其他地区,因此干燥的表现更为突出;南疆地区气候特点表现为燥风火为主,其中和田风气稍后,吐鲁番火气第一,燥气第二;北疆地区气候特点表现为燥、风、寒为主,故南疆以温燥为主,北疆以凉燥、温燥相当。

6.2.2 西北地区的居住特点

新疆地处祖国西北,幅员广阔。而和田地区的民居特点可用三个组词形容:绿树掩户,花果棚蔓,曲径通幽。由于庭院内植物茂密,既增加了湿度,又保持了温度,更阻挡了风沙尘埃,改善了局部小环境,从而可最大限度地抵御西北燥证主要病因的侵害。而传统房舍均为平顶式,多以木柱为架、红柳条编结,内外以麦草和泥抹平为墙,房顶则用梁木檩椽铺以苇席,上以麦草和泥抹平。考虑西北方域降雨稀少,又要方便晾晒杏干、桃干等水果,新式民居房舍仍以建造平顶房为宜。

6.2.3 西北地区人群的食物特点

《黄帝内经》说:人以水谷为本,故人绝水谷则死。水谷即人饮食之物,饮食水谷是人们赖以生存的最基本条件。对于新疆西北地区特有的干、寒、火、燥特点,不同民族居民的生活方式和饮食习惯独具特点,各不相同,也形成了适宜于该方域环境的生活方式以及饮食种类。下面欲从中医性味(四气五味)和归经属性进行论述,中医药食性味归经是从藏象理论出发观察人体饮食用药过程。例如,凡是性平、味甘、归脾经和胃经的食物,一般都能长期食用,而性寒凉或温热,不入脾胃经的食物,一般不宜长期食用或单独食用。从中医性味归经综合分析其所含成分,于四性以平性为主,于五味以甘味、辛味、酸味为主,于归经则以脾经、肺经为主,这尤其适宜于西北方域气候环境。同时饮食性味偏颇,对西北燥证证情也存在影响,以甘、辛、酸味为大,咸味影响次之,过食某性味饮食,或食之不足,均能引发或加重西北燥证相关主证及兼证。基于以上包括西北地区地理气候特点及中医性味归经属性,形成西北地区特有食物及饮食特点。

6.2.4 西北地区的特有食物各论

1. 大枣(皇枣、骏枣、灰枣)

新疆大枣是指生长在新疆的枣子,多为扁倒卵形,果皮紫褐或紫黑色,自古以来就被列为"五果"之一。因为新疆独有的光热资源,西部地区充足的光、热,加之昼夜温差大,干燥的地理环境以及独一无二的树上采摘条件,所以新疆大枣品质明显优于其他大枣。新疆大枣大致分为骏枣、灰枣、皇枣,其中骏枣属和田地区最为出名,名曰和田玉枣,灰枣属若羌最为出名,皇枣属哈密枣最为出名。

哈密皇枣:哈密地区属中纬度亚欧大陆腹地,属典型的温带大陆性干旱气候,干燥少雨,云量少,光能资源丰富,极端最高气温 43 ℃,最低气温 32 ℃,无霜期平均 182 天,在高大的天山山脉影响下昼夜温差大,长期的干热风及较高积温,形成哈密大枣特有的滋补效果。其呈椭圆形,果肉松软,甜中带苦,适合中药入药及煲汤。

和田骏枣:和田地区位于新疆南疆,属于暖温带极端干旱荒漠气候,干旱少雨,特有的碱性沙化土壤,充沛的光热资源、昆仑山冰川雪水资源,昼夜温差大,促使和田骏枣具有补脾益气、润肺生津之效。其以食用为主。

若羌灰枣:若羌地处塔克拉玛干沙漠边缘,属暖湿带大陆性荒漠干旱气候,绿洲枣区面对沙漠,光照时间长,温差大,降水量少,无霜期短,因此其枣含糖量高,皮薄肉厚,果肉细腻,营养丰富。

(1)性味归经:

新疆大枣具有大枣的基本属性,属甘,温。在《神农本草经》中提到,其味甘,平,入脾、胃经;在《本草纲目》中提及大枣入脾经血分;而在《本草经疏》中提到,其入足太阴、阳明经。新疆地处祖国西北,受到燥、火、风、寒四气超常气化所致的方域性特点,对大枣的种植及功效产生一定的影响。由于东疆、南疆地区独有的光热资源,西部地区充足的光、热,加之昼夜温差大,干燥的地理环境,种植的大枣性味功能略有差异,其中皇枣略苦,甜中带苦,而灰枣、骏枣偏甜,健脾、润肺生津之效更优。

(2)功能主治:

从中医学四气五味及归经看,大枣味甘、平,入脾胃。脾为后天之本,气血生化之源,因此大枣具有补脾和胃,益气生津,调营卫,解药毒之效,治胃虚食少,脾弱便溏,气血津液不足,营卫不和,心悸怔忡,抑或妇人脏躁。《神农本草经》有:"主心腹邪气,安中养脾,助十二经。平胃气,通九窍,补少气,少津液,身中不足,大惊,四肢重,和百药。李东垣提出大枣温以补脾经不足,甘以缓阴血,和阴阳,调营卫,生津液。"《本草再新》指出大枣可补中益气,滋肾暖胃,治阴虚。以上观点总的说明大枣具有补益脾胃、益气生津之效。而人体脾脏的生理特点为喜湿恶燥,而新疆特有的干寒等地理特点使人体往往偏燥,而在生活中食用大枣可起到健脾和胃、益气生津的作用,因此在新疆大枣作为居家必备之食物,老妇幼儿皆喜欢随身携带食之,或煲粥食用。

(3)用法用量:

药用剂量为6~10 g,食用剂量不等。

(4)特色应用:

大枣作为干果中的一种,其中出名的有枣夹核桃、枣糕。

(5)注意事项:

凡有湿痰、积滞、齿病、虫病者,均不相宜。《医学入门》:"心下痞,中满呕吐者忌之。多食动风,脾反受病。"《本草经疏》:"小儿疳病不宜食,患痰热者不宜食。"《本草汇言》:"胃痛气闭者,蛔结腹痛及一切诸虫为病者,咸忌之。"

2. 伊犁黑蜂蜂蜜

伊犁黑蜂是新疆伊犁独特的优良品种,世界四大名蜂之一。新疆黑蜂体型大、体质好、体能强;抗病能力强于其他任何品种的蜜蜂;抗寒适应性强,在零下30 ℃以下的寒冬里能安全越冬,在8 ℃的气温中还能到野外采蜜;飞行高度高,采蜜半径大,可采集到海拔1800~2500 m天山深处无污染的鲜花分泌液。

(1)性味归经:

其味甘,平,归肺、脾、大肠经。在《神农本草经》中提到,其味甘,平;在《雷公炮制药性解》中提及蜂蜜入脾、肺二经,天之五气(六气之署、热二气均属于火,故亦称五气)与地之五味本应相互统一,因此六淫之病应当与饮食五味有一定联系,甘入脾,食甘可养脾气脾阴,可改善阴虚燥证。食甘味不足,易引发或加重肺卫孔窍皮肤燥证,可引起或加重心脾风火燥证,再脾肺为母子关系,脾气足,则肺气盛,故可抵御西北燥邪之患。

(2)功能主治:

新疆地处西北地区,具有干、燥、寒、火四大地理特点,这种独有的地理气候环境不同于内陆地区的湿润,表现出以燥为主的气候特点,而西北燥证是以外感病因为决定因素的证候,主要病邪为燥邪为患,其次为火、风、寒。在《黄帝内经》中提及治燥的方法为"燥者濡之,结者散之",黑蜂蜂蜜具有食用及药用功能,主要表现为补中、润燥、止痛、解毒。肺为华盖,居上焦,喜湿恶燥,感受外邪,其肺先受之,而燥邪为西北地区独有的外邪,外邪受侵,肺首当其冲。从蜂蜜性味归经看出,其甘、平,归肺、脾、大肠经,因此具有治疗肺燥咳嗽、肠燥便秘、调理脾胃之效。蜂蜜在《神农本草经》中亦有主心腹邪气,诸惊痫痉,安五脏诸不足,益气补中,止痛解毒,和百药之效。在《本草纲目》中亦体现了其和营卫、润脏腑、通三焦、调脾胃之效。

(3)用法用量:

内服:冲调,0.3～1.0两;或入丸剂、膏剂;或食用。外用:涂局部。

(4)特色应用:

①保护肠胃:蜂蜜可以促使胃酸正常分泌,还有增强肠蠕动的作用,能显著缩短排便时间。用法:每天早晚空腹服蜂蜜 25 g。

②润肺止咳:蜂蜜有消炎、祛痰、润肺、止咳的功效,枇杷蜜的止咳作用最好。用法:雪梨一个,切薄片拌蜂蜜吃,每日数次。

③宁神安眠:蜂蜜中的葡萄糖、维生素、镁、磷、钙可以调节神经系统功能,缓解神经紧张,促进睡眠。用法:每晚睡前服一匙蜂蜜。

④保护心脑:蜂蜜可以营养心肌并改善心肌的代谢功能,使血红蛋白增加、心血管舒张,维持血管的血液循环正常。用法:每天早晚各饮一杯蜂蜜水。

(5)注意事项:

痰湿内蕴、中满痞胀及大便不实者禁服。

3. 准噶尔山楂

山楂为蔷薇科植物山楂的果实,生长于海拔 500～2000 m 的河谷或峡谷灌木丛中,分布于新疆伊宁、新源和霍城等县。7 月果实成熟时采摘,采得后,横切成厚 1.5～3.0 mm 的薄片,立即晒干。

(1)性味归经:

其可入药,亦可为食,酸甘、微温,入脾、胃、肝经。

在《唐本草》中指出,山楂味酸,冷,无毒;在《药品化义》中指出,山楂入脾、肝二经。从药物的性味归经可知,酸入肝经,可生津致津,津可润燥,故食酸味可预防燥证。食酸味不足,易引发或加重肺卫孔窍皮肤燥证。西北地区气候干燥,尤其是南疆地处沙漠地带,长期遭受风沙侵袭,绿色植被少,水资源不足,食用山楂可健脾胃,养阴生津,减轻因干燥引起的气血津液不足。

(2)功能主治:

其可消食积,散瘀血,驱绦虫,用于肉食积滞、胃脘胀满、泻痢腹痛、瘀血经闭、产后瘀阻、心腹刺痛、疝气疼痛、高脂血症。在《日用本草》中提出,山楂可化食积,行结气,健胃宽膈,消血痞气块。当地居民喜食山楂,尤其是新鲜山楂,或做成山楂糕。在《滇南本草》中提出,山楂可消肉积滞,下气;治吞酸,积块。此取其行气消食之效,山楂入脾胃,脾主运化,包括运化水谷精微及水液代谢。山楂可健脾胃助脾胃运化之功,故全身气血运行通畅,腹胀食积之证自除。而在《本草纲目》中亦提到,山楂具化饮食,消肉积、癥瘕、痰饮痞满吞酸、滞血痛胀之效。

（3）用法用量：

药用：煎汤，或入丸、散。食用：生吃鲜果、山楂糕、糖葫芦、代茶饮。外用：煎水洗或捣敷。

（4）特色应用：

当地居民在山楂当季喜欢鲜吃，因鲜吃偏酸，故常制成糖葫芦，可加入草莓、核桃、大枣等，口味极佳；制成山楂糕；熬制山楂酱，加入少许玫瑰花，气味酸甜可口，可蘸饼子馒头；亦可代茶饮，起到降脂之效。同时山楂可入药，是非常好的地道药材。

（5）注意事项：

脾胃虚弱者慎服。《本草经疏》："脾胃虚，兼有积滞者，当与补药同施，亦不宜过用。"《得配本草》："气虚便溏，脾虚不食，二者禁用。"《随息居饮食谱》："多食耗气，损齿，易饥，空腹及羸弱人或虚病后忌之。"

4．和田木瓜

和田木瓜（榅桲）为蔷薇科植物榅桲的果实。果实成熟时采摘，纵剖为二，晒至全干。在新疆，榅桲主要生长在天山以南，以阿克苏地区最多，库尔勒、喀什、和田等地也有。

（1）性味归经：

在《开宝本草》中提出，木瓜味酸甘，微温，无毒，可入肝、脾胃经。

（2）功能主治：

其可祛湿解暑，舒筋活络，用于伤暑、呕吐、腹泻、消化不良、关节疼痛、腓肠肌痉挛。木瓜入肝经可疏肝行气，可调畅气机改善胃脘部胀满之证，同时可入脾胃，可健脾胃，肝气调达、脾胃健运，腹泻、食积之症自消。在《海药本草》中亦提及，木瓜主水泻，肠虚烦热，散酒气，并宜生食。

（3）用法用量：

主要使用南疆木瓜，具体剂量因人而异。

（4）特色应用：

当地新鲜木瓜可做成烤木瓜，气味香甜。南疆地区居民喜欢在汤饭、抓饭中加入少许木瓜，起到提鲜之效

（5）注意事项：

在《食性本草》中指出，木瓜发毒热，秘大小肠，聚胸中痰，壅涩血脉，不宜多食。

5．枸杞子

枸杞子为茄科植物新疆枸杞的成熟果实。夏、秋果实成熟时采摘，除去果柄，置阴凉处晾至果皮起皱纹后，再暴晒至外皮干硬、果肉柔软即得。

（1）性味归经：

其味甘，平，归肝、肾经。在《药性论》中指出，其味甘，平；在《食疗本草》中指出，其寒，无毒；在《本草经解》指出，枸杞子入足少阴肾经、手少阴心经；而在《要药分剂》中提出，枸杞子入肝、胃二经，兼入肺经。肝藏血，营血相通而生于津液，血虚营弱或津液不足者易感燥邪，肝阴血虚最能导致燥证，而肝火、肝阳上亢常易产生燥证。因此，调理肝家，有助于预防西北燥证。肝肾为子母关系，肾阴是一身之阴的根本，肾阴充盛滋养肝阴，肝阴充足则能补充肾阴，肝肾之阴充足可防止肝阳上亢。肾肝为母子关系，肝肾阴虚，水不涵木则肝阳上亢。山楂药性甘、平，入肝、肾，日常药用、食用可调理肝肾，达到阴阳平衡，即所谓精血同源。

(2)功能主治:

其可滋肾,润肺,补肝,明目,治肝肾阴亏、腰膝酸软、头晕、目眩、目昏多泪、虚劳咳嗽、消渴、遗精。在《本草纲目》中提出,枸杞子可滋肾,润肺,明目,比较全面地概括了其效。

(3)用法用量:

药用:煎服,10~15 g。食用:量因个人需求而定。

(4)特色应用:

药用:补肝肾、明目。用于治疗肝肾不足、腰酸遗精,以及头晕目眩、视力减退、消渴病、有补肝肾、益精血、明目、止渴之效。治疗肾虚遗精,加熟地黄、沙苑子、菟丝子;治疗肝肾阴虚、视力减退,加菊花、地黄;治疗消渴病,加生地黄、麦冬、天花粉。临床常用六味地黄丸加减。

食用:可用于代茶饮、煲汤、糕点或煮粥等。

(5)注意事项:

外邪实热,脾虚有湿及泄泻者忌服。《本草经疏》:"脾胃薄弱,时时泄泻者勿入。"《本草汇言》:"脾胃有寒痰冷癖者勿入。"《神农本草经逢原》:"元阳气衰,阴虚精滑之人慎用。"

6. 小白杏

小白杏为蔷薇科植物杏。小白杏的维吾尔语意是"阿克其米西",意为"白色蜂蜜"。库车小白杏因出自库车而得名,库车县地处塔克拉玛干沙漠北缘,受光照充足、昼夜温差大的因素影响,加上优质天山雪水灌溉,该县所产的小白杏皮薄、肉多、味美,糖度平均在23°,甜而不腻。杏子果实营养价值高,具有润肺化痰、清热解毒的功效。

(1)性味归经:

其味酸甘,性温,有毒,归肺、心经。

(2)功能主治:

其可润肺定喘,生津止渴,主治肺燥咳嗽,津伤口渴。南疆地区干燥少水,长期居住此地,肺阴不足,易患咳疾,尤其是秋冬季节,素体体虚,燥邪亦袭,肺脏首当其冲。小白杏酸甘,入肺经,可润肺生津,改善燥邪侵犯。当地居民多食新鲜小白杏,当地制作成杏仁酱储存至冬季食用。

(3)用法用量:

内服:煎汤,6~12 g,或生食,剂量不等。

(4)特色应用:

新鲜食物,制成杏仁酱,或晒干为脯。

(5)注意事项:

崔禹锡《食经》:"不可多食,生痈疖,伤筋骨。"《本草衍义》:"小儿尤不可食,多致疮痈及上膈热。"

7. 核桃

核桃为胡桃科植物胡桃的种子。其在新疆又称为胡桃、羌桃。核桃在新疆历史悠久,新疆是最早种植核桃地区之一,早在1300年前就已经有种植核桃。核桃在南疆和田、阿克苏地区大批盛产。由于新疆特有的地理环境,具有风沙大、光照时间长、干燥的特点,更加易于核桃种植,因此新疆核桃营养价值丰富,皮薄、个大。

(1)性味归经

其味甘,性温,归肝、肾经。

（2）功能主治：

其可温补肺肾,定喘润肠,用于肾虚腰痛、脚软、虚寒喘咳、大便燥结。燥易伤肺,燥邪袭人,肺家首当其冲,肺主宣降,肺气不足,肺之宣肃失调,更易感受燥邪侵犯,发为西北燥证。故理肺为预防西北燥证之要务。肺肾互为母子关系,主要表现在呼吸运动、津液代谢、阴阳互资三个方面。肺司呼吸,肾主纳气,肺气肃降,吸入清气,下纳于肾。核桃补益肺肾,肺肾之气充足,则更能抵御西北燥邪。肺为水之上源,通调水道,肃降水液下行于肾,肾为主水之脏,升清降浊,清者上达于肺,肺肾两脏相辅相成,共同完成津液输布,亦能预防西北燥证。因肺肾为母子关系,"金水相生",金能生水,肺金为肾水之母,水能润金,肾阴为一身阴液之根本,肺阴依赖肾阴滋养,肾阴不足,不能上滋于肺可致肺阴不足,肺阴亏虚,久虚及肾,可见干咳少痰等肺肾阴虚之证,此属于内燥范围。核桃可补益肺肾,肺肾足,可防止内燥发生,同时可预防西北外燥侵犯。

（3）用法用量：

个体需要剂量不等。

（4）特色应用：

在新疆地区主要用于干果食用,用于补益肺肾,大便秘结,起到润肠、止咳之效。

（5）注意事项：

①阴虚火旺或者脾虚便溏者少食,多食会导致上火或腹泻。

②长期过量食用会导致消化不良、上火和肥胖。

③痰热咳嗽者多食易生痰。

8. 杏仁

杏仁为蔷薇科植物杏或山杏的干燥种子。果实成熟时采摘,除去果肉及核壳,取种子晾干。

（1）性味归经：

在《本草便读》中提出,杏仁味甘,性平;在《四川中药志》中亦指出,其性平,味甘,无毒,入肺、大肠二经。

（2）功能主治：

其可润肺,平喘,治虚劳咳喘,肠燥便秘。在《现代实用中药》中指出,杏仁有滋润性,内服具轻泻作用,并有滋补之效。其入肺、肠二经,取其润肠通便之效。在《四川中药志》中提出,杏仁能润肺宽胃,祛痰止咳。治虚劳咳嗽气喘,心腹逆闷,尤以治干性、虚性之咳嗽最宜。其入肺经,滋润阴,润肺燥,起到润肺止咳之效,同时肺与大肠相表里,对于咳嗽便秘之人,口服杏仁,不仅能滑肠通便,并能化痰止咳。

（3）用法用量：

内服:煎汤,2～3钱;或入丸剂。外用:捣敷。

（4）临床应用：

《本草便读》:甜杏仁,可供果食,主治(与杏仁)亦皆相仿。用于虚劳咳嗽方中,无苦劣之性耳。

（5）特色应用：

杏仁晾干成干果,杏仁粉口服,杏仁切糕,各种糕点。

（6）注意事项：

体寒少食，多食易腹泻。

9. 西瓜

西瓜为葫芦科植物西瓜的果瓤。其夏季采收。因为新疆地处祖国西北内陆，远离海洋，冬冷夏热，降雨量少，气候干燥，日照时间长，昼夜温差大，白天温度高，可加强西瓜的光合作用，减少养分消耗，所以新疆西瓜更大更甜，并甜中带沙。

西瓜别名寒瓜（陶弘景），天生白虎汤（汪颖《食物本草》）。

（1）性味归经：

其性甘、寒。在《本草本草纲目》中提到，西瓜甘淡，寒，无毒。关于其归经，在《玉楸药解》中提出，西瓜入手太阴肺、足太阳膀胱、足阳明胃经；在《本草再新》中提出，西瓜入心、肝、肺、膀胱经。

（2）功能主治：

其可清热解暑，除烦止渴，利小便。治暑热烦渴、热盛津伤、小便不利，喉痹、口疮。《日用本草》：消暑热，解烦渴，宽中下气，利小水，治血痢。从其性味归经解释，西瓜入心、肝、肺，其性甘、寒，甘入心经，寒入肾，甘、寒具有淡渗利水之效。新疆地处西北地区，气候干燥，日照时间长，降水少，尤其是夏天季节，机体往往缺水，多食西瓜可清热养阴生津解渴。新疆西瓜特有沙甜特点，是夏季畅销水果。在《饮膳正要》中也提到，西瓜有主消渴、治心烦、解酒毒之效。

（3）用法用量：

主要食用：取汁饮。水果食之，量具体不等。

（4）特色应用：

当季水果以沙甜出名，西瓜皮青仁可凉拌。入药：取其清热解暑之效，入西瓜霜含片等。

（5）注意事项：

体寒湿盛者忌服，脾胃虚弱者少食。

10. 哈密瓜

新疆地处内陆，是典型的大陆性气候，日照时间长，昼夜温差大，在这种特殊环境下生长的哈密瓜含糖分高。哈密瓜产于吐哈盆地，其品种资源很多，按成熟期不同分为早熟瓜、中熟瓜、晚熟瓜，早、中熟瓜称为夏瓜，晚熟瓜称为冬瓜。其颜色分为白、绿、橘三种，果皮有网纹和光皮两种。

（1）性味归经：

其性甘、寒，归肺、胃经。

（2）功能主治：

其可清凉消暑，除烦热，生津止渴。其性甘、寒，入肺经，肺为阳中之阴，有调理全身气血津液之效。肺喜润恶燥，西北地区气候干燥，夏季日照时间长，降雨少，久居此处机体阴津往往不足，故肺易受燥邪侵犯，易患鼻炎相关性疾病，出现鼻干口燥、咽痒之症。而哈密瓜可养阴润肺，生津止渴，根据春夏养阴、秋冬养阳理论，夏季适当食用哈密瓜，可补肺阴之不足，预防咳嗽病发生。

（3）特色应用：

当季热销水果，可制成哈密瓜干、瓜酱、瓜脯。

（4）注意事项：

其偏凉，不宜多食，多食易腹泻，糖尿病人慎用。

11. 葡萄

葡萄为葡萄科植物葡萄的果实。夏末秋初果熟时采收，阴干，多数制成葡萄干用。因为新疆独有的光热资源，光照时间长，加之昼夜温差大，干燥的地理环境，所以新疆产地葡萄甘甜滋补，为世界人民所喜爱。

（1）性味归经：

葡萄味甘、酸、平，入肺、脾、肾经。在《神农本草经》中提及，葡萄味甘，平。关于归经，在《本草求真》中有提到，其入肾经；而在《本草再新》中又提到，其入脾、肺二经。

（2）功能主治：

葡萄主要用于补气血，强筋骨，利小便。肺为娇脏，主皮毛，西北地区偏干偏燥，易受燥邪侵犯。而葡萄入肺经，味甘、酸，有养阴润燥之效，因此可以补益气血、补肺气，针对肺气不足、肺虚咳嗽有效。当地居民大量食用，对于秋冬季节外感风燥上焦咳嗽可起到预防作用。《滇南本草》：治咳嗽。

西北地区昼夜温差大，冬季时间长久，尤其是北疆地区，气候寒冷，长期居住寒邪易损伤经脉骨髓，日久多患风湿痹病，可见四肢关节肿痛。而葡萄入肾经，肾主骨生髓，兼有补肾气之效，长期大量食用可起到强筋壮骨之效。正如《神农本草经》：主筋骨湿痹，益气倍力，强志，令人肥健耐饥，忍风寒。

肾主水，具有调节人体水液代谢功能。《黄帝内经》有"肾者，水藏，主津液"，肾参与津液代谢，津液的生成、输布与排泄是在肺、脾、肾、大小肠、三焦等脏腑共同参与情况下完成的。肾为脏腑之本，肾气的蒸腾气化、肾阳的温煦推动、肾阴的滋润，对津液的代谢起到调控作用，同时对尿液的生成与排泄，也需要肾阳肾气推动及气化作用，而葡萄可入肺、肾二经，对于小便淋漓不尽，下肢浮肿，可以起到通利小便之效。正如《药性论》：除肠间水气，调中治淋，通小便。

（3）特色应用：

在新疆地区，葡萄盛产，是当地居民主要的水果之一。葡萄可以浸酒或制成葡萄干，葡萄干可煮粥以及制成糕点、切糕等。

（4）注意事项：

《神农本草经逢原》：食多令人泄泻。《医林纂要》：多食生内热。

12. 香梨

香梨主要为蔷薇科植物库尔勒香梨等栽培种的果实。库尔勒香梨原产于新疆南疆地区，已有1300多年的栽培历史。南疆地区属典型内陆暖温带干旱气候区，这种得天独厚的生态环境和上千年的栽培技术，形成了库尔勒香梨独特的品质和极强的地域性特点。库尔勒位于新疆维吾尔自治区巴音郭楞蒙古自治州北部，这里出产的香梨最为有名，具有"梨乡"之美称。库尔勒香梨，维吾尔叫"奶西姆提"，它以皮薄、肉脆、汁多、味甜、酥香、爽口、耐贮藏、营养丰富等特点驰名中外。印度人称它为"中国的王子"。

（1）性味归经：

库尔勒香梨味甘，性微酸、凉，入肺、胃经。在《本草再新》中提到，其味甘，性微寒，无毒。关于归经，在《要药分剂》中提到，其入心、肺二经，兼入肝、胃二经。

（2）功能主治：

库尔勒香梨具有生津、润燥、清热、化痰之效。西北地区干旱少雨，尤其是南疆地区常年爆发沙尘暴，地域环境以风、干、燥为主，长期生活此处，体质变异失常，导致对干燥环境敏感，脏腑阴血不足，津液亏虚，或夹火。梨性味甘，微寒，具有清热养阴生津之效，可治津伤烦渴、消渴等病。《千金食治》：除客热气，止心烦。

肺为娇脏，是指肺清虚娇嫩，易受邪袭。肺主呼吸，外合皮毛，与外界相通，外感六淫之邪，肺首当其冲。西北地区干燥，空气湿度低，素体阴虚少津体质，因此最易受燥邪侵犯，多数患者表现为干咳热咳之证。库尔勒香梨具有清热化痰之效，当地居民多食用，可预防外燥所致咳嗽病。正如《日华子本草》：消风，疗咳嗽，气喘热狂；又除贼风、胸中热结；作浆吐风痰。

五脏之火有实火、虚火之分。《本草通玄》：生者清六腑之热，熟者滋五脏之阴。梨生吃，以清热为主，如痰热犯肺之咳嗽、痰黄或伴发热之症，肝气郁结之肝阳上亢证，烦热易怒、头痛目胀、便秘热溲，其可起清热化痰之效。梨蒸熟或熬汤代茶饮，是降低了其寒凉成分，偏于滋阴润燥，尤其是在外感风热之后期，见干咳少痰、舌质红少苔、脉细数、口干明显等。

（3）特色使用：

水果佳品、秋梨膏、代茶饮，蒸煮鲜梨可治咳嗽病。

（4）注意事项：

脾虚便溏及寒嗽忌服。

13. 恰玛古

恰玛古，也称为芜菁，俗称诸葛菜、蔓菁。恰玛古为十字花科芸薹属的草本植物，根为球状呈白色，欧洲、亚洲和美洲都有种植。最早种植于古代中东的两河流域一直到印度河平原地区，大约在西汉武帝时期，由张骞带入中国。恰玛古是一种新疆维吾尔族人民极为熟悉的植物，南疆许多地区的维吾尔族人甚至将其当作每天必不可少的食物。新疆人民食用恰玛古已经有两千多年的历史，它在当地少数民族心中的分量就如同汉族人看待人参一样，不同的是恰玛古可以天天食用也不会上火，因此维吾尔族人将恰玛古称作"长寿圣果"。其花、根、种子均可入药。新疆阿克苏柯坪县是全疆恰玛古品质最好的产地，是新疆有名的长寿之乡。这里地理环境恶劣，常年沙尘暴、戈壁干旱缺水、光照时间很长、白昼温差很大、盐碱地富含多种有利于人体的元素和矿物质，无任何污染，因此盛产恰玛古营养价值颇高。

（1）性味归经：

恰玛古味甘，平。在《饮膳正要》中提到，恰玛古味甘，平，无毒，入胃、肝经。

（2）功能主治：

恰玛古，通三焦、益中气、利五脏、解邪毒。可润肺止咳、清肝明目、填精壮肾、软肠通便、利尿消肿，治霍乱、瘰病、乳病、消渴……可内服和外用。在《食疗本草》中提及，恰玛古能消宿食，下气，治嗽。恰玛古入脾胃二经，甘平，可补益脾胃。脾胃为后天之本，脾气健运，则为化生"精、气、血"提供充足的原料，同时脾可运化水饮，能够将水饮化为津液，并将其吸收、转输至全身脏腑。"脾气散精，上输于肺"，通过肺气宣降输布全身。恰玛古本身有利五脏之效，且脾为肺之母，脾气充足，则肺气足。西北地理环境恶劣，百姓常年经受风沙、寒冷等外界自然环境影响，机体五脏俱虚，肺气不足，燥易伤肺，肺虚则燥侵，因此补益脾肺尤为重要。西北地区秋冬季节易外邪侵犯，易感咳嗽之病，恰玛古作为当地居民家喻户晓之食物，成为当地人民的长寿果。《医林纂要》:可利水解热,下气宽中,功用略同萝卜。此取其健脾益气之功,恰玛古甘平,入脾胃经,调理脾胃、补益中气,形同人参,长期食用可健脾行气和胃,且不滋腻,清淡可口。在《千金食治》中记载,恰玛古主消风热毒肿。目前当地居民有将其墨汁外敷疮疡之处,消肿止痛。同时恰玛古甘平,可润肠通便,尤其是对于老人小孩,大便干、排便困难之人,过于通利之药可损伤正气,而食用恰玛古既可润肠通便,还顾护正气、调理脾胃。

(3)用法用量:

内服:蒸煮、煲汤。外用:捣敷。

(4)特色应用:

①食用:羊肉恰玛古汤。

②药用:芜菁胶囊或芜菁口服液,健脾益气提高免疫力。外敷可消疔毒、乳痈。

(5)注意事项:

《千金食治》:不可多食,令人气胀。

14. 巴旦木

巴旦木为蔷薇科植物巴旦杏的干燥种子。果实成熟后采收,除去果肉及核壳,取种仁,晒干。

(1)性味归经:

其味甘、平,入肺经。《本草纲目》:甘,平温,无毒。

(2)功能主治:

巴旦木可润肺,止咳,化痰,下气,治虚劳咳嗽,心腹逆闷。在《饮膳正要》中记载,巴旦木可止咳,下气,消心腹逆闷。其入肺经,西北地区气候干燥,其中肺脏影响最大,尤其是居住时间长久,素体肺气不足,易感外燥之邪,燥邪更易于伤肺,故见咳嗽之病,因此常吃巴旦木可补肺润肺,行气化痰。西北燥证虽以感受外邪为主要病因,但是人体防护失宜、饮食偏嗜、环境因素、体质异禀等因素往往不能忽视,"邪之所凑,其气必虚",对于西北地区燥为主的自然环境,使得机体长时间处于燥敏状态,调理肺气为之基本,肺气足,则能抵御外感燥邪侵犯。《随息居饮食谱》:巴旦木补肺,润燥,养胃,化痰。其味甘平,长期食用可健脾胃,为干燥果实,内含油脂,故亦有润肠滑肠之效。其中便秘亦属内燥范围,由于当地特有自然环境,气候干燥,人体津液不足,阴血亏虚,容易便秘,此为虚秘,其可改善便秘症状。

(3)特色应用:

主要作为干果食用,目前上市的巴旦木果汁广受大家喜欢。

(4)注意事项:

①《本草从新》:有湿痰者勿服。

②《随息居饮食谱》:寒湿痰饮,脾虚肠滑者忌食。

15. 骆驼肉

骆驼为荒漠或半荒漠特有的畜种。独特的生长环境使骆驼具有耐高温、耐饥饿、抗风沙、抗疾病特点。骆驼肉为骆驼双峰的肉。骆驼在新疆主要分布于新疆东南部。

(1)性味归经:

在《本草纲目》中提到,骆驼肉甘,温,无毒,归肝、脾、肾经。

(2)功能主治:

其可补气血,壮筋骨,润肌肤,主外病虚损,顽麻风痹,肌肤不泽。在《医林纂要》中提到,骆驼可益气血,状筋力。从骆驼肉的性味归经可以看出,此肉归肝、脾、肾三经。肾为先天之本,脾为后天之本,骆驼肉可补脾胃,脾胃主运化,运化水谷精微至全身经脉,可补益气血,肝藏血,主一身血脉通畅,入肝经,同时入肾经,肾主骨强筋,故对于腰膝酸软疼痛之症,可壮筋骨去风湿疼痛。新疆地区冬季时间长,气温低,气候特点以干、寒为主,尤其是北疆地区冬季漫长严寒,久居此地易患风湿骨痛,多食骆驼肉可补益气血,强筋壮骨,治疗骨痛病。

(3)用法用量:

煮食。

(4)特色应用:

主要以熏、煮、烤为主,南疆的铁板驼肉被称为天下第一美食。

(5)注意事项:

皮肤病患者忌食,勿与葡萄同食。

16. 桑葚(库车药桑)

桑葚为桑科植物桑的果穗。其总体生长范围是东起库车县牙哈镇东边界,西至阿拉哈格镇西边界,南起哈尼哈塔木乡南边界,北至库车县伊西哈拉镇北界,东西长约110公里,南北跨度70公里。桑葚,是珍贵的保健水果、维吾尔族的民间药材。6至8月当桑葚呈红紫色时采收,晒干或略蒸后晒干。

(1)性味归经:

其味甘、寒,入肝、肾经。《唐本草》:味甘,寒,无毒。《本草从新》:入肾。《本草撮要》:入足厥阴、少阴经。

(2)功能主治:

其可补肝,益肾,熄风,滋液,治肝肾阴亏,消渴,便秘,目暗,耳鸣,瘰疬,关节不利。肝藏血,肾藏精,精血同源于水谷精微,且相互转化,即"乙癸同源",包括精血同源、阴阳制衡。肝藏血,肾藏精,两者起源于水谷精微,故为同源,因此肝血不足与肾精亏虚往往相关影响。同时,肾阴为人一身之阴之根本,肾阴充足滋养肝阴,肝肾之阴充沛可预防肝阳上亢,如肾阴不足,累及肝阴,肝肾阴虚,阴不制阳,水不涵木,亦可导致肝阳上亢。肝肾阴虚即所谓肝肾精血不足证并非西北燥证特有证候,但是往往与主证同时存在,病位在肝肾,累及营血阴分,此为内生类燥之邪,其病机为燥邪内传,津燥及血,液燥伤精,加之素体肝肾不足,精血亏虚,本脏亏虚,累及属经,而成内燥。而桑葚甘寒,入肝肾二经,具有补肝益肾之功,长期食用可补益肝肾,养阴血精液之不足。《滇南本草》:益肾脏而固精,久服黑发明目之效,亦是求其补益肝肾之效。《随息居饮食谱》:桑葚可滋肝肾,充血液,祛风湿,健步履,息虚风,清虚火。意在对于消渴之肝肾阴虚之证,见口干、消瘦、舌质红、潮热盗汗之症,方中使用桑葚可补益肝肾之阴,抑制肝阳上亢。

(3)用法用量:

内服:煎汤,3~5钱;熬膏、生食或浸酒。外用:浸水洗。

(4)特色应用:

药用:可入中药汤剂、丸、散或膏方。食用:新鲜桑葚可直接食用,可酿酒,或干桑葚代茶饮。

(5)注意事项:

《本草经疏》:脾胃虚寒作泄者勿服。

17. 无花果

新疆无花果具有"水果皇后"的美名,品质优良,风味独特,它在塔里木盆地大量栽培,以阿图什种植最多,又称文先果、奶浆果、树地瓜、映日果、明目果、密果。

(1)性味归经:

其味甘,性平,入脾胃经。《本草纲目》:甘,平,无毒。《药材学》:性平,味甘酸。《本草汇言》:入手足太阴、手阳明经。

(2)功能主治:

其可健胃清肠,消肿解毒,用于治疗食欲不振、脘腹胀痛、痔疮便秘、消化不良、痔疮、脱肛、腹泻、乳汁不足、咽喉肿痛、热痢、咳嗽多痰等症。在《随息居饮食谱》中指出,无花果可清热、润肠。在《云南中草药》中提到,无花果可健胃止泻,祛痰理气。治食欲不振,消化不良,肠炎,痢疾,咽喉痛,咳嗽痰多,胸闷。无花果甘平,入脾胃经,脾胃为后天之本,从燥证与五脏六腑关联看,尽管病变以肺脏为主,但脾胃为其次。西北燥证均由燥邪所致,而燥邪亦存在本气燥邪、变生燥邪、内生燥邪,均能导致燥证。外燥证是由外感燥邪或其他六淫邪气发病,而内燥主要由内生燥邪引起。由于常年干燥、严寒、沙尘、风沙大及降水少,西北地理环境干燥,百姓常年居住,缺乏雨水滋润,尤其是南疆地区每年面临沙尘暴天气,缺少新鲜蔬菜,大多数人皮肤干燥,故素体气血阴津不足。而无花果这种植物生长在南疆地区不仅可以抗击干旱,改善南疆居住环境,而且食用可健脾胃,脾胃为后天之本,根据五行生克,脾为肺之母,脾气健运则肺气充足,更能抵御燥邪受侵。脾主运化,包括运化水谷精微,脾胃健运。

(3)用法用量:

内服:煎汤,1~2两;或生食1~2枚。外用:煎水洗、研末调敷或吹喉。

(4)特色应用:

可鲜吃,无花果脯。

(5)注意事项:

脾胃虚寒者慎服,中寒者忌食。

18. 石榴

新疆石榴,在维语中称为"阿娜尔"。石榴又名若榴、丹若、天浆、金罂、珠实,古代文人称石榴为"千房同膜,千子如一,解饥疗渴,解醒止醉"。石榴在新疆主要生产于南疆喀什、和田地区。此处位于中亚腹部,属于暖温带大陆性干旱气候带,四季分明,光照长,年气温、日气温均变化大,降水少,蒸发快,因此新疆石榴具有果皮薄、籽粒大、味甜多汁的特点。品种按味道可分为酸石榴、甜石榴,按籽粒颜色可分为红籽儿石榴、白籽儿石榴。其不仅可食用还可入药。

(1)性味归经:

石榴味甘酸涩,性温。在《别录》中提到,石榴味酸甘;而在《滇南本草》中提到,其味酸涩;在《本草纲目》中提到,石榴甘酸涩,温,无毒。其归经为心、肝、胃、肾经。

(2)功能主治:

其可生津止渴,杀虫。在《别录》中提到,石榴主咽燥渴。在《滇南本草》中提到,石榴治筋骨疼痛、四肢无力,化虫,止痢,或治咽喉疼痛肿胀、齿床出血、退胆热、明目。石榴味酸入肾经,有补肾精、强健腰膝之效,肾主骨生髓,为后天之本,人体骨骼发育滋养有赖于肾气充足。石榴入肾经有补肾之效,起到强筋壮骨之功。石榴味甘入胃经,有滋养胃阴、清胃热之效。同时石榴甘温,酸涩,入肺经、肾经,酸入肾,酸有收敛之效,有生津止渴、收敛固涩之效,有止泻止血之效。

(3)用法用量:

内服:3~9 g。或捣汁外用。

(4)特色应用:

食用:新鲜水果食用、榨汁、果酱、石榴酒等。药用:涩肠止泻、化痰止咳之效,根据中医辨证施治加减。

(5)注意事项:

胃热者慎用,胃肠火热者慎用,胃出血者等慎用。

19. 沙棘

沙棘,别名沙枣、醋柳,是植物和果实的统称。植物沙棘为胡颓子科沙棘属,抗风沙,可以在盐碱地生存,因此新疆广泛用于水土保护。沙棘为药食同源植物,其沙棘果实含有丰富营养成分,还可入药。中国沙棘的故乡在新疆,新疆当地居民称之为"宝果",被日本人称之为"长寿果"。

(1)性味归经:

其性温,味甘、酸、涩,归脾、胃、肺、心、肝经。

(2)功能主治:

其可化痰止咳、消食化积、活血化瘀。沙棘入脾胃经,性温,味酸,可健脾胃、行气消食积。胃寒虚弱之人可食之。同时沙棘生长在高寒地带,耐寒、耐风沙。

(3)特色应用:

药用:健脾和胃。对于脾虚食少、脾胃虚弱之人,沙棘味温,多食沙棘可温阳脾胃,开胃消食;对于胸痹之血脉瘀阻之证、月经不调、跌打损伤之瘀血证,沙棘可活血化瘀。

沙棘还有化痰止咳之效。因其入脾胃,健运脾胃,脾主运化,包括运化水谷,将食物化为精微物质运输至全身,同时脾亦运化水饮,将水饮化为津液,并将其吸收、输布至全身。脾在中焦,为水液运化之枢纽,脾失健运,故水湿痰饮等病理产物形成,故有"诸湿肿满,皆属于脾"。沙棘入脾胃经,入肺经,可健脾、助脾之健运,可入肺,起清肺化痰止咳之效。

食用:沙棘果酱、沙棘酒、沙棘汁、沙棘浆、沙棘茶。

(4)注意事项:

体温热甚者不宜食用。

20. 阿月浑子(开心果)

阿月浑子为漆树科植物阿月浑子的果实,属于亚热带旱生之物,喜石灰质土壤、排水良好的松沙土壤生长,不耐潮湿环境。新疆维吾尔语称皮斯坦,别名胡棒子、无名子。20世纪初由中亚引入。开心果这种珍贵果树之所以能在新疆大面积种植,是因为它本身有喜光、抗旱、抗寒、耐瘠能力强的特点,其生长季节要求平均气温在24~26 ℃,夏季抗高温达到40 ℃以上,冬季耐寒程度达到-30 ℃。而新疆特有的地理环境因其干旱的气候、光照强烈、降水稀少以及独特的土壤环境,适合开心果在这里大面积种植,主要集中在天山以南的疏附县和疏勒县。因其恶劣的生长环境,故开心果生长缓慢,需9~10年开花,20~30年才能结果。

(1)性味归经:

其味辛,性温、涩,无毒,入脾、胃、大肠经。

（2）功能主治：

其可温肾暖脾、补益虚损、调中理气、润肠通便，主治肾虚腰冷、阳痿、脾虚冷痢。《海药本草》：主腰冷,阴肾虚弱。《本草纲目拾遗》：止痢,暖肾,开胃,除肠秽积。

（3）用法用量：

内服：煎汤,9～15 g。

（4）特色应用：

种子可作为干果,含有丰富的油脂,有润肠通便的作用,有助于机体排毒。木皮煎汁洗浴,可治阴囊湿。

（5）注意事项：

无。

21. 罗布麻

罗布麻又名野麻、野茶、茶叶花、红花草、红柳子、泽漆麻、茶叶棵子等。罗布麻属野生草本多年宿根植物,它因在新疆尉犁县罗布平原生长极盛而得名。罗布泊气候特异,土壤成分特异,盐碱性极强。它主要生长在沙漠盐碱地或河岸、山沟、山坡的沙质地上,新疆沙漠地区的罗布麻品质最佳。自古以来,罗布麻就被国人誉为"仙草"。

（1）性味归经：

其味甘、苦,性凉。归肝经。肝藏魂,肝脏主意识、思维活动。一是指随心神活动而做出的意识、思维活动,在《黄帝内经》中提及"随神往来者谓之魂"；二是梦幻活动,魂是由肝血生化和涵养,如《黄帝内经》中提出"肝藏血,血舍魂"。罗布麻叶甘、苦,性凉,主入肝经,因此起到清肝降火、养血润燥之效。

（2）功能主治：

其可清泻肝火、平肝熄风,用于治疗肝火炽盛之头痛眩晕、惊风抽搐。本品有降低血压的作用。肝主疏泄及藏血,肝气调和,气机舒畅,则肝血充足,魂随神生,而魂有所舍才能维持人体正常神志及睡眠,如肝血不足,血不养魂,则失眠多梦、精神涣散。肝火亢盛,魂不守舍,而出现狂躁不安之证。罗布麻入肝经,有平肝熄风、清泄肝火之效,适量服用可降肝经之郁火,疏肝之气机郁滞,从而肝经调达,气血充足,心神得以滋养,改善睡眠等不适。

（3）用法用量：

可入药,随症加减,或代茶饮单味浸泡代茶服。

（4）特色应用：

首先部分可入药,剂量随症加减；其次主要用于代茶饮,每日开水泡当茶喝,或早晚定时煎服。对头痛、眩晕、脑胀、失眠多梦和浮肿有较好的缓解作用。罗布麻根水煎服,有食欲增加、睡眠改善、尿量增多、浮肿消退、血压降低等效果。

（5）注意事项：

体虚以及脾胃虚寒患者不适合服罗布麻。

22. 西梅

西梅引入我国后在内地多处种植都不成功,而在新疆喀什地区,因此地夏季炎热、冬季寒冷、四季分明、降水少、光照充足、温差大、湿度小等地理环境,特别是来自天山、昆仑山冰雪融化的雪水灌溉,使得西梅种植非常成功。我国最好的西梅产地就在新疆喀什。

（1）性味归经：

其性凉,五味属酸,归肝经。

（2）功能主治：

其有生津止渴、清热去火、疏肝安神、降脂降压之效。肝在五行中属木,肝为阴中之少阳,肝主疏泄,故肝气以舒畅调达为主,不宜抑制、郁结,情志郁结,则肝气失于调达,可见胸胁胀满、头晕头痛之证,而肝气调达,有赖于肝阴之协调,肝之阴阳和,故能气血调和,得以发挥肝之疏泄、藏血之功。而西梅入肝经,有生津之效,养肝阴,肝阴足可抑制肝阳偏亢引起的肝火上炎或肝气上逆之证。不仅如此,西梅还可清泄肝经之火,肝为肝脏,体阴而用阳,肝主藏血,血为体,血属阴,肝主疏泄,以气为用,气属阳,肝体阴柔,其用阳刚,故肝之阴阳调和则五脏得安。肝之生发过度,肝阳偏亢,肝火郁结,可见肝阳上亢之证。西梅酸、凉,入肝经,有清泄之效,清肝之火,调畅气机,疏肝之郁结之气,可改善睡眠、缓解情志失调。

（3）用法用量：

食用剂量因人而异。

（4）特色应用：

主要为食用,当季水果食用,可做成西梅干贮存。

（5）注意事项：

体寒脾虚者慎用。

23. 骆驼奶

骆驼奶为驼科动物双峰驼的乳汁。

（1）性味归经：

在《饮膳正要》中提及,骆驼奶性温,味甘,入脾胃、肝经。

（2）功能主治：

关于其功能在《饮膳正要》中记载:主补中益气、壮筋骨。骆驼奶性味甘温,入脾胃经,脾主运化,骆驼奶健脾益气,可加强脾胃运化功能,补中益气。骆驼奶在中国的产地主要集中在新疆地区,因此在《维吾尔常用药材》中记载:驼乳,性味甘醇、无黏胶感、属微辛,大补益气,补五脏七损,强壮筋骨,填精髓,耐饥饿,止消渴。

（3）用法用量：

食用,煮热即服。

（4）特色应用：

因为骆驼生存的环境恶劣,所以骆驼奶比牛奶稍微偏咸,而且具有很高的营养价值。在非洲北部和东部的一些国家,人们经常用骆驼奶治疗一些炎症和炎性伤口的病例。发酵骆驼奶也可以提高抗炎作用和免疫调节作用,在胃肠功能差的人群,可明显改善胃肠功能。另外,对于小孩食物过敏也具有积极的治疗作用,对于喝牛乳过敏的消费者来说,骆驼奶不失为一种很好的替代品。因此与牛奶相比,骆驼奶更适合作为老年人和婴幼儿的理想乳品。

（5）注意事项：

不可生食。

24. 蟠桃

蟠桃为蔷薇目蔷薇科桃属植物桃的变种。蟠桃又名扁桃、仙桃,果皮呈深黄色,果面着玫瑰红,桃顶凹入,果实艳而美丽;果肉为黄色、乳白色、橙黄色,近核处有些品种呈红色,肉质细、口味浓甜、有香气、柔软多汁、核小。在中国陕西、山西、山东等地都有蟠桃种植，但新疆蟠桃最为出名，主要分布于石河子、阜康、伊犁等地。新疆蟠桃之所以出名，与其特有的种植环境相关。蟠桃适合种植于亚热带气候区，而新疆地处亚欧大陆腹地，具有降水量少、日照时间长、昼夜温差大等特点，因此新疆生产的蟠桃有形美、色艳、肉细、汁多味甜、皮韧易剥之特点，其种类又分为红肉蟠桃和黄肉蟠桃两种。蟠桃中富含多种营养成分，食用后可补心活血、清热养颜、润肠通便。

（1）性味归经：

其味甘、酸，性温，入胃、小肠经。

（2）功能主治：

其可生津止渴、补益气血、润肺、活血化瘀。新疆地处祖国西北地区，有风沙大、降水少等特点，气候干燥，长居此处的人民机体往往偏燥，表现为皮肤粗糙、口干，更易外感燥邪侵犯，秋冬季节易患肺部疾病。蟠桃乃新疆地区特有，当地居民长期食用，目前已运输国内外。从蟠桃的性味归经可知道，其性味甘、酸、温，可入胃经，有生津止渴之效。入小肠经，对于少津之便秘效果极佳。适当食用蟠桃可润肠通便，预防便秘。脾胃为后天之本，蟠桃入脾胃，可补益脾胃，脾胃为气血得生化之源，脾胃健运，气血得以生化，气血充足，故蟠桃有补益气血之效。

（3）用法用量：

主要为食用，用量依个人喜好不等。

（4）特色应用：

当季水果食用，或制成果干。

（5）注意事项：

糖尿病病人少食。

25. 奶酪

奶酪也称奶疙瘩，俗称乳饼。奶酪是牛奶经浓缩、发酵而制成的奶制品。它基本排除了牛奶中的水分，保留了营养价值极高的精华部分，被称为乳品中的"黄金"。

（1）性味归经：

其味甘酸，性平，入脾胃、肺、肠、肝经。在《千金食治》中提到，其味甘酸，微寒，无毒。关于其性味归经，在《本经逢原》中提到，奶酪甘，平，无毒。奶酪乃牛羊奶发酵加工而成。

（2）功能主治：

其可补肺、润肠、养阴、止渴，治虚热、烦渴、肠燥便艰、肌肤枯涩、斑疹瘙痒。《千金食治》：补肺脏，利大肠。奶酪入肺、肠经，秋冬季节气候干燥，易患咳疾，食用奶酪可补肺脾之气，养阴润燥。而在《唐本草》中提到，奶酪主热毒，止渴，解散发利，除胸中虚热，身面上热疮、肥疮。亦是关于奶酪之养阴生津止渴之效，其入脾经，有健脾化湿，兼以润燥之效。《食疗本草》：除胃中热。《日华子本草》中提到，牛酪止烦渴热闷，心膈热痛。而中医大家戴原礼亦提到其为血燥所宜。《本草纲目》：润燥利肠，摩肿，生精血，补虚损。归其根本，从奶酪性味归经得出，甘、酸、平，入肺经、肝经，总体滋补为主，补肺气之不足，肺气足可抵御外之燥邪侵犯，兼以养肺阴、润肺燥之效。因新疆地处西北地区，气候寒冷干燥，此处盛产奶酪制品，尤其是当地少数民族群体必备佳品，可能与其特有的地理环境相关，其帮助机体抵御寒、燥之邪侵犯。

（3）用法用量：

食用剂量因人而异。

（4）特色应用：

内服：当地牧民多制作成奶疙瘩，新鲜食用，或晾干溶化冲泡，或制作成奶酪成品。

（5）注意事项：

腹痛者慎用，腹泻泄利者忌服，脾虚、大便溏稀者忌之。

参考文献

[1]ANTONIOU A,PHAROAH P D,NAROD S,et al. Average risks of breast and ovarian cancer associated with *BRCA1* or *BRCA2* mutations detected in case series unselected for family history:a combined analysis of 22 studies[J]. American journal of human genetics,2003,72(5):1117-1130.

[2]BRAY F,FERLAY J,SOERJOMATARAM I,et al. Global cancer statistics 2018:GLOBOCAN estimates of incidence and mortality worldwide for 36 cancers in 185 countries[J]. CA:a cancer journal for clinicians,2018,68(6):394-424.

[3]BANOCZY J,GINTNER Z,DOMBI C.Tobacco use and oral leukoplakia[J]. Journal of dental,2001,4(65):322-327.

[4]CHEN P H,HUANG S M,LAI C Y,et al. Factors associated with seeking western or Chinese medical treatment for fertility among women with breast cancer in Taiwan[J]. Journal of traditional Chinese medicine,2018,38(6):904-910.

[5]CHEN S,PARMIGIANI G. Meta-analysis of *BRCA1* and *BRCA2* penetrance[J]. Journal of clinical oncology,2007,25(11):1329-1133.

[6]DAI Q,DU Y K. Meta analysis of risk factors for breast cancer in women[J]. Chinese journal of disease control & prevention,2010,14(6):544-547.

[7]DAVIS M S,MALAYER J R,VANDEVENTER L,et al.Cold weather exercise and airway cytokine expression[J]. Journal of applied physiology,2005,98(6):2132-2136.

[8]DONALDSON G C,SEEMUNGAL T,JEFFRIES D J,et al.Effect of temperature on lung function and symptoms in chronic obstructive pulmonary disease[J]. European respiratory journal,1999,13(4):844-849.

[9]ESCUDIER B,PORTA C,SCHMIDINGER M,et al.Renal cell carcinoma:ESMO clinical practice guidelines for diagnosis,treatment and follow-up[J]. Annals of oncology,2019,30(5):706-720.

[10]FERLAY J,SOERJOMATARAM I,IKSHIT R,et al. Cancer incidence and mortality worldwide:sources,methods and major patterns in GLOBOCAN 2012[J]. International journal of cancer,2015,136(5):E359-E386.

[11]HIROSHI K,MEDET J.24-hour,blood pressure in Uygur,Kazalda and hart elderly subjects in China[J]. Hypertension research,2000,23(2):177-185.

[12]HO T T B,NASTI A,SEKI A,et al. Combination of gemcitabine and anti-PD-1 antibody enhances the anticancer effect of M1 macrophages and the Th1 response in a murine model of pancreatic cancer liver metastasis[J]. Journal for immunotherapy of cancer,2020,8(2):e001367.

[13]HSIEH J J,PURDUE M P,SIGNORETTI S,et al. Renal cell carcinoma[J]. Nature reviews disease primers,2017,3:17009.

[14]JO Y,OH G,GI Y,et al. Tumor treating fields (TTF) treatment enhances radiation-induced apoptosis in pancreatic cancer cells[J]. International journal of radiation biology,2020,96(12):1528-1533.

[15]KAWANA K,YASUGI T,TAKETANI Y. Human papillomavirus vaccines current issues &

future[J]. Indian journal of medical research,2009,130(3):341-347 .

[16]KJÆR S K,FREDERIKSEN K,MUNK C,et al. Long-term absolute risk of cervical intraepithelial neoplasia grade 3 or worse following human papillomavirus infection:role of persistence[J]. Journal of the national cancer institute,2010,102(19):1478-88.

[17]KOSKELA H O. Cold air-provoked respiratory symptoms:the mechanisms and managements[J]. International journal of circumpolar health,2007,66(2):91-100.

[18]KRISHNAMOORTHY M,LENEHAN J G,BURTON J P,et al. Immunomodulation in pancreatic cancer[J]. Cancers(Basel),2020,12(11):3340.

[19]KUCHENBAECK K B,HOPPER J L,BARNES D R,et al. Risks of breast,ovarian,and contralateral breast cancer for *BRCA1* and *BRCA2* mutation carriers[J]. Journal of the American medical association,2017,317(23):2402-2416.

[20]LI H,LI P,CHEN Z. Meta analysis of risk factors for incidence of breast cancer[J]. Practical preventive medicine,2014,21(9):1097-1101.

[21]LING S,BROWN K,MIKSZA J K,et al. Association of type 2 diabetes with cancer:a meta-analysis with bias analysis for unmeasured confounding in 151 cohorts comprising 32 million people[J]. Diabetes care,2020,43(9):2313-2322.

[22]LORKOWSKI M E,ATUKORALE P U,BIELECKI P A,et al. Immunostimulatory nanoparticle incorporating two immune agonists for the treatment of pancreatic tumors[J]. Journal of controlled release,2021,330:1095-1105.

[23]LU Y,GENTILUOMO M,LORENZO-BERMEJO J,et al. Mendelian randomisation study of the effects of known and putative risk factors on pancreatic cancer[J]. Journal of medical genetics,2020,57(12):820-828.

[24]MASOUD G N,LI W. HIF-1α pathway:role,regulation and interven-tion for cancer therapy[J]. Acta pharmaceutica sinica B,2015,5(5):378-389.

[25]MATTHEW P M,YAN J,SARDESAI N Y. Human papillomavirus therapeutic vaccines: targeting viral antigens as immunotherapy for precancerous disease and cancer[J]. Expert review of vaccines,2013,12(3):271-283.

[26]MAVADDAT N,PEOCK S,FROST D,et al. Cancer risks for *BRCA1* and *BRCA2* mutation carriers:results from prospective analysis of EMBRACE[J]. Journal of the national cancer institute,2013,105(11):812-822.

[27]MAYE R. Emerging disease model for functional gastrointestinal disorder[J]. The American journal of medicine,1999,107(5A):12S -19S.

[28]MÉGRAUD F. Current recommendations for Helicobacter pylori therapies in a world of evolving resistance[J]. Gut microbes,2013,4(6):541-548.

[29]MIDHA S,CHAWLA S,GARG P K. Modifiable and non-modifiable risk factors for pancreatic cancer:a review[J]. Cancer letters,2016,381(1):269-277.

[30]ZHANG J,ZHENG J M,YANG Y H,et al.Molecular spectrum of KRAS,NRAS,BRAF and PIK3CA mutations in Chinese colorectal cancer patients:analysis of 1,110 cases[J]. Scientific reports,2015,5:18678.

[31]MOLINA-MONTES E,COSCIA C,MEZ-RUBIO P,et al. Deciphering the complex interplay between pancreatic cancer,diabetes mellitus subtypes and obesity/BMI through causal inference and mediation analyses[J]. Gut,2021,70(2):319-329.

[32]OBA A,HO F,BAO Q R,et al. Neoadjuvant treatment in pancreatic cancer[J]. Frontiers oncolo-

gy,2020,10:245.

[33]OWEIDA A J,MUELLER A C,PIPER M,et al. Response to radiotherapy in pancreatic ductal adenocarcinoma is enhanced by inhibition of myeloid-derived suppressor cells using STAT3 anti-sense oligonucleotide[J]. Cancer immunology immunotherapy,2021,70:989-1000.

[34]PATRICIA C,ANNE R,ALEXIA S,et al.Different outcome of invasive cervical cancer associated with High-rise versus intermediate-rise HPV genotype[J]. International journal of cancer,2009,124(4):778-782.

[35]PEI G J,FU L,CUI Y L,et al. Meta-analysis on the risk factors of breast cancer among Chinese female[J]. Maternal and child health care of China,2008,23(19):2650-2652.

[36]RAHIB L,SMITH B D,AIZENBERG R,et al. Projecting cancer incidence and deaths to 2030:the unexpected burden of thyroid,liver,and pancreas cancers in the United States[J]. Cancer research,2014,74(11):2913-2921.

[37] SHUCH B, VOURGANTI S, RICKETTS C J, et al. Defining early-onset kidney cancer:implications for germline and somatic mutation testing and clinical management[J]. Journal of clinical oncology,2014,32(5):431-437.

[38]SIEGEL R L,MILLER K D,JEMAL A. Cancer statistics,2020[J]. CA:a cancer journal for clinicians,2020,70(1):7-30.

[39]SPRINGFELD C,JÄGER D,BÜCHLER M W,et al. Chemotherapy for pancreatic cancer[J]. Presse medicale,2019,48(3):e159-e174.

[40]STROBEL O,NEOPTOLEMOS J,JÄGER D,et al. Optimizing the outcomes of pancreatic cancer surgery[J]. Nature reviews clinical oncology,2019,16(1):11-26.

[41]SUN D,CAO M,LI H,et al. Cancer burden and trends in China:a review and comparison with Japan and South Korea[J]. Chinese journal of cancer research,2020,32(2):129-139.

[42]VAN CUTSEM E,SAGAERT X,TOPAL B,et al. Gastric cancer[J]. Lancet,2016,388(10060):2654-2664.

[43]VERSTEIJNE E,VOGEL J A,BESSELINK M G,et al. Meta-analysis comparing upfront surgery with neoadjuvant treatment in patients with resectable or borderline resectable pancreatic cancer[J]. British journal of surgery,2018,105(8):946-958.

[44]WANG F,MENG W,WANG B,et al. Helicobacter pylori-induced gastric inflammation and gastric cancer[J]. Cancer letters,2014,345(2):196-202.

[45]WRIGHT T C,KURMAN R J,FERENCZY A. Precancerous lesions of the cervix,Blaustein's pathology of the female genital tract[M]. New York:Springer,1994:229-277.

[46]ZHANG T, YANG Y, HE B, et al.Efficacy and safety of quxie capsule in metastatic colorectal cancer:a double-blind randomized placebo controlled trial[J]. Chinese journal of integrative medicine,2018,24:171.

[47]ZHANG T, HE W T, ZI M J, et al. Cohort study on prognosis of patients with metastatic colorectal cancer treated with integrated chinese and western medicine[J]. Chinese journal of integrative medicine,2018,24(8):573-578.

[48]ZHONG N S,WANG C,YAO W Z,et al. Prevalence of chronic obstructive pulmonary disease in China:a large population-based survey[J]. American journal of respiratory critical care medicine,2007,176(8):753-760.

[49]ZONG L,ABE M,SETO Y,et al. The challenge of screening for early gastric cancer in China[J]. Lancet,2016,388(10060):2606.

[50]佛朗哥,罗翰.癌前病变[M].游伟程,译.北京:中国中医药出版社,2006.

[51]石寿棠.医原[M].王校华,点注.南京:江苏科学技术出版社,1983.

[52]BERND A E,FRIEDEM,NAUCK.恶性肿瘤姑息治疗[M].王颖,译.郑州:河南科学技术出版社,2016.

[53]CHARLES S C,MICHAEL J,FISCH.癌症症状学评测、机制和管理[M].张宏艳,李小梅,译.北京:人民卫生出版社,2019.

[54]QIN S M,XU Y.Progress in clinical diagnosis and treatment for gastric polyps[J].中南大学学报(医学版),2020,45(1):74-78.

[55]白日兰,崔久嵬.肺癌免疫治疗:新时代,新思考[J].中国肿瘤生物治疗杂志,2019,26(2):137-145.

[56]北京市疼痛治疗质量控制和改进中心癌痛专家组.癌痛规范化治疗中成药合理使用专家共识[J].中国疼痛医学杂志,2021,27(1):9-17.

[57]曹雯,张肖敏.陈士铎辨治燥证探究[J].中医药学报,2019,3:106-108.

[58]曹又方.淡定积极重生[M].重庆:重庆出版社,2004.

[59]曾琛.扶正消癌汤联合GP方案化疗非小细胞肺癌临床观察[D].郑州:郑州大学,2013.

[60]曾雯,蒋益兰.蒋益兰治疗肿瘤血证经验[J].湖南中医杂志,2020,36(4):28-29.

[61]畅达.中医临床思维要略[M].北京:中国中医药出版社,2011.

[62]陈灏珠,林果为.实用内科学[M].13版.北京:人民卫生出版社,2009.

[63]陈莉军.情志护理发展现状[J].中国实用医药,2011,6(24):252-253.

[64]陈荣馨.给予仲景血证学术思想的消化道出血经方方证文献研究[D].北京:北京中医药大学,2014.

[65]陈世敏.扶正抗癌方联合吉非替尼治疗非小细胞肺癌的临床实验研究[D].广州:广州中医药大学,2012.

[66]陈晓婷,应栩华,吴雪君.中医治疗肾癌临床研究进展[J].新中医,2019,51(4):33-36.

[67]陈秀华.中医传统特色疗法[M].北京:人民卫生出版社,2010.

[68]陈悦.中西医结合治疗晚期三阴性乳腺癌的临床研究[D].北京:北京中医药大学,2019.

[69]陈智昌,苏秋菊,邢建伟.穴位埋线联合温针灸治疗慢性萎缩性胃炎的疗效观察[J].中国临床医生杂志,2020,48(9):1119-1121.

[70]程士德.内经讲义[M].5版.上海:上海科学技术出版社,1983.

[71]程祖亨,汪师贞.新疆维吾尔自治区不同民族高血压流行病学因素的调查研究[J].新疆医学院学报,1982,5(2):103-111.

[72]崔敏,刘爱军.全国名老中医韦绪性辨治疼痛病精要[M].北京:中国中医药出版社,2016.

[73]戴琼,杜玉开.女性乳腺癌危险因素的Meta分析[J].中华疾病控制杂志,2010,14(6):544-547.

[74]邓家琦,张丽云,杨超,等.胆囊息肉样病变的自然病程及相关危险因素分析[J].中华普通外科学文献(电子版),2019,13(6):492-495.

[75]邓群,郎涛,夏建新.阿勒泰地区哈萨克民族医药调查报告[J].医学教育与研究,2015,32(6):80-84.

[76]邓群.少数民族医药传承困境和发展策略研究[D].北京:中央民族大学,2017.

[77]邓文,杨云姣,罗渝民,等.基于中医5种模式乳腺癌的中医药治疗进展[J].云南中医中药杂志,2020,41(6):82-85.

[78]邓志华,黄赞松,周喜汉.苦参素抗消化系肿瘤作用机制和临床实验应用研究[J].医学综述,2010,16(14):2126.

[79]邓中申.中医学基本思维原理十讲[M].北京:人民卫生出版社,2015.

[80]丁秋香.不寐的病情观察和护理[J].中国中医药现代远程教育,2014,12(21):115-116.

[81]丁秋香.浅谈急性发热的中医护理[J].中国中医药现代远程教育,2014,12(23):120-121.

[82]丁小龙,赵荣祥.中医药诊治声带白斑研究进展[J].浙江中西医结合杂志,2016,26(1):95-98.

[83]董建平.中医学方法论[M].长沙:湖南科学技术出版社,2013.

[84]董竞成.中国传统医学比较研究[M].上海:上海科学技术出版社,2019.

[85]端木传云:中西医结合治疗胃溃疡的进展[J].基层医学论坛,2010,14(16):550-551.

[86]段德智.死亡哲学[M].武汉:湖北人民出版社,1991.

[87]段德智.西方死亡哲学[M].北京:北京大学出版社,2006.

[88]樊平,梁新华,戴双明.戴双明主任医师以三因制宜理论辨治 IgA 肾病的经验[J].陕西中医,2014,35(12):1668-1670.

[89]樊玉祥,曾凡业,张洪亮.β 咔啉类生物碱通过 FAK/PI3K/AKT/mTOR 通路对人胃癌 SGC-7901 荷瘤小鼠的影响[J].河北医学,2020,26(10):1585-1590.

[90]房殿春,夏雨亭,吴云林.胃黏膜癌前病变和癌前疾病[M].成都:四川科学技术出版社,2006.

[91]冯松杰,阿义顶·克里木拜.哈萨克医药学理论初探[J].南京中医药大学学报,2005,21(1):11-12.

[92]冯智,胡尔西旦·那斯尔,古丽巴哈尔·司马义.内镜治疗 111 例胃息肉的临床病理特征分析[J].胃肠病学,2013,18(12):750-752.

[93]付喜花,娄海波,刘春龙.艾灸治疗肝郁脾虚证慢性乙型肝炎患者合并慢性疲劳综合征的临床疗效观察[J].中国中医基础医学杂志,2016,22(6):844.

[94]傅伟勋.死亡的尊严与生命的尊严[M].北京:北京大学出版社,2006.

[95]傅晓璇,甄宏德,张爱琴,等.中医药治疗乳腺癌研究进展[J].新中医,2018,50(12):46-48.

[96]高慧强,李丽丽.从温阳论治不寐[J].内蒙古中医药,2020,39(5):92-93.

[97]顾恪波,王逊,何立丽,等.孙桂芝教授从六气化火说探讨恶性肿瘤病因病机[J].中华中医药杂志,2013,28(3):709-711.

[98]郭利华,李艺.精准辨证分期治疗[M].北京:中国中医药出版社,2016.

[99]郭天灏,周红光,霍介格.基于癌毒理论探讨肿瘤患者兼见不寐的相关治疗[J].陕西中医,2020,41(10):1455-1456.

[100]郭霞珍.《黄帝内经》"五脏应时"与天人相应观[J].中华中医药杂志,2012,27(5):1223-1226.

[101]国家癌症中心,国家肿瘤质控中心.中国乳腺癌筛查与早诊早治规范(2019 版)[M].北京:人民卫生出版社,2020.

[102]国家中医药管理局《中华本草》编委会.中华本草[M].上海:上海科学技术出版社,1998.

[103]韩睿.浅析刘尚义教授肿瘤治法之 55."阴阳双消、滋阴起亟"[J].中医药信息,2013,30(4):75-78.

[104]何奇,于振洋.肿瘤复法大方论治心悟北京[M].北京:人民军医出版社,2013.

[105]何文婷,张彤,张洪亮,等.中医药治疗结直肠癌临床疗效 Meta 分析及证型分析[J].中医杂志,2018,59(22):1929-1936.

[106]何秀兰,胡凯文.王沛肿瘤治验[M].北京:北京科学技术出版社,2012.

[107]何裕民,王莉,石凤亭,等.体质的聚类研究[J].中国中医基础医学杂志,1996,2(5):10-12.

[108]何宗池,赖雪花,梁光霞.七情致病病因分析及心理学机制探讨[J].中国中医药信息杂志,2008,4(12):10-12.

[109]河北中医院.灵枢经校释(下册)[M].北京:人民卫生出版社,1982.

[110]赫捷,李进.中国临床肿瘤学会常见恶性肿瘤治疗指南(2020)[M].北京:人民卫生出版社,2020.

[111]洪蕾.中医药文化[M].北京:科学出版社,2014.

[112]侯晓叶,赵明芬.西北燥证对新疆地区冠心病患者中医证型影响研究[J].新疆中医药,2018,4(36):7-9.

[113]胡伏莲,胡品津,刘文忠,等.第三次全国幽门螺杆菌感染若干问题共识报告[J].临床药物治疗杂

志,2008,6(3):13-18.

[114]胡建东."燥证"来袭如何应对[J].晚霞,2018(11):57-60.

[115]胡凯文.肿瘤绿色治疗学[M].北京:北京科学技术出版社,2017.

[116]胡陵静.中医辨证治疗癌性腹泻[J].中国中医急症,2012,21(3):504.

[117]胡山林.超越死亡[M].郑州:河南大学出版社,2018.

[118]花宝金,候炜.朴炳奎治疗恶性肿瘤经验撷萃[M].北京:中国中医药出版社,2014.

[119]黄丹,尧小云,陈颜.董湘玉教授辨治不寐验案举隅[J].临床医药文献电子杂志,2020,7(69):65-66.

[120]黄海波.中国传统文化与中医[M].北京:人民卫生出版社,2007.

[121]黄金昶,王三虎.肿瘤专家论坛(第1辑)[M].北京:中国医药科技出版社,2017.

[122]黄玲芳.幽门螺杆菌阳性胃溃疡患者采取奥美拉唑、阿莫西林、克拉霉素联合治疗的效果与不良反应分析[J].中外医学研究,2018,16(29):131-133.

[123]黄亭.《伤寒杂病论》血证辨治规律研究[D].武汉:湖北中医药大学,2016.

[124]黄燕羽,刘萍.吴茱萸贴敷涌泉穴联合耳穴压豆治疗癌症不寐的疗效观察[J].护理实践与研究,2020,17(19):146-147.

[125]黄颖异.《黄帝内经》睡眠理论与不寐证治研究[D].成都:成都中医药大学,2016.

[126]吉米·霍兰.癌症的人性一面[M].唐丽丽,译.北京:中国国际广播出版社,2007.

[127]计仁军,唐忠仁.祖国医学对糖尿病病因病机的认识[J].医药产业资讯,2006,3(17):282.

[128]加孜那·托哈依,胡晓婷,赵双锁,等.新疆和田农村地区60岁以上维吾尔族人群慢性阻塞性肺疾病的流行病学调查[J].新疆医科大学学报,2010,33(9):1017-1010.

[129]贾立群,李佩文.肿瘤中医外治法[M].北京:中国中医药出版社,2020.

[130]江道斌,王玲.浅议"西北燥证"中之湿证[J].医学争鸣,2021(5):20-22.

[131]江晓原.中国古代技术文化[M].北京:中华书局,2017.

[132]江钰.饮食习惯对西北(新疆)燥证影响的研究[D].乌鲁木齐:新疆医科大学,2005.

[133]姜德,周铭心,韩荣.慢性荨麻疹与西北燥证病证关系研究[J].新疆中医药,2013,31(1):1-3.

[134]姜德,周铭心,韩荣.慢性咽炎与西北燥证相关性病例的对照研究[J].中国中医基础医学杂志,2012,18(11):1224-1226.

[135]姜德,周铭心,刘欢.西北燥证与慢性结膜炎相关性研究[J].新疆中医药,2012,30(6):1-4.

[136]姜德,周铭心.慢性鼻炎与西北燥证相关性的病例对照研究[J].中华中医药志,2012,27(4):1123-1127.

[137]姜德,周铭心.燥邪病因与咳嗽的关系探讨:西北燥证病因相关研究[J].新疆中医药,2006,24(5):79.

[138]姜静,沈一炜,陈思翔,等.林胜友教授治疗肿瘤放化疗后不寐经验[J].浙江中医药大学学报,2019,43(11):1241-1242.

[139]金恩熙,吴松花.辨证饮食调护不寐症体会[J].中医临床研究,2012,4(2):108-109.

[140]金孔军,周悦,葛学娣.大学生人群HPV疫苗认知及影响因素研究进展[J].预防医学,2019,31(5):470-473.

[141]荆晶,毛丽旦·阿扎提,张慧田,等.西北燥证与新疆地区高血压病相关性研究[J].时珍国医国药,2013,24(4):974-976.

[142]孔令泉,吴凯南.乳腺肿瘤心理学[M].北京:科学出版社,2019.

[143]匡调元.中医体质病理学[M].上海:上海科学普及出版社,1996.

[144]赖德恩,潘伟达.名医遣药处方百法[M].北京:人民军医出版社,2012.

[145]赖丽如.基于数据挖掘的乳腺癌术后中医辨治与用药规律研究[D].南京:南京中医药大学,2015.

[146]乐杰.妇产科学[M].7 版.北京:人民卫生出版社,2008.

[147]李德.胆囊息肉的诊断及治疗[J].健康向导,2016,22(1):46-47.

[148]李风森,高振,荆晶,等.慢性阻塞性肺疾病西北寒燥证分布状况及临床特点[J].中国中医药信息杂志,2012,19(2):1-4.

[149]李和根,吴万垠.中医内科学肿瘤分册[M].北京:人民卫生出版社,2020.

[150]李贺月,张尊胜,王军.骆驼蓬碱通过 LOXL1-AS1 影响卵巢癌细胞 CAOV3 增殖、凋亡、迁移侵袭[J].中国细胞生物学学报,2021,43(2):385-393.

[151]李红,李朋,陈震.乳腺癌发病危险因素的 Meta 分析[J].实用预防医学,2014,21(9):1097-1101.

[152]李俊莲,李艳彦,高鹏,等.人工模拟寒湿环境对上呼吸道感染小鼠一般情况的影响[J].中华中医药杂志,2013,28(8):2404-2407.

[153]李克成.燥证之研究[D].南京:南京中医药大学,2009.

[154]李玲,金丹,张爽,等.不寐的中、朝医治疗研究进展[J].饮食保健,2020,7(1):295-296.

[155]李璐玮,李戈,赵岩.李戈辨治恶性肿瘤出血[J].实用中医内科杂志,2019,33(5):1-3.

[156]李鹏,赵明芬,荆晶,等.新疆高血压病中医症状、证型分析及其与西北燥证的关联研究[J].中华中医药杂志,2013,28(1):78-81.

[157]李倩倩,王军,赵越,等.结直肠息肉发生相关危险因素的研究现状[J].医学综述,2020,26(16):3196-3200.

[158]李松钦.癌症患者吃什么[M].上海:上海交通大学出版社,2017.

[159]李雯静.中医治疗乳腺癌用药规律的研究[D].长春:长春中医药大学,2018.

[160]李亚里.人乳头状瘤病毒感染与宫颈癌前病变的临床研究进展[J].武警医学,2012,23(2):93-96.

[161]李永健,陈红风.乳腺癌癌前病变的中西医研究近况[J].中医药通报,2006(4):63-66,846.

[162]李玉国.基于六经理论探讨《伤寒杂病论》中不寐的证治规律[M].长春:长春中医药大学,2019.

[163]李致重.中西医比较:形上、形下、并重、互补[M].太原:山西科学技术出版社,2019.

[164]梁剑辉.冬春须防寒:认识低温对 COPD 的影响[J].澳门医疗与健康,2010,11(1):11.

[165]林洪生.恶性肿瘤中医治疗指南[M].北京:人民卫生出版社,2014.

[166]凌敏,荣艳,苟安栓,等.新疆农村地区慢性阻塞性肺疾病的危险因素调查[J].中华结核和呼吸杂志,2011,34(9):666-668.

[167]刘迪.子午流注纳甲合原法者治疗肝火扰心型不寐的临床研究[D].长春:长春中医药大学,2019.

[168]刘刚,李冬君.文化的江山[M].北京:中信出版集团,2019.

[169]刘静,李静.胃息肉的研究进展[J].锦州医科大学学报,2017,38(5):104-107.

[170]刘娟,代忠,孙韬.中医药干预乳腺癌内分泌治疗不良反应的辨证论治研究概述[J].环球中医药,2018,11(11):1851-1856.

[171]刘坤,吴心力,王英丽.海藻玉壶汤联合左旋甲状腺素钠片治疗甲状腺腺瘤临床观察[J].世界最新医学信息文摘,2019,19(78):177-178.

[172]刘鲁明,陈颢.肿瘤微创的康复治疗[M].北京:科学技术文献出版社,2019.

[173]刘满成.加味大柴胡汤对肝癌合并阻塞性黄疸患者预后的影响[J].实用中西医结合临床,2018,5(18):44-46.

[174]刘婷婷,于兰,沈育竹,等.不寐的中医药标准化诊疗思考[J].吉林中医药,2020,40(6):773.

[175]刘小丽,李平,夏冬,等.泮托拉唑单用与联合用药治疗 EMR 和 ESD 术后胃溃疡的效果对比[J].现代消化及介入诊疗,2018,23(2):220-222.

[176]刘艳娇,高荣林.中医睡眠学[M].北京:人民卫生出版社,2003.

[177]刘阳.自拟双补扶正汤在中晚期非小细胞肺癌化疗期间扶正减毒作用的临床观察[J].光明中医,2011,26(3):525-526.

[178]龙文玲,王倩,何其洋,等.中西医结合探析肾癌寒热属性[J].湖北中医杂志,2020,42(6):45-47.

[179]卢菁.温针灸结合归脾汤治疗心脾两虚型不寐的临床疗效研究[D].武汉:湖北中医药大学,2019.

[180]陆扬.死亡美学[M].北京:北京大学出版社,2006.

[181]鹿道温.中西医临床耳鼻咽喉科学[M].北京:中国中医药出版社,1998.

[182]路桂军.见证生命见证爱[M].南宁:广西师范大学出版社,2020.

[183]路辉.中医难:现代中医学术史现状调查[M].西安:世界图书出版公司,2017.

[184]路理杰,杨阔,刘华一.情志因素与慢性萎缩性胃炎患者病理结果的相关性[J].中医杂志,2021,62(4):324-327.

[185]罗璧玉.针灸疏肝健脾法治疗慢性乙型病毒性肝炎34例[J].中医外治杂志,2017,26(2):15.

[186]罗点点.我的死亡谁做主[M].北京:作家出版社,2011.

[187]罗茂玉,章建群.2220例不寐病用药配伍规律分析[J].光明中医,2018,33(19):2796-2797.

[188]吕光耀,李杰,周铭心.新疆哈密地区居民西北燥证人群症状积分与生存质量的多元线性回归分析[J].南京中医药大学学报,2010,26(3):181-184.

[189]吕光耀,周铭心.新疆居民西北燥证与生存质量关系的研究[D].乌鲁木齐:新疆医科大学中医学院,2007.

[190]吕思勉.中国文化史[M].北京:商务印书馆国际有限公司,2018.

[191]马晓霖,林一帆,刘杨,等.结肠息肉病因病机及临床证治浅探[J].新中医,2008,40(5):105-106.

[192]马云.未来已来[M].北京:红旗出版社,2017.

[193]毛嘉陵.中医文化入学教育[M].北京:中国中医药出版社,2011.

[194]苗斌.唐容川《血证论》护理观初探[J].中国中医急症,2011,20(4):612-613.

[195]牟全胜,周铭心.西北多燥说[J].新疆中医药,1991(4):1-6.

[196]尼克·利特尔默斯.睡眠革命[M].王敏,译.北京:北京联合出版公司,2017.

[197]庞国明.膏方临床应用指南[M].北京:中国医药科技出版社,2012.

[198]裴广军,付莉,崔亚玲,等.中国女性乳腺癌危险因素的 Meta 分析[J].中国妇幼保健,2008,23(19):2650-2652.

[199]濮天.奥拉帕利用于胚系 BRCA 基因突变型转移性胰腺癌一线铂类化疗后的维持治疗[J].肝胆外科杂志,2020,28(3):166.

[200]钱伯文.抗癌人生[M].上海:上海中医药大学出版社,2006.

[201]钱会南.中医体质分类最早的全景式构图:解读《黄帝内经》阴阳二十五人[J].中华中医药杂志,2008(10):853-855.

[202]钱盈莹,李文杰.李文杰从痰论治不寐经验撷菁[J].中医药通报,2020,19(3):22-23.

[203]强万敏,姜永亲.肿瘤护理学[M].天津:天津科技翻译出版有限公司,2016.

[204]乔东鸽.鼓胀的中西医结合护理临床应用[J].中国保健营养,2012,22(5):1645-1646.

[205]乔明琦,张慧云.中医情志学[M].北京:人民卫生出版社,2009.

[206]乔喜婷,王克穷,闫明亮,等.加味大柴胡汤治疗原发性肝癌患者 TACE 术后综合征的临床观察[J].中医药导报,2016,22(11):28-31.

[207]秦伯未,孙其新.谦斋中医处方学[M].北京:中国中医药出版社,2015.

[208]秦长林.燥证琐谈[J].湖北中医杂志,2001,23(8):6-7.

[209]邱佳信,杨金坤,唐莱娣,等.健脾补肾中药对肿瘤成因多阶段学说中起始和启动的影响[J].中国医药学报,1993,8(5):16.

[210]萨提斯·莫迪.超越死亡[M].歌沐,张劼,译.北京:长江文艺出版社,2018.

[211]沙塔娜提,孙红友,周铭心.环境地理因素与亚健康状态的关系初探:西北燥证背景研究[J].新疆中医药,2006,24(4):74-76.

[212]石鹏,刘伟中,梁超,等.苦参碱对人肝癌细胞及正常肝细胞增殖和粘附功能影响的比较[J].江西医药,2009,44(10):955.

[213]史红,王玲,周铭心.中医西北燥证研究述要[J].时珍国医国药,2014,25(10):2480-2482.

[214]史红,周铭.便秘的病因研究[J].新疆中医药,2007,25(3):107-111.

[215]舒敏,车宇光.埃索美拉唑与奥美拉唑治疗幽门螺杆菌相关性胃溃疡的临床疗效对比[J].中国医药指南,2017,15(20):173-174.

[216]斯蒂文·德·索萨,狄安娜·雷纳.未知:将不确定转化为机会[M].北京:北京联合出版公司,2015.

[217]宋乃光.刘完素医学全书[M].北京:中国中医药出版社,2006:106.

[218]苏学林,汤井源,朱清毅.补土伏火法治疗肾癌[J].中医学报,2020,8(35):35.

[219]孙广仁.普通高等教育"十五"国家级规划教材·中医基础理论[M].北京:中国中医药出版社,2002.

[220]孙秋华.中医临床护理学[M].北京:中国中医药出版社,2016.

[221]孙涛,何清湖.中医治未病[M].北京:中国中医药出版社,2016.

[222]孙威,杜锦辉.胃溃疡的中医研究进展[J].内蒙古中医药,2014,33(11):109-110.

[223]覃秀容,陈月桥,石清兰,等.慢性乙型病毒性肝炎的中医药治疗研究进展[J].中医药学报,2020,48(7):66-71.

[224]汤一介.生死[M].上海:上海文化出版社,2000.

[225]唐丽丽,肿瘤患者身心重塑与功能锻炼[M].北京:人民卫生出版社,2010.

[226]唐丽丽.中国肿瘤心理临床实践指南2020[M].北京:人民卫生出版社,2020.

[227]田代华.论体质与证候[J].山东中医学院学报,1983,7(1):7-11.

[228]田晶,范建民.王行宽教授从神三维体系论治不寐[J].中医药学报,2020,48(2):50-51.

[229]田孟江,王燕.西北燥证发病机制与治疗研究进展[J].临床医学研究与实践,2016,1(5):68.

[230]张秀兰.外感发热与内伤发热中医护理的区别[J].南方护理学报,2005,12(10):84.

[231]王辰,姚树坤.精准医学:药物治疗纲要[M].北京:人民卫生出版社,2016.

[232]王桂萍.黄疸病人的中医护理[J].青海医药杂志,1994,(B12):57.

[233]王昆,王杰军.难治性癌痛诊断与治疗[M].北京:人民卫生出版社,2018.

[234]王琦.论中医体质学说在临床医学中的重要意义:附102例临床体质分型调查报告[R].北京:中国中医研究院,1980.

[235]王琦.中医体质学[M].北京:人民卫生出版社,2005.

[236]王清任.医林改错[M].北京:中国医药科技出版社,2011.

[237]王三虎.中医抗癌临证新识[M].北京:人民卫生出版社,2016.

[238]王蜀嘉.以唐容川《血证论》为基础探讨中医血证的诊断学特色[D].北京:北京中医药大学,2016.

[239]王素萍,王桂芬.不寐的辨证施护[J].临床护理,2016(2):120.

[240]王天锡,张俊,崔莉红.中医药治疗消化道息肉研究进展[J].云南中医中药杂志,2018,39(7):86-88.

[241]王维.肿瘤防治新模式研究与实践:中医"六位一体"整合模式[M].重庆:重庆大学出版社,2019.

[242]王晓忠,王燕,何永泉,等.西北燥证易感体质Logistic回归分析[J].中国中医基础医学杂志,2015,21(5):539-541.

[243]王笑民.实用中西医结合肿瘤内科学[M].北京:中国中医药出版社,2014.

[244]王兴伊,段逸山.新疆出土涉医文书辑校[M].上海:上海科学技术出版社,2016.

[245]王学武,刘浩,周铭心.古今燥证论治的研究概况[J].新疆中医药,2003,21(3):53-57.

[246]王亚飞,陈星玥,谭志康,等.残胃炎中医药治疗研究进展[J].大众科技,2018,20(12):57-58,69.

[247]王炎,李琦,范忠泽,等.丹参酮ⅡA介导p38MAPK信号转导诱导人肝癌细胞凋亡[J].世界华人消化杂志,2009,17(2):124.

[248]王燕,孙域,周铭心.西北燥证病因病机简析[J].新疆医科大学学报,2007,1:23-25.

[249]王燕,田强,周铭心.102例新疆地区高血压病与西北燥证证型相关性分析[J].中国中西医结合杂志,2012,32(9):1200-1203.

[250]王燕,袁海燕,周铭心.西北燥证与高血压病证关联性分析[J].中医杂志,2012,53(4):317-320.

[251]王燕,周铭心.吴鞠通治燥特色探讨:西北燥证治法相关文献研究[J].新疆中医药,2006,24(4):43.

[252]王燕,周铭心.新疆地区皮肤瘙痒症与西北燥证病症相关性分析[J].中华中医药杂志,2012,27(6):1534-1537.

[253]王燕.西北燥证与心系疾病关联性研究[D].乌鲁木齐:新疆医科大学,2011.

[254]王勇.中医经典诵读丛书注解伤寒论[M].北京:人民军医出版社,2005.

[255]巫佳,王瑞雪,孙云,等.中医药改善乳腺癌内分泌治疗后类更年期综合征经验探析[J].中国民族民间医药,2020,29(13):76-77.

[256]吴静远,许博文,李杰.基于温病胃阴学说论治胃热伤阴型胃癌[J].长春中医药大学学报,2020,36(6):1100-1103.

[257]吴颖听.《黄帝内经》论地理环境对人体的影响[J].南京中医药大学学报,1998,14(5):262-263.

[258]夏宁俊,王国方.田永立胰腺癌常用中医治法探讨[J].中医学报,2018,1(33):30-33.

[259]夏青.自拟益气活血解毒方联合放化疗对晚期胰腺癌中医证候积分及CT影像学变化的影响[J].云南中医中药杂志,2021,1(42):29-33.

[260]萧建中,杨文英.中国南北地区糖尿病患病的异同和相关危险因素分析[C]//中华医学会,中华医学会糖尿病学分会.中华医学会糖尿病学分会第十六次全国学术会议论文集.成都:中华医学会糖尿病学分会,2012.

[261]谢观.中国医学源流论[M].福州:福建科学技术出版社,2003.

[262]新华·那比,比肯·阿不得克里木,沙塔娜提·穆罕默德.哈萨克医学高等教育本科教材《哈萨克药物学(第1版)》编写思考[J].新疆中医药,2016,34(6):27-29.

[263]邢玉瑞.中国古代天人关系理论与中医学研究[M].北京:中国中医药出版社,2017.

[264]徐谷清.奥美拉唑联合伊托必利治疗反流性食管炎的疗效分析[J].当代医学,2013,19(10):69-70.

[265]徐然.绝证辨要集录[M].北京:中医古籍出版社,2002.

[266]徐榕.中医辨证施护在食管静脉曲张出血中的临床应用[J].实用临床护理学杂志,2018,3(18):41-42.

[267]许玲,王菊勇.癌痛中医治疗策略[M].上海:上海科学技术出版社,2012.

[268]许明辉,石学敏.醒脑开窍针刺法及临床研究[J].辽宁中医杂志,2010,37(S1):29-32.

[269]许汝娟.注射用奥美拉唑治疗胃溃疡出血临床效果初评[J].中国伤残医学,2016,24(13):49-50.

[270]许振伟.中医内科治疗病毒性肝炎的效果与安全性分析[J].养生保健指南,2020(32):70.

[271]许倬云.九堂中国文化课[M].桂林:广西师范大学出版社,2020.

[272]薛伯寿,姚魁武,薛燕星,等."清肺排毒汤"快速有效治疗新型冠状病毒肺炎的中医理论分析[J].专业杂志,2020,61(6):461-462.

[273]薛公忱.中医文化硕源[M].南京:南京出版社,2013.

[274]阎小燕.黄疸中医证治沿革史[D].济南:山东中医药大学,2006.

[275]杨金萍.张介宾温补学说中的阳虚体质思想[J].山东中医学院学报,1994(2):133-135.

[276]杨菊,盘雪娇,刘蕾.刮痧配合辩证施护治疗不寐的效果观察[J].心理医生,2018,24(30):28.

［277］杨丽华.慢性胃溃疡的临床治疗进展［J］.大家健康（学术版），2013,7(6):53.

［278］杨卫红,廖华君,杨亚平.论《黄帝内经》气血与脉象的关系［J］.吉林中医药,2011,31(5):387-388.

［279］杨亦奇,由凤鸣,严然,等.乌梅丸论治乳腺癌［J］.成都中医药大学学报,2016,39(1):98-100.

［280］杨英豪,潘晓彦.中医临证施护［M］.北京:中国中医药出版社:2005.

［281］杨宇飞,陈俊强.临床肿瘤康复［M］.北京:人民卫生出版社,2018.

［282］杨足仪.死亡哲学十二讲［M］.南昌:江西人民出版社,2015.

［283］易望丰.浅论《异法方宜论》对医学地理学的认识［J］.湖南中医学院学报,1991,11(4):3-4.

［284］应月丹.100例消化道出血患者的中医辨证施护［J］.现代中西医结合杂志,2004,13(8):1098.

［285］于爱华,周婵娟,王龄娣.中风后抑郁症的辨证施护［J］.护理学杂志,2004,19(17):41-42.

［286］于芳,高娜,王玮.西北地区饮食结构对"西北诸燥证"的影响［J］.中西医结合心血管病电子杂志,2018,6(20):197-198.

［287］于啸.中药药枕联合辨证施护治疗痰热扰心型不寐的临床研究［J］.特别健康,2019(29):153-154.

［288］余秋阳,万华.中药外用治疗乳腺增生研究进展［J］.山东中医杂志,2021,40(4):434-439.

［289］郁东海,王澎.治未病学［M］.上海:上海科学技术出版社,2018.

［290］郁仁存.中医肿瘤学［M］.北京:科学出版社,1985.

［291］岳海燕,申双和.呼吸道和心脑血管病与气象条件关系的研究进展［J］.气象与环境学报,2009,25(2):57.

［292］张伯礼,吴勉华.中医内科学(新世纪第四版)［M］.北京:中国中医药出版社,2017.

［293］张恒嘉,田晓莉,李宝玲.关于李宝玲治疗不寐的同病异治案例分析［J］.中医中药,2020,20(50):181.

［294］张洪亮.肿瘤患者中西医心理康复［M］.乌鲁木齐:新疆人民卫生出版社,2012.

［295］张慧田,胡永东,周铭心.西北燥证与慢性胃炎相关性病例对照研究［J］.新疆中医药,2011,29(3):1-3.

［296］张利,李文燕.恶性肿瘤患者发热辨证施护的体会［J］.中西医结合心血管病杂志,2019,3(7):166-168.

［297］张培影,裴俊文.消疹散联合吉非替尼治疗肺腺癌临床研究［J］.中医学报,2010,25(1):21-23.

［298］张其成.中国传统文化概论［M］.北京:人民卫生出版社,2009.

［299］张清华,罗伟凡.心理养生［M］.北京:中国社会出版社,2008.

［300］张霆,陈波.益气养阴法对肺癌放疗减毒作用的临床研究［J］.中医药通报,2012,11(5):52-55.

［301］张锡纯.医学衷中参西录［M］.北京:中国古籍出版社,2016.

［302］张彦峰.新疆伊犁牧区膝骨关节炎患病率及分布特征［J］.吉林中医药,2016,36(11):1128-1131.

［303］张英.林洪生教授学术思想经验传承集［M］.北京:中国中医药出版社,2019.

［304］张月涛,谢晶日.运用中医四法诊疗胃息肉［J］.环球中医药,2017,10(11):1283-1285.

［305］张重华.中医药防治声带白斑的经验体会［C］//2014年首次中国中西医结合耳鼻咽喉科中青年学术会议论文汇编.2014.

［306］张宗明.奇迹问题与反思:中医方法论研究［M］.上海:上海中医药大学出版社,2004.

［307］赵进喜.《伤寒论》"六经钤百病"探识［J］.中医药学刊,2005,23(2):210-211,226.

［308］赵平.预防肿瘤学［M］.北京:人民卫生出版社,2015.

［309］赵新军.奥美拉唑、阿莫西林联合克拉霉素三联疗法治疗胃溃疡的效果评价［J］.中国保健营养,2019,29(3):281.

［310］赵秀华.不寐证的辨证施护体会［J］.云南中医中药杂志,2013,34(5):80.

［311］赵振威,李延江.肾细胞癌流行病学的研究进展［J］.山东医药,2013,53(7):95-97.

［312］赵智强.中医临床过程中的思维与方法［M］.北京:人民卫生出版社,2018.

[313]甄蕾,李劲涛.中医治未病教程[M].北京:中国中医药出版社,2018.

[314]郑宏良,肖水芳,徐文,等.喉白斑诊断与治疗专家共识[J].中华耳鼻咽喉头颈外科杂志,2018,53(8):564-569.

[315]郑民实,韩漪萍.150种中草药对乙型肝炎病毒表面抗原的抑制作用[J].中国药学杂志,2019(4):234.

[316]郑民实,阎燕,李文,等.EusA技术检测中草药抗咖8Ag的实验研究[J].中国医院药学杂志,1991(2):7-9,49.

[317]郑民实,张玉珍,陈永康,等.EusA技术检测中草药抗姗sAg[J].中西医结合杂志,1990(9):560-562,518.

[318]郑玉玲.中医治未病指导丛书[M].郑州:河南科学技术出版社,2020.

[319]中国抗癌协会肿瘤营养专业委员会,中华医学会肠外肠内营养学分会.中国营养治疗指南(2020)[M].北京:人民卫生出版社,2020.

[320]中国中西医结合学会消化系统疾病专业委员会.肝纤维化中西医结合诊疗共识意见(2017年)[J].中国中西医结合消化杂志,2017(12):895-900.

[321]中华医学会感染病学分会,中华医学会肝病学分会.慢性乙型肝炎防治指南(2019年版)[J].实用肝脏病杂志,2020,23(1):10009-10032.

[322]中华中医药学会中医诊断学分会审定.中医证有关名词概念的约定[N].中国中医药报,2007-09-03.

[323]周岱翰,林丽珠.中医肿瘤食疗学[M].贵阳:贵州科技出版社,2012.

[324]周岱翰.中医肿瘤学[M].北京:中国中医药出版社,2016.

[325]周国平.智慧与信仰[M].北京:中国盲文出版社,2006.

[326]周嘉琳,王永山.中药浓缩颗粒的临床应用与研究[M].北京:人民卫生出版社,1998.

[327]周铭心,单丽娟,宋晓平,等.西北燥证外感病因六淫构成情况因子分析[J].新疆医科大学学报,2006,29(12):1123-1127,1130.

[328]周铭心,宋晓平,单丽娟,等.西北燥证证候类型分析[J].新疆医科大学学报,2007,30(1):1.

[329]周铭心,宋晓平,单丽娟,等.新疆各地不同民族居民西北燥证罹患情况流行病学调查分析[J].新疆医科大学学报,2006,29(11):1034-1038.

[330]周铭心,陶培勇.沙漠燥证初探:沙漠石油工人保健研究[J].中医杂志,1997,38(8):493-496.

[331]周铭心.西北燥证研究概述[J].上海中医药杂志,2005,39(11):43-45.

[332]周铭心.西北燥证诊治与研究[M].北京:人民卫生出版社,2011.

[333]周铭心.燥邪属性辨析[J].新疆中医药,2005,23(6):1.

[334]周铭心.燥邪属性辨析:西北燥证病因研究概述[J].中医基础医学杂志,2005(4):1.

[335]周艳.扶正抗癌方联合厄洛替尼治疗晚期非小细胞肺癌[D].广州:广州中医药大学,2014.

[336]周桢,朱丽华,李和根.益气法治疗肺癌的研究进展[J].山东中医杂志,2017,36(4):350-352.

[337]朱进忠,朱彦欣.天人合一与临床应用[M].太原:山西科学技术出版社,2016.

[338]朱鹏.积聚类疾病学术源流梳理及方药证候研究[D].广州:广州中医药大学,2012.

[339]祝世讷.中医文化的复兴[M].南京:南京出版社,2013.

[340]邹学熹.中国五脏病学[M].成都:四川科学技术出版社,1988.

[341]徐然.绝证辨要集录[M].北京:中医古籍出版社,2002.

[342]段德智.死亡哲学[M].武汉:湖北人民出版社,1991.

[343]汤一介.生死[M].上海:上海文化出版社,2000.

[344]傅伟勋.死亡的尊严与生命的尊严[M].北京:北京大学出版社,2006.

[345]杨足仪.死亡哲学十二讲[M].南昌:江西人民出版社,2015.

[346]陆扬.死亡美学[M].北京:北京大学出版社,2006.

[347]段德智.西方死亡哲学[M].北京:北京大学出版社,2006.

[348]罗点点.我的死亡谁做主[M].北京:作家出版社,2011.

[349]周国平.智慧与信仰[M].北京:中国盲文出版社,2006.

[350]阿图·葛文德.最好的告别[M].彭小华,译.杭州:浙江人民出版社,2015.

[351]路桂军.见证生命见证爱[M].南宁:广西师范大学出版社,2020.

[352]曹又方.淡定积极重生[M].重庆:重庆出版社,2004.

[353]胡山林.超越死亡[M].郑州:河南大学出版社,2018.

[354]萨提斯·莫迪.超越死亡[M].歌沐,张劼,译.北京:长江文艺出版社,2018.

[355]蔡明财,严雪梅,吕伟凤,等.对中医学"因地制宜"治疗原则的探讨和分析[J].世界中医药,2017,12(2):272-276.

[356]邓群.少数民族医药传承困境和发展策略研究[D].北京:中央民族大学,2017.

附　录

附录1　药食同源目录大全(2021年最新版)

根据《食品安全法》规定,经安全性评估并广泛公开征求意见,将对党参、肉苁蓉、铁皮石斛、西洋参、黄芪、灵芝、山茱萸、天麻、杜仲叶等9种物质开展按照传统既是食品又是中药材的物质(以下简称食药物质)生产经营试点工作。

根据各地试点实施情况,国家卫健委将会同国家市场监管总局,研究论证将上述物质纳入食药物质目录管理的可行性。

中医学自古以来就有"药食同源"(又称为"医食同源")理论——这一理论认为:许多食物既是食物也是药物,食物和药物一样同样能够防治疾病。

唐朝时期的《黄帝内经太素》一书曾写道:"空腹食之为食物,患者食之为药物",反映出"药食同源"的思想。

《黄帝内经》中也有"大毒治病,十去其六;常毒治病,十去其七;小毒治病,十去其八;无毒治病,十去其九。谷肉果菜,食养尽之",说的就是食疗对于疾病的祛除作用。

此前,原卫生部公布《关于进一步规范保健食品原料管理的通知》,对药食同源物品、可用于保健食品的物品和保健食品禁用物品做出具体规定。三种物品名单如下:

卫健委公布的既是食品又是药品的中药名单:

丁香、八角、茴香、刀豆、小茴香、小蓟、山药、山楂、马齿苋、乌梢蛇、乌梅、木瓜、火麻仁、代代花、玉竹、甘草、白芷、白果、白扁豆、白扁豆花、龙眼肉(桂圆)、决明子、百合、肉豆蔻、肉桂、余甘子、佛手、杏仁、沙棘、芡实、花椒、红小豆、阿胶、鸡内金、麦芽、昆布、枣(大枣、黑枣、酸枣)、罗汉果、郁李仁、金银花、青果、鱼腥草、姜(生姜、干姜)、枳子、枸杞子、栀子、砂仁、胖大海、茯苓、香橼、香薷、桃仁、桑叶、桑葚、桔红、桔梗、益智仁、荷叶、莱菔子、莲子、高良姜、淡竹叶、淡豆豉、菊花、菊苣、黄芥子、黄精、紫苏、紫苏籽、葛根、黑芝麻、黑胡椒、槐米、槐花、蒲公英、蜂蜜、榧子、酸枣仁、鲜白茅根、鲜芦根、蝮蛇、橘皮、薄荷、薏苡仁、薤白、覆盆子、藿香。(以上为2021年公示的87种)

2021新增14种中药材物质:人参、山银花、芫荽、玫瑰花、松花粉、粉葛、布渣叶、夏枯草、当归、山奈、西红花、草果、姜黄、荜茇,在限定使用范围和剂量内作为药食两用。

2021新增9种中药材物质作为按照传统既是食品又是中药材:党参、肉苁蓉、铁皮石斛、西洋参、黄芪、灵芝、天麻、山茱萸、杜仲叶,在限定使用范围和剂量内作为药食两用。

2021年1月2日,国家卫健委、国家市场监督管理总局发布《关于对党参等9种物质开展按照传统既是食品又是中药材的物质管理试点工作的通知》。

卫健委公布的可用于保健食品的中药名单：人参、人参叶、人参果、三七、土茯苓、大蓟、女贞子、山茱萸、川牛膝、川贝母、川芎、马鹿胎、马鹿茸、马鹿骨、丹参、五加皮、五味子、升麻、天门冬、天麻、太子参、巴戟天、木香、木贼、牛蒡子、牛蒡根、车前子、车前草、北沙参、平贝母、玄参、生地黄、生何首乌、白及、白术、白芍、白豆蔻、石决明、石斛、地骨皮、当归、竹茹、红花、红景天、西洋参、吴茱萸、怀牛膝、杜仲、杜仲叶、沙苑子、牡丹皮、芦荟、苍术、补骨脂、坷子、赤芍、远志、麦冬、龟甲、佩兰、侧柏叶、制大黄、制何首乌、刺五加、刺玫果、泽兰、泽泻、玫瑰花、玫瑰茄、知母、罗布麻、苦丁茶、金荞麦、金缨子、青皮、厚朴花、姜黄、枳壳、枳实、柏子仁、珍珠、绞股蓝、葫芦巴、茜草、筚茇、韭菜子、首乌藤、香附、骨碎补、党参、桑白皮、桑枝、浙贝母、益母草、积雪草、淫羊藿、菟丝子、野菊花、银杏叶、黄芪、湖北贝母、番泻叶、蛤蚧、越橘、槐实、蒲黄、蒺藜、蜂胶、酸角、墨旱莲、熟大黄、熟地黄、鳖甲。

保健食品禁用中药名单（注：毒性或者副作用大的中药）：八角莲、八里麻、千金子、土青木香、山莨菪、川乌、广防己、马桑叶、马钱子、六角莲、天仙子、巴豆、水银、长春花、甘遂、生天南星、生半夏、生白附子、生狼毒、白降丹、石蒜、关木通、农吉痢、夹竹桃、朱砂、米壳（罂粟壳）、红升丹、红豆杉、红茴香、红粉、羊角拗、羊踯躅、丽江山慈姑、京大戟、昆明山海棠、河豚、闹羊花、青娘虫、鱼藤、洋地黄、洋金花、牵牛子、砒石（白砒、红砒、砒霜）、草乌、香加皮（杠柳皮）、骆驼蓬、鬼臼、莽草、铁棒槌、铃兰、雪上一枝蒿、黄花夹竹桃、斑蝥、硫黄、雄黄、雷公藤、颠茄、藜芦、蟾酥。

卫健委公告明确不是普通食品的名单（历年发文总结）：西洋参、鱼肝油、灵芝（赤芝）、紫芝、冬虫夏草、莲子芯、薰衣草、大豆异黄酮、灵芝孢子粉、鹿角、龟甲。

公告明确为普通食品的名单：白毛银露梅、黄明胶、海藻糖、五指毛桃、中链甘油三酯、牛蒡根、低聚果糖、沙棘叶、天贝、冬青科苦丁茶、梨果仙人掌、玉米须、抗性糊精、平卧菊三七〔*Gynura Procumbens*（Lour.）Merr〕、大麦苗（*Barley leaves*）、养殖梅花鹿其他副产品（除鹿茸、鹿角、鹿胎、鹿骨外）、梨果仙人掌、木犀科粗壮女贞苦丁茶、水苏糖、玫瑰花（重瓣红玫瑰，*Rose rugosa* cv. Plena）、凉粉草（仙草，*Mesona chinensis* Benth.）、酸角、针叶樱桃果、菜花粉、玉米花粉、松花粉、向日葵花粉、紫云英花粉、荞麦花粉、芝麻花粉、高粱花粉、魔芋、钝顶螺旋藻、极大螺旋藻、刺梨、玫瑰茄、蚕蛹、耳叶牛皮消。

历代本草文献所载具有保健作用的食物名单：
- 聪耳（增强或改善听力）类食物：莲子、山药、荸荠、蒲菜、芥菜、蜂蜜。
- 明目（增强或改善视力）类食物：山药、枸杞子、蒲菜、猪肝、羊肝、野鸭肉、青鱼、鲍鱼、螺蛳、蚌。
- 生发（促进头发生长）类食物：白芝麻、韭菜子、核桃仁。
- 润发（使头发滋润、光泽）类食物：鲍鱼。
- 乌须发（使须发变黑）类食物：黑芝麻、核桃仁、大麦。
- 长胡须（有益于不生胡须的男性）类食物：鳖肉。
- 美容颜（使肌肤红润、光泽）类食物：枸杞子、樱桃、荔枝、黑芝麻、山药、松子、牛奶、荷蕊。
- 健齿（使牙齿坚固、洁白）类食物：花椒、蒲菜、莴笋。
- 轻身（消肥胖）类食物：菱角、大枣、榧子、龙眼、荷叶、燕麦、青粱米。

● 肥人(改善瘦人体质,强身壮体)类食物:小麦、粳米、酸枣、葡萄、藕、山药、黑芝麻、牛肉。

● 增智(益智、健脑等)类食物:粳米、荞麦、核桃、葡萄、菠萝、荔枝、龙眼、大枣、百合、山药、茶、黑芝麻、黑木耳、乌贼鱼。

● 益志(增强志气)类食物:百合、山药。

● 安神(使精神安静、利睡眠等)类食物:莲子、酸枣、百合、梅子、荔枝、龙眼、山药、鹌鹑、牡蛎肉、黄花鱼。

● 增神(增强精神,减少疲倦)类食物:茶、荞麦、核桃。

● 增力(健力,善走等)类食物:荞麦、大麦、桑葚、榛子。

● 强筋骨(强健体质,包括筋骨、肌肉以及体力)类食物:栗子、酸枣、黄鳝、食盐。

● 耐饥(使人耐受饥饿,推迟进食时间)类食物:荞麦、松子、菱角、香菇、葡萄。

● 能食(增强食欲、消化等能力)类食物:葱、姜、蒜、韭菜、芫荽、胡椒、辣椒、胡萝卜、白萝卜。

● 壮肾阳(调整性功能,治疗阳痿、早泄等)类食物:核桃仁、栗子、刀豆、菠萝、樱桃、韭菜、花椒、狗肉、狗鞭、羊肉、羊油脂、雀肉、鹿肉、鹿鞭、燕窝、海虾、海参、鳗鱼、蚕蛹。

● 种子(增强助孕能力,也称续嗣,包括安胎作用)类食物:柠檬、葡萄、黑雌鸡、雀肉、雀脑、鸡蛋、鹿骨、鲤鱼、鲈鱼、海参。

历代本草文献所载具有治疗作用的食物,归纳如下:

● 散风寒类(用于风寒感冒病症)食物:生姜、葱、芥菜、芫荽。

● 散风热类(用于风热感冒病症)食物:茶叶、豆豉、杨桃。

● 清热泻火类(用于内火病症)食物:茭白、蕨菜、苦菜、苦瓜、松花蛋、百合、西瓜。

● 清热生津类(用于燥热伤津病症)食物:甘蔗、番茄、柑、柠檬、苹果、甜瓜、甜橙、荸荠。

● 清热燥湿类(用于湿热病症)食物:香椿、荞麦。

● 清热凉血类(用于血热病症)食物:藕、茄子、黑木耳、蕹菜、向日葵子、食盐、芹菜、丝瓜。

● 清热解毒类(用于热毒病症)食物:绿豆、赤小豆、豌豆、苦瓜、马齿苋、荠菜、南瓜、菜。

● 清热利咽类(用于内热咽喉肿痛病症)食物:橄榄、罗汉果、荸荠、鸡蛋白。

● 清热解暑类(用于暑热病症)食物:西瓜、绿豆、赤小豆、绿茶、椰汁。

● 清化热痰类(用于热痰病症)食物:白萝卜、冬瓜子、荸荠、紫菜、海蜇、海藻、海带、鹿角菜。

● 温化寒痰类(用于寒痰病症)食物:洋葱、杏子、芥子、生姜、佛手、香橼、桂花、橘皮。

● 止咳平喘类(用于咳嗽喘息病症)食物:百合、梨、枇杷、落花生、杏仁、白果、乌梅、小白菜。

● 健脾和胃类(用于脾胃不和病症)食物:南瓜、包心菜、芋头、猪肚、牛奶、芒果、柚、木瓜、栗子、大枣、粳米、糯米、扁豆、玉米、无花果、胡萝卜、山药、白鸭肉、醋、芫荽。

● 健脾化湿类(用于湿阻脾胃病症)食物:薏苡仁、蚕豆、香椿、大头菜。

● 驱虫类(用于虫积病症)食物:榧子、大蒜、南瓜子、椰子肉、石榴、醋、乌梅。

● 消导类(用于食积病症)食物:萝卜、山楂、茶叶、神曲、麦芽、鸡内金、薄荷叶。

● 温里类(用于里寒病症)食物:辣椒、胡椒、花椒、八角茴香、小茴香、丁香、干姜、蒜、葱、韭菜、刀豆、桂花、羊肉、鸡肉。

- 祛风湿类（用于风湿病症）食物：樱桃、木瓜、五加皮、薏苡仁、鹌鹑、黄鳝、鸡血。
- 利尿类（用于小便不利、水肿病症）食物：玉米、赤小豆、黑豆、西瓜、冬瓜、葫芦、白菜、白鸭肉、鲤鱼、鲫鱼。
- 通便类（用于便秘病症）食物：菠菜、竹笋、番茄、香蕉、蜂蜜。
- 安神类（用于神经衰弱、失眠病症）食物：莲子、百合、龙眼肉、酸枣仁、小麦、秫米、蘑菇、猪心、石首鱼。
- 行气类（用于气滞病症）食物：香橼、橙子、柑皮、佛手、柑、荞麦、高粱米、刀豆、菠菜、白萝卜、韭菜、茴香菜、大蒜。
- 活血类（用于血淤病症）食物：桃仁、油菜、慈姑、茄子、山楂、酒、醋、蚯蚓、蚶肉。
- 止血类（用于出血病症）食物：黄花菜、栗子、茄子、黑木耳、刺菜、乌梅、香蕉、莴苣、枇杷、藕节、槐花、猪肠。
- 收涩类（用于滑脱不固病症）食物：石榴、乌梅、芡实、高粱、林檎、莲子、黄鱼、鲇鱼。
- 平肝类（用于肝阳上亢病症）食物：芹菜、番茄、绿茶。
- 补气类（用于气虚病症）食物：粳米、糯米、小米、黄米、大麦、山药、莜麦、籼米、马铃薯、大枣、胡萝卜、香菇、豆腐、鸡肉、鹅肉、鹌鹑、牛肉、兔肉、狗肉、青鱼、鲢鱼。
- 补血类（用于血虚病症）食物：桑葚、荔枝、松子、黑木耳、菠菜、胡萝卜、猪肉、羊肉、牛肝、羊肝、甲鱼、海参、草鱼。
- 助阳类（用于阳虚病症）食物：枸杞菜、枸杞子、核桃仁、豇豆、韭菜、丁香、刀豆、羊乳、羊肉、狗肉、鹿肉、鸽蛋、雀肉、鳝鱼、海虾、淡菜。
- 滋阴类（用于阴虚病症）食物：银耳、黑木耳、大白菜、梨、葡萄、桑葚、牛奶、鸡蛋黄、甲鱼、乌贼鱼、猪皮。

附录 2　张洪亮学术传承脉络

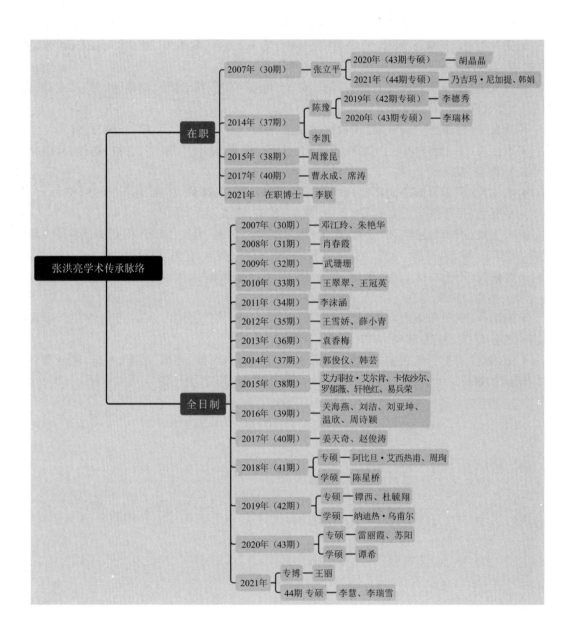

附录 3　张洪亮弟子代表学术论文

(1)张立平,张洪亮,王登正.挑割法治疗癫痫 30 例[J].中国针灸,2007,27(9):638-638.

(2)张立平,张洪亮,马建文.可手术乳腺癌患者外周血循环肿瘤细胞与临床病理特征的相关性分析[J].医学临床研究,2020,37(10):1559-1561.

(3)帕提玛·阿布力米提,阿都克依木·阿不力米提,张立平,等.索拉非尼联合树突细胞-细胞因子诱导的杀伤细胞治疗晚期肾癌的临床疗效评价[J].临床和实验医学杂志,2018,17(18):1929-1932.

(4)雷君,杨丽,张洪亮.重组人促红细胞生成素治疗癌性贫血 28 例临床分析[J].新疆医科大学学报,2009,32(1):82.

(5)朱艳华,曾凡业,张洪亮,等.益气健脾汤联合腹腔热灌注化疗用于结直肠癌术后的临床疗效及对患者血清 TK1、COX-2、sICAM-1 水平的影响[J].现代生物医学进展,2019,19(10):1907-1911.

(6)朱艳华,邓江玲,张洪亮.中西医结合中医药联合单药化疗周疗方案治疗老年中晚期肺癌疗效观察[J].内蒙古中医药,2010,29(1):77-78.

(7)邓江玲,朱艳华,张洪亮.魏莲贴外用治疗癌症疗效观察 32 例[J].新疆中医药,2010,28(1):11-13.

(8)张洪亮,王先敏,肖春霞.73 例胰腺癌的临床分析[J].新疆中医药,2011,29(4):7-9.

(9)廉政君,张洪亮.晚期非小细胞肺癌中西医结合治疗进展[J].亚太传统医药,2011,7(2):143-144.

(10)袁香梅,王冠英,张洪亮.夫妻癌的中医病因病机[J].中医学报,2015(7):933-935.

(11)王冠英,王冠峰,张洪亮.扶正攻毒理论与原发性肝癌临床[J].新疆中医药,2013,31(1):7-9.

(12)王翠翠,张洪亮.大肠癌中医药研究现状[J].新疆中医药,2012,30(4):119-121.

(13)李沫函,何文婷,张洪亮.六味地黄丸增强免疫、抗肿瘤作用的研究进展[J].新疆中医药,2013,31(6):97-98.

(14)李沫函,何文婷,张洪亮.白头翁汤抗肿瘤作用研究进展[J].新疆中医药,2013,31(3):87-88.

(15)王雪娇,何文婷,张洪亮.大肠癌证实质研究进展[J].河南中医,2014,34(6):1195-1196.

(16)王雪娇,何文婷,张洪亮,等.康艾注射液配合化疗治疗大肠癌的疗效和安全性系统评价[J].中医学报,2014(B12):747-748.

(17)薛小青,李凯,何文婷,等.康艾联合含铂化疗方案治疗非小细胞肺癌的近期疗效和安全性的 Meta 分析[J].河南中医,2014(B11):268-269.

(18)李凯,薛小青,张洪亮.骆驼蓬有效成分的提取工艺及抗肿瘤机制研究进展[J].新疆中医药,2015,33(2):80-82.

(19)罗玲娟,张立平,谢新梅,等.CD4＋CD25＋调节性 T 细胞及其相关因子在恶性肿瘤患者胸腔积液及外周血中的表达[J].川北医学院学报,2016,31(3):413-415.

(20)袁香梅,王冠英,王冠峰,等.张洪亮主任医师中医辨治肺癌经验[J].新疆中医药,2016,34(1):40-42.

(21)节阳华,韩芸,张洪亮.张洪亮主任医师治疗奥沙利铂引起周围神经病变经验[J].光明中医,2018,33(1):28-30.

(22)郭骏仪,朱艳华,张洪亮.腕踝针改善含顺铂化疗后呕吐的临床观察60例[J].新疆中医药,2016,34(5):38-40.

(23)何文婷,罗郁薇,朱艳华,等.四联疗法联合腕踝针根除幽门螺杆菌并改善消化道症状的研究[J].现代中西医结合杂志,2017,26(28):3079-3082,3180.

(24)轩艳红,张洪亮.中医药在胃癌防治中的运用[J].世界最新医学信息文摘,2018(48):160-161.

(25)易兵荣,张洪亮.中西医治疗癌痛现状[J].兵团医学,2018(1):67-68.

(26)许晋东,祖丽胡玛尔·艾尼瓦尔,卡依沙尔,等.肺癌相关性抑郁的中医证素特征研究[J].新中医,2017,49(1):56-59.

(27)艾力菲拉·艾尔肯,王京良,张洪亮.中西医结合治疗乳腺癌术后上肢水肿研究进展[J].新疆中医药,2017,35(4):96-97.

(28)周豫昆,张燕梅,韩芸,等.姜黄素的临床研究进展[J].兵团医学,2016,47(1):63-66.

(29)席涛,夏欢,樊玉祥,等.β-咔啉类生物碱抑制SGC-7901细胞迁移和侵袭的机制研究[J].中国中药杂志,2019,44(1):119-124.

(30)曹永成,樊玉祥,席涛,等.FAK基因沉默对胃癌SGC-7901细胞体外增殖和迁移影响[J].中华肿瘤防治杂志,2018,25(16):1142-1148.

(31)刘亚坤,张洪亮.恶性肿瘤化疗所致粒细胞减少的防治进展[J].新疆中医药,2018,36(4):130-132.

(32)关海燕,张洪亮.恶性肿瘤患者化疗引起癌因性疲乏的中西医研究进展[J].新疆中医药,2018,36(5):119-121.

(33)温欣,张洪亮,关海燕.中成药在非小细胞肺癌化疗所致消化道反应中的作用[J].新疆中医药,2018,36(4):107-108.

(34)周诗颖,张洪亮.非小细胞肺癌中医药维持治疗研究方法探讨[J].新疆中医药,2018,36(4):74.

(35)刘洁,张洪亮.表皮生长因子受体抑制剂(EGFRIs)引起的药物性皮疹的中药治疗现状[J].新疆中医药,2018,36(5):117-118.

(36)姜天奇,赵俊涛,张洪亮.试述真实世界研究的临床试验设计与临床实践的差异性[J].世界最新医学信息文摘(连续型电子期刊),2019,19(43):71-72.

(37)赵俊涛,姜天奇,张洪亮.肺癌靶向药物毒副反应的中医药治疗现状[J].世界最新医学信息文摘,2019(91):184-185.

(38)阿比旦·艾西热甫,仝梦婷,张洪亮.晚期胰腺癌的中西医治疗现状[J].新疆中医药,2021,39(2):108-109.

(39)陈星桥,樊玉祥,张洪亮.β咔啉类生物碱对SGC-7901荷瘤裸鼠HGF/c-MET通路中FAK、PI3K、AKT信号通路影响[J].辽宁中医药大学学报,2020,22(5):16-22.

附录 4　历届硕士研究生相关论文

(1)杨丽:晚期非小细胞肺癌患者免疫细胞变化与中医证型的相关性研究,2008.

(2)张立平:温胆汤改善重度癌痛治疗中不良反应的临床观察,2010.

(3)朱艳华:鸦胆子油乳联合多西他赛治疗老年非小细胞肺癌的临床观察,2010.

(4)邓江玲:魏莲贴外敷治疗癌性疼痛的临床观察,2010.

(5)肖春霞:恰玛古膏影响中晚期大肠癌化疗相关指标的临床观察,2011.

(6)廉政君:中西医结合治疗晚期非小细胞肺癌回顾性研究,2011.

(7)廉政君、武珊珊:体外高频热疗联合养正消积方治疗晚期非小细胞肺癌的疗效观察,2012.

(8)王冠英:张洪亮主任医师运用"自拟肝癌奇正方"治疗原发性肝癌 50 例经验总结,2013.

(9)王翠翠:中西医结合治疗中晚期大肠癌回顾性研究,2013.

(10)李沫函:晚期大肠癌患者化疗前后中医证候变化的临床研究,2014.

(11)王雪娇:康艾注射液配合化疗治疗晚期大肠癌临床研究,2015.

(12)薛小青:康艾注射液联合化疗治疗晚期非小细胞肺癌的临床研究,2015.

(13)李凯:新疆维药骆驼蓬中 β-咔啉类生物碱对人胃癌 SGC-7901 荷瘤小鼠凋亡相关基因 Bcl-2、Bax 的影响,2015.

(14)陈豫:β-咔啉类生物碱对人胃癌 SGC-7901 细胞凋亡及 PTEN、ERK mRNA 表达的影响,2015.

(15)袁香梅:芪精升白颗粒防治非小细胞肺癌患者化疗所致中性粒细胞减少症的临床观察,2016.

(16)韩芸:中药熏洗治疗含奥沙利铂方案致周围神经病变疗效观察,2017.

(17)郭骏仪:腕踝针治疗非小细胞肺癌患者含顺铂化疗方案致呕吐的临床观察,2017.

(18)罗郁薇:骨健膏治疗芳香化酶抑制剂相关性骨质疏松症的临床研究,2018.

(19)轩艳红:中西医结合干预下胃癌患者预后影响因素的生存分析,2018.

(20)易兵荣:乌红膏外敷辅助治疗阳虚血瘀型中度癌痛疗效观察,2018.

(21)艾力菲拉·艾尔肯:活血通络方治疗乳腺癌术后上肢水肿疗效观察,2018.

(22)周豫昆:传统中药姜黄提取物姜黄素对人结肠癌耐药细胞株 HCT-8_5-Fu 耐药逆转作用及机制研究,2018.

(23)曹永成:FAK 基因沉默对胃癌细胞 SGC-7901 影响及机制研究,2018.

(24)席涛:β 咔啉类生物碱对人胃癌 SGC-7901 细胞 HGF/MET 通路中 PI3K、ERK1/2、STAT3 和 FAK 的影响,2018.

(25)刘亚坤:益气养血方预防化疗所致粒细胞减少的临床试验观察,2019.

(26)关海燕:养血方改善气血两虚型恶性肿瘤患者化疗所致疲乏的随机临床对照试验,2019.

(27)温欣:茯苓多糖口服液减少含铂化疗不良反应有效性临床研究,2019.

(28)周诗颖:肺癌维持阶段中医药治疗疗效的队列研究,2019.

(29)刘洁:黄连膏治疗表皮生长因子受体抑制剂引起皮疹的疗效观察,2019.

(30)赵俊涛:扶正抗癌膏方联合肺癌 EGFR(＋)一代靶向治疗患者的生命质量及疗效评价,2020.

(31)姜天奇:原发性肝癌危险因素 cox 多因素分析,2020.

(32)阿比旦·艾西热甫:2 型糖尿病对胰腺癌患者生存期影响的回顾性研究,2021.

(33)陈星桥:β 咔啉类生物碱对 SGC-7901 荷瘤裸鼠 HGF/c-MET 通路中 FAK、PI3K、AKT 信号通路的影响,2021.